全国中医药行业高等教育"十四五"规划教材

全国高等中医药院校规划教材（第十一版）

生 药 学

（新世纪第三版）

（供药学、药物制剂等专业用）

主　编　王喜军　陈随清

中国中医药出版社

·北 京·

图书在版编目（CIP）数据

生药学 / 王喜军，陈随清主编 . —3 版 . —北京：
中国中医药出版社，2023.8（2024.5重印）
全国中医药行业高等教育"十四五"规划教材
ISBN 978-7-5132-8274-1

Ⅰ . ①生… Ⅱ . ①王… ②陈… Ⅲ . ①生药学—高等
学校—教材 Ⅳ . ① R93

中国国家版本馆 CIP 数据核字 (2023) 第 118536 号

融合出版数字化资源服务说明

全国中医药行业高等教育"十四五"规划教材为融合教材，各教材相关数字化资源（电子教材、PPT 课件、视频、复习思考题等）在全国中医药行业教育云平台"医开讲"发布。

资源访问说明

扫描右方二维码下载"医开讲 APP"或到"医开讲网站"（网址：www.e-lesson.cn）注册登录，输入封底"序列号"进行账号绑定后即可访问相关数字化资源（注意：序列号只可绑定一个账号，为避免不必要的损失，请您刮开序列号立即进行账号绑定激活）。

资源下载说明

本书有配套 PPT 课件，供教师下载使用，请到"医开讲网站"（网址：www.e-lesson.cn）认证教师身份后，搜索书名进入具体图书页面实现下载。

中国中医药出版社出版

北京经济技术开发区科创十三街 31 号院二区 8 号楼
邮政编码　100176
传真　010 – 64405721
保定市西城胶印有限公司印刷
各地新华书店经销

开本 889×1194　1/16　印张 22　字数 576 千字
2023 年 8 月第 3 版　2024 年 5 月第 2 次印刷
书号　ISBN 978-7-5132-8274-1

定价　95.00 元
网址　www.cptcm.com

服 务 热 线　010-64405510　微信服务号　zgzyycbs
购 书 热 线　010-89535836　微商城网址　https://kdt.im/LIdUGr
维 权 打 假　010-64405753　天猫旗舰店网址　https://zgzyycbs.tmall.com

如有印装质量问题请与本社出版部联系（010 – 64405510）

全国中医药行业高等教育"十四五"规划教材
全国高等中医药院校规划教材（第十一版）

《生药学》
编 委 会

主 编

王喜军（黑龙江中医药大学）　　　陈随清（河南中医药大学）

副主编

石晋丽（北京中医药大学）　　　　解军波（天津中医药大学）

李宝国（山东中医药大学）　　　　龚力民（湖南中医药大学）

姚　丽（哈尔滨医科大学）　　　　杨卫丽（海南医学院）

编 委（以姓氏笔画为序）

马雯芳（广西中医药大学）　　　　王　哲（长春中医药大学）

王晓琴（内蒙古医科大学）　　　　王悦云（贵州中医药大学）

邓可众（江西中医药大学）　　　　付　钰（河南中医药大学）

杜晨晖（山西中医药大学）　　　　杜鸿志（湖北中医药大学）

李　硕（甘肃中医药大学）　　　　吴修红（黑龙江中医药大学）

吴清华（成都中医药大学）　　　　张水利（浙江中医药大学）

张红梅（上海中医药大学）　　　　林　燕（贵州医科大学）

欧丽兰（西南医科大学）　　　　　欧金梅（安徽中医药大学）

郑承剑（海军军医大学）　　　　　高　昕（西安交通大学）

彭　亮（陕西中医药大学）　　　　董　琳（宁夏医科大学）

舒晓宏（大连医科大学）

《生药学》
融合出版数字化资源编创委员会

全国中医药行业高等教育"十四五"规划教材
全国高等中医药院校规划教材（第十一版）

主　编

王喜军（黑龙江中医药大学）　　　　陈随清（河南中医药大学）

副主编

石晋丽（北京中医药大学）　　　　　解军波（天津中医药大学）

李宝国（山东中医药大学）　　　　　龚力民（湖南中医药大学）

姚　丽（哈尔滨医科大学）　　　　　杨卫丽（海南医学院）

编　委（以姓氏笔画为序）

马雯芳（广西中医药大学）　　　　　王　哲（长春中医药大学）

王晓琴（内蒙古医科大学）　　　　　王悦云（贵州中医药大学）

邓可众（江西中医药大学）　　　　　付　钰（河南中医药大学）

杜晨晖（山西中医药大学）　　　　　杜鸿志（湖北中医药大学）

李　硕（甘肃中医药大学）　　　　　吴修红（黑龙江中医药大学）

吴清华（成都中医药大学）　　　　　张水利（浙江中医药大学）

张红梅（上海中医药大学）　　　　　林　燕（贵州医科大学）

欧丽兰（西南医科大学）　　　　　　欧金梅（安徽中医药大学）

郑承剑（海军军医大学）　　　　　　高　昕（西安交通大学）

彭　亮（陕西中医药大学）　　　　　董　琳（宁夏医科大学）

舒晓宏（大连医科大学）

全国中医药行业高等教育"十四五"规划教材
全国高等中医药院校规划教材（第十一版）

专家指导委员会

名誉主任委员

余艳红（国家卫生健康委员会党组成员，国家中医药管理局党组书记、局长）

王永炎（中国中医科学院名誉院长、中国工程院院士）

陈可冀（中国中医科学院研究员、中国科学院院士、国医大师）

主任委员

张伯礼（天津中医药大学教授、中国工程院院士、国医大师）

秦怀金（国家中医药管理局副局长、党组成员）

副主任委员

王　琦（北京中医药大学教授、中国工程院院士、国医大师）

黄璐琦（中国中医科学院院长、中国工程院院士）

严世芸（上海中医药大学教授、国医大师）

高　斌（教育部高等教育司副司长）

陆建伟（国家中医药管理局人事教育司司长）

委　员（以姓氏笔画为序）

丁中涛（云南中医药大学校长）

王　伟（广州中医药大学校长）

王东生（中南大学中西医结合研究所所长）

王维民（北京大学医学部副主任、教育部临床医学专业认证工作委员会主任委员）

王耀献（河南中医药大学校长）

牛　阳（宁夏医科大学党委副书记）

方祝元（江苏省中医院党委书记）

石学敏（天津中医药大学教授、中国工程院院士）

田金洲（北京中医药大学教授、中国工程院院士）

仝小林（中国中医科学院研究员、中国科学院院士）

宁　光（上海交通大学医学院附属瑞金医院院长、中国工程院院士）

匡海学（黑龙江中医药大学教授、教育部高等学校中药学类专业教学指导委员会主任委员）

吕志平（南方医科大学教授、全国名中医）

吕晓东（辽宁中医药大学党委书记）

朱卫丰（江西中医药大学校长）

朱兆云（云南中医药大学教授、中国工程院院士）

刘　良（广州中医药大学教授、中国工程院院士）

刘松林（湖北中医药大学校长）

刘叔文（南方医科大学副校长）

刘清泉（首都医科大学附属北京中医医院院长）

李可建（山东中医药大学校长）

李灿东（福建中医药大学校长）

杨　柱（贵州中医药大学党委书记）

杨晓航（陕西中医药大学校长）

肖　伟（南京中医药大学教授、中国工程院院士）

吴以岭（河北中医药大学名誉校长、中国工程院院士）

余曙光（成都中医药大学校长）

谷晓红（北京中医药大学教授、教育部高等学校中医学类专业教学指导委员会主任委员）

冷向阳（长春中医药大学校长）

张忠德（广东省中医院院长）

陆付耳（华中科技大学同济医学院教授）

阿吉艾克拜尔·艾萨（新疆医科大学校长）

陈　忠（浙江中医药大学校长）

陈凯先（中国科学院上海药物研究所研究员、中国科学院院士）

陈香美（解放军总医院教授、中国工程院院士）

易刚强（湖南中医药大学校长）

季　光（上海中医药大学校长）

周建军（重庆中医药学院院长）

赵继荣（甘肃中医药大学校长）

郝慧琴（山西中医药大学党委书记）

胡　刚（江苏省政协副主席、南京中医药大学教授）

侯卫伟（中国中医药出版社有限公司董事长）

姚　春（广西中医药大学校长）

徐安龙（北京中医药大学校长、教育部高等学校中西医结合类专业教学指导委员会主任委员）

高秀梅（天津中医药大学校长）

高维娟（河北中医药大学校长）

郭宏伟（黑龙江中医药大学校长）

唐志书（中国中医科学院副院长、研究生院院长）

彭代银（安徽中医药大学校长）

董竞成（复旦大学中西医结合研究院院长）

韩晶岩（北京大学医学部基础医学院中西医结合教研室主任）

程海波（南京中医药大学校长）

鲁海文（内蒙古医科大学副校长）

翟理祥（广东药科大学校长）

秘书长（兼）

陆建伟（国家中医药管理局人事教育司司长）

侯卫伟（中国中医药出版社有限公司董事长）

办公室主任

周景玉（国家中医药管理局人事教育司副司长）

李秀明（中国中医药出版社有限公司总编辑）

办公室成员

陈令轩（国家中医药管理局人事教育司综合协调处处长）

李占永（中国中医药出版社有限公司副总编辑）

张岠宇（中国中医药出版社有限公司副总经理）

芮立新（中国中医药出版社有限公司副总编辑）

沈承玲（中国中医药出版社有限公司教材中心主任）

前　言

为全面贯彻《中共中央 国务院关于促进中医药传承创新发展的意见》和全国中医药大会精神，落实《国务院办公厅关于加快医学教育创新发展的指导意见》《教育部 国家卫生健康委 国家中医药管理局关于深化医教协同进一步推动中医药教育改革与高质量发展的实施意见》，紧密对接新医科建设对中医药教育改革的新要求和中医药传承创新发展对人才培养的新需求，国家中医药管理局教材办公室（以下简称"教材办"）、中国中医药出版社在国家中医药管理局领导下，在教育部高等学校中医学类、中药学类、中西医结合类专业教学指导委员会及全国中医药行业高等教育规划教材专家指导委员会指导下，对全国中医药行业高等教育"十三五"规划教材进行综合评价，研究制定《全国中医药行业高等教育"十四五"规划教材建设方案》，并全面组织实施。鉴于全国中医药行业主管部门主持编写的全国高等中医药院校规划教材目前已出版十版，为体现其系统性和传承性，本套教材称为第十一版。

本套教材建设，坚持问题导向、目标导向、需求导向，结合"十三五"规划教材综合评价中发现的问题和收集的意见建议，对教材建设知识体系、结构安排等进行系统整体优化，进一步加强顶层设计和组织管理，坚持立德树人根本任务，力求构建适应中医药教育教学改革需求的教材体系，更好地服务院校人才培养和学科专业建设，促进中医药教育创新发展。

本套教材建设过程中，教材办聘请中医学、中药学、针灸推拿学三个专业的权威专家组成编审专家组，参与主编确定，提出指导意见，审查编写质量。特别是对核心示范教材建设加强了组织管理，成立了专门评价专家组，全程指导教材建设，确保教材质量。

本套教材具有以下特点：

1.坚持立德树人，融入课程思政内容

将党的二十大精神进教材，把立德树人贯穿教材建设全过程、各方面，体现课程思政建设新要求，发挥中医药文化育人优势，促进中医药人文教育与专业教育有机融合，指导学生树立正确世界观、人生观、价值观，帮助学生立大志、明大德、成大才、担大任，坚定信念信心，努力成为堪当民族复兴重任的时代新人。

2.优化知识结构，强化中医思维培养

在"十三五"规划教材知识架构基础上，进一步整合优化学科知识结构体系，减少不同学科教材间相同知识内容交叉重复，增强教材知识结构的系统性、完整性。强化中医思维培养，突出中医思维在教材编写中的主导作用，注重中医经典内容编写，在《内经》《伤寒论》等经典课程中更加突出重点，同时更加强化经典与临床的融合，增强中医经典的临床运用，帮助学生筑牢中医经典基础，逐步形成中医思维。

3.突出"三基五性"，注重内容严谨准确

坚持"以本为本"，更加突出教材的"三基五性"，即基本知识、基本理论、基本技能，思想性、科学性、先进性、启发性、适用性。注重名词术语统一，概念准确，表述科学严谨，知识点结合完备，内容精炼完整。教材编写综合考虑学科的分化、交叉，既充分体现不同学科自身特点，又注意各学科之间的有机衔接；注重理论与临床实践结合，与医师规范化培训、医师资格考试接轨。

4.强化精品意识，建设行业示范教材

遴选行业权威专家，吸纳一线优秀教师，组建经验丰富、专业精湛、治学严谨、作风扎实的高水平编写团队，将精品意识和质量意识贯穿教材建设始终，严格编审把关，确保教材编写质量。特别是对32门核心示范教材建设，更加强调知识体系架构建设，紧密结合国家精品课程、一流学科、一流专业建设，提高编写标准和要求，着力推出一批高质量的核心示范教材。

5.加强数字化建设，丰富拓展教材内容

为适应新型出版业态，充分借助现代信息技术，在纸质教材基础上，强化数字化教材开发建设，对全国中医药行业教育云平台"医开讲"进行了升级改造，融入了更多更实用的数字化教学素材，如精品视频、复习思考题、AR/VR等，对纸质教材内容进行拓展和延伸，更好地服务教师线上教学和学生线下自主学习，满足中医药教育教学需要。

本套教材的建设，凝聚了全国中医药行业高等教育工作者的集体智慧，体现了中医药行业齐心协力、求真务实、精益求精的工作作风，谨此向有关单位和个人致以衷心的感谢！

尽管所有组织者与编写者竭尽心智，精益求精，本套教材仍有进一步提升空间，敬请广大师生提出宝贵意见和建议，以便不断修订完善。

国家中医药管理局教材办公室

中国中医药出版社有限公司

2023年6月

编写说明

　　生药学是药学及其相关专业的专业课，是在继承药材学中鉴别经验和使用经验的基础上，运用现代生物学及化学的理论和方法，解决天然来源药材的真实性、有效性、安全性的鉴定问题，并通过药材的品种、质量和质量变化规律，解决药材新资源发现与药材规范化生产等可持续发展的理论与实践问题。

　　我国生药学的历史是一部药材学的发展史，是伴随本草的发展和西方生药学的引进而形成并发展的。自秦汉时期《神农本草经》药材鉴定知识萌芽开始，经历了唐代《新修本草》等的深化和发展，以及《本草纲目》药材鉴别和使用经验的集大成，使传统的药材学呈现雏形；此后的《植物名实图考》更使植物的鉴别及分类知识系统化；近代西方生药学知识的引入，使药材学进入内容完善与技术成熟阶段，奠定了我国现代生药学学科的发展基础。依据生药学学科的发展脉络，结合学科任务及生药学教学大纲的要求，在参照现行其他版本《生药学》教材的编写模式基础上，重新梳理了学科结构，使其讲述的内容能为今天中药现代化和国际化的目标服务。

　　本教材是《生药学》（新世纪全国高等中医药院校规划教材，2012 年，中国中医药出版社）的第三版，总论以生药与生药学的关系为起点，从药材学的历史发展入手，介绍生药的真实性鉴定、有效性鉴定、安全性鉴定，生药的品种质量变化规律与质量调控，以及药材资源与可持续发展等理论与方法，形成了较新的生药学知识框架。本教材的各论介绍了 152 种常用药材的系统鉴定理论和方法，以数码成像技术制备的药材原色图片及药材显微图片来反映其生药的形状及组织结构特征，使生药的真实性鉴定更形象化和具体化；同时重点介绍与质量相关的生药化学成分，理化鉴定以色谱分析为主，增强其实用性；并将常用生药的理化鉴别实验方法、薄层色谱的指标成分及实验方法以表格的形式收载于附录中。本教材在第二版编写基础上，增加课程思政内容；对书中图片进行了更新，同时以现行版《中国药典》为标准，对其中部分内容进行了修订；并以纸质教材为基础，根据教学需要，整合融入多种数字化教学资源，从而丰富课程内容、提升教学质量。

　　本教材的编写分工：王喜军负责第一至第六章总论部分的编写及全书内容的统稿、定稿；吴修红协助王喜军主编进行总论部分编写及对全书进行统稿、定稿；陈随清负责全书数字化资源统稿、定稿；付钰协助陈随清主编对全书数字化资源统稿、定稿；舒晓宏负责第七、八章的编写；欧丽兰负责第九章的编写；杨卫丽负责第十章的编写；李硕负责第十一章的编写；郑承剑负责双子叶植物概述、马兜铃科、蓼科、苋科的编写；龚力民负责毛茛科、小檗科、防己科、木兰科的编写；张红梅负责樟科、罂粟科、十字花科、杜仲科、蔷薇科的编写；林燕负责豆科的编写；董琳负责芸香科、橄榄科的编写；邓可众负责楝科、远志科、大戟科、鼠李科、瑞香科的编写；张水利负责桃金娘科、五加科的编写；姚丽负责伞形科的编写及全书附录统稿；王晓琴负责山茱萸科、木犀科、马钱科、龙胆科的编写；石晋丽负责夹竹桃科、萝摩科、旋花科、紫草科、唇形的编写并协助主编对全书进行统稿、定稿；高昕负责茄科、玄参科、列当科、爵床科的编写；王悦云负责茜草科、忍冬科、桔梗科的编写；马雯芳负责菊科的编写；解军波负责单子叶植物概述、泽泻科、禾本科、莎草科、棕榈科的编写；吴清华负责天南星科、百部科的编写；杜晨晖负责百合科、薯蓣科、鸢尾科的编写；欧金梅负责姜科、兰科的编写；李宝国、杜鸿志、彭亮负责动物药的编写；王哲负责矿物药的编写。

　　本教材在编写过程中参考了大量同类教材并借鉴了同行们的经验，同时还得到了多位老师的大力支持，反复校改、力求完善，在此一并表示感谢。教材中若有不足之处，恳请广大读者提出宝贵意见，以便再版时修订提高。

《生药学》编委会

2023 年 5 月

目 录

上篇

总论

扫一扫，查阅本章数字资源，含PPT、音视频、图片等

第一节 生 药

一、生药的定义

药物是指具有治疗、诊断及预防疾病和具有保健作用的物质。药物的来源包括天然产物及其制品，以及人工合成的化学品或生化制品。

生药（crude drug）是指来自天然、未经过加工或只经过简单加工的植物、动物药和矿物类制品。从广义上说，生药包括一切来源于天然的中药材、草药、民族药和提制化学药物的原料药材，兼有生货原药之意。生药中大部分是植物药，其次是动物药，另有少数为矿物药。此外，从植物中制取的淀粉、黏液质、挥发油，自植物、动物中制取的油脂、蜡类，以及一些医用辅料、滤材等，通常也列入生药的范畴。

二、生药的产生及特性

在我国"生药"一词早有运用。如我国明代太医院中规定，"凡天下解纳药材，俱贮本院生药库"，"凡太医院所用药饵，均由各地解来生药制造"；清代太医院及御药房的医事制度中规定，"凡遇内药房取用药材，俱以生药材交进，由内药房医生切造炮制"。由此类似规定来看，生药是与切造炮制、制成药饵对比的情况下所用的名称，实质上是指药材。

生药的主要特性即其天然属性。例如采用植物的全体（如薄荷、益母草）、部分（如番红花、洋地黄叶）、分泌物或渗出物（如乳香、没药），采用药用动物的全体（如水蛭、全蝎）、部分（如熊胆、鹿茸）、分泌物（如蟾酥、麝香），采用矿物的矿石（如石膏、朱砂），经过一定方式简单加工而得。

三、生药的种类和资源

20世纪80年代末期，我国完成了全面系统的药材资源调查，包括调查古今有药用记载的植物、动物、矿物的种类和分布、保护和管理，以及中药区划、中药资源区域开发等。截至80年代末，我国生药资源种类共有12807种，其中药用植物约占全部种类的87%，药用动物约占12%，药用矿物不足1%。在11146种药用植物中，藻类、菌类、地衣等低等植物有459种，苔藓类、蕨类、种子植物类高等植物有10687种，其中种子植物有10188种（含种下单位1103个）；在药用动物中，陆栖动物有1306种，海洋动物有275种；药用矿物仅有80种。

中药资源种类最多的 5 个省或自治区为云南（5050 种）、广西（4590 种）、四川（4354 种）、湖北（3970 种）、陕西（3291 种）。

在全国生药材交易中，生药材交易种类一般在 800～1000 种，最高时近 1200 种。常用药材有 500 多种，民族药有 400 多种，道地药材约 200 种。全国已建立药材生产基地 600 多个，人工栽培的药用植物约有 250 种，种植面积已达 600 万亩。有近百种常用药材已建立了 GAP 生产基地。

四、生药的成分

生药的化学成分通常分为以下几类。

1. 有效成分 指具有明显生理活性或药理作用，在临床上有治疗价值的成分。如利血平是萝芙木降压的有效成分，苦杏仁苷是苦杏仁止咳平喘的有效成分，穿心莲内酯是穿心莲抗菌的有效成分。

2. 药效物质基础 指本身并没有显著的生物活性或药理作用，但进入人体后可代谢转化成更有治疗价值的有效成分。如远志中的酚苷类化合物进入人体后代谢转化为 3,4,5- 三甲氧基桂皮酸，具有显著的镇静安神、促进睡眠作用。

3. 辅助成分 指具有次要生理活性和药理作用的成分。这些成分在临床上也有一定的辅助治疗价值。辅助成分能促进主要有效成分的吸收，增强疗效，或增强有效成分的稳定性，使有效成分更好地发挥作用。如洋地黄皂苷能促进洋地黄强心苷的吸收，从而增强洋地黄的强心作用；槟榔中的鞣质，可保护槟榔碱在胃液中不溶解，而达到肠中才被游离出来。

4. 无效成分 指无生理活性，在临床上没有医疗作用的成分。它们包括纤维素、木栓、角质、黏液、色素、树脂等。

生药的化学成分不仅与药理作用、临床应用有密切的联系，而且对于生药的鉴定、质量评价、创新药物开发研究、新资源的发掘利用均有密切联系。

五、生药的应用

生药除了主要供医疗保健使用外，在食品、饮料、化妆品、染料、涂料及农药等方面也广泛使用。在医疗保健方面，一般取生药饮片直接配方，用于汤剂或制成中成药。

第二节　生药学

一、生药学的定义

生药学（pharmacognosy）是研究生药（crude drug）的品种、质量及质量变化规律，解决生药资源和资源可持续利用问题的应用科学。

生药学研究的对象是生药，广义而言，中药、民间药、民族药等都属生药的范畴。生药即指药材，大多数生药都是我国历代本草收载的药物，还包括本草未有记载的西方所用的天然药物（如洋地黄叶、麦角）等。

中药（Traditional Chinese Medicines，TCMs）是指在传统中医理论指导下应用的药物的统称，包括中药材、中药材饮片及中成药。广义的中药除传统中药外，包括民间药（folk medicine 或 herbal medicine），民族药（national medicine）如藏药、蒙药、维药等，以及由境外引进的植物药（phytomedicine）如穿心莲、水飞蓟等。这些药物依其自然属性均属天然来源，又统称为天然药物（natural medicine），亦为生药的组成部分。中药与生药在物质层面并无本质区别，但在用药理论上有本质的不同。

二、生药学的任务

生药学的主要任务是以质量为主线，解决生药的有效性和安全性问题；以资源的再生和新资源的发现为目标，解决生药的可持续利用问题。

（一）生药质量及其变化规律

1. 生药质量评价方法学　包括真实性、有效性和安全性评价方法。

（1）生药的真实性鉴定　真实性鉴定包括基于药用部位形态学和显微结构的鉴定方法，基于生药化学成分的理化分析方法，以及基于遗传物质的 DNA 分子标记的分子生药学鉴定方法等，旨在正确鉴定生药基原，确保有效性和安全性。

（2）生药的有效性鉴定　有效性鉴定即有效性评价，指对生药中的有效成分、药效物质基础及辅助成分进行分析，包括生药中所含成分的定性和定量分析，以及含量限度制定等，从而科学评价生药的内在质量，确保临床疗效。另外，在有效成分等物质不清楚的情况下，基于生药药效的生物效应评价法也是有效性评价的主要手段。

（3）生药的安全性评价　包括生药中内源性的毒性成分分析及其限量，外源性有害物质如重金属、农药残留等的检测与限量等。

2. 生药质量及其变化的规律　生药是通过一定的生产过程形成的，有野生和再生两种来源。生药要经过生产、采收和产地加工等过程才能成为商品，进入流通领域后，又经过包装、贮藏、运输、炮制、调剂、制剂等一系列流通环节才能进入临床使用。在生产和流通过程中，质量是一个动态变化的过程，通过研究影响生药质量的因素，探讨生药质量的变化规律，对其质量进行监测与调控，是保证生药质量稳定和均一的关键。

（二）生药资源发现与利用

生药资源不仅是生药学核心物质，也是传统医学赖以生存的物质基础，也是创新药物及先导化合物的源泉，寻找更优良的生药，或原生药的代用品，或发现新的生药资源，以确保生药资源优良，实现资源的可持续利用是生药学的主要任务之一。

1. 从草药、民间药、民族药中寻找新的药物资源　如从大兴安岭的民间药中发现了具有治疗急性呼吸系感染的生药越橘（*Vaccinium vitis-idaea* Linn.），从红豆杉属的草药中发现了东北红豆杉（*Taxus cuspidata*），从中分离得到具有抗肿瘤活性的紫杉醇（taxol）；从贯叶金丝桃（*Hpericum perroratum* L.）中制备具有抗抑郁作用的提取物；从银杏（*Ginkgo biloba* L.）叶中制备治疗循环障碍的提取物等。

2. 根据植物类群之间的亲缘关系或化学成分线索，寻找类同品或代用品等　如中药沉香〔*Aquilaria sinensis*（Lour.）Gilg.〕产自印度尼西亚、越南、柬埔寨等地，为我国长期进口药材，研究发现国产的同类植物白木香〔*Aquilaria sinensis*（Lour.）Gilg〕可做沉香入药。肉苁蓉（*Cistanche deserticola* Y.C.Ma）资源短缺，在寻找新资源的过程中发现地区习惯用药管花肉苁蓉〔*C.tubulosa*（Schrenk）Wight〕中有效成分松果菊苷（echinacoside）含量较高，且符合药用标准。

3. 以生药中所含的有效成分为线索，寻找扩大新资源　薯蓣（*Dioscorea opposite*）是合成甾体激素药物主要原料——薯蓣皂苷元（diosgenin）的资源植物，研究证明，此类成分主要集中在薯蓣属 Dioscorea 根茎组 Sect.Stenophora 植物的根茎中。如三角叶薯蓣 D.deltoidea 含薯蓣皂苷元 1.8% ~ 5.4%，盾叶薯蓣（D.zingiberensis）含 1.05% ~ 4.90% 等。具抗肝炎作用的有效成分齐墩果酸（oleanolic acid）在木犀科植物女贞 Ligustrum lucidum Ait. 的果实、龙胆科植物青叶胆 Swertia mileemxs T.N.Ho et W.L Shi 和川西獐牙菜 S.mussotii Franch. 等的全草中均有分布。

4. 生药资源的再生利用　生药的天然属性决定了资源的有限性，生药资源能否可持续利用是生药乃至生药学未来面临的主要问题。而生药又是医疗保健的必需品，以及创新药物或先导化合物的源泉，具有一定的不可替代性。而且，天然药物的联合用药也是未来医学或多维药理学的方向，实现生药资源的再生是保证未来医学及传统医学发展的根本。未来的生药应主要来源于人工再生的资源。其主要途径是组织培养与快速繁殖。组织培养是用植物某一部分器官、愈伤组织、细胞或原生质体，通过人工无菌离体培养，产生愈伤组织，诱导分化成完整的植株或生产活性物质的技术。目前我国科学工作者在植物细胞培养、器官培养、胚培养及原生质体培养等方面开展了大量的工作。通过器官分化，胚状体以及短枝微繁殖，原球茎、各种变态茎和根等在试管中进行繁殖和保存种质等方法，在某些药用珍稀品种的种质保存、脱病毒植物、单倍体和多倍体育种中取得了优异的成绩。

近十年来，据不完全统计，我国用组织培养形式试管苗获得成功的药用植物约有 200 种，其中怀地黄脱病毒苗在生产上取得增产 5 ~ 7 倍的效果；山西育成多倍体的枸杞；安徽、广东、广西等对石斛的种子无菌萌发形成试管苗，并在产区移栽，从而挽救了霍山石斛等名贵品种。此外，条叶龙胆、浙贝母、山楂等组织培养均取得成功，某些药用成分的含量还有所增加。

采用组织培养方法进行快速无性繁殖是解决资源问题行之有效的方法。据不完全统计，世界各国已有 720 种植物应用此方法获得成功，采用组织培养快速繁殖不仅可大量生产药用植物中的有效成分，快速繁殖自然繁殖力低的植物，同时还可达到复壮原种，加速引种和优良品种的推广过程，使原来不能进行无性繁殖的植物成为能进行无性繁殖的植物。此外转基因药用植物也是资源再生与保护的有效途径。转基因药用植物是通过重组 DNA 技术，将来自其他物种与抗逆性、抗病性、有效成分合成等相关基因人工插入某药用植物以创造出拥有新特性的优良药用植物，实现药材资源的可持续发展。药用植物的产量、药用部位有效成分的含量、大规模生产中的抗病性、抗逆性等等都是中药材可持续发展的主要制约因素。转基因植物手段是实现基原药用植物的上述参数的优化的主要途径。

第三节　生药及生药学的发展史

一、生药及生药学的产生

在 19 世纪初叶，世界上的药物皆取自自然界的三大自然物即动物、植物与矿物，西方称为 crude drugs，在中国称为生药。德国学者 T.W.C.Martius 于 1832 年出版了 *Grundriss der Pharmakognosie des Pflanzenreiches*，正式使用 pharmakognosie 这一学科名称，成为这门学科的先驱者。Martius 提出了生药学的概念，他认为生药学是商品学的一部分，是研究从自然界所得到的药物的来源和品质，试验其纯度，检查其混杂物或伪品的学问。1880 年日本学者大井玄洞译著《生药学》，书中称"凡宇宙直接采取之药物，具有其天然之形状或因机械的制法变换其形态而贩卖者，皆谓之生药，而讲求此等科学者，谓之生药学"。

生药学在我国起源于本草学，我国最早的本草学专著为《神农本草经》，成书于东汉时期。《神农本草经》共收录药材 365 种，是中国最早的生药学著作；南北朝的梁医学家陶弘景总结整理了四卷本《神农本草》，著三卷本《神农本草经》，并著录《本草经集注》7 卷，该书包括了各类药物 700 余种。659 年苏敬等人著录《新修本草》20 卷，并附图经 7 卷，药图 25 卷，《新修本草》由于其政府颁布的性质而成为世界上第一部国家药典。明代著名的医家李时珍著《本草纲目》，共 52 卷，共收载药材 1892 种，是本草学集大成之作，是中国古代生药学——本草学发展的标志性作品。

《神农本草经》以后，历代诸家本草均在以往本草的基础上，增加新品种或发明新疗效（表 1-1），这与美国生药学家 H.W.Youngken（1951）说过的 "The Pharmacognosy is as old and modern as the civilization" 意即 "生药学与文明同新旧" 不谋而合。此名言可解释《神农本草经》既是东汉时期文明的代表，也是当时生药学水平的反映，而《本草纲目》代表着明万历时代的生药学水平。不分中外，药学演进史都是生药学的发展史，各种族理论论述之天然药物皆可称为生药。

表 1-1　我国历代主要本草简介

书名	作者	年代	说明
神农本草经	不详	东汉末年（25—225）	现知最早的本草著作，载药 365 种，分为上、中、下三品，上品为 120 种，多服久服不伤人；中品 120 种，无毒、有毒均有；下品 125 种，多有毒，不可久服
本草经集注	陶弘景（452—536）	南北朝（502—549）	以《神农本草经》为据，复增汉魏以下名医所用药物 365 种（共 730 种）。首创按药物的自然属性和治疗属性分类的新方法。将 700 多种药分为草、木、米食、虫兽、玉石、果菜和有名未用 7 类
唐本草（新修本草）	苏敬、李勣等 12 人	唐显庆四年（659）	载药 850 种，新增 114 种新药，出现了图文鉴定的方法，为世界上第一部药典
本草拾遗	陈藏器	唐开元二十七年（739）	新增药物 692 种，包括序列 1 卷，拾遗 6 卷，解纷 3 卷
开宝本草（开宝详定本草）	刘翰、马志等 9 人	宋开宝二十七年（973—974）	取唐《蜀本草》详校，增药 133 种，新旧药合 983 种，并目录共 21 卷
嘉祐本草	掌禹锡、林亿等	宋嘉祐二至六年（1057—1061）	以《开宝本草》为基础，新补 82 种，新定 17 种
图经本草（本草图经）	苏颂等	宋嘉祐七年（1062）	全书 20 卷，目录 1 卷，载药 780 条，附图 933 幅
证类本草（重修政和经史类备用本草）	唐慎微	宋徽宗大观二年前（1108）	在《嘉祐本草》和《图经本草》基础上，收集了民间验方和各家医药名著，补充了经史文献中的大量药物资料，内容更为充实，体例较完备。为我国唯一最早的原本形式流传下来的本草专著
救荒本草	朱橚	明初永乐四年（1406）	载救荒植物 414 种，图其形状，著其出产，苗、叶、花、子性味食法
本草纲目	李时珍（1518—1593）	明万历二十四年（1596）	载药 1892 种，方 11096 条，分 52 卷，列为 16 部，部各分类，类凡六十二，标名为纲，列事为目。被誉为对药学贡献最大的本草著作，也是世界性的重要药学文献之一

续表

书名	作者	年代	说明
本草纲目拾遗	赵学敏	清（1765）	载药 921 种，其中新增药 716 种
晶珠本草	帝玛尔·丹增彭措	清（1735 年写完，1840 年问世）	收载藏药最多的一部大典，被誉为藏族的"本草纲目"
植物名实图考	吴其濬	清道光二十八年（1848）	记载植物 1714 种；《植物名实图考长编》描述植物 838 种。对于每种植物的形色性味、用途和产地叙述颇详，并附有精确插图，尤其着重植物的药用价值与同名异物的考证。虽非药物专著，但有重要的参考价值

二、近代生药学及其发展

近代生药学经由日本取经于德国，中国学者赵燏黄于 1905 年留学日本，回国时带回"生药学"一词，并开启了基于传统中医药学的生药学研究时代。

赵燏黄 1911 年从日本留学回国从事生药学研究和教学，并于 1933 年与徐伯鋆合编了《现代本草——生药学》上篇，此后叶三多先生于 1937 年写出了《生药学》下篇。上下两篇《生药学》的内容，着重于介绍国外书籍中收载的或供西医应用的生药，对我国常用中药则收载较少，但它引进了生药鉴定的近代理论和方法，对我国生药学科的发展起到了先导作用。

新中国成立后，我国的生药学真正得到发展，相续有生药学著作问世，主要有李承祜的《生药学》（1952 年），徐国钧的《药用植物及生药学》（1954 年），楼之岑的《生药学》（1956 年），徐国钧、赵守训的《生药学》（1958 年）和楼之岑的《生药学》（1965 年）。南京药学院 1960 年编著出版我国第一部大型参考书《药材学》，该书收载常用药材 634 种，附录收列 160 余种。每一种药材包括来源、栽培生产、加工炮制、性状和（或）显微鉴别、化学成分、效用等内容。《药材学》一书的出版，对中国生药学发展起到极大推动作用，20 世纪 60 年代以后出版的《生药学》，改变了过去收载以国外生药为主的结构体系，着重对国内习用药材进行较全面的叙述。

与此同时，许多学者对我国常用中药进行了以本草考证、基原鉴定、形态描述、显微鉴定和理化鉴定为主要内容的生药学研究。

20 世纪 50 年代末到 70 年代初，我国开展了两次（1959～1962 年和 1970～1972 年）广泛的中草药资源普查和研究整理工作，并于 1970～1975 年间掀起了群众性的中草药运动，各地医药卫生人员上山下乡，调查采集中草药，为农民防治疾病。先后有多部全国性和地方性中药著作出版。如《中药志》（Ⅰ～Ⅳ册，1959～1961 年），《全国中草药汇编》及其彩色图谱（1975～1977 年），《中草药学》上、中、下三册（1976 年、1980 年、1986 年），《中药大辞典》（1977 年）等。这些著作的出版标志着我国生药学发展的一个高潮。

我国自 20 世纪 80 年代始，随着国家进一步改革开放和综合国力的提高，生药学得到了进一步的发展。1982 年，国务院做出关于"对全国中药资源进行系统地调查研究，制定发展规划"的决定，全国于 1983～1987 年间组织专业队伍，开展了第三次中药资源普查工作，1994 年编写出版了《中国中药资源丛书》（包括《中国中药资源》《中国中药资源志要》《中国中药区划》《中国常用中药材》《中国药材地图集》和《中国民间单验方》）。"七五"（1986～1990 年）、"八五"（1991～1995 年）期间，由国家科委和国家中医药管理局组织，在徐国钧院士和楼之岑院士的领导下，组织国内 30 多个医药院校和科研机构的数百名科技人员，对 220 种（类）多来源中药材进行了系统的品种整理和质量评价研究,内容包括本草考证和文献查考、药源调查、分类学鉴定、性状和显微鉴定、理化分析、化学成分、采收加工、药理和毒理等。研究结果澄清了多来源中药材的品种混乱问题,提出了品种间的鉴别方法和特征,评价了各品种的质量。该研究先后出版了专著《常用中药品种整理和质量研究》。在"七五""八五"工作的基础上,"九五"期间(1996~2000年)继续进行国家重点科技攻关课题"中药材质量标准的规范化研究",包括文献综述、资源分布和样品收集、化学成分研究、对照品研究、定量用对照品药效学研究、定性和定量分析方法研究等。这一研究成果充实了《中华人民共和国药典》(简称《中国药典》)药材质量标准内容,最终建立了80种常用中药材国际参照执行标准。"十五"期间(2001~2005年),科技部又实施了"创新药物和中药现代化"的国家重大科技专项,旨在加速实现我国新药研制从仿制为主向自主创新为主、创仿结合的战略性转轨,大幅提高我国新药研究和开发的综合实力,加快中药现代化、国际化进程,为我国医药产业应对入世后的战略性调整提供科技支撑和保障。

与此同时,有特色、高水平的研究论文不断涌现,既是生药学研究工作的写实,又反映了生药学学科的发展过程。

三、生药学及生药学研究的未来发展

生药的天然属性决定了资源的有限性,生药资源能否可持续利用是生药乃至生药学未来面临的主要问题。而生药又是医疗保健的必需品,以及创新药物或先导化合物的源泉,具有一定的不可替代性。而且,伴随系统生物学及系统医学的发展,天然药物的联合用药也是未来医学或多维药理学的主要方向,以往被冷落的天然药物将有望成为未来药学及医学的关注对象。基于此,未来生药学主要研究的着眼点应该是阐明生药的有效成分,以其为线索研究解决新资源、新先导化合物的发现及资源再生等关键科学问题。

未来生药学的研究方向:

1. 基于生物合成途径的生药有效成分的发现及定向培育研究。
2. 基于生药成分体内代谢的有效成分或药效物质基础的确定研究。
3. 基于有效成分的生药种质资源评价及优良种质资源的保存繁育研究。
4. 常用生药的组织培养及快速繁育研究。
5. 生药联合用药的协同增效作用研究。

第一节　品种的本草考证

本草考证是生药真实性鉴定的基础，它是通过对某一具体生药的原始本草记载及品种衍变过程的本草文献研究，以及药材原始产区的基本使用情况的实地考察，从多基原或伪品中，确定该药材的本草正品来源，作为生药品种鉴定的依据，达到正本清源的目的。本草学研究的出发点是解决生药的正品鉴定及用药习惯问题，并非生药学的本质内容，然而作为中国境内的生药学研究又脱离不了中药材的问题，尤其是品种问题。

一、本草考证的意义

本草考证是通过历代本草文献研究，结合当今药材市场调查鉴定，核实古今用药品种的延续与变迁，考订出传统药用正品和法定正品，使古为今用，以达到正本清源，辨明是非，澄清混乱，保证用药安全有效的目的。

二、本草考证的方法

药材混淆品种的产生是一种历史现象，这就要求本草考证工作者除具备现代科学知识之外，必须精通古代本草的内容。本草考证的一般方法是：

1. 本草文献考证　在药材品种本草考证方面，通过对古代本草著作如《神农本草经》《本草经集注》《新修本草》《证类本草》《本草纲目》《本草品汇精要》及《植物名实图考》等主要本草著作中的相关文献进行深入研究，对药材名称、原植物的描述、药用部位及用药习惯、功能及临床应用等情况进行详细分析，将现代植物分类和本草知识相结合，有针对性地对本草药物进行考证，确定其分类学地位，初步确定某一药物或植物的中文名及拉丁学名。在考证时，除主流本草专著之外，应该注意充分发挥非主流本草如《图经本草》《本草纲目拾遗》《药性备要》《履巉岩本草》《宝庆本草折衷》《本草原始》《滇南本草》，以及地方志等乡土文献的作用。同时，本草考证应遵循一般科学研究的基本方法，注重追踪最新进展，检索与之相关的基本工具书和专著，如《中药大词典》《中药材品种论述》《全国中草药汇编》《新华本草纲要》《中药辞海》《中华本草》及《新编中药志》等书籍。

2. 实地考察　通过对生药的原始产地开展深入的考察访问，在民间寻找到名称、疗效和形容近似的药物，结合文献进一步确认该生药的本草基原。尤其是用药习惯、应用实践及基原植物的核准等均需通过实地考察才能确认，从而弥补文献记载的缺憾。本草发展过程中不仅品种方面存在着同名异物的问题，同时也存在同物异名、同物异位（药用部位）的问题；药物品种、炮制、入药部位、用药分量、道地药材品种核实等工作均需通过系统的实地考察来完成。

3. 现代药学实验及临床验证 本草正品的确定还需通过化学成分、药效学及临床验证才能最终解决问题。例如白前与白薇，原是两类疗效不同的药材，白前是镇咳药，白薇是解热药。长期以来，不少地区，将白前与白薇的名实倒置，相互颠倒错用。经生态、形态实地调查，证明鉴别白前、白薇的正确术语为鹅管白前，龙胆白薇；空白前，实白薇；水白前，山白薇；甜白前，苦白薇；反之则误。通过化学、药理实验，证明柳叶白前［*Cynanchum stauntonii*（Decne.）Schltr.ex Lévl.］和芫花叶白前［*C.g laucescens*（Decne.）Hand.–Mazz.］具有明显的镇咳作用，是传统药用白前的正品；而白薇 *C.atratum* Bunge 具解热作用，是传统药用白薇的正品。茵陈蒿，中国讲究的是"正月茵陈二月蒿，三月茵陈当柴烧"，即使用幼嫩的苗入药，而日本却使用花序入药。经有效成分研究表明，幼苗中利胆有效成分茵陈色原酮（Capillarisin）的含量高，而在带花的茎枝中具保肝利胆作用的蒿属香豆素（scoparone）的含量高。为此，现行版《中国药典》将幼苗称为绵茵陈，将带花的茎枝称为花茵陈。

三、本草考证与生药品种

品种本草考证的成果体现在《中药志》《药材学》《中国常用中药材》及《中国药典》等书籍的出版。上述文献中收载的品种必须是经过考证确认的，国家药典的品种尤其如此。此外，谢宗万先生的《中药材品种论述》《中药品种理论研究》及《中药品种新理论的研究》等书籍和相关论文，使本草考证与生药品种研究由散在的经验变得有规律可循。生药的品种研究把植物分类、实地考察和传统本草考证相结合，使品种的本草考证达到了系统理论和具体实践相结合的境界，其品种考证的结果直接保证了用药品种的准确。

1. 考证品种，正本清源 由于各地用药品种和习惯的差异，导致生药同名异物和同物异名现象，导致来源混乱，严重地影响了疗效及其安全性。如木通有三个不同的来源，木通科的木通［*Akebia quinata*（Thunb.）Decne］、毛茛科川木通即小木通（*Clematis armandii* Franch.）或绣球藤（*Clematis montana* Buch. –Ham）、马兜铃科的关木通（*Aristolochia manshuriensis* Kom.）的干燥藤茎都统称为木通，正是这三个木通的兴衰变化演绎出木通从"无毒"到"有毒"的故事。目前除了云贵川以外大部分地区人们使用的木通主要是关木通，而据考证，"此木通非彼木通"。如今市场常见、临床常用的关木通与《神农本草经》等古籍中所记载的木通虽同名为"木通"，但并非一物。关木通属马兜铃科，其所含的马兜铃酸经研究证明可能引起人体肾脏损害，属"有毒"类药材。而《神农本草经》中所记载的木通为木通科的木通，其性无毒。

《唐本草》首次记载了百合的特征，"一种叶大茎长，根粗花白者，宜入药"，应是正品。但宋代的《本草衍义》中却将一种具紫色珠芽即卷丹作百合的正品。直到现在百合原植物还存在这样的分歧，有的品种还需通过实际调查认真加以考证。

2. 辨析来源，解决争议 通过本草考证，解决一药多基原，且在正品认识上存在分歧和异议的问题。大青叶在华东习用十字花科植物菘蓝（*Isatis indigotica* Fort.）的叶；东北习用蓼科植物蓼蓝（*Polygonum tlnctorium* Ait.）的叶；华南和四川地区习用爵床科植物马蓝［*Strobilanthes cusia*（Nees）O.Ktze.］的叶；江西、湖南、贵州、甘肃习用马鞭草科植物大青（*Clerodendrum cyrtophyllum* Turcz.）的叶，经考证，本草正品大青叶应为十字花科植物菘蓝（*Isatis indigotica* Fort.）的叶。

3. 正视历史，考证源流 始载于《名医别录》的白附子历代本草均为毛茛科植物黄花乌头

（*Aconitum coreanum* Rap.）的块根，而近代全国绝大部分地区用天南星科植物独角莲（*Typhonium giganteum* Engl.）的块茎作白附子用，而且两者疗效迥异。处方使用白附子应依据方剂的原创时代而斟酌选用。

第二节　品种鉴定方法

本草考证是确定生药正品基原品种的过程，应用感官的、物理的或化学的方法进行生药的品种鉴定是生药真实性鉴定的经典途径。依据《中国药典》《中华人民共和国卫生部药品标准》与各省、直辖市及自治区药品标准（地方标准），按药品标准规定的取样原则，在满足代表性、均匀性和留样保存的前提下，开展品种鉴定工作。鉴定者接受检品后，应明确检品来源等自然属性，包括抽检和送检单位、时间、数量等内容，以及申报的品名、产地、规格、等级、包件式样、包装的完整性、清洁程度及有无水迹、霉变或其他物质污染等相关问题，并对实验数据进行详细记录。鉴定完毕后，填写检验报告单，包括处理意见及该检品鉴定的法定依据等内容，并将记录本、样品及检验报告书由其他人员审核，检验结果经复查后，抄送有关部门备案。

一、基原鉴定

基原鉴定又称来源鉴定。它是应用植（动、矿）物的分类学知识，对生药的来源进行鉴定，确定其学名保证品种正确的过程。以原植物鉴定为例，其鉴定步骤包括如下内容：

1. 观察植物形态　对具有较完整植物体的检品，观察其根、茎、叶、花、果实等器官的形态，可借助放大镜或解剖显微镜观察微小的特征。对不完整的检品，除对特征十分突出的品种可以鉴定外，须追究其原植物，必要时到产地进行调查，采集实物，对照鉴定。

2. 核对文献　根据观察到的形态特征和检品的产地、别名、效用等线索，可查阅《中国药典》及全国性或地方性的中草药书籍和图鉴，加以分析对照。在核对文献时，首先应查阅植物分类方面的著作，其次再查阅有关论述生药或中药品种方面的书籍，如《植物志》《动物志》《中国药用植物志》《高等植物图鉴》《中药大辞典》《中药材品种论述》《全国中草药汇编》《新华本草纲要》《中药辞海》《中华本草》及《新编中药志》等书籍。由于各文献对同一种植物形态记述或有不一致的情况，必要时须进一步查对原始文献，以便正确鉴定。原始文献指第一次发现该种（新种）植物的作者描述其特征，予以初次定名的文献。

3. 核对标本　在鉴定出检品来源的初步科、属、种的前提下，可以到有关植物标本馆核对已定学名的该科属植物标本。在核对标本时，要注意同种植物在不同生长期的形态差异，需要参考更多的标本才能使鉴定的学名准确。必要时核对模式标本，即发表新种时被描述的植物标本。

二、性状鉴定

性状鉴定属于经验鉴别方法的范畴。即通过眼看、手触、鼻闻、口尝、水试、火试等途径，观察和考察药材的外观性状特征来鉴别药材的方法。性状鉴定的内容包括：①形状：每种药材的形状一般比较固定，均具有特异性的鉴别特征；②大小：药材的大小指长短、粗细、厚薄；③颜色：每种药材有其特有的颜色，色泽变化与药材质量直接相关；④表面特征：指药材表面的纹理，光滑还是粗糙，有无皮孔或毛茸等附属物；⑤质地：指药材的软硬、坚韧、疏松、致密、黏性或粉性等特征；⑥折断面：指药材折断时断面的形态特征及折断时产生的现象，如易折断或不易折断，折断时有无粉尘散落等；⑦气：有些药材有特殊的香气或臭气，可作为该药材的鉴别点之一，

对香 / 臭气不明显的药材，可切碎后或用热水浸泡后再闻；⑧味：是药材实际的口尝滋味，是药材中所含化学成分的直接反映；⑨水试：是利用药材在水中或遇水发生沉浮、溶解，以及颜色、透明度、膨胀性、旋转性、黏性、酸碱性变化等特殊现象鉴别药材的方法，该特征与药材中所含有的化学成分或组织构造有关；⑩火试：有些药材用火烧之，能产生特殊的气味、颜色、烟雾、闪光和响声等现象，作为鉴别手段之一。

三、显微鉴定

显微鉴定是指利用显微镜通过观察药材的组织构造、细胞形态以及内含物特征，进行药材品种鉴定的方法。当药材的外形特征不明显，不易鉴定或药材破碎或呈粉末状时，此法更为常用。

（一）显微制片方法

1. 横切或纵切片　选取药材适当部位切成 10~20μm 的薄片，用醋酸甘油试液、水合氯醛试液或其他试液处理后进行观察。对于根、根茎、茎藤、皮、叶类等，一般制作横切片观察，必要时制备纵切片；果实、种子类须作横切片及纵切片；木类需观察三维切片（横切、径向纵切及切向纵切）。组织切片的方法有徒手切片法、滑走切片法、石蜡切片法、冰冻切片法等。

2. 解离组织片　利用化学试剂使植物组织中各细胞之间的细胞间质溶解，使细胞分离，从而观察细胞的完整形态，尤其是纤维、导管、管胞、石细胞等细胞彼此不易分离的组织。如样品中薄壁组织占大部分，木化组织少或分散存在，用氢氧化钾法；如样品坚硬木化组织较多或集成群束，用硝铬酸法或氯酸钾法。

3. 表面制片　鉴定叶、花、果实、种子、全草等类药材，可取叶片、萼片、花冠、果皮、种皮制成表面片，加适宜试液，观察各部位的表皮特征。

4. 粉末制片　粉末药材可选用醋酸甘油试液，水合氯醛试液或其他适当试液处理后观察。为使细胞、组织能观察清楚，须用水合氯醛液透化，使淀粉粒、蛋白质、叶绿素、树脂、挥发油等溶解，并使已收缩的细胞膨胀。

5. 花粉粒与孢子制片　取花粉、花药（或小花朵）或孢子囊群（干燥样品浸于冰醋酸中软化），用玻璃棒捣碎，离心，取沉淀加新鲜配制的醋酐与硫酸（9：1）的混合液 1~3mL，置水浴上加热 2~3 分钟，再离心，取沉淀，用水洗涤 2 次，加 50% 甘油与 1% 苯酚 3~4 滴，用品红甘油胶封藏观察。

6. 矿物药的显微鉴定　除粉碎成细粉观察外还可进行磨片观察。对透明矿物可磨成薄片在偏光显微镜下，根据光透射到矿物晶体内部所发生的折射、反射、干涉等现象进行鉴定；对不透明矿物可磨成光片，在矿相显微镜下，根据光在磨光面上反射时所产生的现象，观察测定反射力、反射色、偏光图等进行鉴定。

（二）细胞内含物鉴定和细胞壁性质检查

1. 细胞内含物鉴定　观察生药组织切片或粉末中的内含物时，一般用醋酸甘油试液或蒸馏水装片观察淀粉粒，并利用偏振光显微镜观察未糊化淀粉粒的偏光现象；用甘油装片观察糊粉粒，加入碘试液，显棕色或黄棕色，加入硝酸汞试液显砖红色；用水合氯醛液装片不加热立即观察菊糖；观察草酸钙结晶，在装片时加入硫酸溶液逐渐溶解，并析出针状硫酸钙结晶；观察碳酸钙（钟乳体），再装片时加入稀盐酸溶解，同时有气泡产生；观察硅质，装片时加硫酸不溶解；观察黏液细胞，装片时加入钌红试液显红色；观察脂肪油、挥发油或树脂，装片时加苏丹Ⅲ试液呈橘红色、红色或紫红色，加乙醇脂肪油不溶解，挥发油则溶解。

2. 细胞壁性质检查　木质化细胞壁加间苯三酚试液 1~2 滴，稍放置，加盐酸 1 滴，依木化程度不同，显红色或紫红色；木栓化或角质化细胞壁加苏丹Ⅲ试液，稍放置或微热，呈橘红色至红色；纤维素细胞壁加氯化锌碘试液或先加碘试液再加硫酸溶液显蓝色或紫色；硅质化细胞壁加硫酸无变化。

（三）显微测量

观察细胞和后含物时，常需要测量其直径、长短（以 μm 计算），作为鉴定依据之一。测量可用目镜测微尺进行。先将目镜测微尺用载台测微尺标化，计算出每一小格的微米数，应用时将测得目的物的小格数，乘以每一小格的微米数，即得欲测定物的大小。测量微细物体时宜在高倍镜下进行，因在高倍镜下目镜测微尺的每一格的微米数较少，测得的结果比较准确，而测量较大物体时可在低倍镜下进行。

四、理化鉴定

利用物理的、化学的或仪器分析方法，鉴定生药的真实性、纯度和评价品质的过程统称为理化鉴定。常用的理化鉴定方法如下。

（一）物理常数的测定

物理常数的测定包括相对密度、旋光度、折光率、硬度、黏稠度、沸点、凝固点、熔点等测定。

（二）常规测定及检查

1. 水分测定　水分测定的方法包括烘干法、甲苯法、减压干燥法和气相色谱法。烘干法适用于不含挥发性成分的生药；甲苯法适用于含挥发性成分的生药；减压干燥法适用于含有挥发性成分的贵重生药；气相色谱法适用于各类药材的水分含量测定。

2. 灰分测定　各种药材的生理灰分应在一定范围以内，故所测灰分含量高于正常范围时，有可能在加工或运输储存等环节中有其他无机物污染或掺杂。有些中药材的总灰分本身差异较大，特别是组织中含草酸钙较多的生药，如大黄，需测其酸不溶性灰分，即加 10% 盐酸处理，得到不溶于 10% 盐酸的灰分，使总灰分中的钙盐等溶去，而泥土、砂石等主要是硅酸盐因不溶解而残留，这样就能较精确地反映中药的质量。除酸不溶性灰分外，亦可测定硫酸化灰分，即样品在炽灼前，加一定浓度的硫酸适量处理，然后升温至 600℃，灼烧灰化后测得的灰分。

3. 膨胀度检查　膨胀度系指按干燥品计算，每 1g 药品在水或其他规定的溶剂中，在一定的时间与温度条件下膨胀后所占有的体积毫升数。主要用于含黏液质、胶质和半纤维素类的药材。

4. 酸败度测定　指油脂或含油脂的种子类药材，在贮藏过程中发生复杂的化学变化，产生游离脂肪酸、过氧化物和低分子醛类、酮类等分解产物，因而出现异臭味，影响药材的感观性质和内在质量。通过酸值、羰基值或过氧化值的测定，控制含油脂种子类药材的酸败程度。

5. 有害物质检查　即有机农药、黄曲霉毒素、重金属及砷盐的检查。

（1）有机农药的检测　有机氯类农药中滴滴涕（DDT）和六六六（总 BHC）是使用最久、数量最多的农药。尽管有机氯农药已被禁用，但是由于它们在土壤或生物体中长时间残留和蓄积，药材中的有机氯农药残留量仍然是限量检查的必需内容。《中国药典》规定使用 GC-ECD 法测定药材中有机氯农药残留量，并对甘草、黄芪等药材规定了最高允许量。有机磷农药残留量的检测使用薄层—酶抑制法。利用某些有机磷农药，如敌百虫等，对胆碱酯酶具抑制作用，且酶的基质（β-醋酸萘酯）水解产物能与特定显色剂（固蓝 β 盐）结合呈紫色反应的原理，在薄层板上，其农药斑点部位因酶的活性被抑制，酶基质未被水解，呈色反应阴性，在紫色薄层板上有机磷农残斑点位置成无色或白色斑点。根据斑点大小，经扫描检测有机磷农药的残留量。

（2）黄曲霉毒素检查　检测方法主要是根据黄曲霉毒素中毒性最大的成分黄曲霉毒素 B_1、B_2 和 G_1、G_2 能溶于氯仿、甲醇而不溶于己烷、乙醚和石油醚的性质，提取制备样品及标准品作对照溶液，以薄层色谱法分析，在紫外光灯下（365nm）观察，黄曲霉毒素类成分呈蓝色或黄绿色荧光斑点，根据斑点大小进行定量。

（3）重金属检查　重金属是指在实验条件下能与硫代乙酰胺或硫化钠作用显色的金属杂质，如铅。《中国药典》收载重金属、砷盐限量及其他金属盐检查的生药主要是矿物药类，如石膏含重金属不得过百万分之十；少数挥发油，如薄荷油含重金属不得过百万分之十；个别加下品，如阿胶含重金属不得过百万分之三十。重金属限度根据国内现有资料一般制订多在百万分之二十以下。

（4）砷盐检查　《中国药典》用古蔡氏法或二乙基二硫代氨基甲酸银法两种方法。二法中取标准砷溶液 2mL（相当于 2μg 的 As）所产生的颜色为最适宜。通过改变供试品的取用量调整其溶液颜色，与标准砷溶液（2μg 的 As）所产生的颜色比较，可得到供试品含砷的限量。《中国药典》规定玄明粉含砷盐不得超过百万分之二十；芒硝含砷盐不得超过百万分之十；石膏含砷盐不得超过百万分之二；阿胶含砷盐不得超过百万分之三。

砷盐限度一般不得超过百万分之十，一般低于百万分之二可不列入检查之中。

（三）显微化学反应法

将生药粉末、切片或浸出液，置于载玻片上，滴加某种试剂使产生沉淀、结晶或特殊颜色，通过显微镜下观察的结果对药材进行品种鉴定的方法称显微化学反应法。

1. 切片或粉末显微化学定性　将药材切片或粉末置载玻片上，滴加相关试剂，加盖玻片，稍放置，在显微镜下观察产生的结晶、沉淀或颜色。例如，黄连粉末滴加稀盐酸，可见针簇状小檗碱盐酸盐结晶，或滴加 30% 硝酸，可见针状小檗碱硝酸盐结晶；丁香切片滴加 3% 氢氧化钠溶液，油室内可见针状丁香油酚钠结晶；肉桂粉末加氯仿 2~3 滴，略浸渍，速加 2% 盐酸苯肼 1 滴，可见黄色针状或杆状结晶。

2. 浸出液显微化学定性　取药材粗粉加适当溶剂浸提，将浸出液置载玻片上，滴加相关试剂，加盖玻片，稍放置，在显微镜下观察反应结果。例如，槟榔粉末 0.5g，加水 3~4mL 及稀硫酸 1 滴，微热数分钟，取滤液于载玻片上，加碘化铋钾试液 1 滴，即发生混浊，放置后可见石榴红色球形或方形结晶。

3. 显微化学定位试验　利用显微组织和化学反应确定化学成分在生药组织构造中的部位，称显微化学定位试验。如北柴胡横切片加 1 滴无水乙醇-浓硫酸（1:1）液，在显微镜下可见木栓层，栓内层和皮层显黄绿色—蓝绿色，表明柴胡皂苷存在于以上显色部位。

（四）微量升华

利用生药中所含的某些化学成分，在一定温度下能升华的性质，获得升华物，在显微镜下观察其结晶形状、颜色及特有化学反应作为生药鉴别特征。例如：大黄粉末升华物呈黄色针状

（低温时）、枝状和羽状（高温时）结晶，加碱液结晶则显红色，结晶消失，确证其为蒽醌类成分。

（五）荧光分析

利用生药中所含的某些化学成分，在紫外光或自然光下能产生一定颜色荧光的性质进行生药的品种鉴别。用荧光法鉴别药材须将样品置紫外光灯下约 10cm 处观察荧光现象。紫外光波长为365nm，如用短波 254~265nm 时，应加以说明。

1. 饮片、粉末或浸出物直接观察 例如，黄连饮片在紫外光灯下，显金黄色荧光，木质部尤为显著，说明小檗碱集中分布在木质部；浙贝母粉末在紫外光灯下显亮淡绿色荧光；秦皮的水浸出液在自然光下显碧蓝色荧光。

2. 用酸、碱或其他化学方法处理后观察 例如，芦荟水溶液与硼砂共热，与所含芦荟素起反应后显黄绿色荧光；枳壳乙醇浸出液滴在滤纸上，干后喷 0.5% 醋酸镁甲醇溶液，烘干显淡蓝色光。

（六）色谱法

色谱法又称层析法，是一种物理或物理化学分离分析方法，也是天然药物化学成分分离和鉴别的重要方法之一。利用色谱法可进行药材及制剂的定性鉴别及有效成分的含量测定，以及生药指纹图谱的建立。

（七）光谱法（分光光度法）

该方法是通过测定被测样品在特定波长的吸收度，对该物质进行定性和定量分析。包括紫外分光光度法、可见分光光度法、红外分光光度法、原子吸收分光光度法。目前药材中微量元素的测定方法，还有原子发射光谱、中子活化分析、离子发射光谱、等离子体吸收光谱、X 射线荧光光谱、X 射线能量色散分析、荧光光谱、X 射线衍射等方法。

（八）色谱 – 光谱联用仪分析法

色谱技术分离能力强、分析速度快，是复杂混合物分析的首选技术，但在对未知物定性方面往往难于给出可靠信息。光谱技术如质谱（MS）、红外光谱（IR）和核磁共振波谱（NMR）等，具有很强的鉴定未知物结构的能力，却不具有分离能力，因而对复杂混合物无能为力。将色谱及光谱技术联合起来，不仅能获得更多的信息，而且可能产生单一分析技术所无法得到的新的信息。因此，对于生药的多成分复杂体系，联用技术将成为通用而适用的定性及定量分析技术。目前，在生药鉴定中，常用的联用技术有气相色谱 – 质谱（GC-MS）、气相色谱 – 红外光谱（GC-IR）、高效液相色谱 – 质谱（HPLC-MS）、超高效液相色谱 – 质谱（UPLC-MS）及高效液相色谱 – 核磁共振波谱（HPLC-NMR）等，尤其是气相色谱 – 质谱联用，充分发挥了气相色谱的高分离效能和质谱的高鉴别能力的特点，已得到广泛的应用。如辛夷、细辛、牡荆叶、土鳖虫、红娘子等含挥发性成分的生药分析，均能分析出十至数十种单一成分和其含量。对 9 种辛夷的挥发油成分分析，共鉴定出 69 种化合物，分别测出了它们的含量。

（九）含量测定

测定对象主要为药效物质基础及有毒成分。在药效物质基础不清楚或缺少有效的含量测定方法的情况下，可对药材中的总成分如总黄酮、总生物碱、总皂苷、总蒽醌等进行含量测定；含挥发油成分的中药材可测定挥发油含量。亦可通过测定浸出物的含量衡量生药的内在质量。测定方法包括容量法、重量法、分光光度法、气相色谱法、高效液相色谱法、薄层扫描法、薄层－分光光度法等。

第三节　品种鉴定的现代技术

随着数码成像技术的发展，生药原植物及药材的原色鉴定已实现了近于图像传真、拷贝和扫描的逼真和完美程度，能清晰地展现原植物和药材的固有形态或性状特征；显微成像技术使药材的内部结构和粉末特征以近于 100% 的真实度展现给检验者；DNA 分子遗传标记技术能从遗传物质角度准确地鉴定药材的基原；色谱技术及色谱与波谱联用技术，如 HPLC、HPCE、UPLC及 HPLC–MS 或 HPLC–MS/MS、UPLC–MS/MS 等技术的进步，实现了通过指纹图谱全面反映生药的化学信息，系统而有效地控制样品的真实性；代谢组学技术使从小分子代谢产物的组成及轨迹的变化角度快速而准确地鉴定生药品种成为可能。上述技术引入生药鉴定领域，使生药学的品种鉴定手段或技术水平与国际接轨。

一、DNA 分子标记技术

（一）DNA 分子标记技术简介

DNA 分子标记（DNA molecular markers）或称遗传标记（genetic markers）是指能反映生物个体或种群间基因组中某种差异特征的 DNA 片段，这种 DNA 片段是由基因组 DNA 经限制性内切酶切割和（或）PCR 扩增，和（或）分子杂交后在电泳胶上或杂交膜上检测到的。

DNA 分子标记技术也称 DNA 分子诊断技术，是检测 DNA 分子由于缺失、插入、易位、倒位、重排或由于存在长短与排列不一的重复序列等机制而产生的多态性（polymorphism diversity or fingerprinting）的技术。DNA 分子标记技术分为三类：第一类是以电泳技术和分子杂交技术为核心的分子标记技术，其代表性技术为限制性内切酶酶切片段长度多态性（restriction fragment length polymorphism，RFLP）和 DNA 指纹技术（DNA Fingerprinting），前者主要是以低拷贝序列为探针进行分子杂交，后者主要是以重复序列包括串联重复序列（如卫星 DNA、小卫星 DNA和微卫星 DNA）和散布重复序列（如转座子、逆转座子）为探针进行分子杂交；第二类是以电泳技术和 PCR 技术为核心的分子标记技术，其代表性技术为随机扩增多态性 DNA（random amplified polymorphism DNA，RAPD）、简单重复序列（simple sequence length polymorphism，SSLP；或称 sequence–tagged microsatellitesite，STMS）和扩增片段长度多态性（amplified restriction fragment polymorphism，AFLP）；第三类是以 DNA 序列为核心的分子标记技术，其代表性技术有内转录间隔区（internal transcribed spacers，ITS）测序分析技术。

（二）DNA 分子标记技术的应用

药用植物是生药的主要基原，运用 DNA 分子标记技术可用于生药基原鉴定及种质资源评价。它可从分子水平刻画药材主流品种及其种属的遗传背景差异，为生药品种标准化提供先进可行的方法和稳定可靠的标准，进而为生药质量标准规范化奠定坚实的基础。这种方法比形态、组织和化学水平的检测更具有特征性和专属性。

1. 评价生药种质资源　王喜军等收集了 10 种北五味子 [*S.chinensis*（Turcz.）Baill] 种质资源，采用 ISSR 分子标记法对各产地样品进行 PCR 扩增（图 2-1），将扩增结果以软件 POPGEN32 分析，采用 MEGA 软件构建了北五味子的亲缘关系聚类图。利用 11 个引物扩增检测到 82 个多态性位点，以 Shannon 指数和 Nei 指数估算北五味子的遗传变异程度，Nei 指数的变化范围在 0.1476～0.2284 之间，Shannon 指数变化范围在 0.2182～0.3390 之间。从二级聚类结果发现黑龙江省神树林场、九连林场和柳河林场的北五味子聚为 1 类；黑龙江省呼玛县、吉林省汪清县的北五味子聚为第 2 类；辽宁省南芬地区、黑龙江省七台河产北五味子聚为第 3 类；黑龙江省虎林市、五常市和尚志市产北五味子聚为第 4 类。表明北五味子保存着丰富的遗传多样性，具有较高的适应生存能力和进化潜能，对保持生态系统的稳定性和多样性具有重要意义。

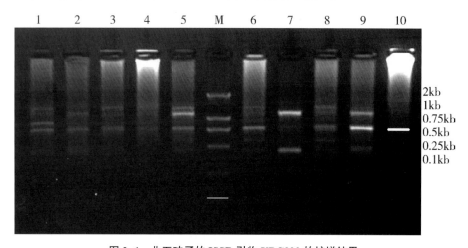

图 2-1　北五味子的 ISSR 引物 UBC823 的扩增结果

1. 呼玛；2. 五常；3. 柳河；4. 南芬；5. 九连；6. 虎林；

7. 尚志；8. 汪清；9. 神树；10. 七台河；M.DL2000 DNA ladder

徐红等利用 rDNA ITS 技术分析石斛属植物 13 种 14 个类群的遗传多样性，rDNA ITS 序列分析结果表明石斛种间 ITS1 序列的差异百分率平均为 20.47%，ITS2 序列的差异百分率平均为 17.67%，石斛各类群与外类群的差异百分率 ITS1 序列平均为 25.5%，ITS2 序列平均为 27.37%。这些差异可作为石斛分子鉴定的标记。

2. 鉴定生药基原及药材品种　金成庸等对茵陈基原植物茵陈蒿的代用品韩茵陈及其同名植物白莲蒿进行鉴定，测定了 rDNA ITS 序列，序列之间的差异显示韩茵陈与白莲蒿应为两种植物，尽管与茵陈蒿存在密切的亲缘关系，但具有显著差异。

吴平等从乌龟和其他 20 种龟类的组织材料中提取 DNA 扩增约 110bp 的线粒体 12SrRNA 基因片段序列数据库。再利用龟甲检口中残存的 DNA 用 PCR 扩增相同的基因片段，与乌龟和其他龟的序列进行比较，区分正品和混淆品。以相同的方法，对中华鳖和山瑞鳖的同一基因片段进行扩增、测序，结合从 Genbank 检索到的缘板鳖序列，构建了 3 种鳖的 12SrRNA 基因片段序列数据库，以此为鉴定鳖甲的依据。

黄璐琦等应用 RAPD 技术对来源于 13 个种 3 个变种的天花粉及其类似品进行鉴别研究，用 8 个引物分别扩增得到清晰、稳定的条带共计 83 条。并采用聚类分析方法分析结果，将天花粉正品与类似品有效地分成三大类，为天花粉及相关药材的鉴别提供了新的方法。

3. 辨识药材的道地性　党荣理等对新疆产草麻黄、中麻黄、膜果麻黄和木贼麻黄的 RAPD 图谱进行研究，结果发现不含有效成分的膜果麻黄图谱与前三者相差最大，这说明药效成分与基因图谱之间存在一定相关性，为该类药材的道地性评价提供了分子依据。

周延清等在对地黄 8 个品种 2 个品系的遗传关系进行研究，结果发现由 17 条引物构建的图谱可以有效鉴别各个样品，其中有 2 条引物能单独区别 10 个样品。

二、指纹图谱技术

（一）指纹图谱技术简介

生药指纹图谱是指药材经适当的处理后，采用一定的分析手段，得到的能够反映生药中整体化学或生物信息，标定药材整体特性的共有峰的色谱、光谱及分子生物图谱。生药指纹图谱是一种综合的、可量化的鉴定手段，它建立在生药成分系统分析的基础上，通过指纹图谱的特征性表征，能有效地鉴别样品的真伪或产地；也可通过指纹图谱主要特征峰的面积及其相对比例的确定来控制样品的质量。

按测定手段不同生药指纹图谱分为化学指纹图谱和生物指纹图谱。化学指纹图谱多运用色谱、光谱技术测定，包括色谱指纹图及光谱指纹图；而生物指纹图谱则包括基因组学指纹图谱、蛋白组学指纹图谱。目前以薄层色谱（TLC）指纹图谱、高效液相色谱（HPLC）指纹图谱、气相色谱（GC）指纹图谱、高速逆流色谱（HSCCC）指纹图谱等色谱指纹图谱和 DNA 指纹图谱较为常用。

（二）指纹图谱的技术要求及应用

1. 样品的来源及数量　取样参照现行版《中国药典》规定的方法取样，保证供试品的代表性和均一性。由于生药来源广泛，所含化学成分的种类及数量受到产地、采制等环节的影响。因此，为了确保指纹图谱的系统性，必须进行具有广泛代表性的样品收集，尤其是不同产地、不同采收加工方式的样品的收集，只有实现了样品的代表性，才能保证建立的指纹图谱的有效性。一般要求不少于 10 批样品的收集数量，而且要有翔实的记录，必须明确样品来源的详细信息，动、植物药材须明确品种、药用部位、产地、采收期、产地加工和炮制方法；矿物药另须明确矿物的类、族及主要成分等。

2. 指纹图谱的采集　采用高效液相色谱法和气相色谱法制定指纹图谱，其指纹图谱的记录时间一般为 1 小时；采用薄层扫描法制定指纹图谱，必须提供从原点至溶剂前沿的图谱；采用光谱方法制定指纹图谱，必须按各种光谱的相应规定提供全谱。对于化学成分类型复杂品种，必要时可建立多张指纹图谱。根据 10 批次以上供试品的检测结果所给出的相关参数，制定指纹图谱。

3. 共有指纹峰的标定　标定共有峰时，应选择 10 批以上供试品中都出现的色谱峰作为共有峰，峰面积不能太小，以免由于仪器的检测灵敏度的变化而使该峰丢失。非共有峰的标定，应根据 10 批供试品检测结果，标定不能在每批供试品中都出现的色谱峰作为非共有峰。采用色谱方法制定的指纹图谱，必须根据参照物的保留时间，计算各指纹峰的相对保留时间。光谱法采用波长或波数标定指纹峰。

4. 共有指纹峰面积的比值　以对照品作为参照物的指纹图谱，以参照物峰面积作为 1，计算各共有峰面积与参照物峰面积的比值；以内标物作为参照物的指纹图谱，则以其中某一个峰面积相对较大且较稳定的共有峰的面积作为 1，计算其他各指纹峰面积的比值。各共有峰的面积比值必须相对固定。

药材供试品图谱中各共有峰面积的比值与指纹图谱各共有峰面积的比值比较，单峰面积占总峰面积大于或等于 20% 的共有峰，其差值不得大于 ±20%；单峰面积占总峰面积大于或等于 10%，而小于 20% 的共有峰，其差值不得大于 ±25%；单峰面积占总峰面积小于 10% 的共有峰，峰面积比值不作要求，但必须标定相对保留时间。未达基线分离的共有峰，应计算该组峰的总峰面积作为峰面积，同时标定该组各峰的相对保留时间。

5. 非共有峰面积　药材供试品的图谱与指纹图谱比较，非共有峰总面积不得大于总峰面积的 10%。

6. 指纹图谱的辨识　将供试品的图谱与指纹图谱进行直观的比较，并经手工计算量化参数，求出样品之间的相似度，或经计算机处理比较指纹图谱的相关性。

指纹图谱的辨识应注意指纹特征的整体性，一个品种的指纹图谱是由多个具有指纹意义的峰组成的完整图谱，各有指纹意义的峰其位置（保留时间或比移值）、大小或高低（积分面积或峰高）、各峰之间相对比例是指纹图谱的综合参数，辨识比较时须从整体的角度考虑，注意各有意义的峰相互的依存关系。有的品种，特别是复方制剂，必要时需要两张以上的指纹图谱构成。

指纹图谱的相似性从两方面考虑，一是色谱的整体"面貌"，即有指纹意义的峰的数目、峰的位置和顺序、各峰之间的大致比例等是否相似，以判断样品的真实性；二是样品与对照样品或"标准图谱"之间或不同批次样品指纹图谱之间总积分值作量化比较，应符合有关规定。指纹图谱相似度的判读也可通过计算机指纹图谱相似度评价软件进行。

> 例 2-1　北五味子指纹图谱的建立

样品来源　北五味子药材采用黑龙江省 9 个林业局，吉林省汪清县及辽宁省南芬地区的 11 批野生药材，经鉴定为五味子科植物五味子 [*Schisandra chinensis*（Turcz）Baill]。

色谱条件　色谱柱：Kromasil C$_{18}$ 色谱柱（4.6mm×20mm，5μm）；Shim-pack 保护柱；流动相：甲醇 – 水梯度洗脱；柱温：40℃；流量：1mL/min；检测波长：254nm。

样品溶液的制备　取各批北五味子样品粉末约 500mg，精密称定，置 25mL 容量瓶中，精密加入甲醇 25mL，密封，超声提取（功率 250W，频率 20kHz）30min，离心 15min（3000r·min^{-1}），上清液用 0.45μm 微孔滤膜滤过，滤液供 HPLC 分析用。

指纹图谱的测定及相关峰的标定　取 11 个不同产地五味子供试品溶液分析测定，参照《中药注射剂指纹图谱研究的技术要求（暂行）》有关规定，确定五味子醇甲峰为参照峰，得到五味子的指纹图谱（图 2-2），其中 5、10、13、16 号峰被鉴定为 Schizandrol B、Schisantherin、Deoxyschizandrin 及 γ–Schisandrin，其中 17 个共有指纹峰的面积总和占总峰面积的 95% 以上。

选择地道药材"神五味"为对照，按照"中药色谱指纹图谱相似度评价系统（2004A）"进行对照指纹图谱的模拟，标准指纹图谱的生成原理为中位矢量法，经匹配后的指纹图谱如图 2-2 所示，对各个峰紫外光谱图进行对比分析，找到 17 个共有峰。对各个样品相对峰面积及相似度采用夹角余弦法进行分析。结果显示，11 个样品中除辽宁省南芬产地的五味子样品的相似度为 0.8813（低于 0.9），其余产地的五味子样品相似度均大于 0.9；11 个产地样品的平均相似度为 0.9653。

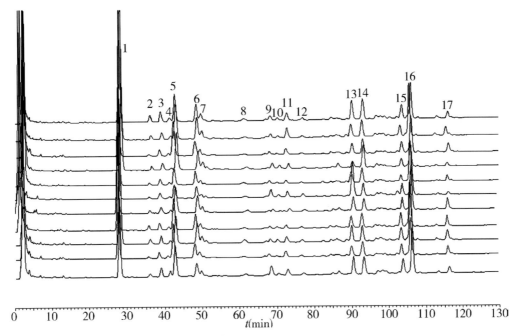

图 2-2　北五味子的 HPLC 指纹图谱

1 号峰五味子醇甲；5 号峰五味子醇乙；10 号峰五味子醇乙；13 号峰五味子醇甲；16 号峰五味子乙素

三、植物代谢组学技术

（一）植物代谢组学简介

代谢组学（metabonomics/metabolomics）是对某一生物或细胞在一特定生理时期内所有低分子量代谢产物同时进行定性和定量分析的一门新学科。植物代谢组学是以植物为研究对象的代谢组学，是对植物抽提物中代谢物组进行高通量、无偏差全面分析的技术。它研究不同物种、不同基因类型或不同生态类型的植物在不同生长时期或受某种刺激干扰前后的所有小分子代谢产物，对其进行定性、定量分析，并找出代谢变化的规律。

（二）植物代谢组学技术和方法

1. 应用技术　植物代谢组学要求对某种药用植物中的所有代谢物进行全面的定性和定量分析，因此在研究中须将多种技术联合应用最大限度地获得更多的代谢产物的信息。色谱与质谱联用技术是目前植物代谢物组学研究广泛应用的技术，如 GC/MS、HPLC/Q-TOF、HPLC/ESI/MS、HILIC/ESI/MS、HPLC/PDA/ESI/MS/MS、UPLC/ESI/MS、LC/NMR 等。目前，高分辨核磁共振氢谱（^{1}HNMR）被认为是代谢组学研究最有力的分析手段之一，因为它不需要对样品进行过多的前处理，也不需要预先选择设定各种测量参数，就可以得到代谢物的信号轮廓（profile of metabolite signal）；傅里叶变换红外光谱质谱联用（FTIR/MS）最近也被应用于植物代谢组学分析。FTIR 主要测定样品中各成分的功能基团和高极性键的振动，而特定的化学结构有特定的吸收频率，通过测定实验样品的红外吸收频率和强度，可以辨别出各个成分。FTIR/MS 具有扫描速度快、光通量大、高分辨率、高信噪比及测定光谱范围宽的特点。

2. 研究方法　代谢组学分析流程包括样品制备、代谢物成分分析及鉴定，以及数据分析与解释。由于药用植物中代谢物的种类繁多，而目前可用的成分检测和数据分析方法又多种多样，所以根据研究对象不同，采用的样品制备、分离鉴定手段及数据分析方法各不相同。

（1）样品制备　样品制备分为组织取样、匀浆、抽提、保存和样品预处理等步骤。代谢产物通常用水或有机溶剂分别提取，提取液经固相微萃取、固相萃取和亲和色谱等方法预处理后备用。

由于药用植物代谢物中很多物质不稳定，稍受干扰结构就会发生改变，目前尚无适合所有代谢物的抽提方法，只能根据所要分析的代谢物特性及使用的鉴定手段选择合适的提取方法，需对提取过程中抽提时间、温度、溶剂成分和质量等因素进行筛选和考察。

（2）成分分析鉴定　对样品中所有代谢物进行分析鉴定是植物代谢组学研究的关键步骤。代谢组学分析对象的大小、数量、官能团、挥发性、带电性、电迁移率、极性以及其他物理化学参数差异颇大，对其进行无偏向的全面分析，单一的分离分析手段往往难以保证。色谱、质谱、核磁共振、红外光谱、库仑分析、紫外吸收、荧光散射、发射性检测和光散射等分离分析手段及其多维联用组合技术是分析的主要手段。一般根据样品的特性和实验目的，选择适当的分析方法。

Fiehn 等利用 GC/MS 进行代谢组学对模式植物拟南芥的叶子提取物进行了研究，定量分析了326 个化合物，并确定了其中部分化合物的结构。LC/MS 中目前应用较广的是高效液相色谱和质谱联用（HPLC/MS）。Fiehn 利用 HPLC/MS 检测笋瓜（*Cucurbita maxima* 'Gelber Zentner'）叶柄和叶片抽提物，检测到了超过 400 种代谢物，有 90 种被定性，其中大部分是氨基酸、糖和糖苷。Huhman 和 Sumner 在紫花苜蓿（*Medicago sativa*，Polish variety kleszczewska）和蒺藜状苜蓿（*Medicago truncatula*）中各鉴定出 15 个和 27 个皂角苷，并在紫花苜蓿中找到了 2 个新的乙二酸皂角苷。

（3）数据分析与解释　样品成分分析鉴定之后，对所获得海量的数据进行相应的整合处理是代谢组学研究中的关键环节。可应用模式识别和多维统计分析等方法从这些大量的数据中获得有用的信息，从而使数据降维，使它们更易于可视化和分类。目前常用的数据处理技术有多元回归（multiple regression）、判别分析（discriminant analysis）、主成分分析（principal component analysis）、聚类分析（hierarchical cluster analysis）、因素分析（factor analysis）和经典分析（canonical analysis）等。

同时，应充分利用网上数据库联结代谢组学与其他系统生物学分支的关系。目前，最成熟的数据库是关于模式植物拟南芥的数据库（The Arabidopsis Information Resource，TAIR）http://www.arabidopsis.org。其他常用的网上植物资源有 http://www.york.ac.uk/res/garnet/garnet.html；http://www.maizegdb.org；http://www.genome.ad.jp/kegg/ pathway.html。

（三）植物代谢组学的应用

通过研究不同药用植物的代谢产物，可以对药材及其基原进行代谢指纹分析和鉴定；通过研究不同基因型植物的代谢物，可以发现与活性成分相关的新功能基因，促进转基因药用植物的研究；通过研究不同生态环境下药用植物的代谢产物，了解植物的区域性分布确定药材的道地性；通过研究植物在受到某种因素（内部或外界）刺激之后特定的应激变化产生代谢物的变化规律，指导从植物中定向培养中药有效成分。

1. 建立代谢指纹图谱　代谢组学应用的高灵敏度、高通量检测技术，可同时对众多代谢物进行定性定量分析，较为全面地研究药用植物不同时期或者不同部位代谢物种类与含量变化，并通过这些变化推测相应的代谢途径和代谢网络，区分不同的植物基原。

Kim 对 3 种麻黄属（Ephedra）植物进行核磁氢谱指纹图谱分析，通过主成分分析找到了它们之间的代谢物差异，证明代谢指纹图谱分析是区分药材基原，全面质量控制的新工具。Murch 采用 HPLC-MS 对黄芩（*Scutellaria baicalensis*）代谢成分进行研究，发现了 2000 个成分，并对其中的 781 个成分进行鉴定，从而为筛选、评价优良品种建立了筛选模型。

2. 鉴定生药品种　生药为复杂成分体系，应用代谢组学技术对其进行全面质量分析评价，可以归属为生药指纹图谱技术。针对药材进行众多小分子代谢物的指纹图谱研究，建立系统的测定方法和全面的指标控制参数，并借助数学模型表征中药的特性，表达品种的质量。

人参属药材虽然具有相似的化学物质组成，但却分别表现出不同的药理活性和治疗作用。传统的指纹分析和定量技术很难对人参属不同药材饮片和商品从本质上进行有效区分和鉴定。利用 UPLC-ESI-TOF 技术，从植物体内次生代谢产物整体代谢组轮廓角度可对人参属 5 种中药材如人参、三七、珠子参、西洋参和高丽参实现有效区分和鉴定（图 2-3）。

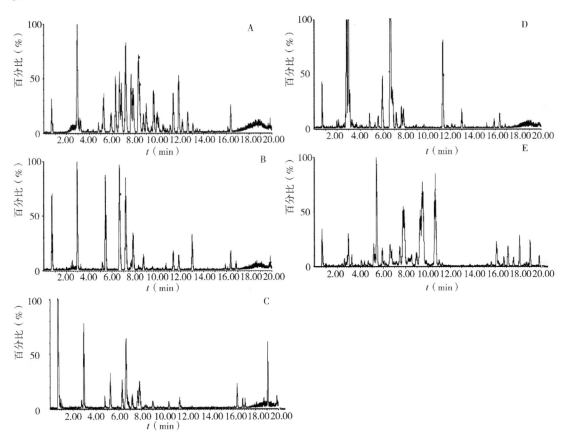

图 2-3　基于 LC-MS 的人参、三七、珠子参、西洋参和高丽参代谢组学轮廓图

人参、三七、珠子参、西洋参和高丽参在不同区段的 LC-MS 轮廓均有一定的质与量差别，所得数据利用 Markerlynx 4.1 应用系统和 SIMCA-P 11.0 软件系统将所得代谢轮廓进行模式识别和有效表征，发现人参、三七、珠子参为接近的群体，其与西洋参、高丽参的次生代谢组群彼此离散（图 2-4），分析贡献组间离散程度的载荷图（图 2-5），找出导致人参、三七、珠子参、西洋参和高丽参次生代谢组群彼此离散的次生代谢产物，发现 8 个次生代谢产物明显贡献 5 种中药材的本质区分，经初步鉴定均为人参皂苷类成分，即拟人参皂苷（F11）、丙二酰基人参皂苷 Rb（Malonyl ginsenoside Rb_1）、原人参三醇（Protopanaxatriol）、人参皂苷 Rh_2（Ginsennoside Rh_2）及人参皂苷 Rh_3（Ginsennoside Rh_3）。

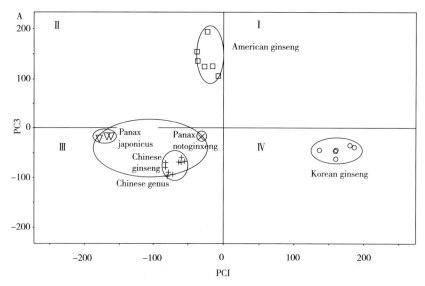

图 2-4 人参、三七、珠子参、西洋参和高丽参次生代谢物的得分图 A

American ginseng：西洋参；Korean ginseng：高丽参；Panax notoginseng：三七；

Panax japonicus：珠子参；Chinese ginseng：人参

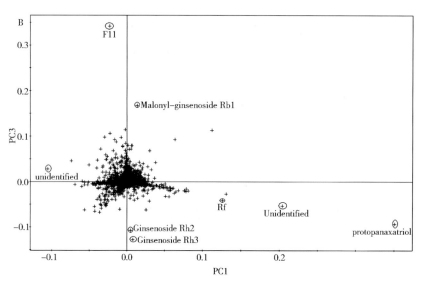

图 2-5 人参、三七、珠子参、西洋参和高丽参次生代谢物的载荷图

F11：拟人参皂苷；Malonyl ginsenoside Rb_1：丙二酰基人参皂苷 Rb_1；Protopanaxatriol：原人参三醇；

Ginsenoside Rh_2：人参皂苷 Rh_2；Ginsennoside Rh_3：人参皂苷 Rh_3

第三章
生药有效性评价

一、化学成分及有效成分

所有生物为了其自身的生存、生长和繁衍均需要转化和互换大量的有机化合物。它们不仅需要自身提供能量，而且还要提供建筑单元来构建他们的组织和器官。其整个过程不仅是一个由酶参与调节和控制的化学反应过程，而且是一个整合的网络体系，总称为中间代谢。所涉及的代谢过程称为代谢途径。

糖、脂肪、蛋白质和核酸等都是非常重要的生命分子，除脂肪外，其他均为聚合物，如糖是由单糖元组成的，蛋白质是由氨基酸组成的，而核酸是由核苷酸组成的。生物体在合成和转化化学物质的能力上存在着巨大的差异。例如，绿色植物可以通过光合作用把从环境中摄取的小分子无机化合物合成为有机分子，而其他生物如动物和微生物主要是从它们摄取的食物中获得原材料。因此，很多代谢途径涉及把从食物中获得的物质进行降解，同时，需要其他一些代谢反应过程把获得的基本化合物合成所需要的特殊分子。

合成必要的生命物质的代谢过程称为初生代谢，所生成的物质包括糖类、氨基酸、蛋白质类、普通脂肪酸类及其酯类，以及核酸类等成分称为初生代谢产物。利用这些初生代谢产物又会产生对生物本身常无明显作用的化合物，称为次生代谢产物，此代谢途径称为次生代谢。次生代谢产物如生物碱、萜类、挥发油类、酚类、醌类、内酯类、苷类等则很早就作为药物加以应用，而且随着分子生物科学和实验技术的发展，将会使更多的次生代谢产物被发现和应用于健康及其相关领域。

1. 糖类及苷类 糖类又称为碳水化合物，是植物光合作用的产物，它可作为植物的骨架，并可贮藏养料。在生物界的新陈代谢中，糖可以合成植物中的绝大部分成分。山药、大枣、地黄这些具有滋补、强壮作用的生药均含有大量的糖类成分。许多糖和非糖部分（苷元）通过糖的端基碳原子连接而成的苷类具有重要的生理活性。苷元部分几乎包含各种类型的天然成分。根据苷元的结构类型分为氰苷、酚苷、蒽苷、黄酮苷、皂苷、强心苷、香豆素苷、环烯醚萜苷等。根据苷键原子不同分为氧苷、硫苷、氮苷和碳苷，天然界中以氧苷最为常见。

2. 皂苷类 皂苷类化合物因其水溶液经振摇后产生持久性肥皂样的泡沫而得名。根据皂苷元的结构可以分为三萜皂苷和甾体皂苷两大类。

3. 强心苷类 强心苷类是生药中具有强心作用的甾体苷类化合物。地高辛、西地兰、洋地黄毒苷等化合物的制剂已广泛应用于临床，用于治疗充血性心力衰竭及节律障碍等心脏疾病。由于该类化合物具有很强的强心作用，因此含有强心苷类成分的植物往往就是有毒植物，使用时须注意。该类成分主要分布于夹竹桃科、玄参科、百合科、十字花科、毛茛科、萝藦科、卫矛科等植物中。

4. 生物碱类 生物碱是一类存在于天然生物界中含氮原子的碱性有机化合物。生物碱广泛分布于植物界100余种的植物中，如毛茛科、小檗科、防己科、罂粟科、豆科、马钱科、夹竹桃科、茄科、菊科、百合科和石蒜科等植物中多含有大量的生物碱。生物碱是生药中一类重要的生物活性成分，迄今为止已从自然界分离出 1 万多种生物碱，已有 80 余种用于临床。如麻黄中的麻黄碱具有松弛支气管平滑肌、收缩血管、兴奋中枢神经作用，临床用于治疗哮喘。小檗碱分布于黄连、黄柏、十大功劳和三颗针等植物中，具有抗菌、消炎作用，用于治疗肠道感染、菌痢。夹竹桃科植物长春花中的长春碱、长春新碱具有抗肿瘤作用。

生物碱在生物体中的存在形式，根据分子中氮原子所处的状态分为 6 类：游离碱、盐类、酰胺类、N- 氧化物、氮杂缩醛类和其他类。大多数生物碱与有机酸（草酸、苹果酸、枸橼酸、酒石酸等）结合成盐，有的结合成苷。在生物体内，除以酰胺形式存在的生物碱外，仅少数碱性极弱的生物碱以游离状态存在，如秋水仙碱、咖啡因和那可丁。

5. 醌类 醌类化合物主要有苯醌、萘醌、菲醌、蒽醌 4 种基本母核。由蒽的衍生物与糖结合的苷叫作蒽苷，蒽苷中以蒽醌苷类最为普遍，天然存在的蒽醌类多为羟基蒽醌，已知有 40 余种，以苷或苷元的形式存在于生药中。主含蒽苷类的生药一般分布于蓼科、豆科、茜草科、鼠李科、百合科等植物中。

生药大黄含有的二蒽酮番泻苷类成分具有极强的泻下作用，作用原理是该类成分经肠道细菌的生物转化生成大黄酸蒽酮而起作用。芦荟大黄素、大黄酸及它们的 8- 葡萄糖苷泻下活性较弱，而大黄酚、大黄素甲醚和大黄素几乎无泻下活性。胡桃醌具有抗菌、抗癌、中枢神经镇静作用。从生药紫草中获得的紫草素和异紫草素等萘醌类衍生物，具有止血、抗炎、抗菌、抗病毒及抗癌作用。从丹参根中提取的菲醌类化合物丹参醌类成分具有抗菌、扩张冠状动脉作用。

6. 香豆素类 香豆素类化合物是顺式邻羟基桂皮酸的内酯，具有芳香气味。该类化合物的母核结构有简单香豆素类、呋喃香豆素及吡喃香豆素三种类型。香豆素类化合物是生药中的一类重要活性成分，主要分布在伞形科、豆科、菊科、芸香科、茄科、木樨科、兰科等生药中。如补骨脂内酯具有光敏活性作用，用于治疗白斑病；海棠果内酯具有很强的抗凝血作用；滨蒿内酯是生药茵陈蒿保肝利胆、松弛平滑肌的主要活性成分。

7. 黄酮类 黄酮类化合物指具有 2- 苯基色原酮结构的化合物。目前此类化合物已远远超过这个范围，主要是指两个苯环中间通过三碳链连接形成 C6-C3-C6 基本骨架的一类化合物的总称。黄酮类成分主要分布于高等植物水龙骨科、银杏科、小檗科、豆科、芸香科、唇形科、菊科和鸢尾科等植物中，在菌类、藻类和地衣类等低等植物中少见。主含黄酮类成分的生药有槐花、葛根、石韦、淫羊藿、桑白皮、苍耳子、密蒙花等。许多黄酮类成分具有极强的生物活性。银杏双黄酮、槲皮素、葛根素、芦丁等具有扩张血管作用，用于治疗冠心病；山楂黄酮、山柰酚等具有降低血脂及胆固醇作用；异甘草苷元、大豆素具有解除平滑肌痉挛作用；黄芩苷、水飞蓟素具有很强的保肝作用，用于治疗急、慢性肝炎、肝硬化及多种中毒性肝损伤。

8. 萜类 萜类化合物是以异戊二烯为基本单位的聚合体及其衍生物。凡是由甲戊二羟酸作为前体物生物合成的，分子式通式为（C_5H_8）的衍生物均称为萜类化合物。萜类化合物种类繁多，自然界已经发现约 22000 种。根据分子结构中异戊二烯单位的数目可分为下列种类（表 3-1）。

表 3-1 萜类化合物的分类及分布

分类	碳原子数	通式（C_5H_8）$_n$	分布
半萜	5	$n=1$	植物叶
单萜	10	$n=2$	挥发油
倍半萜	15	$n=3$	挥发油

续表

分类	碳原子数	通式（C_5H_8）$_n$	分布
二萜	20	n = 4	树脂、苦味质、植物醇
二倍半萜	25	n = 5	海绵、植物病毒、昆虫代谢物
三萜	30	n = 6	皂苷、树脂、植物乳汁
四萜	40	n = 8	植物胡萝卜素

9. 挥发油类　挥发油又称精油，是一种常温下具有挥发性，可随水蒸气蒸馏，与水不相混溶的油状液体。大多数挥发油具有芳香气味。挥发油主要分布于松科、柏科、木兰科、樟科、芸香科、瑞香科、桃金娘科、伞形科、唇形科、菊科、姜科等植物的腺毛、油室、油细胞及油管中。常见含挥发油的生药有细辛、枳实、沉香、川芎、白术、木香、砂仁、肉豆蔻、藿香、陈皮、豆蔻、香附、姜等。

大多数挥发油为无色或淡黄色，具有特殊气味与辛辣味。大多数挥发油比水轻，少数挥发油比水重，如丁香油、桂皮油等。相对密度一般在 0.850～1.180 之间。挥发油难溶于水，能完全溶解于无水乙醇、乙醚、氯仿和脂肪油中。挥发油具有一定的旋光性和折光率。折光率是挥发油质量鉴定的主要依据，一般在 1.450～1.560 之间。挥发油放置过久或受空气、水分、光线等因素的影响会产生氧化、聚合反应而颜色变深或呈树脂状，故挥发油宜密闭、低温、避光保存。

10. 木脂素类　木脂素又称木脂体，是由二分子苯丙素聚合而成的化合物，其中多数是由 C_3 侧链中的 β - 碳原子（8-8′）连接而成。这类化合物多数呈游离型存在，少数与糖结合成苷。

木脂素主要分布于双子叶植物中的芸香科、小檗科、木兰科、木樨科、蒺藜科等植物中，多数具有生物活性。如小檗科鬼臼等多种植物中均含有鬼臼素及其衍生物，具有抗肿瘤活性；木兰科五味子中含有的五味子素，能降低谷丙转氨酶而用于治疗肝炎。

二、化学成分的生物合成及生物转化

生物合成是指次生代谢产物的体内合成途径，从前体经过一系列中间体直至形成最终产物的过程。生物合成研究有助于天然产物的结构鉴定、天然产物的仿生合成、定向合成所需的天然产物，同时还可以有利于植物化学的分类。生物合成研究的主要方法通常是先根据植物化学成分的研究结果和现存的理论提出一个假设，饲喂假设前体到生物体内进行代谢，然后分离代谢产物，分析饲喂的前体是否已经结合到代谢产物中。目前，除了同位素示踪技术、分离器官和组织方法、突变系和生物合成抑制剂的使用、催化酶及其基因应用研究等几种主要技术外，波谱和色谱技术作为主要分析手段在生物合成研究中具有非常重要的作用。

植物体内除了糖类以外，几乎所有的有机物质均有莽草酸途径、醋酸多酮途径或甲瓦酸途径生物合成。

生物转化（biotransformation）是指将天然或合成的有机化合物加入到生长状态的生物体系或酶制剂中，在适宜的条件下进行一段时间的共培养之后，外加的化合物与生物体系的酶发生相互作用，从而产生结构改变，如羟基化、苷化、环氧化的过程，亦称生物催化（biocatalysis）。生物转化实质是利用生物体系或酶制剂对外源性化合物（底物，substrate）进行结构修饰的生物化学过程，其本质为酶催化反应。在天然产物的生物转化研究中，用于生物转化的生物体系一般为微生物、植物细胞或组织器官培养物，以及由之而来的纯酶或粗酶制剂。从广义上讲，药物代谢（drug metabolism）也属于生物转化的范畴。

三、有效成分的定性分析

有效性的物质基础是生药所含的化学成分，即有效成分（effective compounds）、活性成分（active compounds）及相关成分（related compounds）/辅助成分（complimentary compounds）。有效成分是指能体现生药某一特定经典临床疗效的化学成分；活性成分是指具有某种生物活性但该活性与生药传统的临床疗效无关或无直接相关性；相关成分/辅助成分是与有效成分或活性成分伴存的能够影响其吸收、分布、代谢和排泄的化学成分。由于不同药物进行配伍产生的作用不同，同一化学成分在不同组方中所表现的作用不同，既可以是有效成分，也可能是相关成分甚至可能是无效成分。

生药有效成分的确定是生药有效性鉴定的第一步，常用的确定有效成分的技术与方法有活性导向分离法、高通量筛选法、血清药物化学及生物色谱法等。

（一）活性导向分离法

活性导向分离法（bioassay-guidedseparation）是指在活性测试体系的指导下分离化学成分的一种方法。活性导向分离将活性测试与化学成分分离方法有效结合，减少分离的盲目性和分离过程中活性成分的丢失，是寻找活性成分或先导化合物的经典方法。

1. 活性测试体系的建立　应用药理学方法建立实验动物模型或生物模型，确定活性测试的指标，用于指导活性部位或活性成分的分离。如以皮质激素造成的大鼠肾虚模型、STZ 建立的大鼠糖尿病模型、ANIT 建立的胆汁郁滞型大鼠肝损伤模型，以及肝损伤的细胞模型、成骨细胞模型等，用于补肾有效成分、保肝活性成分、治疗糖尿病有效成分等导向分离。

2. 成分分离方法　在建立生物活性测试体系的基础上，根据生药所含化学成分的性质对其进行分离。

将生药的提取液如水煎液，醇沉除去脂溶性杂质后，依次用极性不同的溶剂萃取而得到相应的萃取部位；或用不同极性的有机溶剂直接提取而得到的部位；或用大孔吸附树脂、离子交换树脂、葡聚糖凝胶分离的各部位。所得的提取、萃取或分离的部位用活性测试体系进行测试，其中显示生物活性的粗分离部位称之为有效部位。

（1）柱色谱法　系指将粗分得到的有效部位装入分离柱中，用洗脱剂洗脱进行分离，反复的柱色谱分离最终可以得到单体化合物。每次分离所得的组分均需经过活性测试。对追踪分离得到的单体化合物，根据理化性质和波谱数据确定化合物的结构，最后对结构明确的化合物再进行活性测试，确定活性单体。

（2）制备液相色谱法　制备液相色谱是从混合物中得到纯物质的液相分离分析技术。由于制备色谱进样量大，色谱柱的分离负荷加大，色谱柱长度和直径一般为 20cm×1cm，并使用较多的流动相；制备色谱柱处理的样品多，柱子易受污染，可先利用萃取、过滤、结晶、固相萃取等简单的分离方法除掉杂质后，利用制备液相色谱分离得到纯度高的化合物，然后再进行活性测试。

（二）高通量筛选方法

高通量药物筛选（high throughput screening, HTS）是一种新的筛选有效成分的方法，它以分子水平和细胞水平的筛选模型为基础，以微板形式作为实验工具载体，以灵敏快速的检测仪器采集实验数据，以计算机对实验获得的数据进行分析处理，在同一时间内对数以千、万计的样品进行检测。

HTS 分析过程的基本操作包括加样、稀释、转移、混合、洗板、温孵、检测。自动化工作站与一种或多种检测仪器连接，可以自动进行检测并采集储存数据，完成整个试验过程。在检测方法方面，除经典的放射性配基结合试验外，通常采用酶联免疫吸附法（enzyme linked immunosorbent assay，ELISA）、内烁近邻检测（scintilation proximity assay）、时间分辨荧光（time resolved fluorescence）和荧光相关光谱学（fluorescence correlation spectroscopy）等。

常用的高通量药物筛选模型包括：细胞模型、受体模型及酶分子模型。此外，基因芯片技术是近年来发展起来的 HTS 方法之一。基因芯片（gene chip）又称 DNA 芯片、DNA 微阵列（DNA microarray），是采用原位合成或显微打印技术，将数以万计的 DNA 探针固化于支持物表面而形成的二维 DNA 探针阵列。其可在短时间内分析大量的生物分子，从而快速、准确地获取样品中的生物信息，筛选活性成分。

（三）生物色谱法

生物色谱法（biochromatography）是将酶、受体和传输蛋白等生物大分子或靶体甚至细胞固着于色谱担体上，作为一种生物活性填料用于液相色谱，形成一种能够模拟药物与生物大分子、靶体或细胞相互作用的色谱系统，利用被分析物与生物大分子间特异性相互作用，分离、纯化化合物，并可测定其生化参数。

仿生物膜色谱法（artificial biomembrane chromatography）也属生物色谱法的范畴。它是以模拟生物膜的脂质双层结构的脂质体、蛋黄磷脂酰胆碱（卵磷脂）、大豆卵磷脂等为固定相，分离酶或蛋白质；或在仿生物膜中嵌入各种配基以实现特定的色谱分离。

（四）中药血清药物化学方法

中药血清药物化学（serum pharmacochemistry of TCMs）是以经典的药物化学研究手段和方法为基础，多种现代技术综合运用，分析鉴定口服中药后血清中移行成分，研究其药效相关性，阐明其体内过程，确定中药药效物质基础的应用学科。

由于中药的经典给药途径为口服给药，其所含的成分必须吸收后才能发挥作用，而有的成分需经代谢后才能被吸收或产生活性。因而通过口服给药后，分析中药血清中的移行成分，确定中药及复方的体内直接作用物质，能够准确地研究确定中药及复方的药效物质基础。可用于生药的有效成分确认。中药血清药物化学的主要内容及方法包括：

1. 口服样品的成分分析及品质评价 建立给药样品的全成分指纹图谱，表征给药样品中所含原型成分，测定主要成分的含量，控制给药样品质量的稳定和均一。

2. 实验动物选择 依据样品中所含成分性质，从动物对药物作用的选择性角度，选择与人体对此类化合物代谢行为相同或相似的动物，最大限度模拟药物在人体的代谢过程。

3. 给药方案制定 采用两种给药方案相结合进行给药。传统方式：给药剂量、次数、途径均按照原方药经典的记载和规定进行；现代方式：提高给药剂量，连续多次给药，或以主要成分的"稳态浓度"为指导，确定给药剂量和给药时限。

4. 采血时间及方式确定 末次给药后 0.5 ~ 12 小时，分次由肝门静脉及下腔静脉采血，通过在线检测而确定最适采血时间。

5. 含药血清样品处理 依据药物成分的性质，选用固相微萃取法、固相萃取法、溶剂萃取法、热水浴法、沉淀蛋白法及超滤法等方法处理及净化含药血清样品，最大限度富集血清中的药物成分，除去干扰成分，减少基质效应。

6. 血清样品分析 依据药物成分的性质，选用高效液相色谱法、液 – 质联用法、气相色谱法、气 – 质联用法、毛细管电泳色谱法等现代分析方法，建立血清色谱指纹图，通过标准药材、标准物质的相关色谱及光谱数据表征，鉴定血中移行成分及其代谢产物。

7. 血中移行成分的制备 运用现代分析色谱，结合制备色谱技术及膜分离技术等，富集并纯化血清中药物移行成分或其存在于药材中的前体化合物，为药效相关性分析及药代动力学研究提供样品。

8. 血中移行成分与中药传统疗效相关性 选择适宜的动物模型、细胞模型，以及基因组或蛋白组等靶点，进行药效相关性研究，确定有效成分。

> 例 3–1 刺五加的血清药物化学研究

用 Wistar 雄性大鼠，体重（180±20）g。按照 15mL/kg 的剂量灌胃给予刺五加提取物，60min 后经肝门静脉取血 5mL，在 7000rpm 条件下离心 15min，取血清样品 1mL，置具塞试管中，按每 0.4mL 血清加入 10μL 磷酸酸化，涡旋混匀 30s，缓慢通过已活化的固相萃取柱，先用 1mL 5% 乙腈洗脱，弃去洗脱液，再用 2mL 乙腈洗脱，洗脱液以氮气流吹干，残渣用 500μL 流动相溶解，溶液经 0.45μm 微孔滤膜滤过，滤液备用。色谱条件为：Diamonsil™ RP C$_{18}$ 色谱柱（200mm×4.6mm，5μm）；Diamonsil™ C$_{18}$ 保护柱（10mm×4.6mm，5μm）；检测波长：220nm；流动相：乙腈 –0.1% 磷酸水溶液梯度洗脱过程；流速：1.0mL/min；进样量：20μL；柱温：40℃。在此条件下，血清中检测到 19 个化合物，经与刺五加提取物的体外指纹图（图 3–1）进行比较，在 19 个化合物中，11 个为刺五加提取物中的原型成分，8 个为代谢产物。进一步与标准化合物的色谱行为及光谱数据比较，6 个原型化合物（5、10、11、13、16 和 17 号峰）被分别鉴定为原儿茶酸、刺五加苷 B、绿原酸、咖啡酸、刺五加苷 D 及异嗪皮啶，3 个代谢产物由刺五加苷 B 代谢产生。

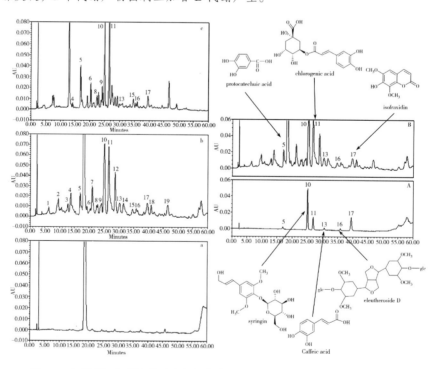

图 3–1 口服刺五加提取物后大鼠血清的 HPLC 色谱指纹图及其主要峰的标定

a. 空白血清样品；b. 刺五加提取物；c. 口服刺五加后血清样品；

A 与 B 为与标准品色谱峰比较鉴别

（五）质量标志物研究法

质量标志物（quality marker，Q-Marker）是针对生药生物属性、制造过程及配伍理论等自身医药体系的特点，整合多学科知识的核心质量概念。质量标志物是指天然存在于生药和生药制成品中的化学物质，这些化合物应与生药的功能和性质相关，反映其安全性和疗效，以便用作质量控制指标。随之提出了"特有性""可测性""溯源性""中医药理论关联性"和"有效性"的Q-Marker"五原则"。生药质量标准贯穿于生药材种植、加工、生产、流通和应用的全过程，不同的阶段对生药质量标准有不同的要求，因此，其体系复杂，监管难度大。而生药Q-Marker利用多学科系统解析生药有效物质在植物体内的生物合成成分、药材中的原有成分、饮片中的转化成分、制剂中获取的原型成分、吸收入血及其代谢的血中移行成分直至发挥功效的效应成分。因此，利用生药Q-Marker的质量控制体系是保证生药质量和制定其质量标准的关键。生药的质量标志物的研究方法主要有以下几种。

1. 利用分析技术，对不同条件影响下的生药化学物质进行辨识，鉴定其所含化合物。

2. 通过相应的分析方法确定其特异性成分。

3. 结合药效学从整体动物、器官、细胞、受体、网络药理学多个层面预测活性成分及其信号通路，初步确定为生药的潜在质量标志物。

4. 通过仿生学和功能受体相结合进行药性表征，再结合入血的成分研究，确定该生药的Q-Marker，并建立了多指标成分的定量测定及指纹图谱控制方法。

四、有效成分的定量分析

（一）定量分析方法

1. 分光光度法 紫外-可见分光光度法（ultraviolet-visible spectrometry）是通过被测定物质在特定的波长处光的吸收度，对其进行定性和定量的分析方法。生药中有紫外吸收或有一定颜色的成分，在一定的浓度范围内，其溶液的吸收度符合朗伯-比尔定律，均可用此法进行分析。本法适于大类成分的含量测定，如总黄酮、总蒽醌、总生物碱等。

测定时将样品溶液、空白对照溶液装入石英池中，在规定的吸收波长处测试吸收度。一般吸收度在0.3~0.7之间的误差较小，当溶液的pH对测得结果有影响时，应将样品溶液和对照品溶液的pH调成一致。

样品中被测成分的含量常用标准曲线法计算。标准曲线法即从待测物质的吸收光谱图上选定某一最大吸收波长，用一系列不同浓度的标准溶液在该波长处分别测得它们的吸光度，用吸光度对浓度作图。若待测物质对光的吸收符合朗伯—比尔定律，应得到一条通过原点的直线，即标准曲线。在同样条件下测定样品溶液的吸光度，按标准曲线的回归方程计算样品溶液的浓度。

2. 色谱法 由于色谱分析技术具有分离和分析两种功能，即能排除复杂组分间的相互干扰，将被测组分逐一进行定性和定量分析。因此，色谱分析技术适合中药复杂成分的分析。常用色谱法为薄层色谱法、高效液相色谱法和气相色谱法等。

（1）薄层色谱扫描法（thin layer chromatography scanning，TLCS） 将样品溶液点于薄层板上，在展开缸内用展开剂展开，使样品溶液所含成分分离，用一定波长的光照射在薄层板上，对薄层色谱中可吸收紫外光或可见光的斑点，或经激发后能发射出荧光的斑点进行扫描，将扫描得到的图谱及积分数据用于鉴别、检查或含量测定。测定时可根据不同薄层扫描仪的结构特点，按照规定方式扫描测定，一般选择反射方式，采用吸收法或荧光法。通常含量测定应使用市售预制薄层板。

（2）高效液相色谱法（high performance liquid chromatography，HPLC）　高效液相色谱法具有分离效能高、分析速度快、重现性好、准确度和灵敏度高等优点，其应用范围之广，是其他分析仪器所不能比拟的。本法已成为生药有效成分含量测定的首选方法。高效液相色谱法的主要色谱条件和主要方法学问题包括：

①色谱柱的优选：最常用的色谱柱填充剂为化学键合硅胶。反相色谱系统使用非极性填充剂，以十八烷基硅烷键合硅胶最为常用，辛基硅烷键合硅胶和其他类型的硅烷键合硅胶，如氰基硅烷键合相和氨基硅烷键合相等也有使用；正相色谱系统使用极性填充剂，常用的填充剂为硅胶等；离子交换填充剂用于离子交换色谱；凝胶或高分子多孔微球等填充剂用于分子排阻色谱等；手性键合填充剂用于对映异构体的拆分分析。

②检测器的选择及检测条件的优化：常用的检测器有紫外检测器（UVD）、二极管阵列检测器（DAD）、荧光检测器（FLD）、示差检测器（PID）、质谱检测器（MSD）等。不同的检测器，对流动相的要求不同，其检测参数不同，应根据样品的性质进行参数优化。

③流动相选择：可采用等比洗脱或梯度洗脱的溶剂组成作为流动相系统。由于 C_{18} 链在水相环境中不易保持伸展状态，故对于十八烷基硅烷键合硅胶为固定相的反相色谱系统，流动相中有机溶剂的比例通常应不低于 5%，否则 C_{18} 链的随机卷曲将导致组分保留值变化，造成色谱系统不稳定。

④系统适用性试验：色谱系统的适用性试验通常包括理论板数、分离度、重复性和拖尾因子等四个指标。其中，分离度和重复性是系统适用性试验中更具实用意义的参数。

⑤测定方法：包括内标法加校正因子、外标法及面积归一化法。内标法多用于体内样品分析，它是一种间接或相对的校准方法。在分析测定样品中某组分含量时，加入一种内标物质以校准和消除由于操作条件波动而对分析结果产生的影响，只要测定内标物和待测组分的峰面积与相对响应值，即可求出待测组分在样品中的含量。外标法是用待测组分的纯品作对照物质，以对照物质和样品中待测组分的响应信号相比较进行定量的方法；面积归一化法主要计算被测组分的峰面积占所有检出的组分总峰面积的比例，确定被测组分相对含量的方法。

（3）气相色谱法（gas chromatography，GC）　气相色谱法主要用于测定生药中挥发油及其他挥发性组分的含量，也可通过衍生化法或应用特殊色谱柱分析不易挥发的成分。

（4）其他色谱分析方法

①高效毛细管电泳（high performance capillary eletrophoresis，HPCE）：高效毛细管电泳是以毛细管为分离通道，以高压直流电场为驱动力，在毛细管中按其滴度或分配系数的不同进行高效、快速分离的新型"液相色谱"技术。该技术使分析科学得以从微升水平进入纳升水平，并使单细胞分析，乃至单分子分析成为可能，适合复杂样品的分离和分析。

②毛细管电色谱（capillary electrochromatography，CEC）：毛细管电色谱是综合了毛细管电泳（capillar electrophoresis，CE）和高效液相色谱（HPLC）的优势而发展起来的新型高效电分离微柱液相色谱技术。CEC 上一般采用熔融的石英毛细管柱，在柱内填充或管壁键合固定相，用高压直流电源（或外加一定的压力）代替高压泵，产生电渗流（electroosmotic low，EOF）代替压力驱动流动相，溶质依据它们在流动相与固定相中的分配系数的不同和自身电泳淌度的差异得到分离，因而既能分离中性物质又能分离带电组分。

（二）方法学验证

定量分析方法验证的目的是证明采用的含量测定方法适合于相应分析要求，在进行定量分析方法学研究或起草药品质量标准时，分析方法需经验证。

验证内容有：线性、范围、准确度、精密度（包括重复性和重现性）、检测限、定量限和耐用性等。

1. 线性（linearity） 线性是指在设计的范围内，测试结果与试样中被测物质浓度直接呈正比关系的程度。

应在规定的范围内测定线性关系。可用一贮备液经精密稀释，制备一系列供试品的方法进行测定，至少制备五份供试样品；以测得的响应信号对被测物浓度作图，观察是否呈线性，再用最小二乘法进行线性回归。必要时，响应信号可经数学转换，再进行线性回归计算。回归方程的相关系数（r）越接近于 1，表明线性关系越好。

用 UV 法测定时，以对照品配制一定浓度范围的对照品系列溶液，吸光度 A 一般在 0.3～0.7，浓度点 n = 5，用浓度 C 对 A 做线性回归，得一直线方程，方程的截距应接近于零，相关系数 r 应大于 0.9999。

用 HPLC 法测定时，以对照品配制一定浓度范围的对照品系列溶液，浓度点 n = 5～7，用浓度 C 对峰高 h 或峰面积 A 或被测物与内标物的响应值之比进行线性回归或非线性拟合（如 HPLC-ELSD），建立方程，方程的截距应趋于零，相关系数 r 应大于 0.999。

线性关系的数据包括相关系数、回归方程和线性图。

2. 范围（range） 范围系指能达到一定精密度、准确度和线性，测试方法适用的高低限浓度或量的区间。

范围应根据分析方法的具体应用和线性、准确度、精密度结果及要求确定。对于有毒的、具特殊功效或药理作用的成分，其范围应大于被限定含量的区间。

3. 准确度（accuracy） 准确度系指用该方法测定的结果与真实值或参考值接近的程度，一般用回收率（%）表示。准确度应在规定的范围内测试。用于定量测定的分析方法均需做准确度验证。

（1）测定方法的准确度 可用已知纯度的对照品做加样回收率测定，即于已知被测成分含量的供试品中再精密加入一定量的已知纯度的被测成分对照品，依法测定。用实测值与供试品中含有量之差除以加入对照品量计算回收率。

在加样回率收试验中须注意对照品的加入量与供试品中被测成分含有量之和必须在标准曲线线性范围之内；加人的对照品的量要适当，过小则引起较大的相对误差，过大则干扰成分相对减少，真实性差。

$$回收率 \% = \frac{C - A}{B} \qquad 式（3-1）$$

式中 A 为供试品所含被测成分量；B 为加入对照品量；C 为实测值。

（2）数据要求 在规定范围内，取同一浓度的供试品，用 6 个测定结果进行评价；或设计 3 个不同浓度，每个浓度各分别制备 3 份供试品溶液进行测定，用 9 个测定结果进行评价，一般中间浓度加入量与所取供试品含量之比控制在 1：1 左右，其他两个浓度分别约为供试品含量的 80% 和 120%。应报告供试品取样量、供试品中含有量、对照品加入量、测定结果和回收率（%）计算值，以及回收率（%）的相对标准偏差（RSD）或可信限。

4. 精密度（precision）　精密度是指在规定的测试条件下，同一个均匀供试品，经多次取样测定所得结果之间接近的程度。

（1）精密度表示方法　气相色谱法和高效液相色谱法是对同一供试液进行至少五次以上的测定；精密度一般用相对标准偏差（relative standard deviation，RSD）表示：RSD＝标准偏差 / 平均值 ×100%。

精密度报告的数据应包括平均值、可信限及相对标准偏差。

一般在一天之内进行的精密度考察称为日内精密度（inter-day variability）；在三天之内进行的精密度考察称为日间精密度（intra-day variability）。

有时为了考察随机变动因素对精密度的影响，还需设计进行中间精密度试验，变动因素包括不同日期、不同分析人员和不同设备。

（2）重复性（repeatability）　是指在同一条件下对同一批样品，从样品供试品液制备开始，制备至少六份以上供试品溶液（即 n > 6），或设计 3 个不同浓度，每个浓度各分别制备 3 份供试溶液，进行测定，计算其含量的平均值和相对标准偏差（RSD）。RSD 一般应根据样品含量高低、含量测定方法和繁简进行制订，如含量很低一般不大于 5%；如含量较高，则应从严要求。

（3）重现性（reproducibility）　是指在不同的实验室由不同分析人员测定结果的精密度。当分析方法将被法定标准采用时，应进行重现性试验。如建立药典分析方法时，通过协同检验得出重现性结果，协同检验及重现性结果均应记载在起草说明中。应注意重现性试验样品本身的质量均匀性和储存运输中的环境影响因素，以免影响重现性结果。

5. 检测限（limit of detection，LOD）　检测限是指样品中被测物质能被检测出的最低浓度或量。检测限是一种限度检验效能指标，即反映方法与仪器的灵敏度和噪音的大小，也表明样品经处理后空白（本底）值的高低。它无须定量测定，只要指出高于或低于该规定的浓度或量即可。根据所采用的分析方法来确定检测限。

当用 GC 和 HPLC 法时，可用已知低浓度样品测出的信号与空白样品测出的信号进行比较，计算出能被可靠地检测出的最低浓度或量。一般以 S/N = 2 或 S/N = 3 时的相应浓度或注入仪器的量确定检测限。

检测限的报告数据应附图谱，说明测试过程和检测限结果。

6. 定量限（limit of quantification，LOQ）　定量限是指样品中被测物质能被定量测定的最低量，其测定结果应具有一定准确度和精密度。

常用信噪比法测定定量限。一般以 S / N = 10 时相应的浓度或注入仪器的量进行确定。

7. 耐用性（robustness）　耐用性系指在测定条件有小的变动时，测定结果不受影响的承受程度，为使方法用于常规检验提供依据。开始研究分析方法时，就应考虑其耐用性。如果测试条件要求苛刻，则应在方法中写明。典型的变动因素有：被测溶液的稳定性，样品提取次数、时间等。液相色谱法中典型的变动因素有：流动相的组成比例或 pH 值，不同厂牌或不同批号的同类型色谱柱，柱温，流速及检测波长等。气相色谱法变动因素有：不同厂牌或批号的色谱柱、固定相，不同类型的担体，柱温，进样口和检测器温度等。薄层色谱的变动因素有：不同厂牌的薄层板，点样方式及薄层展开时温度及相对湿度的变化等。

经试验，应说明小的变动能否通过设计的系统适用性试验，以确保方法有效。

例 3-2 高效液相色谱法同时测定刺五加中刺五加苷 B 等六种成分的含量

以黑龙江省清河林业局产刺五加［*Acanthopanax seticosus*（Rupr.et Maxim.）Harms］的根及根茎为样品，利用 HPLC 方法测定刺五加苷 B，刺五加苷 E，异嗪皮啶，绿原酸，芝麻素及原儿茶酸 6 种成分的含量。

色谱条件 色谱柱：Diamonsil^{TM} RP C$_{18}$ 色谱柱（4.6mm×200mm，5μm）；流动相：乙腈 -0.1% 磷酸水溶液线性梯度洗脱；检测波长：原儿茶酸 257nm，刺五加苷 B 263nm，绿原酸 323nm，咖啡酸 323nm，刺五加苷 E 269nm，异嗪皮啶 340nm，芝麻素 280nm；柱温：40℃；流速：1.0mL/min；进样量：20μL。

对照品溶液制备 分别取刺五加苷 B 等对照品适量，精密称定，分别置于 6 个 100mL 量瓶中，加 50% 甲醇溶解并稀释至刻度，摇匀，制成储备液。再精密量取各储备液适量置 10mL 量瓶中，加 50% 甲醇稀释至刻度，摇匀，制成浓度含刺五加苷 B 12.56μg/mL、刺五加苷 E 18.48μg/mL、异嗪皮啶 1.06μg/mL、芝麻素 1.91μg/mL、绿原酸 176.1μg/mL、原儿茶酸 2.234μg/mL、咖啡酸 4.50μg/mL 的混合对照品溶液。

样品溶液制备 取样品约 1.0g，精密称定，置具塞锥形瓶中，精密加入 50% 甲醇 25mL，密封，称定重量。超声处理 30min，取出，放冷，再称定重量，用 50% 甲醇补足减失的重量。上清液 3000rpm 离心 15min，过 0.45μm 微孔滤膜，取续滤液作为供试品溶液，结果见图 3-2。

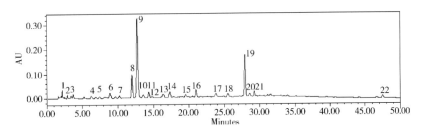

图 3-2 刺五加多成分同时定量 HPLC 色谱图

6. 原儿茶醛；8. 刺五加苷 B；9. 绿原酸；14. 咖啡酸；16. 刺五加苷 E；17. 异嗪皮啶；22. 芝麻素

线性关系考察 分别精密量取刺五加苷 B 等混合对照品溶液 0.1、0.2、0.4、0.8、1.2、1.6 和 2.0mL 置 20mL 量瓶中，用 50% 甲醇稀释至刻度，摇匀。分别吸取 20μL 注入液相色谱仪，记录色谱图。以各对照品溶液浓度（μg/mL）为横坐标，峰面积为纵坐标，绘制标准曲线并进行回归分析，得到各组分的回归方程。刺五加苷 B、刺五加苷 E、异嗪皮啶、芝麻素、绿原酸、原儿茶酸、咖啡酸分别在 0.1012～2.0240μg/mL、0.0589～1.1780μg/mL、0.0053～0.1060μg/mL、0.0096～0.1910μg/mL、0.8800～17.600μg/mL、0.0112～0.2234μg/mL、0.0225～0.4500μg/mL 范围内与峰面积呈良好的线性关系。

精密度试验 取同一样品 6 份，按"供试品溶液制备"项下方法操作制备平行样品，在上述色谱条件下测定，计算含量及 RSD 值。结果刺五加苷 B、刺五加苷 E、异嗪皮啶、芝麻素、绿原酸、原儿茶酸和咖啡酸含量测定结果的 RSD 分别为 1.0%、1.7%、1.8%、1.3%、0.7%、2.1% 和 1.2%（n＝6），表明方法的重复性较好。

回收率试验 精密称取 6 份已测定含量的刺五加药材，精密加入刺五加苷 B、刺五加苷 E、异嗪皮啶、芝麻素、绿原酸、原儿茶酸和咖啡酸混合对照品溶液适量，依"供试品溶液制备"项下的方法操作制备样品溶液，在上述色谱条件下分析测定，分别计算 6 种成分的回收率。结果 6 种成分的回收率在 97%～99% 之间。

稳定性试验 取供试品溶液,室温下放置,分别于 0、2、4、6、8 和 12h 测定。结果表明刺五加苷 B、刺五加苷 E、异嗪皮啶及芝麻素、绿原酸、原儿茶酸、咖啡酸在 12h 内稳定,RSD 分别为 1.5%、1.7%、2.4%、1.3%、1.3%、0.96% 及 1.4%。

样品的含量测定 清河产刺五加样品按上述色谱条件测定并计算含量,原儿茶酸:(0.0665±0.0068)mg/mL,刺五加苷 B:(0.7064±0.0060)mg/mL,绿原酸:(10.0252±0.1527)mg/mL,咖啡酸:(0.1000±0.0125)mg/mL,刺五加苷 E:(0.4609±0.0079)mg/mL,异嗪皮啶:(0.0313±0.0005)mg/mL,芝麻素:(0.0618±0.0007)mg/mL。

五、生药的质量及质量评价

生药的质量是临床用药安全有效前提,也是中成药质量稳定的先决条件。因此,制订生药质量标准,有效控制药材生产过程的质量及评价产品的质量,才能确保药材的临床有效性。

(一)质量标准介绍

质量标准是国家对药品质量及检验方法所做的技术规定,是药品生产、经营、使用、检验和监督管理部门共同遵循的法定依据。生药质量标准包括以下两大类:

1. 法定标准

(1)国家标准 即《中国药典》和《中华人民共和国卫生部药品标准》,后者简称部颁标准。国家标准是对产品的最低要求,国家标准收载的产品都必须符合国家标准。

(2)地方标准 省市自治区药品标准。对新药而言,批准的标准从一类到五类,都有两年试行期,试行期过后,可转为部颁标准。

2. 企业标准 药品生产企业自己制定的内控标准。企业的标准属内控标准,有的方法尚不够成熟,但能达到某种质控作用。企业的标准往往高于法定标准要求,项目比国家标准多,限度比国家标准高。

(二)质量标准的技术要求

此部分主要是质量标准起草说明的内容。目的在于说明制定质量标准中各个项目的理由,规定各项目指标的依据、技术条件和注意事项等,既要有理论解释,又要有实践工作的总结及试验数据。具体如下:

1. 名称、汉语拼音、拉丁名 阐明确定该名称的理由与依据。

2. 来源

(1)提供有关该药材的原植(动、矿)物鉴定详细资料,以及原植(动)物的形态描述、生态环境、生长特性、产地及分布。引种或野生变家养的植、动物药材,应有与原种、养的植、动物对比的资料。

(2)确定药用部位的理由及试验研究资料。

(3)确定药材最佳采收季节及产地加工方法的研究资料。

在来源中不列小标题,科名不附拉丁名,拉丁学名不加括号。拉丁学名的署名第一个字母大写,种名小写,定名人第一个字母大写,如缩写须加缩写点;动物、昆虫定名人不缩写;采收季节和产地加工应简明扼要,不写详细过程。例如白头翁:本品为毛茛科植物白头翁 *Pulsatilla chinensis*(Bge.)Regel 的干燥根。春、秋两季采挖,除去泥沙,干燥。

药材如为同属或不同属的多来源植(动)物时,应把质量好、产量大、使用面广的排在前面。

如为两个种，学名之间加"或"字连接；两个种以上的，前几个用"、"号连接，最后两个之间用"或"字连接。属名应写全名，不缩写。例如甘草：本品为豆科植物甘草 *Glycyrrhiza uralensis* Fisch、胀果甘草 *Glycyrrhiza inflata* Bat. 或光果甘草 *Glycyrrhiza glabra* L. 的干燥根或根茎。春、秋两季采挖，除去须根，晒干。

3. 性状 说明性状描述的依据，药材标本的来源及性状描述中其他需要说明的问题。药材由于来源、产地加工不同，其性状各有特点，药材的大小、色泽变化往往与质量有很大关系，因此，根据药材的性状特征可以初步鉴定其真伪或优劣，将其规定在质量标准中，可作为外观鉴定的依据。对于油脂类药材，其溶解度、相对密度、折光率、酸值、皂化值、碘值、酯值均列于性状项下。

4. 鉴别 应说明选用各项鉴别的依据并提供全部试验研究资料，包括显微鉴别的组织、粉末易察见特征及其墨线图或显微照片（注明扩大倍数）、理化鉴别的依据和试验结果或光谱鉴别试验可选择的条件和图谱，以及色谱的彩色照片或彩色扫描图。

（1）经验鉴别 对药材的某些特征，采用直观方法进行鉴别，是一种简单可行的鉴别方法。如海金沙点燃发出轻微爆鸣声及明亮火焰，牛黄能将指甲染黄的"挂甲"试验等。但这些直观鉴别方法必须与易混淆品进行比较，确定其专属性后方可收载。

（2）显微鉴别 在外形相似不易鉴别时，可利用内部构造特征的显微观察进行鉴别；粉末状或破碎药材可进行粉末的显微组织观察鉴别；对新发现药材和引种的药材可以通过组织结构的观察，研究组织特征和其引种栽培药材的组织变异情况，在质量标准正文中应突出主体、易见显微特征的描述。

（3）一般理化鉴别 由于理化鉴别，如呈色反应、沉淀反应、荧光反应等一般均属功能团的鉴别反应，凡有相同功能团的成分，均可能成正反应，专属性不强，加之众多成分可能产生的干扰，也影响反应的准确性。初步的鉴别结果，一般情况下不宜作为质量标准中的最终鉴别项目，只有文献报道该类成分在此药材中确实存在或有试验依据，经过比较研究确证无干扰，并有一定的特征性和重现性的结果设为理化鉴别才有意义。

（4）色谱鉴别 色谱鉴别是利用薄层色谱、气相色谱或液相色谱对生药进行鉴别的方法。

薄层色谱鉴别可以一个或几个有效成分为鉴别特征，如有效成分尚不明确，可选择具有特征斑点的薄层色谱图与对照药材的图谱进行比较，加以鉴别。起草说明材料中必须提供方法学的验证材料，说明方法的可靠性。操作条件力求规范化，如选用化学对照品作对照，应用两种以上选择性不同的展开剂展开，供试品中与对照品相应的斑点必须有相同的层析行为，以免误判，再从中选取条件较好的展开剂列入质量标准中。如用对照药材作对照，需使用标有学名的药材，并需注意同一药材不同品种色谱的差异。

在制订标准时，药材需选用不同的展开剂比较，对照品和对照药材的要求应符合有关规定。薄层鉴别项目要求在起草说明中附薄层色谱的图片，并应尽量附薄层色谱的照片。

在其他手段无法鉴别时，也可采用气相色谱及液相色谱建立指纹图谱用于中药材鉴别。

（5）光谱鉴别 在药材鉴别时，对一个总的提取物而言，其紫外光谱或红外光谱的专属性均很差，多数药材的提取物在270~280nm均可能有最大吸收，所以不能构成某一药材的鉴别特征，或特征性不强。在一般情况下，光谱直接用于鉴别的不多。在特定的情况下，在类似品或掺伪品对比研究的基础上，能构成鉴别特征的，也可应用。

5. 检查 说明各检查项目的理由及其试验数据，阐明确定该检查项目限度指标的意义及依据。药材质量标准中【检查】部分是指药材中可能混入的一些杂质以及与药品质量有关的项目。

各类药材的检查项目要求如下。

（1）植物药材检查　根据药材的具体情况制定对质量有影响的检查项目，如杂质、水分、总灰分、酸不溶性灰分、膨胀度、水不溶物、重金属、砷盐、吸收度、色度等。如可能混有其他有害物质，应酌情检查，如农药残留量等，但在起草说明中须提供检测方法及积累数据，作为审评时参考，确有必要时，可列入标准中，作为控制质量依据。

（2）油脂类药材检查　油脂类药材多由植物种子或其他部位经压榨或提取制备而得。此类提取过程中多要接触金属容器，可考虑重金属检查。某些油脂类药材掺杂其他廉价油脂或其他有害物质，必须予以重视，并应列检查项目。

（3）动物类药材检查　动物类药材含较多水分，易霉坏变质，故多规定水分检查。一些动物类药物在生产或贮存过程中，可能会产生一些带有腐败气的碱性物质，影响质量，影响安全与有效，可以规定挥发性碱性（挥发性盐基氮）物质的限量检查，可参阅《中国药典》阿胶检查方法。其他如总灰分、重金属、砷盐杂质等检查可根据具体情况而定。

（4）矿物类药材检查　矿物类药材广泛分布于自然界，有的虽然经精制，仍易夹有杂质及有害物质，必须加以检查并规定限度。如检查重金属、砷盐、镁盐、铁盐、锌盐、干燥失重等项目。应根据具体情况考虑收载哪些项目。检查方法可参阅《中国药典》有关品种正文和附录以及有关资料。

（5）有关检查项目的说明

①杂质：可按现行版《中国药典》附录中杂质检查法检查。为保证药品质量，有的药材需规定药用部分的比例。例如穿心莲规定叶不得少于30%。

②灰分：灰分有总灰分及酸不溶性灰分之分，对评价药材品质，颇为重要。根据药材的具体情况，可规定其中一项或两项。对易夹杂泥沙的药材，或加工处理和炮制时也不易除去泥沙的药材，应规定总灰分。对一些药材表面用人工涂抹的无机物质（并非泥沙），如石灰、硫酸钙等应除外。同一药材来源不同，其总灰分含量也会相差悬殊。因此，需进行多产地（或多购进地）的样品进行测定后，再订出总灰分限度。对不易夹杂泥沙或未经涂抹而产品加工比较光洁的药材，可不规定总灰分检查。生理灰分高的或差异大的药材，可规定酸不溶性灰分。

③水分：对容易吸湿发霉变质、酸败的药材应规定水分检查。制定水分限度应考虑南北气候、温度、湿度差异以及药材包装、贮运的实际情况。

④酸败度：酸败是指油脂、含油脂的种子类药材或动物类药材，在贮藏过程中，与空气、光线接触，发生复杂的化学变化，产生特异的刺激臭味，即产生低分子化合物醛类、酮类和游离脂肪酸，从而影响了药材的感观和内在质量。本检查项目系通过酸值、羰基值或过氧化值的测定，以控制含油脂种子类的酸败程度，酸败度限度制定要与种子药材外观性状与经验鉴别结合起来，只有上述各值与种子泛油程度具明显相关性的药材才能制定限度。

⑤重金属：系指在实验条件下能与硫代乙酰胺作用显色的金属杂质。重金属离子有多种，由于在药品生产中遇到铅的机会较多，且铅易积蓄中毒，故检查时以铅为代表。

重金属测定时以Pb计算$20\mu g$（相当于标准铅溶液$2mL$）时，加入硫代乙酰胺或硫化钠溶液后，所显的浅黄褐色适用于目视法观察比较，小于$10\mu g$或大于$30\mu g$时，显色太浅或太深，均不利于区别。

药材本身往往有色或其他原因对测定有干扰，需经有机破坏，可按现行版国家药典附录中重金属项下操作。

重金属限度根据国内现有资料一般制定多在百万分之二十以下。

⑥砷盐：用古蔡氏或二乙基二硫代氨基甲酸银法两种方法。此二法中取标准砷溶液 2mL（相当于 2μg 的 As）所产生的色为最适宜，要求得到供试品含砷的限量，需改变供适品的取用量，来与标准砷溶液（2μg 的 As）所产生的颜色比较，否则影响比色的正确性。

砷盐限度一般不得超过百万分之十。一般低于百万分之二可不列入检查之中。

⑦其他项目：对某些药材炮制品的炮制质量是否得当应作检查，可利用提取后比色法或薄层色谱法，例如制川乌、制草乌、附子，如炮制不当，则含有毒的酚类生物碱引起中毒，故需检查并规定限度。

检查中规定有限度指标的品种，要有足够的具代表性数据，至少累积 10 批样品的数据，并参考国内外资料，提出切实可行的限度指标。

6. 浸出物测定 说明溶剂选择依据及测定方法研究的试验资料和确定该浸出物限量指标的依据。

某些药材确实无法建立含量测定项，经研究证明其浸出物的指标能明显表征药材质量的优劣，则可结合用药习惯、药材质地及已知化学成分类别等，选定适宜的溶剂，测定其浸出物量。一般要用不同溶剂测试，例如某药材含水溶性及脂溶性有效成分，可用水、甲醇或乙醚作溶剂以测浸出物量，经试验比较。标准正文中可收载较为适宜的浸出物，并提供选择所用溶剂的依据，以及提供多产地样品实测数据来制定限量指标（以干燥品计），在申报时，必须累积至少 10 批 20 个样品的数据。

7. 含量测定 应阐明含量测定方法的原理；确定该测定方法的方法学考察资料和相关图谱（包括测定方法的线性关系、精密度、重现性、稳定性试验及回收率试验等）；阐明确定该含量限度的意义及依据（至少应有 10 批样品 20 个数据）。

（1）含量测定项目 有效成分明确的可进行针对性定量；有效成分尚不明确而化学上有效部位类别清楚的，可对总成分如总黄酮、总生物碱、总皂苷进行测定；含挥发油成分的，可测定挥发油含量。

（2）含量测定方法 含量测定方法很多，常用的如经典的容量法、重量法，以及仪器分析如分光光度法（包括比色法）、气相色谱法、高效液相色谱法、薄层-分光光度法、薄层扫描法以及其他理化检测方法和生物碱测定法等。

（3）测定方法考察 可以引用《中国药典》或文献收载的与该药相同成分的测定方法，但因品种不同，与自行建立的新方法一样都必须进行方法学考察研究，一般考察项目包括提取条件、分离与纯化方法、测定条件、线性关系、方法的稳定性、方法重复性、回收率。

（4）含量限度的制定 可根据传统鉴别经验，将药材样品依质量优劣顺序排列，如所测成分含量高低与之相应，则把含量较低但仍可药用者取为下限。如无传统鉴别经验，或测得值与经验鉴别不相关，则可根据样品检测实际情况规定，留有余地，作为暂行限度，至少测得三批样品数据。必须强调的是，含量限度的制定应有足够的具代表性的样品数据为基础，申报时必须累积至少 10 批样品的数据。

含量限度规定的方式，有的可规定含量幅度。如部颁标准中对进口西洋参规定人参总皂苷为 5.0%～10.0%。毒剧药必须规定幅度，如马钱子中含士的宁为 1.20%～2.20%。在保证药物成分对临床安全和疗效稳定的情况下，含量测定也可用限度表示，如《中国药典》（2015 年版）规定牡丹皮含丹皮酚不得少于 1.2%。

8. 炮制 说明炮制药味的目的及炮制工艺制订的依据。

9. 性味与归经、功能与主治 应符合"新药（中药材）申报资料项目"有关临床资料的要求。

生药的安全性评价

生药的安全性鉴定与真实性及有效性鉴定是生药学中同等重要的内容。长期以来，人们凭借长期临床安全有效的应用经验作为生药安全性的保证，缺乏对生药安全性的深入研究，缺乏对毒性及毒性物质、毒性机制的深入认识，导致在使用生药过程中安全性事件频发，使生药的临床疗效大打折扣，社会认可度急剧下降，从而严重地限制了生药应用研究的深入。为此，需建立完善生药安全性鉴定和评价的方法和技术，加强对生药有毒成分分析，建立有效的安全性评价机制，借鉴国际认可并接受的毒理学研究模式，对生药的原料和终端产品安全性进行有效评价。

第一节 安全性关联有毒成分及其分析

一、内源性有毒成分分析

（一）概述

生药内源性有害物质主要分为两大类，肝毒性成分与肾毒性成分。此外还有少部分心脏毒性成分。

1. 肝毒性成分 生药中导致肝脏损伤的毒性物质主要为生物碱、苷、毒蛋白、萜、内酯以及重金属等成分。如雷公藤含有的雷公藤碱，黄药子含有的薯蓣皂苷，薯蓣含有的毒性皂苷等。在毒性化合物中，吡咯里西啶（pyrrolizidine alkaloids）是最重要的植物性肝毒成分，其毒性源于体内的代谢产物——代谢吡咯，能迅速与酶、蛋白等结合而引起毒性反应。

常用的含肝毒性成分的生药有款冬、佩兰、黄药子、天花粉、番泻叶、何首乌等，其临床上毒性表现为急性肝细胞损害、胆汁淤积、血管损害、慢性肝炎伴纤维化、肝硬化、暴发性肝衰竭或肝脏肿瘤等各种病理变化。停药后，多数肝脏损害是可逆的。

2. 肾毒性成分 生药的肾毒性是近年来备受关注的话题。引起肾脏损伤的生药主要是来源于马兜铃科的生药及含此类生药的中成药，马兜铃酸Ⅰ是上述药材的主要毒性成分。常用的含肾脏毒性成分的生药有马兜铃、青木香、天仙藤、关木通、寻骨风、广防己和朱砂根等。临床和动物实验研究表明，马兜铃酸Ⅰ主要引起急性肾小管上皮细胞损伤。

此外，心脏毒性成分常见的是乌头碱类成分。

（二）分析方法

对于内源性成分的分析方法采用理化鉴定中使用的生药成分鉴别及含量测定方法，如高效液相色谱法、气相色谱法、高效毛细管电泳及其与质谱联用技术等技术方法。

二、外源性有毒成分分析

（一）概述

外源性有毒成分（有害物质）包括重金属及对人体有害的砷、汞、铅、镉、铜、铝等元素，以及有机氯类农药、有机磷农药和拟除虫菊酯类等农药残留。其主要来源于外界环境条件如土壤、大气、水、化肥及农药等因素，同时与植物本身的遗传特性和对该类元素的富集能力等有关。

此外，还有黄曲霉素及二氧化硫。黄曲霉素是由寄生曲霉菌产生的一类代谢产物。目前已分离鉴定出多种，分为 AFB Ⅰ 与 AFG Ⅰ 两大类，其基本结构都是二呋喃香豆素衍生物。为了达到漂白药材及杀菌的目的，采用硫黄熏蒸的方法，但其加工过程会产生二氧化硫从而造成污染。

（二）分析方法

1. 生药中重金属和有害元素的分析 生药中重金属和有害元素的分析方法主要有原子吸收分光光度法和电感耦合等离子体质谱法。

（1）原子吸收分光光度法（atomic absorption spectrophotometry，AAS） 原子吸收分光光度法是对呈原子状态的金属元素和部分非金属元素进行测定。原理系由待测元素灯发出的特征谱线通过供试品经原子化产生原子蒸汽时，被蒸汽中待测元素的基态原子所吸收，通过测定辐射光强度减弱的程度，求出供试品中待测元素的含量。原子吸收一般遵循分光光度法的吸收定律，通过比较标准品溶液和供试品溶液的吸光度，求得供试品中待测元素的含量。

此法适用于测定生药中的铅、镉、砷、汞、铜的含量。

（2）电感耦合等离子体质谱法（inductively coupled plasma-mass spectrometry，ICP-MS）电感耦合等离子体质谱法是将被测物质用电感耦合等离子体离子化后，按离子的质荷比分离，测定各种离子谱峰的强度的一种分析方法。等离子电离部分由进样系统、雾化器、雾化室、石英炬管、进样锥组成，质谱仪部分由四级杆分析器和检测器等部件组成。样品由雾化器雾化后由载气携带从等离子体焰炬中央穿过，迅速被蒸发电离并通过离子引出接口或采样锥导入到质量分析器中被检测。由于样品在极高温度下完全蒸发和解离，电离的百分比高，因此几乎对所有元素均有较高的检测灵敏度，可用于测定中药中的铅、镉、砷、汞、铜等多种元素的含量。

2. 农药残留量分析 农药残留量分析包括有机氯类农药残留量测定、有机磷类农药残留量测定和拟除虫菊酯类农药残留量测定，其方法主要是气相色谱法。具体方法和色谱条件参照现行版国家药典收录的通则。

3. 药材中黄曲霉素类成分的分析 药材中黄曲霉素测定主要用酶联免疫吸附法、薄层色谱法、微柱筛选法和高效液相色谱法；二氧化硫测定方法有酸蒸馏碘滴定法和离子色谱法。

第二节 安全性评价技术与方法

一、经典的安全性评价技术与方法

1. 毒理学研究方法 常见的有毒成分有乌头类药材中含有的乌头碱，雷公藤和昆明山海棠含有的雷公藤碱，马钱子中含有的番木鳖碱，洋金花类药材含有的莨菪碱，苦楝子中的苦楝碱，光慈菇、山慈菇中的秋水仙碱等，其安全性均可利用经典的急性毒性试验、亚急性毒性试验和长期毒性试验等方法进行评价。

2. 毒代动力学研究方法　可通过毒代动力学相关实验评价生药的安全性。毒代动力学是运用药代动力学的原理和方法，定量地研究毒性剂量下药物在动物体内的吸收、分布、代谢、排泄过程和特点，进而探讨毒性发生和发展的规律性的一门科学。毒代动力学研究的目的在于：①描述毒性试验中药物的全身暴露和剂量与时间的关系；②描述重复给药的暴露延长对代谢过程的影响，包括对代谢酶的影响；③解释药物在毒性试验中的毒理学发现或改变；④评价药物在不同种属、性别、年龄、身体状态如疾病或怀孕的毒性反应，支持非临床毒性研究的动物种属选择和用药方案的建立；⑤分析动物试验中毒性表现对临床安全性评价的价值，如药物蓄积引起的肝毒性或肾脏损害，可为后续安全性评价提供信息。

二、代谢组学评价技术与方法

1999年英国科学家 Jeremy Nicholson 提出了基于高分辨 NMR 技术的代谢组学（metabonomics）研究概念，2001年起利用代谢组学方法开展药物毒性早期筛选、预测的研究；2006年完善了基于 LC/MS 联用系统的药物毒理代谢组学研究方法。代谢组学的核心在于定量地测定由病理、生理刺激或遗传变异诱导的与时间相关的多参数生物代谢应答，对所有低分子量代谢产物同时进行定性和定量分析，利用模式识别的方法确定生物标记物，将代谢应答与体内生物事件关联，从而获得有关其发生的位点、途径和作用强弱的信息。

代谢组学主要以超高效液相 – 串联质谱系统（UPLC/MS）、高效液相 – 串联质谱系统（HPLC/MS）为技术支撑，结合现代多种数据挖掘方法及生物信息学和谱学分析理论，对生药毒性进行全景式研究，揭示有毒生药干预健康生物体后，其毒性发生过程中生物体固有代谢网络（组、群、谱）时效和时量变化，通过 Makerlynx 系统确定能够表征每种有毒生药机体毒性发生和发展的内源性生物标记物；同时，通过毒性发生过程中药物体内成分的时效及时量变化，利用 Metabolynx 系统阐明与毒性标记物轨迹变化相关的外源性毒性成分及动力学（图4-1）。

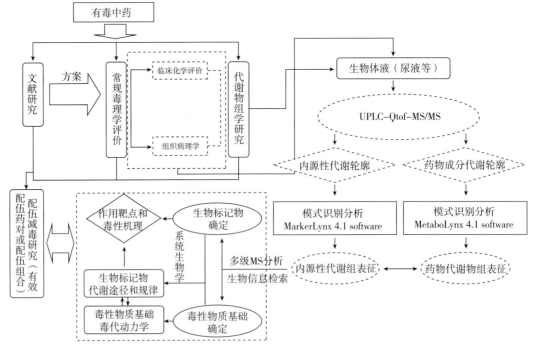

图4-1　代谢组学技术评价生药（中药）安全性的方法及途径

代谢组学的研究结果不仅可评价药材的安全性，还可指导解毒方法的建立。在代谢祖学研究结果的基础上，借助生物信息学方法还原生物标记物的相关联生物事件，阐明毒性的靶器官和致毒机理，并以相关生物标记物的发生、发展和回调为视窗，结合中医方剂配伍理论，在不消减临床有效性及效应强度的基础上，找到能够解其毒性的有效配伍药对或有效配伍组合，建立一种完善的有毒药材致毒机理研究和有效解毒的理论与方法。

> 例4-1 代谢组学技术评价关木通的肾毒性作用

利用代谢组学技术方法研究关木通毒性致大鼠尿液代谢改变及其与靶器官毒性的相关性。雄性 Wistar 大鼠连续6天灌胃给予关木通提取液，收集12h的尿样，进行 ^{1}H-NMR 谱测定。实验结果表明，染毒后的大鼠尿样中氧化三甲胺、牛磺酸迅速下降，而柠檬酸、肌酐、2-酮戊二酸等代谢物也均有不同程度的下降；乙酸、丙氨酸则显著上升。主成分分析结果表明，给药组与对照组的代谢谱有明显差异，而造成组间差异的主要影响因素是乙酸、氧化三甲胺、丙氨酸和牛磺酸的变化，乙酸、丙氨酸的显著上升表明动物出现了肾小管坏死。关木通的毒性作用呈明显的剂量依赖性。实验结果表明（图4-2）关木通能够对肾脏造成损害，且大鼠尿液的代谢物谱与关木通毒性作用强度密切相关。

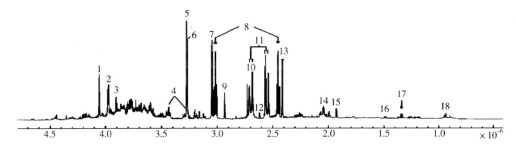

1. 肌酐；2. 马尿酸；3. 肌酸；4. 牛磺酸；5. 氧化三甲胺；6. 甜菜碱；7. 肌酐＋肌酸；8. 2-酮戊二酸；9. 二甲甘氨酸；10. 二甲胺；11. 柠檬酸；12. 甲胺；13. 琥珀酸；14. N-乙酰糖蛋白；15. 乙酸；16. 丙氨酸；17. 乳酸；18. 亮氨酸／异亮氨酸

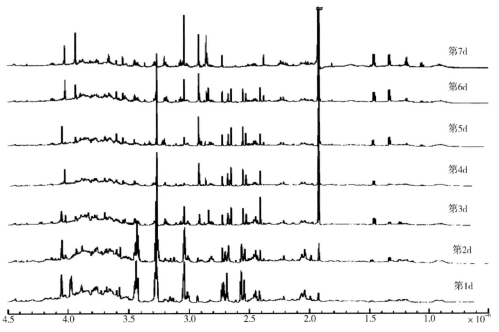

图4-2 大鼠灌胃给予关木通 [32g/（kg·d）] 后尿样的 NMR 氢谱随时间的变化

第五章
生药质量变化规律与质量调控

扫一扫，查阅本章数字资源，含PPT、音视频、图片等

第一节　生药质量的变化规律

药材质量主要取决于其中所含有的成分种类及含量。优质药材应该是有效成分含量高而有毒成分含量相对较低。由于上述成分均为植物生理过程中产生的次生代谢产物，其积累过程受多种因素的影响，其中有物种本身的因素，也有物种生长生活的环境因素。此外，还受生产加工等人为因素的影响，致使同种药材的活性成分存在很大的差异，从而影响药材质量的稳定性和均一性。

一、种质与质量

种质是指决定生物遗传性状，并将其遗传信息从亲代传给后代的遗传物质的总体。遗传物质是决定植物或生物能否产生生物活性物质的前提。

药材主要来源于植物和动物等不同种属的生物体。所谓种就是形态学上个别的，遗传上固定的生物类群。种群个体之间遗传物质的极大相似性，决定着其种种形态、生物学特性、体内的生理代谢行为等性状的相同或相似，使种群内个体间遗传物质的相似程度处于一种相对稳定的状态。但是，由于复杂的环境作用，其遗传物质也会不断地发生改变，产生变异，个体之间也会出现一定的差异，从而造成种质的差异。因此，同一物种由于遗传物质的差异导致其活性成分积累的变化。例如，不同产地蛇床子的种子尽管在同一地种植，蛇床子药材的形态和发育期都有显著差异，化学指纹图和主成分含量也存在极显著的不同，蛇床素的含量在 $0.1 \sim 0.2mg/g$，线形呋喃香豆素 $0.413 \sim 7.625$ mg/g。因此将蛇床子可分为肇东型、句容型和大荔型；将不同产地的板蓝根种子种植于同一地块，其药理活性相差几倍。对多基原药材，物种对药材的质量影响更大。例如，柴胡药材来源于北柴胡（*Bupleurn chinense* DC.）和狭叶柴胡（*B.scorzonerifolium* Willd.），前者皂苷类成分是后者的 $2 \sim 3$ 倍，后者挥发油的含量是前者的 $2 \sim 3$ 倍。

二、生长发育与质量

药用植物的生长发育期不同，药用部位中成分含量变化颇大，应根据基原植物生长发育期确定药材采收期。例如，龙胆、柴胡在花期有效成分含量较高；川贝母在鳞茎未开裂时采收生物碱含量比开裂时高 50% 左右，西贝素含量高 100%。

多年生药用植物或动物，不同生长年限的药材其质量亦存在较大差异。对多年生药用植物既要考虑生长期，又要考虑生长年限。大多数根类药材随着生产年限的增加，产量和有效成分也同

时增加，如 1~4 年西洋参产量和总皂苷的含量随生长年限的增长而增加；有些药材有效成分的含量与药材产量的增长规律表现为互为相反，如柴胡一年生药材虽然产量较小，但柴胡皂苷的含量高于进入生殖生长的两年生或野生柴胡药材。

三、环境因子与质量

生态环境对药材质量的影响自古被人们所认识，历代本草多有记述。《晏子春秋·内篇杂下》曰："橘生淮南则为橘，生于淮北则为枳，叶徒相似，其实味不同，所以然者何？水土异也。"说明环境的重要作用。因此，药材成分的含量是物种的遗传物质与其生长的环境共同作用的结果，即遗传学中所说的"表现型 = 基因型 + 环境"。

药用植物的活性成分是植物的次生代谢产物，次生代谢产物在植物与环境的关系协调上充当着重要角色。当环境对植物生长发育不利时，产生的次生代谢产物能提高植物自身保护和生存竞争能力。在物种生长发育需要的温度、光照、水分、养分等最适条件以外的次分布区，往往是受某些或某个因子的限制导致生长发育不良，这种不利条件往往促进次生代谢产物的形成。植物生理生态学从环境与次生代谢的关系和机理认为任何限制生长的因素大于光合作用影响，都会促进次生代谢产物的形成。例如，刺五加随光照的增强茎中丁香苷的含量增加；风沙大的环境条件促使檀香和巴戟天活性成分的含量积累加速。可见，不同环境直接影响药用植物的生长发育，影响药材的成分含量，导致药材质量的地域差异，随着时间的延续逐渐形成了"道地药材"。

道地药材最通俗的理解，就是指特定产区的优质药材。"道"是古代中国相当于现代省区一级的行政区划单位，"地"是"道"以下的具体产地。例如四大怀药是指古代怀庆府地区（今河南武陟、沁阳等地）出产的地黄、山药、牛膝、菊花这四味中药，是河南省的道地药材。

四、栽培技术与质量

栽培技术是影响药材质量的重要因素，其实质是对生态环境某种或某些因素的进一步强化，或是通过现代生物技术人为干扰植物的正常代谢，使植物产生更多的次生代谢物质，提高药用部位中成分的含量。栽培技术对生药的质量影响主要有以下几个方面：

1. 遗传育种　多倍体通常有较高含量的药用活性成分，曼陀罗多倍体生物碱含量是原植物的 2 倍；怀牛膝四倍体中蜕皮激素比原植物高 10 余倍；丹参四倍体的三种丹参酮含量比原植物分别提高 53.16%、70.48% 和 203.26%。

2. 中耕　中耕能增加土壤的通气性，促进植物的生长发育，也可增加某些药材的活性成分含量，如垄栽甘草的甘草酸在各个发育阶段均高于平播。

3. 光照　光照是植物生长发育的基本条件，在适宜的范围内，增加光照可显著提高产量，一般也可以提高苷类化合物的含量。

4. 水分　水分是植物生长不可缺少的条件，产区降雨量对某些药材的活性成分含量也有重要影响。如缬草在干旱的条件下挥发油的含量较高；麻黄在雨季生物碱含量急剧下降而在干燥秋季又上升到最高值。

5. 肥料　氮是生物碱的重要组成元素，适当增加氮肥的施用可以提高生物碱的含量；增加磷钾肥的供应，有助于碳水化合物的合成与运输，可适当地提高苷类化合物的含量。对贝母、黄芩、甘草、人参、黄连、毛地黄、蛔蒿、白豆蔻、阳春砂仁、圆叶千金藤等施用无机肥料的研究证明，在栽培过程中，适当地施用无机肥料在增加产量的基础上，可以提高药物有效成分的含量。

6. 微量元素　微量元素作为酶的活化剂，对植物的生长及有效成分提高起重要的作用。

0.1%MnSO$_4$ 可以提高益母草产量 43.6%，生物碱含量由 1.77% 提高到 2.15%；Zn 肥可提高党参多糖含量 15.5%；稀土元素可使 6 年生人参皂苷（主要为二醇型）提高 64.1%；Mg^{2+} 对杜仲内主要的 6 种活性成分的合成和积累均有促进作用。

7. 激素或生长调节剂　激素也是化学调控的重要内容。乙烯能够提高安息香的脂产量；赤霉素、增产宝等可使元胡中生物碱由 0.97% 分别提高到 1.21% 和 1.77%；激素连续刺激檀香 2 年，10 年生植株挥发油的含量就可达到 25 年植株的水平，且成分相似；用次生代谢增强剂可使祁白芷中氧化前胡素、异欧前胡素及欧前胡素含量均有提高，且大大提高了产量。

五、采收、加工及贮存与质量

生药的合理采收，与药用植（动）物的种类、药用部分、采收季节密切相关。药用植物在不同生长发育阶段，其有效成分含量不同，同时受气候、产地、土壤等多种因素的影响。野生或半野生药用动植物的采集应坚持"最大持续产量"原则，不仅要保护药材资源，也是对物种及遗传多样性的保护。采收时需综合考虑采收期、采收年限对药材产量和质量的影响，既要考虑到产量，又要注意有效成分的含量，以期获得高产优质的生药。

为保证药材质量，实现药材商品标准化，便于临床用药调剂，消除或降低毒副作用，以及便于运输、储藏、保管，必须对原药材进行加工处理。杂质、混入的有害物质、腐烂变质的部位直接影响药材的质量或药材的使用。采收、清洗、切制、修整、干燥等加工环节是保证药材纯净的关键，不同药材其加工工艺不同。药材干燥可以及时除去药材中的大量水分，避免发霉、虫蛀以及药效物质基础的分解和破坏，利于贮藏，保证药材质量。在除去水分的前提下，必须保证药效物质基础的稳定性。

生药在贮存保管中，因受环境和自然条件等因素的影响，常会发生霉变、虫蛀、变色、泛油及酸败等现象，导致药材变质，影响或失去疗效。因此必须建立适宜的贮藏和保管条件，以保证药材的质量。

第二节　生药的质量调控

针对药材质量的变化规律，在确定的种质资源及规范的栽培方法的基础上，严格执行"药材生产质量管理规范"，建立基于药效物质基础积累规律的产地生态环境优选、最适采收期确定、加工方法优化，以及存储养护的条件的优化，控制和保证药材质量。

一、产地生态环境调控

大气、土壤和水质是药用植物生长的基本环境条件，良好的生长条件可以保证药材免受有毒有害物质的污染，从而降低或消除药材不应有的毒副作用，增加药材的安全性。现代研究表明，植物所处生态环境的生态因子会通过对体内生化反应酶进行调控，影响植物的次生代谢过程，影响与药用相关的化学成分的积累。由于化学成分积累的差异，进而影响到药理作用。因此，药材生产基地的选择是确保生药质量的前提。进行药材栽培时，应按生药产地适宜性优化原则，因地制宜，合理布局，考虑当地的人文、经济、投资、供水等条件，使生产具有可操作性。其环境（包括生产基地空气、土壤、灌溉水、药用动物饮用水）应符合国家相应标准。

二、种质及繁殖材料调控

物种的遗传物质是影响生药质量的重要因素之一，不同物种或同一物种的不同品种及类型，其次生代谢都存在较大的差别，活性化学成分也存在明显差异。对养殖、栽培或野生采集的药用动植物应准确地鉴定其物种（包括亚种、变种或品种、中文名及拉丁学名等），并实行检验和检疫制度，以保证质量和防止病虫害和杂草的传播。由于不同品种种质上的差异，生产出的药材在质量、产量、性状、最适宜种植地区等方面会有所不同，因此，药材生产必须正确地鉴定物种，防止伪劣种子、菌种和繁殖材料及种质混杂，保证种质纯正。异地种子应实施检验和检疫制度，以保证质量和防止病虫害及杂草的传播，确保种植质量，增加产量。

三、栽培与养殖管理

人工因素如施肥、灌溉、植物激素及其他管理措施对植物生长进行干预，对植物的化学成分进行调控，可提高药材的产量和质量。

1. 药用植物栽培管理　应根据药用植物的营养特点及土壤的供肥能力，确定施肥种类、时间和数量。施用肥料的种类以有机肥为主，以保证养分的持续供应和土壤的长期通气性，在适当发育期可有限度地使用化学肥料，促进生长。

湿度条件是影响产量的重要因素，同时也影响着活性成分积累及病虫害的发生，因此要合理灌溉和排水。

打顶、摘蕾等措施可保证光合作用产物的有效积累，提高产量，对糖类、苷类等产物的积累通常具有促进作用。光合作用是绿色植物的本质，是形成产量的最基本条件，整枝修剪、覆盖遮阴等栽培措施是调整光照，提高产量和质量的最基本和最有效的措施。

控制高毒、高残留农药及重金属农药在使用，降低生药中农药残留量，减少污染，提高质量。

2. 药用动物养殖管理　动物的养殖一般密度较高，养殖环境应保持清洁卫生，否则易导致病原微生物的滋生和病害的蔓延，建立消毒制度等病害预防措施可保证动物健康生长，并降低死亡率。禁止将中毒、感染疫病动物入药。

四、采收与产地加工管理

（一）最适采收期的确定

历代本草中均强调采收对生药质量的重要性，"三月茵陈四月蒿，五月六月当柴烧"的谚语是对采收时节与生药质量关系的高度概括。

1. 采收的一般原则

（1）根及根茎类　一般在植物生长停止，花叶凋谢的休眠期，或在春季萌发前采集。但也有例外，如明党参在春天采集较好。

（2）茎木类　一般在秋、冬两季采收。有些木类药材全年可采，如苏木等。

（3）皮类　一般在春、夏之交，易与剥离。少数皮类药材于秋、冬两季采收，如川楝皮、肉桂等，此时有效成分含量较高。根皮通常在秋季采收，挖根后剥取，或趁鲜抽去木心；有些干皮的采收可结合林木的采伐来进行。

（4）叶类和全草　多在植物生长旺盛期，开花前或果实未成熟前采收，如艾叶、臭梧桐叶等。少数药材宜在秋、冬时节采收，如桑叶等。

（5）花类　一般不宜在花完全盛开后即刻采收。开放过久几近衰败的花朵，不仅能影响药材的颜色和气味，而且有效成分的含量也会显著下降。

（6）果实种子类　一般果实多在成熟或将成熟时采收；有的采收未成熟幼果，如枳实、青皮等。种子类药材须在果实成熟时采收，如牵牛子、决明子等。

（7）藻、菌、地衣类　不同的药用部位，采收情况也不一样。如茯苓在立秋后采收质量较好；马勃宜在子实体刚成熟时采收，过迟则孢子散落；冬虫夏草在夏初子座出土孢子未发散时采挖；海藻在夏、秋两季采捞；松萝全年均可采收。

（8）动物药类　动物药大多数均可全年采收。但昆虫类药材，必须掌握其孵化发育活动季节。以卵鞘入药的，如桑螵蛸，应在三月中旬前收集，过时虫卵孵化成虫影响药效。以成虫入药的，均应在活动期捕捉，如土鳖虫等。有翅昆虫，可在清晨露水未干时捕捉，以防逃飞，如红娘子等。两栖动物如中国林蛙，则于秋末当其进入"冬眠期"时捕捉；鹿茸需在清明后适时采取，过时则骨化。对于动物的生理病理产物，应在屠宰时注意采集。

（9）矿物药类　无季节限制，全年可采挖。

2. 最适采收期的确定　药用植物的最适采收期既体现生药的质量，又应体现药材的产量。有效成分积累高峰与药用部位生物产量一致时，药材在产量最高和质量最佳时采收；有效成分积累高峰与药用部位生物产量不一致时，以有效成分总量得率作为确定适宜采收期的判断指标，有效成分总量值最大时即为适宜采收期。即有效成分总量＝药材产量/单位面积×有效成分含量（%），利用此关系可综合绘制适宜采收期（图5-1）。

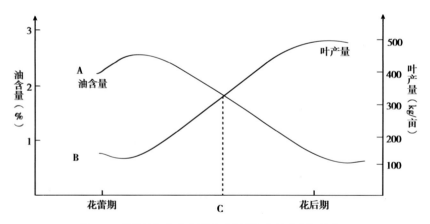

图5-1　薄荷地挥发油含量及叶产量与生长发育期的关系

有些药材中除含有效成分外，尚含毒性成分，确定其适宜采收期时还应充分考虑有毒物质积累的因素。应选择产量高、有效成分含量高，但有毒成分含量低时为采收期。

（二）加工方法与质量

1. 产地加工　生药除少数鲜生地、鲜石斛、鲜芦根等鲜用外，采收后直接在产地进行加工。其加工方法主要有：

拣　将采收的新鲜药材中的杂物及非药用部分拣去，或是将药材拣选出来。

洗　药材在采集后，表面多少附有泥沙，要洗净后才能供药用。

漂　用水溶去部分有毒成分。

切片　较大的根及根茎类、坚硬的藤木类和肉质的果实类药材大多趁鲜切成块、片。

去壳　种子类药材，一般把果实采收后，晒干去壳，取出种子。

蒸、煮、烫　含黏液汁、淀粉或糖分多的药材，须先经蒸、煮或烫处理。

熏硫　为使药材色泽洁白，防止霉烂，常在干燥前后用硫黄熏制。

发汗　药材在加工过程中用微火烘至半干或微煮、蒸后，堆置起来发热，使其内部水分往外溢，变软、变色、增加香味或减少刺激性，有利于干燥。这种方法习称"发汗"。

2. 干燥

（1）干燥方法　常用干燥方法有阳干法、阴干法和烘干法。

①阳干法：是利用阳光直接晒干，这是一种最简便、经济的干燥方法。注意含挥发油的药材，所含成分受日光照射后易变色变质者，不宜用此法。

②阴干法：是将药材放置通风的室内或荫棚下，使水分自然蒸发。主要适用于芳香花类、叶类及全草类药材。

③烘干法：是将药材放入烘箱中加热干燥的方法。该方法可不受天气的限制，但须注意富含淀粉药材如欲保持粉性，烘干温度须慢慢升高，以防新鲜药材遇高热淀粉粒发生糊化。干燥温度常因药材所含的成分而异，一般含苷类和生物碱药材的干燥温度为 50～60℃，可抑制所含酶的作用而避免成分的分解；含维生素 C 的多汁果实，可用 70～90℃迅速干燥，不能立即干燥时可进行冷藏；含挥发油的药材一般不宜超过 35℃。

（2）干燥的一般原则

①根及根茎类药材：一般于采挖后经过挑选，洗净泥土，除去毛须后迅即干燥；部分根类药材需刮去外皮后干燥，使色泽洁白，如沙参等；质地坚硬者需趁鲜切片或刨开而后干燥如天花粉等；个别药材须抽去木心后干燥，如远志；富含黏液质或淀粉粒的药材，须开水稍烫或蒸后干燥，如天麻、百部等。

②皮类生药：一般在采后修切成一定大小后晒干；或加工成单筒或双筒后晒干，如厚朴；或先削去栓皮后晒干，如关黄柏、牡丹皮。

③叶类及全草类药材：含挥发油较多的，采后放通风处阴干；全草类一般先行捆扎，使成一定的重量或体积，而后干燥，如薄荷。

④花类药材：一般是直接晒干或烘干，干燥时须注意花的完整性及保持色泽鲜艳。

⑤果实类药材：一般采后直接干燥；有的药材须经烘烤、烟熏等加工过程，如乌梅；或经切割加工后干燥，如枳实、枳壳等。

⑥种子类药材：通常采收果实后去果皮取种子，或直接采收种子后干燥；也有将果实干燥贮存，使有效成分不致散失，用时取种子入药，如豆蔻。

（三）贮藏及养护调控

1. 贮藏过程常见的变质现象

（1）虫蛀　主要原因是药材在采收中受到污染，而干燥时未能将虫卵消灭，带入贮藏的地方，或者是贮藏的地方和容器本身不清洁，内有害虫附存；药材害虫的发育和蔓延情况，取决于库内的温度、空气相对湿度以及药材的成分和含水量。应根据害虫的种类及其生长条件，建立有效的防治措施。

（2）霉变　大气中存在着大量的霉菌孢子，散落在药材的表面上，在适当的温度、湿度、药材含水量、适宜的环境及足够的营养条件下，即萌发为菌丝，分泌酵素，溶蚀药材的内部组织，使之腐坏变质，失去药效。

（3）变色　色泽是药材品质的标志之一。如药材贮存不当，可使色泽改变，导致变质。

（4）走油　又称"泛油"。是指某些药材的油质泛出药材表面，或因药材受潮、变色、变质后表面泛出油样物质。药材"走油"，除油质成分损失外，药材质量也随之下降。

（5）风化　有些矿物药容易风化失水，使药物外形改变，成分流失，功效减弱。

（6）其他　某些药材所含的特殊成分，在贮藏过程中容易挥散、自然分解或起化学变化而降低疗效，如樟脑、冰片、绵马贯众等，以及荆芥、薄荷等含挥发油类的药材。

2. 贮藏保管和变质防治

（1）仓库管理　应有严格的日常管理制度，保持经常性的检查，保证库房干燥、清洁、通风。要注意外界温度、湿度的变化，及时采取有效措施调节室内温度和湿度。药材入库前应详细检查有无虫蛀、发霉等现象。凡有问题的包件都应进行适当的处理。贮藏方法和条件可根据药材本身的特性分类保管。

（2）霉变的防治　预防药材霉烂的最彻底方法，就是使霉菌在药材上不能生长，其次就是消灭寄附在药材上的霉菌，使它们不再传播。保管贮存要合理掌握"发陈贮新"和"先进先出"的原则。

（3）虫害的防治　虫害的防治措施可分为物理和化学两类方法。前者包括太阳曝晒、烘烤、低温冷藏、密封法等。后者主要对贮存的药材在塑料帐密封下，用低剂量的磷化铝熏蒸，结合低氧法进行；或探索试用低毒高效的新杀虫剂。

五、包装贮存与运输管理

药材的包装方法和使用的包装材料现在普遍落后，现在包装使用麻袋较多，其他有竹筐或柳条筐，而纸箱包装的生药较少。在生药经产地加工之后，最好使用纸箱包装，可使各种标志直接印刷在纸箱上。包装前应再次检查并清除劣质品及异物。每批药材的包装应有品名、规格、产地、批号、重量、包装工号、包装日期等内容，为临床使用药材质量的稳定性提供保证，实现药材质量的可追踪性。

包装材料应是无污染清洁、干燥、无破损，避免药材二次污染，保证质量；毒性、麻醉性、贵细药材应使用特殊包装，并应贴上相应的标记；药材批量运输时，不应与其他有毒、有害、易串味物质混装。

通风、干燥、低温、避光是防止药材发霉、虫蛀、走油等变质现象的主要条件，加强管理，保证药材质量，同时加强鼠害防治。

生药的储存和运输对药材的质量也有影响。储存不当可引起酶解、霉变、虫蛀、变色、挥发油散失或走油等，运输途中遇水、暴晒、污染等，均能导致药材变质，影响或失去疗效。根据具体药材的实际情况确定贮藏的时间，有些药材是越陈越好，如陈皮、吴茱萸等；有的药材必须尽快使用，如含挥发油的薄荷、荆芥等。药材生产 GAP 对生药的仓库要求保持清洁、通风、干燥、避光和防霉变。

生药的包装、储存和运输可参考已有的药品包装和储存及运输方面的规范和规定。

六、生药生产质量管理规范（GAP）

为了保证生药的优质安全、无公害并具有可控性，必须对药材的产前、产中、产后实现全程标准化、规范化管理，我国于 2002 年 6 月 1 日正式实施了《中药材生产质量管理规范》（good agricultural practice for medicinal plant and animals，GAP），对包括种子、栽培、采收、加工、贮藏、流通等方面进行控制，目的就是为了规范药材生产，保证药材质量，促进药材质量标准化，充分运用规范化管理和质量监控手段，对药材生产进行全程控制；同时保护野生药材资源和生态环境，坚持"最大持续产量"原则，实现资源的可持续利用；GAP 的核心思想是药材生产过程的质量调控管理。

第六章
生药资源及可持续利用

第一节　生药资源概况

"资源"是指可供利用的天然物质资源和能量资源。生药资源包括植物药资源、动物药资源和矿物药资源。广义的生药资源，还包括栽培和饲养的药用植物和动物以及利用生物技术繁殖的生物个体和有效活性物质。药用植物和药用动物为生物资源，属于可再生性资源；药用矿物为非再生性资源。

一、生药资源的现状

我国幅员辽阔，蕴藏着极其丰富的天然药物资源。全国生药资源普查表明：我国现有生药达12807种，其中药用植物11146种，占87%；药用动物1581种，占12%；矿物类药80种，不足1%。植物药中藻类、菌类、地衣类低等植物有457种；苔藓类、蕨类、种子植物类高等植物有10687种。其中裸子植物10科27属124种，双子叶植物179科1597属8632种，单子叶植物33科348属1432种。被子植物中种类超过100种的科有33个，如菊科、豆科、唇形科、毛茛科、蔷薇科、伞形科、玄参科、大戟科、罂粟科、五加科及百合科、兰科等。

据资料分析，我国药材产区中，四川省所产种类最多，居全国第一位，产500余种；浙江省位居第二，产400余种；河南、安徽和湖北三省均产400余种。

近年来，随着生药资源的调查与研究，发现了大量新的药源及某些进口药材的国产资源，如胡黄连、龙血血竭、云南马钱、白花树、白木香等。

二、影响生药资源可持续利用的因素

1. 采收及利用不合理，资源管理不规范　长期以来，由于对合理开发利用生药资源认识不足，导致一些地区不同程度地出现对生药资源进行掠夺式过度采收或捕猎；另外，环境污染减弱了生药资源的再生，造成了资源下降或枯竭，许多种类趋于衰退或濒临灭绝，一些优良种质正在逐渐消失。如20世纪80年代后期，由于不合理采挖，甘草资源比50年代减少60%，并造成草原退化，甘草生长的生态环境遭到破坏，致使出现逐年递减的局面。

2. 栽培技术不规范，规模化程度低　一些地道药材，由于需要量很大，虽然一再扩增种植面积，但还是不能完全满足市场需要。东北龙胆粗糙龙胆（*Gentiana scabra* Bunge.）野生资源在逐年下降，虽然开展了人工种植，但缺乏成熟的技术规范，病害大面积发生，规模化生产受限，而且质量低于野生品，致使龙胆长期处于供小于求的局面。"十五"以来，国家开展了道地药材

的规范化种植及基地建设，建立了龙胆的 GAP 指导下的 SOP，粗糙龙胆的生产已从原始的粗放型走向规范化，质量远远高出野生品，实现了大面积种植。

3. 珍稀濒危物种增多，资源有效利用和保护相矛盾　有些品种是国际、国内公布的珍稀濒危动、植物品种，必须保护和尽快寻找代用品，如麝香、熊胆、羚羊角等。因此，保护药用动物、植物资源和保护其他资源一样具有十分重要的意义。

另外，由于历史或自然的原因，有些生药原有野生资源就有限，且产量居低不长。如牛黄、麝香，本来产量就小，更显得供不应求。

第二节　发现新资源的途径和方法

一、从古代本草中挖掘生药资源

我国现有本草著作中记载的药物近 3000 种，它是中药科学继承和发扬的基础。生药资源的发现和利用，须结合对本草著作的挖掘整理，从而寻找新的资源。常用药威灵仙是治疗关节炎的良药，大多数地方皆以毛茛科植物威灵仙（*Clematis chinensis* Osbeck.）为威灵仙的正品药材。经考证明代以前的威灵仙是以玄参科植物草本威灵仙 [*Veronicastrum sibiricum*（L.）Pennell.] 为主，经现代药效学研究证实其具有良好的抗风湿作用；中药血竭一直以来依靠进口，而在明代《滇南本草》中所记载有"木血竭"，经考证发现为百合科植物剑叶龙血树 [*Dracaena cochinchinensis*（Lour.）S.C.Chen] 木质部所含有的树脂，即今天市场上的"龙血竭"。

关木通与《神农本草经》等古籍中所记载的木通虽同名为"木通"，但并非一物。关木通属马兜铃科，其所含马兜铃酸经研究证明可能引起人体肾脏损害，属"有毒"类中药。而《神农本草经》中所记载的木通为木通科的木通 [*Akebia quinata*（Thunb.）Decne]，《中国药典》2002 年增补本中将木通科木通增为新品种，代替"龙胆泻肝丸"中的关木通。

二、从民间用药经验及民族药中寻找新资源

我国是一个多民族的国家，地域十分广阔，各民族千百年来积累的独特传统医药经验是发现中药新资源的源泉。

越橘（*Vaccinium vitis-idaea* L.）为大兴安岭的野生植物，当地民间用其泡水饮用，治疗气管炎等呼吸道疾病。经药效试验证明，其确有良好的抗病毒、抗炎、止咳平喘作用，从而为急、慢性呼吸系感染的治疗提供了新资源。

民族医药的《四部医典》《蒙医医典》及《藏药志》等记载的药材，有些用法和中医用法有所不同，如诃子、山楂、余甘子、蛤蚧、狼舌、雕粪等，均具有进一步开发价值。

三、依据植物的亲缘关系寻找新资源

在麦冬的资源调查和商品鉴定中，除以药典品种麦冬 [*Ophiopogon japonicus*（Thunb.）Ker-Gawl.] 为主流商品外，湖北麦冬 [*Liriope spicata*（Thunb.）Lour. var. *prolifera* Y.T.Ma] 和短葶山麦冬 [*L.muscari*（Decne）Baily] 产量大，活性成分多糖和皂苷的含量与麦冬相近，其抗缺氧和免疫功能与麦冬相同或更优，该品种以山麦冬品名首次列入 1995 年版《中国药典》。

四、以化学成分为线索寻找新资源

麝鼠（*Ondatra zibethica* L.）雄性腺内囊的分泌物中含有麝香酮，与天然麝香的化学成分、药理作用相似，可能成为麝香的代用品，称为麝鼠香。

在抗肿瘤药的药理筛选中发现唐松草新碱具有较好的抗肿瘤活性，据此从 10 种东北产唐松草属植物里，发现展枝唐松草（*Thalictrum squarrosum* Steph.ex Willd.）根中唐松草新碱（thalidasine）含量最高，达 1.36%，现唐松草新碱的制剂已用于临床。

第三节　生药资源的保护

一、生药资源保护的对象

生药资源的保护重点是具有重要医疗作用和经济价值的珍贵、稀有和濒危品种，以及根据当前生药产销情况，需要重点保护的名贵和大宗生药野生资源。如山参、银杏、刺五加等。

《中国珍稀濒危保护植物名录》，收载濒危植物 398 种，包括药用植物 168 种，其中稀有种 38 种，渐危种 84 种，濒危种 46 种。国务院颁布的《野生药材资源保护管理条例》，将野生药材资源保护等级分为三级。一级是濒临绝灭状态的稀有珍贵野生药材物种共 4 种，包括猫科动物虎、豹、赛加羚羊和梅花鹿；二级是分布区域缩小、资源处于衰竭状态的重要野生药材物种，共 42 种；三级是资源严重减少和主要常用野生药材物种，共 76 种。

二、建立和完善药用动植物自然保护区

生药资源的保护方法一般分为就地保护、异地保护和离体保护三种方法。

根据生药资源保护的性质和目的，可将生药资源就地保护分为三种类型，即生药资源综合研究保护区、生药资源珍稀濒危物种保护区和生药资源生产性保护区。前两类一般不允许进行开发或旅游活动，后一类可开发使用。

生药资源综合研究保护区为生药资源绝对保护区，要求选择未受或少受人为活动干扰、生药资源丰富的地区建立，其目的在于保持天然生态系统和丰富的药用种质资源，供科研和监测使用。

生药资源珍稀濒危物种保护区是针对珍贵、稀少、濒临绝灭的药用物种而建立的绝对保护区。该区可在具有原始生态系统条件下或已开发的地区设置，保护手段除自然维护外，可结合人工种、养，借以扩大野生种群，恢复和发展生药资源。

生药资源生产性保护区，这类保护区既可以在一定程度上维护自然生态系统，又能提供部分生药产品，在达到在保护生药资源的基础上合理开发、利用生药资源，实行合理控制、限量采猎，发展资源的保护原则。

三、野生濒危药用资源的引种与驯化

药用植物的引种驯化，就是通过人工培育，使野生植物（动物）变为家栽植物（家养动物），使外地植物（动物）变为本地植物（动物）的过程。但引种和驯化是紧密相关又有区别的两个概念，引种是指原产地与栽培地自然条件基本相似，或由于引种的植物（动物）适应范围广，以至并不需要改变它的遗传性就能够适应新的环境条件。驯化是指原地区与栽培地的自然条件差异较

大，或由于物种适应范围较窄，只有通过遗传措施改变植物的遗传性，才能使植物（动物）在新的环境条件中正常生长。

四、种质资源的保护与开发

由于过去对生药资源的无序开发导致大面积植被被毁，生态环境恶化，野生资源逐年减少，生药资源加速枯竭，生药资源面临可持续发展危机和生物多样性受到破坏的挑战，给自然环境造成巨大压力。

基于此，国家颁布了《中国植物红皮书》《珍稀濒危保护植物名录》《野生药材资源保护管理条例》《国家重点保护野生动物名录》等文件。目前已被列入保护的野生植物达 300 余种，其中一半以上为药用植物。

但由于中药的需求量日趋增加，加重了生药资源保护与需求的矛盾，药用动植物资源的保护与开发的矛盾已成为行业发展的主要制约因素。国家《中药现代化发展纲要》指出："在充分利用资源的同时，保护资源和环境，保护生物多样性。特别要注意对濒危和紧缺生药的修复和再生，防止流失、退化和灭绝，保障生药资源可持续利用和中药产业的可持续发展。"生药资源保护和利用的协调可持续发展，保护和利用相辅相成，相互促进。加强和开展濒危动植物的系统研究和保护，既保证中医药事业的稳定健康发展，又保证自然生态环境的平衡，主要从以下几方面入手：

1. 大力发展名贵、大宗生药的栽培。

2. 野生抚育：野生抚育不仅可以扩大生药资源的数量，减少资源的破坏，促进生药可持续发展，同时还可以保证生物多样性，保存更多的种质资源。

3. 生药药用部位的综合利用：有些药用植物多个部位具有药用价值，而传统中只利用某一药用部位，浪费一定的资源。刺五加传统的药用部位是根及根茎，通过研究，其地上茎的活性成分含量几乎与地下部分相同，已被药典收载。

4. 生物培养技术：通过组织培养等生物技术获取生药的有效成分。虫草菌丝发酵物作为冬虫夏草的替代产品；紫杉的共生菌可以产生紫杉醇类化合物。

5. 珍稀濒危动物代用品的研究：积极寻找环保、高效的动植物药替代品是十分迫切和极其重要的，同时也是缓解市场供求和扩大药源的有效方法。如成功地用塞隆骨（仓鼠科动物高原鼢鼠的骨骼）代替虎骨，黄羊角代用羚羊角。

6. 开展全民教育：持久地对公众开展人和自然和谐发展观念的教育，提高全民族自觉保护和文明利用野生动植物资源的素质。

下篇

各论

扫一扫，查阅本章数字资源，含PPT、音视频、图片等

第一节 概 述

藻类（algae）是植物界中一群最原始的低等植物。出现在距今35亿~38亿年以前，现有3万余种，广布于世界各地，主要生长在水中，在潮湿的树干、岩石、土壤中也有分布。

藻体为单细胞或多细胞的丝状体或叶状体，在形态上千差万别，大小悬殊，最小的种类是单细胞体，只有几个微米，要在显微镜下才能看到，如小球藻；最大的可达100m以上，如巨藻。藻类植物在形态上差异较大，但没有根、茎、叶的分化；结构相对简单，一般无组织分化，因此也被称为原植体植物（thallophyte）。

藻类植物的细胞内通常含有光合色素，如叶绿素、胡萝卜素、叶黄素、藻红素和藻褐素等，能进行光合作用，是一类能独立生活的自养原植体植物（autotrophic thallophyte）。

藻类植物的生殖器官为单细胞，如孢子囊、配子囊、精子囊、卵囊等，繁殖方式有营养繁殖、无性生殖和有性生殖三种。藻类植物的受精卵（合子）发育时离开母体，无胚的形成，故称无胚植物。

藻类植物药用历史悠久，在历代本草中均有记载。目前中国藻类植物估计有数千种，药用海藻有120种以上。藻类常含有多聚糖、糖醇、糖醛酸、氨基酸及其衍生物、胆碱、蛋白质，以及碘、溴、钾、钙、铁等无机元素。现代研究发现，藻类植物具有抗菌、抗氧化、抗肿瘤、降血脂、降血压及保护心血管等药理作用。

第二节 藻类的分类与主要药用品种

根据藻类细胞内光合色素的种类、贮藏营养物质的类别、植物体的形态构造、生殖方式等的不同，一般将藻类植物分为蓝藻门、裸藻门、绿藻门、轮藻门、金藻门、甲藻门、红藻门、褐藻门八个门，而药用的藻类主要分布在褐藻门和红藻门，少数分布在绿藻门。

一、褐藻门 Phaeophyta

褐藻门是藻类中进化较高级的一个类群，绝大多数生活在海水中。植物体常呈褐色。贮藏养分主要为可溶性褐藻淀粉（laminarin）和甘露醇（mannitol）；细胞中常含有碘，如海带中的含碘量高达0.34%，是海水中含碘量的1700倍；细胞壁内层为纤维素，外层为褐藻胶。药用褐藻半数以上集中在马尾藻科（1属12种），药用品种有昆布 *Ecklonia kurome* Okam.、海

带 *Laminaria japonica* Aresch、海 蒿 子 *Sargassum pallidum* （Turn.）C.Ag.、羊 栖 菜 *Sargassum fusiforme* （Harv.）Setch. 等。

昆　布
Laminariae Thallus，Eckloniae Thallus

昆布为海带科植物海带 *Laminaria japonica* Aresch. 或翅藻科植物昆布 *Ecklonia kurome* Okam. 的干燥叶状体。海带主产于辽东半岛、山东半岛，昆布主产于浙江、福建、广东沿海地区。生于海边低潮线下 2~3m 的岩石上，或人工养殖于绳索和竹材上，5~9 月采割，晒干。卷曲折叠成团状或缠结成把。全体呈黑褐色或绿褐色，表面附有白霜。用水浸软则膨胀成扁平长带状，长 50~150cm，宽 10~40cm，中部较厚，边缘较薄而呈波状，类革质，残存柄部扁圆柱状。气腥，味咸。卷曲皱缩成不规则团状。全体呈黑色，较薄。用水浸软则膨胀成扁平长带状，长宽均 16~26cm，厚约 1.6mm，两侧呈羽状深裂，裂片长舌状，边缘有小齿或全缘。质柔滑。

昆布主含藻胶素（algin）、甘露醇（mannitol）、半乳聚糖（galactan）、海带氨酸（laminine）、海带聚糖（laminarin）、谷氨酸、天冬氨酸、脯氨酸、维生素 B_1、维生素 C、维生素 P 和碘、钾等。目前生药质量评价的主要指标性成分为碘和岩藻糖。性寒，味咸。软坚散结，消痰，利水消肿。

二、红藻门 Rhodophyta

绝大多数生活在海水中。植物体多为假薄壁组织体，少数为丝状体。植物体多呈红色至紫色。贮藏物质通常为红藻淀粉（floridean starch）和可溶性红藻糖（floridose）。细胞壁内层为纤维素，外层为果胶质，在热水中果胶可溶解成琼脂糖溶液，遇稀酸可分解成半乳糖。药用红藻有鹧鸪菜 *Caloglossa leprieurii* （Mont.）J.Ag.、海人草 *Digenca simplex* （Wulf.）C.Ag. 等。

三、绿藻门 Chlorophyta

绝大多数生活在淡水中。植物体草绿色。贮藏养分主要是淀粉和油类，细胞壁内层为纤维素，外层为果胶质，少数具有膜质鞘。药用绿藻有石莼 *Ulva lactuca* L.、孔石莼 *Ulva petusa* Kjellm. 等。

扫一扫，查阅本章数字资源，含PPT、音视频、图片等

第一节 概 述

菌类植物（fungi）是植物界中一群较为原始的低等植物，没有根、茎、叶的分化，一般无光合色素，是不能进行光合作用制造本身生命活动所必需养料的异养原植体植物（heterotrophic thallophyte）。异养的方式主要有寄生、腐生和共生三类。菌类分布广泛，种类极多，可分为细菌门、黏菌门及真菌门，其中真菌门的药用种类较多。

真菌门（Eumycophyta）中真菌的细胞有细胞壁、细胞核，但不含叶绿素，也没有质体，是一类典型的异养型植物。

真菌的细胞异养方式有寄生、腐生，也有以寄生为主兼腐生的。真菌的细胞壁主要由纤维素和几丁质组成，其成分可随着其生长年龄和环境条件的影响而发生变化，使菌体呈现褐色、黑色、黄色和红色等多种颜色。除少数单细胞种类外，真菌的营养体一般是菌丝交织形成的菌丝体，菌丝通常为圆管状，直径一般在10μm以下。当环境不良或繁殖时，菌丝相互密结，菌丝体变态成菌丝组织体，常见的有根状菌索、菌核、子座、子实体等。根状菌索（thizomorph）是密结成绳索状，外形似根的菌丝体；菌核（sclerotium）是菌丝相互紧密缠结成的颜色深、质地坚硬的核状体，是菌丝抵抗外界不良环境的休眠体，如猪苓、茯苓；子实体（sporophore）是某些真菌在生殖时期形成的，具有一定形态和结构，能产生孢子的菌丝体，如灵芝；子座（stroma）是容纳子实体的菌丝的褥座，是从营养阶段到繁殖阶段的一种过渡的菌丝组织体。

真菌的繁殖方式通常有营养繁殖、无性繁殖和有性繁殖三种。

真菌是植物界中一个很大的类群，约7万种。分布非常广泛，遍布全球，从空气、水域到陆地都有它们的存在，尤以土壤居多。真菌常含多糖、氨基酸、生物碱、蛋白质和甾醇等成分，不含淀粉。其中多糖类成分越来越受到重视，如灵芝多糖、茯苓次聚糖、猪苓聚糖等有增强免疫力、抗肿瘤作用；银耳中的银耳多糖具有抑制肿瘤、抗辐射、升高白细胞、增强免疫功能的作用。

作为生药资源所涉及的菌类主要限于真菌，有300余种，是药用低等植物中种数最多的一类。

第二节 真菌类的分类与主要药用品种

根据国际真菌研究所编著的《真菌词典》第三版（1983年）记载，真菌门可分鞭毛菌亚门（Mastigomycotina）、接合菌亚门（Zygomycotina）、子囊菌亚门（Ascomycotina）、担子菌亚门（Basidiomycotina）和半知菌亚门（Deuteromycotina）等5亚门15纲。药用价值较高的真菌是子囊菌和担子菌两个亚门。担子菌亚门尤为突出，药用种数约占药用真菌的90%。

一、子囊菌亚门 Ascomycotina

除少数单细胞子囊菌外，大多数子囊菌为有隔单核菌丝体，具有一定形状。有性生殖能产生子囊，子囊中形成6~8个子囊孢子，再由子囊孢子生长发育成新的个体。具子囊的子实体为子囊果。子囊果常由子囊壁、子囊层和侧丝组成。子囊菌中的药用种主要集中在麦角菌科（5属10种）、肉座菌科（4属4种）、黑粉菌科（2属4种）。主要药用真菌有冬虫夏草菌 Cordyceps sinensis（Berk.）Sacc.、麦角菌 Claviceps purpurea（Fr.）Tul.、竹黄 Shiraria bambusicola P.Henn. 等。

冬虫夏草
Cordyceps

【来源】 麦角菌科真菌冬虫夏草菌 Cordyceps sinensis（Berk.）Sacc. 寄生在蝙蝠蛾科昆虫幼虫上的子座及幼虫尸体的干燥复合体。主产四川、西藏、青海等地。以四川产量为大，西藏质量为优。夏初子座出土，孢子未发散时挖取。晒至6~7成干，除去似纤维状的附着物及杂质，晒干或低温干燥。

【植物形态】 子座从寄主头部生出，单生，稀2~3个，细柱形；子座头部膨大成近圆柱状，褐色，其上密生多数子囊壳，基部稍陷于子座内，椭圆形至卵形。壳内有多数线形子囊，每一个子囊内有2~4个具隔膜的子囊孢子。生于海拔3000~4000m高山草甸土层中。

【性状特征】 由虫体与从虫头部长出的真菌子座相连而成。虫体形似蚕，长3~5cm，直径0.3~0.8cm；表面深黄色至黄棕色，粗糙，环纹20~30条，近头部环纹细密；头部红棕色；足8对，中部4对较明显，近头部3对，近尾部1对；质脆，易折断，断面略平坦，淡黄白色，中央有暗棕色"U"形纹。子座细长圆柱形，常单生，长4~7cm，直径约0.3cm；表面深棕色至棕褐色，上部稍膨大；其先端有不孕顶端；质柔韧，断面类白色。气微腥，味微苦。（图8-1）

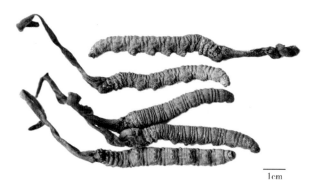

1cm

图8-1　冬虫夏草生药图

【显微特征】 子座头部横切面：①子座周围由1列子囊壳组成，子囊壳卵形至卵圆形，下半部埋于凹陷的子座内；②子囊壳内有多数线形子囊，每个子囊内有数个线形具有横隔的子囊孢子；③子座中央充满菌丝，其间有裂隙；④子座先端不育部分无子囊壳。（图8-2）

粉末：①棕褐色，菌丝众多，白色，细长，为体内及体表菌丝，分枝或不分枝，密集交叉成团或断裂成节，直径1.3~3mm；②虫体组织碎片呈不规则多角形，淡黄色或黄棕色，有时隐约可见许多黑褐色的表皮斑纹，上面可见许多附着的菌丝；③子座柄部组织外壁块呈不规则方形、长方形，由许多细长的菌丝组成，菌丝排列紧密；④孢子囊壳碎片黄色，半透明，子囊细长。油滴颇多，散在菌丝中，刚毛较少。

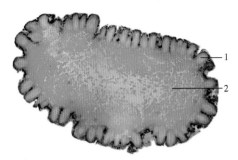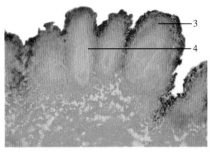

图 8-2　冬虫夏草子座横切面详图

1. 子囊壳；2. 菌丝；3. 子囊壳放大；4. 子囊

【化学成分】　主含虫草素（cordycepin）、腺苷（adenosine）、虫草酸（cordycepic acid）、甾醇、生物碱、粗蛋白、脂肪、虫草多糖、氨基酸及多种无机元素等。

R=OH　腺苷
R=H　虫草素

目前生药质量评价的主要指标性成分为腺苷。

【理化鉴别】

（1）取本品粉末 1g，加乙醚溶解，用氯仿提取，滤过，滤液挥去氯仿，滴加冰醋酸 2 滴，再加醋酸酐 2 滴，最后加浓硫酸溶液，显棕黄色→红紫色→污绿色。

（2）将上述经氯仿提过的粉末，再用 20% 乙醇溶液回流提取，浓缩至适量。取浓缩液 0.5mL，稀释至 1mL，加稀盐酸数滴，再加碘化铋钾试液数滴，放置 10 分钟后，产生黄色絮状沉淀，取另一支试管，同上操作后，加碘 – 碘化钾试液数滴，产生混浊。

【含量测定】　照高效液相色谱法测定，本品含腺苷（$C_{10}H_{13}N_5O_4$）不得少于 0.010%。

【药理作用】　①提高免疫功能：冬虫夏草可明显激活单核巨噬细胞系统，提高人体的免疫功能。②扩张支气管作用：冬虫夏草能增强肾上腺素对支气管的扩张作用，减轻哮喘等症状。③抗肿瘤作用：冬虫夏草对肺癌等肿瘤具有良好的辅助治疗作用。此外，冬虫夏草还有抗菌、改善血液循环、保护心脏等作用。

【功效】　性平，味甘。补肾益肺，止血，化痰。用于肾虚精亏，阳痿遗精，久咳虚喘，劳嗽咯血。

【附注】　至今已知虫草属（Cordyceps）共 100 余种，在我国供药用的尚有：①亚香棒虫草 *Cordyceps hawkesii* Gray 的干燥子座及虫体。产于湖南、安徽等地。虫体似蚕，表面有类白色的菌膜，除去菌膜显褐色，可见黑点状气门；子座单生或有分枝，柄多弯曲，黑色，有纵皱或棱，上部光滑，下部有细绒毛。所含成分与冬虫夏草相似，民间用作滋补药，常有头昏、恶心、呕吐等不良反应。②凉山虫草 *Cordyceps liangshanensis* Zang, Liu et Hu 的干燥子座及虫体。产于四川。虫体细长，表面棕褐色，被棕至棕褐色绒毛，有环纹 9~12 条；子座多单一，分枝纤细而曲折。③蛹虫草 *Cordyceps militaris*（L.）Link. 寄生在夜蛾科昆虫的蛹上形成的干燥子座及虫体，习称"北虫草"或"蛹草"。吉林、河北等地药用。其虫体呈椭圆形的蛹，子座橙黄色，顶端钝圆，柄细长圆柱形。

二、担子菌亚门 Basidiomycotina

担子菌亚门为陆生的高等真菌，其主要特征是在有性生殖过程中形成担子、担孢子。担子菌的菌丝体是由具横隔并有分枝的菌丝组成。在整个发育过程中，产生两种形式不同的菌丝，形成担孢子的复杂结构担子果（basidiocarp）即担子菌的子实体。其形态、大小、颜色各不相同，如伞状、扇状、球状、头状等。担子菌中 70% 的药用种集中在 6 个较大的科，即多孔菌科（27属 74 种）、口蘑科（18 属 45 种）、红菇科（2 属 33 种）、牛肝菌科（5 属 16 种）、马勃科（6 属 13 种）和蘑菇科（2 属 12 种）。主要药用真菌有茯苓 *Poria cocos*（Schw.）Wolf、猪苓 *Polyporus umbellatus*（Pers.）Fries、灵芝 *Canoderma lucidum*（Leyss.ex Fr.）Karst.、银耳 *Tremella fuciformis* Berk. 等。

茯 苓
Poria

【来源】 多孔菌科真菌茯苓 *Poria cocos*（Schw.）Wolf 的干燥菌核。寄生于马尾松或赤松的根部。多于 7~9 月采挖，挖出后除去泥沙，堆置"发汗"后，摊开晾至表面干燥，再"发汗"，反复数次至现皱纹，内部水分大部散失后，阴干，称为"茯苓个"；或将鲜茯苓按不同部位切制，阴干。用刀削取外皮得"茯苓皮"；去皮后切片为"茯苓片"；切成方形或长方形者为"茯苓块"；中有松根者为"茯神"；去皮后内部带淡红色或棕红色部分切成的片块称"赤茯苓"，去赤茯苓后的白色部分切成的片块为"白茯苓"。多野生，主产于云南、安徽、湖北等地。以云南产者质佳，习称"云苓"；安徽产量大，习称"安苓"。

【植物形态】 菌核寄生于地下松根上，形状、大小不一，多呈类球形，新鲜时软，干后质硬。表面深褐色，多皱纹，内部粉粒状，白色或淡棕色；子实体近无柄，平伏于菌核表面，呈蜂窝状；菌管多数，着生于子实体下面，管孔多边形至不规则形，孔壁薄，孔缘渐变为齿状；担孢子长方形至近圆柱形，有一斜尖。多寄生于马尾松、赤松等松林中，可深入地下 20~30cm 生长。

【性状特征】 **茯苓个** 呈类球形、扁圆形、椭圆形或不规则团块，大小不一。外皮薄，棕褐色至黑褐色，粗糙，具有明显的皱缩纹理。体重，质坚实，断面颗粒性，有的具裂隙，外层淡棕色，内部白色，少数淡红色，有的中间抱有松根。气微，味淡，嚼之黏牙。（图 8-3A）

茯苓皮 形状大小不一，外面棕褐色至黑褐色，内面白色或淡棕色。质较松软，略具弹性。

茯苓块 为去皮后切制的茯苓，呈立方块状或方块状厚片，大小不一，白色、淡红色或淡棕色。

茯苓片 为去皮后切制的茯苓，呈不规则厚片，厚薄不一，色白，淡红色或淡棕色。

茯神 呈方块状，附有切断的一块茯神木，质坚实，色白。（图 8-3B）

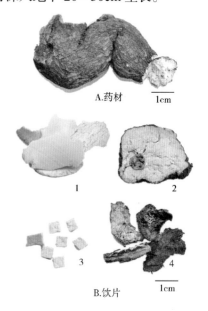

A.药材
1cm

1 2

3 4

B.饮片
1cm

图 8-3 茯苓生药图
1.茯苓片；2.茯神；3.茯苓块；4.茯苓皮

【显微特征】　粉末：灰白色。①用水装片，可见无色不规则颗粒状团块或分枝状团块，遇水合氯醛液黏化成胶冻状，加热团块物溶化；②用5%氢氧化钾溶液装片，可见无色或淡棕色菌丝，细长，稍弯曲，有分枝，直径3~8μm，少数至16μm，横壁偶见。（图8-4）

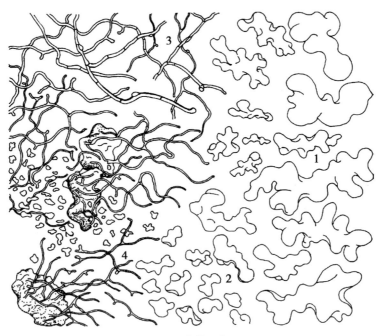

图8-4　茯苓粉末图
1. 分枝状团块；2. 颗粒状团块；3. 无色菌丝；4. 棕色菌丝

【化学成分】　①多聚糖类：主含茯苓聚糖（pachyman），高达75%，茯苓聚糖为具有β-（1→6）吡喃葡聚糖支链的β-（1→3）吡喃葡聚糖，无抗肿瘤活性，切断支链成β-（1→3）葡聚糖，称为茯苓次聚糖（pachymaran），又称茯苓多糖，具有抗肿瘤活性。②三萜类化合物：主为茯苓酸（pachymic acid）、猪苓酸C（polyporenic acid C）、土莫酸（tumulosic acid）、齿孔酸（eburicoic acid）等。此外，尚含麦角甾醇、β-谷甾醇、β-茯苓聚糖酶、蛋白酶、胆碱、腺嘌呤、卵磷脂、月桂酸及无机盐等。

【理化鉴别】

（1）取茯苓片或粉末少量，加碘化钾碘试液1滴，显深红色。

（2）茯苓粉末乙醚提取液，蒸干后用甲醇溶解作为供试品溶液，茯苓对照药材同法制成对照品溶液，上样于同一硅胶G薄层板上，以甲苯-乙酸乙酯-甲酸（20∶5∶0.5）为展开剂，展开晾干后，喷以2%香草醛硫酸溶液-乙醇（4∶1）混合溶液，105℃加热至斑点显色。供试品色谱中，在与对照药材色谱相应位置上，显相同颜色斑点。

【含量测定】　照醇溶性浸出物测定法热浸法测定，本品含醇溶性浸出物不得少于2.5%。

【药理作用】　①利尿作用：茯苓有利尿作用，茯苓与桂皮、生姜、甘草或与白术、生姜等配伍，利尿作用显著增强且持久。②免疫增强作用：茯苓多糖具有免疫增强作用，能显著提高小鼠巨噬细胞能力，增强免疫功能。③抗肿瘤作用：茯苓多糖和茯苓酸具有良好的辅助抗肿瘤作用。此外，茯苓提取物对中枢神经系统、心血管系统、消化系统等亦有保护作用。

【功效】　性平，味甘、淡。利水渗湿，健脾宁心。用于水肿尿少，痰饮眩悸，脾虚食少，便溏泄泻，心神不安，惊悸失眠。

猪 苓
Polyporus

【来源】　多孔菌科真菌猪苓 *Polyporus umbellatus* (Pers.) Fries 的干燥菌核。常寄生于壳斗科植物桦、枫、槭等树根周围土壤中。主产于陕西、云南、山西、河南等地。野生，栽培已获成功。春、秋两季采挖，去净泥沙，干燥。

【植物形态】　菌核呈长块状或扁块状，有的有分枝，表面凹凸不平，白色（白苓）、灰色（灰苓）或黑色（黑苓），内面白色；子实体由菌核上生长，伸出地面，菌柄多与基部相连，上部多分枝，形成一丛菌盖。菌盖肉质，伞形，干后坚硬而脆。孢子卵圆形。

【性状特征】　呈条形、类圆形或扁块状，有的有分枝，长 5～25cm，直径 2～6cm。表面黑色、灰黑色或棕黑色，皱缩或有瘤状突起。质致密而体轻，能浮于水面。断面类白色或黄白色，略呈颗粒状，细腻，按之较软。气微，味淡。（图 8-5）

【显微特征】　粉末：灰黄白色。①用斯氏液装片可见散在的菌丝和联结的菌丝团，菌丝团不易分离，无色或棕色。②菌丝直径 2～10μm，无色或棕色，细长弯曲，有分枝或呈结节状膨大，有的可见横隔。③草酸钙结晶呈正方八面体形、双锥八面体形或不规则多面体，有时可见数个结晶聚集。（图 8-6）

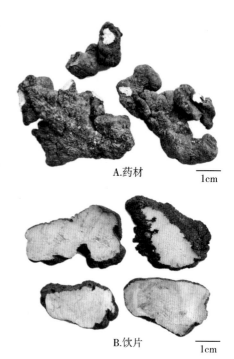

A.药材　1cm

B.饮片　1cm

图 8-5　猪苓生药图

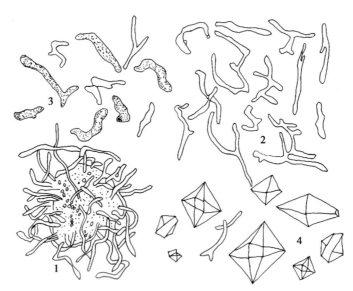

图 8-6　猪苓粉末图

1.菌丝团；2.无色菌丝；3.棕色菌丝；4.草酸钙方晶

【化学成分】　含水溶性多聚糖猪苓聚糖、麦角甾醇（ergosterol）、麦角甾 -4, 6, 8（14），22- 四烯 -3- 酮、猪苓甾酮、α- 羟基 - 二十四烷酸（α-hydroxy-tetracosanoic acid）、维生素 H（biotin）、粗蛋白等。

目前生药质量评价的主要指标性成分为麦角甾醇。

麦角甾-4,6,8(14),22-四烯-3-酮

【理化鉴别】

（1）取本品粉末 1g，加稀盐酸 10mL，置水浴上煮沸 15min，搅拌，呈黏胶状。

（2）取本品粉末少量，加氢氧化钠溶液（1→5）适量，搅拌，呈悬浮状。

（3）粉末加碘化钾碘试液，显棕褐色。

【含量测定】　照高效液相色谱法测定，本品含麦角甾醇（$C_{28}H_{44}O$）不得少于 0.070%。

【药理作用】　①利尿作用：猪苓有较强的利尿作用，其作用机制主要是抑制肾小管对水及电解质特别是钠、钾的重吸收。②免疫增强作用：猪苓提取物能增强网状内皮系统吞噬功能，从而提高免疫力。此外，猪苓提取物还具有抗肿瘤及保护肝脏等作用。

【功效】　性平，味甘、淡。利水渗湿。用于小便不利、水肿、泄泻、淋浊、带下。

灵　芝
Ganoderma

本品为多孔菌科真菌赤芝 *Ganoderma lucidum*（Leyss.ex Fr.）Karst. 或紫芝 *Ganoderma sinense* Zhao，Xu et Zhang 的干燥子实体。赤芝主产于华东、西南及河北、山西、江西、广西、广东等地；紫芝主产于浙江、江西、湖南、广西、福建和广东等地。全年采收，除去杂质，剪除附有朽木、泥沙或培养基质的下端菌柄，阴干或在 40～50℃烘干。赤芝呈伞状，菌盖肾形、半圆形或近圆形。皮壳坚硬，黄褐色至红褐色，有光泽，具环状棱纹和辐射状皱纹，边缘薄而平截，常稍内卷。菌肉白色至淡棕色。菌柄圆柱形，侧生，红褐色至紫褐色，光亮。孢子细小，黄褐色。气微香，味苦涩。紫芝皮壳紫黑色，有漆样光泽。菌肉锈褐色。主含灵芝多糖及灵芝酸、赤芝酸等三萜类化合物；灵芝多糖为生药质量评价的主要指标性成分。性平，味甘。补气安神，止咳平喘。

第九章
地衣类

扫一扫，查阅本章数字资源，含PPT、音视频、图片等

第一节　概　述

地衣植物门（Lichenes）植物是多年生植物。绝大多数地衣植物是由一种真菌和一种藻类共生，形成相互依存、高度结合的共生体。参与地衣共生的真菌绝大多数为子囊菌，少数为担子菌；与其共生的藻类是蓝藻和绿藻。

本门植物有 500 余属、25000 余种。绝大多数地衣是喜光植物，因为对空气污染十分敏感，尤其是 SO_2，故多生长在高山树林等空气清新的地方，因此，地衣类可视为环境污染的指标植物；地衣能忍受干旱，干旱时休眠，雨后又恢复生长，因此地衣可分布于峭壁、树皮、岩石上甚至沙漠地上；地衣抗寒性强，因此它也可以分布在高山、冻土带甚至南、北极的冻土上。由于其特殊的生长、繁殖能力，常形成一望无际的地衣群落。

地衣从形态上一般分为壳状、叶状和枝状；80% 的地衣为壳状地衣，菌丝与基质紧密相连，很难剥离。叶状地衣呈叶片状，四周有瓣状裂片，常由叶片下部生出假根或脐，附着在基质上，易于剥离。枝状地衣呈树枝状，直立或下垂，仅基部附着于基质上。

地衣的成分与藻类、菌类不同，含特有的地衣酸、地衣色素、地衣多糖、地衣淀粉等成分，最特殊的是具有抗菌作用的地衣酸（lichenic acid）。地衣酸的种类达 300 余种。约 50% 以上的地衣都具有地衣酸类成分，如松萝酸、地衣硬酸、袋衣酸、小红石蕊酸等。它们对革兰阳性细菌和结核杆菌多具有抗菌活性。此外，地衣多糖、异地衣多糖均有极高的抗癌活性。

第二节　地衣类的分类与主要药用品种

通常将地衣分为三个纲，即子囊衣纲、担子衣纲、半知衣纲。

子囊衣纲地衣体中的真菌属于子囊菌，本纲地衣的数量占地衣总量的 99%。

中国地衣植物有 200 属、2000 种。《中国药用地衣》收载药用地衣植物 9 科、17 属、71 种。第三次资源普查记录了 9 科、15 属、55 种；其中，药用地衣种数较多的有梅衣科（4 属 17 种）、松萝科（3 属 13 种）和石蕊科（1 属 12 种），约占药用地衣种数的 77%。主要药用品种有松萝 *Usnea diffracta* Vain.、长松萝 *Usnea longissima* Ach. 等。

松　萝
Usnea

　　本品为松萝科植物松萝 *Usnea diffracta* Vain. 或长松萝 *Usnea longissima* Ach. 的干燥地衣体。前者习称"节松萝"，后者习称"蜈蚣松萝"。松萝主产湖北、湖南、贵州等地，长松萝主产广西、四川、云南等地。全年可采，去杂质，晒干。松萝呈二叉状分枝。表面灰绿色或黄绿色，粗枝表面有明显的环状裂纹。质柔软，略有弹性，不易折断，断面可见中央有线状强韧的中轴。气微，味酸。长松萝呈丝状，主轴单一，不呈二叉式分枝，主枝两侧密生细短的侧枝，灰绿色，柔软。似蜈蚣足状。主含松萝酸（usnic acid）、巴尔巴地衣酸（barbatic acid）、地衣酸（lichenic acid）等。性平，味甘、苦。止咳平喘，活血通络，清热解毒。

第十章
蕨类植物门

扫一扫，查阅本章数字资源，含PPT、音视频、图片等

第一节　概　述

蕨类植物有独立生活的孢子体和配子体，具维管束，世代交替，孢子体发达。大部分孢子体有根、茎、叶的器官分化。茎多为根状茎，常被鳞片并着生须根。叶自根茎生出，孢子囊单生或聚集，大多满布于孢子叶背面、生于叶缘或沿叶脉分布，孢子囊群形状多样，有或无囊群盖。孢子多为同型，少为异型，分别生于大小孢子囊中。陆生、附生或水生。

世界上蕨类植物约12000种，以热带、亚热带分布最多，喜生于温暖阴湿的森林地带。我国约有2600种，其中可供药用430余种，主要有绵马贯众、紫萁贯众、海金沙、骨碎补、狗脊、伸筋草等。

蕨类植物茎无次生构造，木质部均为管胞，中柱主要为原始的原生中柱、网状中柱、管状中柱和散生中柱等。毛茸多为单细胞非腺毛或星状毛，单细胞头腺毛，有的具间隙腺毛。孢子的大小、形状及构造具有鉴别意义。

蕨类植物化学成分主要有：①黄酮类：蕨类植物中广泛分布，类型较多。真蕨类主要含黄酮醇类，如山柰酸、槲皮素等；小叶型蕨类主要含双黄酮类，如穗花杉双黄酮、扁柏双黄酮；石韦属主要含山酮类，如芒果苷和异芒果苷。②酚类：大叶型蕨类主要含二元酚类，如绿原酸、咖啡酸、阿魏酸等；鳞毛蕨属主要含多元酚类，如绵马酚、绵马素、绵马酸等。③生物碱类：小叶型蕨类中广泛存在，如石松科、木贼科。此外尚含甾体类、三萜类、蒽醌类、皂苷类及挥发油类等成分。

第二节　主要药用科及其代表生药

一、蚌壳蕨科 Dicksoniaceae

本科约5属，40种，分布于热带地区。中国1属，1种，即金毛狗脊。

多年陆生。树状，主干粗大而高，直立或短而平卧。有复杂的网状中柱。密被金黄色长柔毛；无鳞片；叶片大，3~4回羽状，革质，叶脉分离，叶柄长而粗。孢子囊群生于叶背面边缘，囊群盖两瓣开裂形似蚌壳状，革质，孢子囊梨形，环带稍斜生，有柄，孢子四面形。

本科植物普含水溶性酚酸类成分。

狗 脊
Cibotii Rhizoma

本品为蚌壳蕨科植物金毛狗脊 *Cibotium barometz*（L.）J.Sm. 的干燥根茎。主产于福建、四川等地。秋、冬二季采挖，去泥沙，干燥；或削去硬根、叶柄及茸毛，切厚片，晒干，为"生狗脊片"；蒸后，晒至六七成干，切厚片，干燥，为"熟狗脊片"。呈不规则的长条状。表面深棕色，被金黄色茸毛，上部有多个棕红色叶柄残基，下部具黑色细根。质坚硬，难折断。无臭，味淡、微涩。生狗脊片呈不规则长条形或圆形，偶有未去尽的金黄色茸毛，近边缘处有一条棕黄色隆起的木质部环纹或条纹。熟狗脊片呈黑棕色，木质部环纹明显。主含绵马酚、儿茶酸等。儿茶酸为指标性成分。性温，味苦、甘，补肝肾，强腰膝，祛风湿。

二、鳞毛蕨科 Dryopteridaceae

本科约 14 属，1200 余种，主要分布于温带和亚热带。我国有 13 属，472 种，主要药用植物有 5 属 60 种，如粗茎鳞毛蕨 *Dryopteris crassirhizoma* Nakai、贯众 *Cyrtomium fortunei* J.Sm. 等。

多为多年生草本。根茎多短粗，直立或斜生，密被鳞片，具网状中柱。叶柄多被鳞片或鳞毛，叶柄上有纵沟，叶片 1 至 5 回羽状。孢子囊群背生或顶生于小脉，囊群盖圆肾形、圆形，稀无盖。孢子囊扁圆形，具细长的柄，环带垂直。孢子呈两面形、卵圆形，表面具疣状突起或有翅。配子体心脏形，腹面具假根，精子器位于下端，颈卵器位于上端近凹陷处。

本科植物普含间苯三酚类衍生物。

绵马贯众
Dryopteridis Crassirhizomatis Rhizoma

【来源】 鳞毛蕨科植物粗茎鳞毛蕨 *Dryopteris crassirhizoma* Nakai 的干燥根茎及叶柄残基。主产于黑龙江、吉林、辽宁。秋季采挖，削去叶柄、须根，除去泥沙，晒干。

【植物形态】 多年生草本。根茎粗大，块状，斜生，下有黑色细根。叶簇生于根茎顶端，基部密生棕褐色大鳞片。叶柄基部坚硬，具长柄，叶片宽，倒披针形，二回羽状全裂或深裂，中轴及叶脉上常被褐色鳞片，叶芽期鳞片边缘有双细胞并列毛状物及腺毛，羽片披针形，可达 30 对以上，无柄，小羽裂片长圆形。囊群分布于叶中部以上的羽片上、叶背小脉中部以下，囊群盖圆肾形或肾形。生于山地阴坡林下湿地。

【性状特征】 呈倒圆锥形，稍弯曲，上端钝圆或截形，下端较尖，有的纵剖为两半，长 7～20cm，直径 5～8cm。表面黄棕色至黑褐色，密被排列整齐的叶柄基部及膜质鳞片并有弯曲须根，叶柄基部扁圆柱形，长 3～5cm，直径 0.5～1.0cm；表面绿褐色或黑棕色，具纵棱；质硬脆，断面棕色，有黄白色点状维管束 5～13 个，环列。根茎呈类圆柱形，质硬脆，断面深绿色至棕色，维管束点状黄白色长圆形，较大。气特异，味初淡而微涩，后渐苦、辛。（图 10-1）

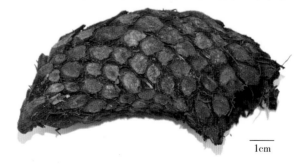

图 10-1 绵马贯众生药图

【显微特征】　叶柄基部横切面：①表皮为1列外壁稍厚的小型细胞，常脱落。②下皮为约10列多角形厚壁细胞，棕褐色。③基本组织细胞排列疏松，细胞间隙中有单细胞的间隙腺毛，头部呈球形或梨形，内含棕色分泌物。④分体中柱5～13个，环列，扁圆形或类圆形，中央木质部管胞多角形，周围为韧皮部，其外为1～2列中柱鞘薄壁细胞，最外层为1列扁小的内皮层细胞，凯氏点明显。薄壁细胞中含棕色物及淀粉粒。（图10-2）

粉末：红棕色。①间隙腺毛单细胞，头部呈球形或梨形，内含棕色分泌物。②管胞主为梯纹管胞。③下皮纤维成束或单个散在，可见稀疏斜纹孔。④薄壁组织细胞间隙大，壁稍厚，部分呈连珠状，纹孔散布不均匀。⑤内皮层细胞呈不规则长方形，壁薄，微波状或弯曲。⑥淀粉粒较多，单粒圆形、椭圆形或广卵形，脐点及层纹不明显。（图10-3）

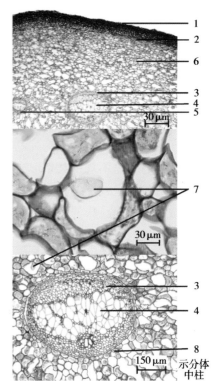

图10-2　绵马贯众（叶柄基部）横切面详图

1.表皮；2.下皮；3.韧皮部；4.木质部；
5.分体中柱；6.基本组织；7.间隙腺毛；8.内皮层

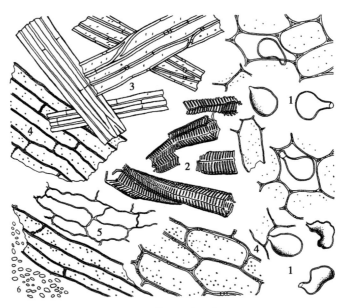

图10-3　绵马贯众粉末图

1.间隙腺毛；2.管胞；3.下皮纤维；4.薄壁组织；5.内皮层细胞；6.淀粉粒

【化学成分】　主含间苯三酚衍生物。如绵马贯众素（东北贯众素，dryocrassin）、绵马精（filmarone），其性质不稳定，能缓慢分解产生绵马酸类（filicic acids），黄绵马酸类（flavaspidic acids），白绵马素类（albaspidins），去甲绵马素类（desaspidins）等。此外，含黄酮醇类、三萜类，以及挥发油类。

绵马贯众素

【理化鉴别】

（1）取叶柄基部或根茎横切片，滴加 1% 香草醛试液，镜检，可见细胞间隙腺毛呈红色。

（2）粉末乙醚提取液加氢氧化钡试液适量，振摇，静置后，取水层加盐酸酸化，用等量乙醚提取，分取醚层并除去乙醚，残渣加对二甲氨基苯甲醛试液，呈深红棕色，放置后出现红棕色沉淀。

（3）粉末用环己烷超声提取，提取液作供试品溶液，以绵马贯众对照药材作对照。点于同一硅胶 G 薄层板上，用正己烷 – 三氯甲烷 – 甲醇（30∶15∶1）展开，以 0.3% 坚牢蓝 BB 盐的稀乙醇溶液显色，供试品色谱中，在与对照药材色谱相应的位置上，显相同颜色的斑点。

【含量测定】 照浸出物测定法热浸法测定，本品含醇溶性浸出物不得少于 25.0%。

【药理作用】 ①抗病原微生物作用：贯众对流感病毒、副流感病毒、腺病毒、柯萨奇病毒等均有明显抑制作用，也有广谱的体外抗菌作用；②驱虫作用：对绦虫有强烈的毒性，可使绦虫麻痹，通过泻药可使绦虫驱出体外；③抗肿瘤作用：间苯三酚类化合物对宫颈癌 U14、Lewis 肺癌有抑制作用。

【功效】 性微寒，味苦，有小毒。清热解毒，驱虫。用于虫积腹痛，疮疡。用量 4.5～9g。

【附注】

（1）贯众：来源复杂，我国已发现有 6 科 12 属 35 种以上蕨类植物。常见的有：①峨眉蕨贯众：为蹄盖蕨科植物河北峨眉蕨 *Lunathyrium vegetius*（Kitagawa）Ching 或陕西峨眉蕨 *Lunathyrium giraldii*（Christ）Ching 的根茎和叶柄基部。主产于甘肃、宁夏、华北、华中地区。叶柄基部断面构造相同，具分体中柱 2 个，呈八字形排列，其间常有一暗色点或形成空洞。②荚果蕨贯众：为球子蕨科植物荚果蕨 *Matteuccia struthiopteris*（L.）Todaro 的根茎和叶柄基部。主产于华北、西北。叶柄基部断面特征与峨眉蕨相似，但无暗色点和空洞。③紫萁贯众：为紫萁科植物紫萁 *Osmunda japonica* Thunb. 的根茎和叶柄基部。主产于华东、华中、西南，为华东各省商品贯众的主流品种。叶柄基部断面中柱呈 U 字形。④狗脊贯众：为乌毛蕨科植物单芽狗脊蕨 *Woodwardia unigemmata*（Makino）Nakai 的根茎和叶柄基部。主产于云南、四川。叶柄基部断面常有分体中柱 5～8 个，排成半环状，末端 2 个较大。

（2）欧绵马：为欧洲鳞毛蕨 *Dryopteris filix-mas*（L.）Schott 根茎及叶柄基部。主产于欧洲，我国新疆有分布。原植物近似绵马贯众，其叶芽期叶柄及叶轴鳞片边缘有锯齿而无腺毛，仅鳞片基部有 2 腺毛，根茎质地疏松，而绵马贯众较坚实。化学成分、功效类同。

三、水龙骨科 Polypodiaceae

本科约 50 属，600 余种，主要分布于热带。我国有 25 属，272 余种，分布全国各地。已知药用的 18 属，86 种。主要有骨碎补、石韦等。

陆生或附生。根状茎多横走，被阔鳞片。网状中柱。叶二型或同型；叶柄与根状茎有关节相连；单叶，全缘或羽状半裂至一回羽状分裂；网状脉。孢子囊群圆形或线形，或有时布满叶背，无囊群盖；孢子囊梨形或球状梨形；孢子两面形。主含黄酮类、三萜类、甾体类等成分。

骨碎补
Drynariae Rhizoma

本品为水龙骨科植物槲蕨 *Drynaria fortunei*（Kunze）J.Sm. 的干燥根茎。主产湖北、浙江。全年均可采挖，除去泥沙，或再燎去茸毛，干燥。呈扁平长条状，多弯曲，有分枝。表面密被深棕色至暗棕色细小鳞片，柔软如毛，经火燎者呈棕褐色或暗褐色，两侧及上表面均具凸起或凹下的圆形叶痕，少数残留有叶柄残基及须根或痕。体轻，质脆，易折断，断面红棕色，具黄色小点，环列。气微，味淡、微涩。含有黄酮类、三萜类、甾体类、挥发油类等成分，柚皮苷为主要指标性成分。性温，味苦。补肾强骨，续伤止痛。

第十一章
裸子植物门

第一节 概　述

裸子植物是一类介于蕨类植物与被子植物之间的维管植物。该类植物多为常绿木本和灌木。叶针形、条形或鳞形，极少为阔叶。花被常缺，雌雄同株或异株，小孢子叶（雄蕊）聚生成雄球花，大孢子叶（雌蕊）聚生成雌球花，每个大孢子叶上或边缘有裸露的胚珠。胚珠裸露于心皮上，整个胚珠发育成种子。

茎维管束环状排列，有形成层，木质部大多数只有管胞，极少有导管，韧皮部中有筛胞而无伴胞。

裸子植物所含化学成分主要有：①黄酮类：黄酮及双黄酮类普遍存在于裸子植物中，可以说双黄酮是裸子植物的特征性成分。如银杏含银杏双黄酮（ginkgetin）、异银杏双黄酮（isoginkgetin）等多种双黄酮；杉科及柏科含扁柏双黄酮（hinokiflavone）、穗花杉双黄酮（amentoflavone）等。②生物碱类：存在于三尖杉科、红豆杉科，罗汉松科、麻黄科及买麻藤科。麻黄科与买麻藤科的生物碱结构较简单，属苯胺类；三尖杉科生物碱结构比较复杂，粗榧碱是该科的特征性成分；三环二萜紫杉烷型碱是红豆杉科红豆杉属特征性成分。③树脂及挥发油：大量存在于松科及柏科种子中。另含有萜类、木脂素及甾体等成分。

第二节　主要药用科及其代表生药

裸子植物有13科，70属，近700种，广泛分布于世界各地。我国有12科，39属，约236种，其中银杏科、银杉属、金钱松属、水杉属、水松属、侧柏属和白豆杉属等为我国特产科属。主要生药有麻黄、银杏叶、白果、侧柏叶、松节油、松花粉、三尖杉、红豆杉等。

一、银杏科 Ginkgoaceae

本科仅银杏属（Ginkgo）1属，1种和几个变种，特产于我国。

落叶乔木，树干高大端直，枝分长枝与短枝。叶扇形，顶端2或3浅裂，具多数叉状并列细脉，在长枝上螺旋状排列，散生，在短枝上簇生。球花单性，雌雄异株，生于短枝顶部的鳞片状叶的腋内，呈簇生状；雄球花具梗，葇荑花序状，雄蕊多数，螺旋状着生，花药2室，药室纵裂，药丝短；雌球花具长梗，梗端2叉状，稀不分叉或分成3~5叉，叉顶生珠座，各具1枚直立胚珠。种子核果状，具长梗，下垂，胚乳丰富；子叶常2枚，发芽时不出土。

银杏叶
Ginkgo Folium

【来源】 银杏科植物银杏 *Ginkgo biloba* L. 的干燥叶。主产于广西、四川、河南、山东、湖北、辽宁、江苏等地。秋季采收，低温干燥，贮存。

【植物形态】 同银杏科形态特征。

【性状特征】 多皱折或破碎，完整者呈扇形，长 3～12cm，宽 5～15cm。黄绿色或浅棕黄色，上缘呈不规则的波状弯曲，有的中间凹入，深者可达叶长的 4/5。具二叉状平行叶脉，细而密，光滑无毛，易纵向撕裂。叶基楔形，叶柄长 2～8cm。体轻。气微，味微苦。（图 11-1）

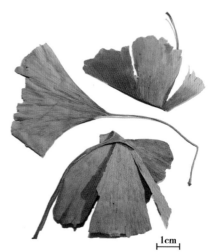

图 11-1 银杏叶生药图

【显微特征】 叶横切面：上下表皮细胞各 1 列，类方形或类长方形，外被角质层，下表皮散有内陷气孔。叶肉细胞多角形或类长圆形，内中含棕色物质、油滴状物和草酸钙簇晶（维管束周围多见）；维管束外韧型；分泌道存在于维管束间；较老叶维管束周围有 1～2 列厚壁细胞组成的维管束鞘。（图 11-2）

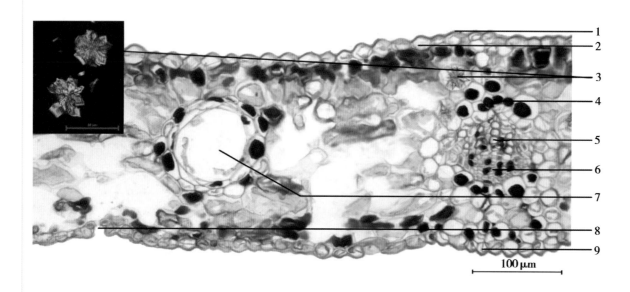

图 11-2 银杏叶横切面详图

1. 角质层；2. 上表皮；3. 草酸钙簇晶；4. 棕色块；5. 木质部；6. 韧皮部；7. 分泌道；8. 气孔；9. 下表皮

【化学成分】 主含黄酮类和内酯类成分。①黄酮类：银杏双黄酮（ginkgetin）、去甲银杏双黄酮（bilobetin）、异银杏双黄酮（isoginkgetin）、金松双黄酮（sciadopitysin）、木樨草素 -3-O- 葡萄糖苷及苷元、槲皮素 -3-O- 鼠李糖苷及苷元等。②内酯类：白果苦内酯（银杏内酯，ginkgolide）A、B、C、M、J，白果内酯（bilobalide）等。

目前生药质量评价的主要指标性成分为总黄酮醇苷、银杏内酯 A、B、C 和白果内酯。

银杏双黄酮　　　R₁　　R₂

	R_1	R_2
银杏双黄酮	CH_3	H
去甲银杏双黄酮	H	H
异银杏双黄酮	H	CH_3

银杏内酯 A　　　　　　银杏内酯 B

银杏内酯 C　　　　　　白果内酯

【理化鉴别】

（1）粉末用甲醇回流提取，滤过，滤液作供试品溶液。以银杏叶对照药材作对照，分别点于同一含4%醋酸钠的硅胶G薄层板上，以乙酸乙酯–丁酮–甲酸–水（5∶3∶1∶1）展开，3%三氯化铝乙醇溶液显色，紫外光灯（365nm）下检视。供试品色谱中，在与对照药材色谱相应的位置上，显相同颜色的荧光斑点。

（2）粉末用50%丙酮回流提取，滤过，滤液蒸干，残渣加水溶解，乙酸乙酯提取，合并乙酸乙酯液，蒸干，残渣加15%乙醇溶解，在聚酰胺柱上，用5%乙醇洗脱，洗脱液蒸去乙醇，残液用乙酸乙酯提取，蒸干，残渣加丙酮溶解作供试品。以银杏内酯A、B、C和白果内酯对照品作对照。分别点于同一含4%醋酸钠的硅胶G薄层板上，以甲苯–乙酸乙酯–丙酮–甲醇（10∶5∶5∶0.6）展开，醋酐蒸气中显色，紫外光灯（365nm）下检视。供试品色谱中，在与对照品色谱相应的位置上，显相同颜色的荧光斑点。

【含量测定】 照高效液相色谱法测定，本品含总黄酮醇苷不得少于0.40%；含萜类内酯以银杏内酯A（$C_{20}H_{24}O_9$）、银杏内酯B（$C_{20}H_{24}O_{10}$）、银杏内酯C（$C_{20}H_{24}O_{11}$）和白果内酯（$C_{15}H_{18}O_8$）的总量计，不得少于0.25%。

【药理作用】 ①银杏叶黄酮及内酯类成分具有扩张冠脉，保护缺血心肌样作用。②银杏提取物具有改善脑循环，保护血脑屏障，改善记忆力，调节中枢神经递质如去甲肾上腺素、5-羟色胺、乙酰胆碱等递质的作用。③银杏内酯成分具有抗血小板活化因子的作用，从而产生抗变态反应、抗内毒素反应、抑制排斥反应等效应。

【功效】 性平，味苦、甘、涩。活血化瘀，通络止痛，敛肺平喘，化浊降脂作用。用于瘀血阻络、胸痹心痛，中风偏瘫，肺虚咳喘，高血脂。

【附注】

1. 白果 Ginkgo Semen 为银杏 *Ginkgo biloba* L. 的干燥成熟种子。种子略成椭圆形，一端钝，另一端稍尖。表面黄白色或淡棕黄色，平滑，具2~3条棱线。中种皮（壳）骨质，坚硬；内种皮膜质；种仁宽卵形或椭圆形，一端淡棕色，另一端金黄色，横断面外层黄色、胶质样，内层淡黄色或淡绿色，粉性。无臭，味甘、微苦。含白果酸（ginkgolic acid）、氢化白果酸（hydroginkgolic acid）、氢化白果亚酸（hydroginkgolinic acid）、白果酚（ginkgol）、白果醇（ginnol）、脂肪油等。外种皮含黄酮类化合物。白果酸能抑制分枝杆菌的生长；肉质种皮含抗菌成分，对多种固紫染色阳性及阴性细菌均有抑制作用；对常见致病性皮肤真菌均有不同程度的抑制作用。性平，味甘、苦、涩。有毒。敛肺定喘，止带缩尿。

2. 银杏叶提取物　为银杏 Ginkgo biloba L. 的干燥叶经加工制成的提取物。含总黄酮醇苷不得少于 24.0%，萜类内酯以白果内酯（$C_{15}H_{18}O_8$）、银杏内酯 A（$C_{20}H_{24}O_9$）、银杏内酯 B（$C_{20}H_{24}O_{10}$）和银杏内酯 C（$C_{20}H_{24}O_{11}$）的总量计，不得少于 6.0%，重金属不得过 20mg/kg，总银杏酸不得过 5mg/kg。用银杏叶提取的黄酮和萜内酯为主制成的制剂，对治疗脑血管、心血管疾病有显著疗效。

二、红豆杉科 Taxaceae

本科植物有 5 属，23 种，主要分布于北半球。我国有 4 属，12 种。主要的属有红豆杉属（Taxus）、榧树属（Torreya）等。主要的生药有东北红豆杉、红豆杉、云南红豆杉、香榧子、血榧等。

常绿乔木或灌木。叶披针形或条形，螺旋状排列或交互对生，基部扭转成 2 列，下面沿中脉两侧各具 1 条气孔带。球花单性异株，稀同株；雄球花常单生于叶腋或苞腋或组成穗状花序，雄蕊多数，具 3～9 个花药，花粉粒无气囊；雌球花单生或成对，胚珠 1 枚，生于苞腋，基部具盘状或漏斗状珠托。种子核果状，包于杯状、肉质的假种皮中；胚乳丰富；子叶 2 枚。

红豆杉科植物具有裸子植物典型的组织构造，维管束具有形成层，为开放型维管束；木质部中的输导组织由管胞构成，并起支持作用。筛胞不具伴胞。

本科植物主要含有两类成分：①萜类：红豆杉属植物含有紫杉烷二萜类特征性成分，如紫杉醇（taxol）具有极强的抗肿瘤药理活性，临床上用于治疗乳腺癌、卵巢癌、肺癌、子宫内膜癌等。②黄酮类：东北红豆杉含有槲皮素，浆果紫杉含银杏双黄酮（ginkgetin），具有降低血清胆固醇作用，用于治疗心绞痛。

红豆杉

Taxi Cortex，Ramulus et Folium

【来源】　红豆杉科植物东北红豆杉 Taxus cuspidata Sieb.et Zucc. 或红豆杉 T. chinensis（Pilg.）Rehd. 的干燥树皮和枝叶。东北红豆杉主产于我国东北、朝鲜、日本、俄罗斯；红豆杉主产于西北、西南。枝叶四季均可采收，鲜用或晒干。

【植物形态】　东北红豆杉乔木，高达 20m，树皮红褐色。叶条形，有短柄，生于主枝上者为螺旋状排列，生于侧枝上者叶柄基部左右扭转，成不规则羽状排列。背面有两条灰绿色气孔带。雄球花有雄花 9～14，各具 5～8 个花药。种子卵圆形，紫红色，外覆有上部开口的假种皮，假种皮成熟时鲜红色，肉质。

红豆杉　叶螺旋状着生，基部扭转排成两列，中脉气孔带上有密生均匀的小乳头点。雌雄异株；雄球花单生叶腋；雌球花的胚珠单生于花轴上部侧生短轴的顶端，基部托以圆盘状假种皮。种子扁卵圆形，生于红色肉质的杯状假种皮中。

【性状特征】　东北红豆杉干皮弯曲或呈浅槽状；外表面较粗糙，灰棕色；内表面红棕色，具细纵纹；质硬脆，断面有纤维性。枝皮红褐色，具浅裂，密生微突起的叶柄残基；横断面灰白色至淡棕色，髓部细小，棕色，常枯朽，木部可见年轮和放射状木部射线，栓皮较薄，枝叶特征同原植物。气特异，味苦涩。

红豆杉　树皮微卷，外表面灰褐色，易脱落，内表面黄红色，有纵沟纹；质坚硬，折断不整齐，纤维状；水浸液红色，枝叶特征同原植物；气微，味微涩。（图 11-3）

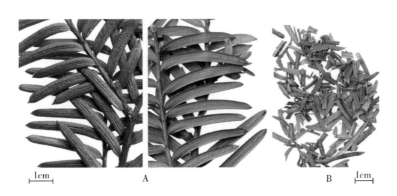

图 11-3　红豆杉枝叶生药图

A. 药材；B. 饮片

【显微特征】东北红豆杉枝条（4年生）横切面：表面残留表皮和皮层组织；木栓层细胞 6~10 列，细胞壁略厚，排列整齐，沿切线延长；栓内层细胞 5~7 列，排列疏松，向内逐渐变小。韧皮部细胞排列整齐。形成层明显。木质部发达，由管胞、纤维管胞及少量散在纤维组成；年轮清晰。髓射线宽 1~3 列细胞，细胞由内向外逐渐增大并呈径向延长；环髓带由 2~5 列含深色物的细胞组成。

【化学成分】东北红豆杉树皮和枝叶中均含紫杉烷（taxane）类二萜成分，主要有紫杉醇（taxol），三尖杉宁碱（cephalomannine），紫杉素 A、B、C、E、H、J、K、L、M（taxinine A，B，C，E，H，J，K，L，M），东北红豆杉素（taxacin）等。红豆杉枝叶和树皮中含紫杉醇，东北红豆杉素，欧紫杉吉酚（taxagifine），10- 去乙酰基紫杉醇（10-deacetyltaxol），10- 去乙酰基三尖杉宁碱（10-deacetylcephalomannine），10- 去乙酰基巴卡亭 Ⅲ，1- 羟基 -7，9- 二去乙酰基巴卡亭 Ⅲ（1-hydroxy-7，9-dideacetylbaccatin Ⅲ）。

目前生药质量评价的主要指标性成分为紫杉醇。

【理化鉴别】粉末用二氯甲烷 - 甲醇（1：1）超声提取，滤过，滤液减压浓缩，加二氯甲烷 - 水（1：1）萃取，二氯甲烷层浓缩作供试品溶液。以紫杉醇对照品作对照。分别点于同一硅胶 GF_{254} 薄层板上，以二氯甲烷 - 甲醇（95：5）展开，置紫外光灯下（254nm）检视。供试品色谱中，在与对照品色谱相应的位置上，显相同颜色的斑点。

紫杉醇　　R=C₆H₅CO

三尖杉宁碱　R=CH₃CH=CCH₃CO

【药理作用】紫杉醇在生物体内能够阻止癌细胞的快速繁殖而抑制肿瘤细胞的生长。其作用机制与长春新碱和秋水仙碱相反。体外实验证明对多种癌细胞均有明显的细胞毒作用；体内实验表明对多种恶性肿瘤均有显著的抑制作用。

【功效】紫杉醇及紫杉烷类成分均具有抗肿瘤活性。其作用机理与长春新碱及秋水仙碱相反。临床上用于治疗卵巢癌、乳腺癌、肺癌、脑癌、子宫内膜癌等恶性肿瘤，其中对乳腺癌效果最好。

【附注】　①我国除东北红豆杉、红豆杉外，尚有 2 种 1 个变种，分别为云南红豆杉 *T. yunnanensis* Cheng et L.K.Fu、西藏红豆杉 *T. wallichiana* Zucc. 及南方红豆杉 *T. chinensis*（Pilger）var. *mairei*（Lemeé et Lévl.）Cheng et L.K.Fu，其树皮及枝叶均可用于提取紫杉醇的原料。②从欧洲产的 *Taxus baccata* 中分离到紫杉醇类衍生物用此化合物合成出与紫杉醇类似的化合物 taxothere。该化合物对乳腺癌、子宫癌的治疗有特异的疗效，1995 年美国 FDA 已批准应用于临床，治疗转移性乳腺癌。1996 年日本厚生省亦批准使用。③紫杉醇（taxol）是 1967 年首次从欧洲短叶红豆杉 T.brevifolia Nutt. 分离得到的紫杉烷（taxane）二萜类化合物，具有广谱抗肿瘤活性。1977 年发现其抗癌机理。1983 年美国国立癌症研究所（NCI）开始首次临床试验。

三、麻黄科 Ephedraceae

本科仅 1 属，约 40 种，分布于亚洲、美洲、欧洲东南部及非洲北部等干旱、荒漠地区。我国有 12 种 4 个变种，分布区较广，以西北各省及云南、四川等地种类较多；常生于干旱山地及荒漠中。约有 10 种供药用。

小灌木或亚灌木。小枝对生或轮生，节明显，节间具纵沟。叶呈鳞片状，于节部对生或轮生，基部多少连合，常退化成膜质鞘。雌雄异株，稀同株。雄球花由数对苞片组合而成，每苞有 1 雄花，每花有 2~8 雄蕊，花药 1~3 室；雌球花由多数苞片组成，仅顶端 1~3 片苞片生有雌花，雌花具顶端开口的囊状假花被，包于胚珠外，胚珠 1，具一层珠被，珠被上部延伸成珠被（孔）管，自假花被开口处伸出。种子浆果状，成熟时，假花被发育成革质假种皮，外层苞片发育而增厚成肉质、红色，富含黏液和糖质。胚乳丰富，子叶 2 枚。

本科植物茎具无限外韧型维管束，次生木质部具导管及草酸钙砂晶。

本科植物以含麻黄生物碱类为主要化学特征。

麻　黄
Ephedrae Herba

【来源】　麻黄科植物草麻黄 *Ephedra sinica* Stapf、中麻黄 *E.intermedia* Schrenk et C.A.Mey. 或木贼麻黄 *E.equisetina* Bge. 的干燥草质茎。草麻黄主产于河北、山西、内蒙古、新疆，产量最大；中麻黄主产于甘肃、青海、内蒙古，产量次之；木贼麻黄主产于山西、甘肃、宁夏、新疆、河北、内蒙古等地，产量小。生于山坡、河滩、干旱荒地，成片丛生。9 月为最佳采收期，割取草质茎，于通风处晾至 7~8 成干时再晒干。

【植物形态】　草麻黄　草本状小灌木，高 30~60cm。木质茎匍匐状，绿色草质茎直立、有细纵棱。小枝对生或轮生，节明显，节间长 2~6cm，直径约 2mm。叶膜质，鞘状，2 裂，基部约 1/2 合生，裂片三角状披针形，先端渐尖，多反卷。雌雄异株，雄球花顶生，3~5 聚成复穗状，雌球花常单生于枝顶，成熟时呈红色浆果状。种子两枚，卵状。花期 5~6 月，种子成熟期 8~9 月。

中麻黄　高 20~100cm。木质茎直立或斜向生长，基部多分枝；草质茎常被白粉，节间长 3~6cm，直径 1~2.5mm。叶片 3 裂，基部 1/2~2/3 合生，裂片先端尖锐。雄球花数个簇生于节上；雌球花 3 个轮生或 2 个对生于节上，种子常 3 粒。

木贼麻黄　高达 1m。木质茎同中麻黄；草质茎多分枝，节间短，长 1~2.5cm，直径 1~1.5mm，常被白粉。叶片 2 裂，褐色，基部 1/2~2/3 合生，先端不反卷。雄球花多单生或 3~4 个集生于节上；雌球花成对或单生于节上。种子通常 1 粒。

【性状特征】　**草麻黄**　细长圆柱形，少分枝，直径 1~2mm，有时有少量灰棕色木质茎。表面淡绿至黄绿色，有细纵脊线，触之微有粗糙感；节明显，节间长 2~6cm。节上有膜质鳞叶，长 3~4mm，裂片 2（稀 3），锐三角形，先端灰白色，反曲，基部联合成筒状，红棕色。体轻，质脆，易折断，断面略呈纤维性，周边绿黄色，髓部红棕色，近圆形。气微香，味涩、微苦。（图 11-4）

中麻黄　多分枝，直径 1.5~3mm，有粗糙感。膜质鳞叶长 2~3mm，裂片 3（稀 2），先端锐尖。断面髓部呈三角状圆形。

木贼麻黄　较多分枝，直径 1~1.5mm，无粗糙感。节间长 1.5~3cm。膜质鳞叶长 1~2mm；裂片 2（稀 3），上部为短三角形，灰白色，先端多不反曲，基部棕红色至棕黑色。断面髓部呈三角状圆形。

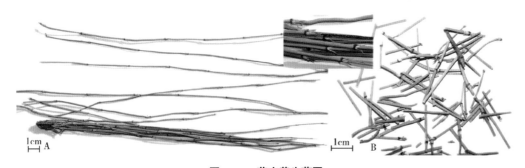

图 11-4　草麻黄生药图

A. 药材；B. 饮片

【显微特征】　茎横切面。①草麻黄：表皮细胞类方形，外壁厚，被厚的角质层，两棱脊间有下陷气孔。下皮纤维束位于脊线处，壁厚，非木化。皮层较宽，纤维成束散在。维管束外韧型，8~10 个。韧皮部狭小，其外有新月形中柱鞘纤维束。形成层环类圆形。木质部呈类三角形。髓部薄壁细胞含棕色块；偶有环髓纤维。表皮细胞外壁、皮层薄壁细胞及纤维均有多数微小草酸钙砂晶或方晶。②中麻黄：维管束 12~15 个。形成层环类三角形。环髓纤维成束或单个散在。③木贼麻黄：维管束 8~10 个。形成层环类圆形。无环髓纤维（图 11-5）。

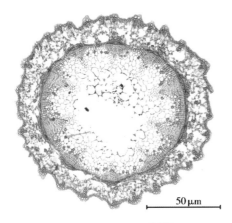
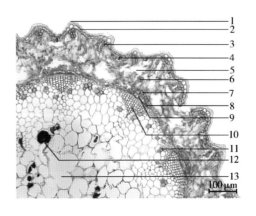

图 11-5（A）　麻黄横切面图　　　**11-5（B）　麻黄（草麻黄）茎横切面详图**

1. 角质层；2. 表皮；3. 下皮纤维；4. 气孔；5. 皮层；6. 皮层纤维；7. 中柱鞘纤维；

8. 形成层；9. 韧皮部；10. 木质部；11. 环髓纤维；12. 棕色块；13. 髓部

草麻黄 粉末：淡棕色。①气孔特异，长圆形，保卫细胞侧面观似电话筒或哑铃状；②表皮细胞类长方形，外壁布满草酸钙砂晶；③角质层极厚，约至18μm，呈脊状突起；④皮层纤维长，壁上布满草酸钙砂晶，形成嵌晶纤维，直径10～241μm，壁厚，有的木化；⑤导管为螺纹或具缘纹孔导管，直径10～15μm，导管分子端壁斜面相接，接触面具多数穿孔，形成特殊的麻黄式穿孔板；⑥髓部薄壁细胞壁厚，孔沟明显，内含红棕色块状物。此外薄壁细胞中常见细小簇晶、少量石细胞及木纤维（图11-6）。

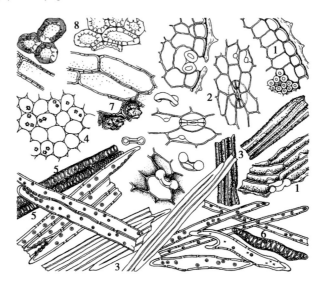

图 11-6 麻黄（草麻黄）粉末图

1. 表皮细胞及角质层；2. 气孔；3. 皮层纤维；4. 皮层薄壁细胞；5. 导管；6. 纤维管胞；7. 髓部细胞；8. 石细胞

【化学成分】 含多种有机胺类生物碱，主要为 l- 麻黄碱（l-ephedrine）、l-N- 甲基麻黄碱（l-N-methylephedrine），其次为 d- 伪麻黄碱（d-pseudoephedrine）、d-N- 甲基伪麻黄碱（d-N-methylpseudoephedrine）、l- 去甲基麻黄碱（l-norephedrine）、d- 去甲基伪麻黄碱（d-norpseudo-ephedrine）等，另外含有挥发油等。生物碱主要存在于草质茎的髓部。

目前生药质量评价的主要指标性成分为麻黄碱和伪麻黄碱。

	R_1	R_2
l-麻黄碱	CH_3	H
l-N-甲基麻黄碱	CH_3	CH_3
l-去甲基麻黄碱	H	H

	R_1	R_2
d-伪麻黄碱	CH_3	H
d-N-甲基伪麻黄碱	CH_3	CH_3
d-去甲基伪麻黄碱	H	H

【理化鉴别】

（1）粉末微量升华，得细小针状或颗粒状结晶。

（2）取本品粉末0.2g，加水5mL与稀盐酸1～2滴，煮沸2～3分钟，滤过。滤液置分液漏斗中，加氨试液数滴使呈碱性，再加三氯甲烷振摇提取。分取三氯甲烷液，置两支试管中，一管加氨制氯化铜试液与二硫化碳各5滴，振摇，静置，三氯甲烷层显深黄色；另一管为空白，以三氯甲烷5滴代替二硫化碳5滴，振摇后三氯甲烷层无色或显微黄色。

（3）粉末用浓氨液碱化，三氯甲烷回流提取，滤过，滤液蒸干，残渣加甲醇溶解作供试品溶液。以盐酸麻黄碱对照品作对照。分别点于同一硅胶 G 薄层板上，用三氯甲烷–甲醇–浓氨试液（20∶5∶0.5）展开，茚三酮试液显色。供试品色谱中，在与对照品色谱相应的位置上，显相同的红色斑点。

【含量测定】　照高效液相色谱法测定，本品含盐酸麻黄碱（$C_{10}H_{15}NO \cdot HCl$）和盐酸伪麻黄碱（$C_{10}H_{15}NO \cdot HCl$）的总量不得少于 0.80%。

【药理作用】　①麻黄碱、伪麻黄碱、甲基麻黄碱对支气管平滑肌有松弛作用。麻黄挥发油有明显的祛痰作用。②麻黄碱能使外周血管收缩，心肌收缩力增强，心输出量增加；对大脑、脑干、脊髓均有兴奋作用，但大剂量可引起失眠、不安、震颤。③有明显的抗病原微生物作用，对细菌流感病毒均有不同程度的抑制作用。④麻黄挥发油乳剂对人工发热的兔有解热作用；对人有中度发汗作用。⑤利尿作用：以 *d*– 伪麻黄碱的作用最显著。

【功效】　性温，味辛、微苦。发汗散寒，宣肺平喘，利尿消肿。用于风寒感冒，胸闷喘咳，风水浮肿，支气管哮喘。

【附注】　麻黄根 Ephedrae Radix et Rhizoma 为草麻黄与中麻黄的干燥根和根茎。味微苦。麻黄根不含麻黄碱类成分，含麻黄根素（maokonine），麻黄根碱 A、B、C（ephedradine A、B、C）以及双黄酮类麻黄宁 A、B（makuannin A、B）。麻黄根碱具有显著降压作用。性平，味甘、涩。固表止汗。用于自汗，盗汗。

第十二章

被子植物门

扫一扫，查阅本章数字资源，含PPT、音视频、图片等

第一节　双子叶植物纲

一、概述

双子叶植物是植物类生药中品种最多的一个类群。其主要特征：根一般为直根系，主根发达，维管束为无限外韧型；茎中维管束环状排列，具形成层；叶具网状叶脉；花基数常为5或4，花粉粒具3个萌发孔；子叶2枚。根据花瓣分离或连合形成各种形状的花冠、花辐射对称发展到两侧对称、花的轮数趋于减少等特征，分为离瓣花亚纲（原始花被亚纲）和合瓣花亚纲（后生花被亚纲）。

二、主要药用科及其代表生药

（一）马兜铃科 Aristolochiaceae

本科有8属，600余种。我国有4属，70余种。重要药用属有细辛属（Asarum）、马兜铃属（Aristolochia）等，马蹄香属（Saruma）为中国特有属。主要生药有细辛、马兜铃等。

多年生草本或藤本。单叶互生；叶片多心形或盾形。花两性；单被，花被下部合生成管状；子房下位或半下位，中轴胎座，胚珠多数。蒴果。

本科植物茎维管束外韧型，髓射线宽长，使维管束相互分离；中柱鞘部位多为厚壁组织。叶表皮毛茸多为单细胞非腺毛或单列多细胞非腺毛，有的顶端弯曲成钩状；角质层常具颗粒，表皮细胞有乳突；气孔不定式，上表皮或邻接栅栏组织处常有硅质细胞群。草酸钙结晶较常见，主为簇晶，亦有方晶或针晶。常具油细胞。

本科植物主要含有挥发油、生物碱及硝基菲类化合物（nitrophenanthrene）等。①挥发油：广泛分布于细辛属和马兜铃属。油中主要成分为单萜、倍半萜和苯丙烯类，如柠檬烯、蒎烯、龙脑、樟烯、γ-松油烯、桉叶素、榄香烯、甲基丁香酚、黄樟醚、细辛酮、细辛脑、马兜铃酮、马兜铃烯、青木香酮等，其中甲基丁香酚、榄香脂素和黄樟醚是细辛属特征成分。②生物碱：多为异喹啉类，如木兰花碱，轮环藤酚碱，木防己碱等。③硝基菲类化合物：马兜铃酸类及其衍生物是马兜铃属的特征性成分，其中马兜铃酸Ⅰ和马兜铃内酰胺Ⅰ对肾细胞具有明显的毒性，长期服用含马兜铃酸的生药可造成积蓄中毒，能导致肾衰竭，使用时应特别注意控制用量。此外，黄酮类也有分布。

细　辛
Asari Radix et Rhizoma

【来源】　马兜铃科植物北细辛 *Asarum heterotropoides* Fr. Schmidt var. *mandshuricum*（Maxim.）Kitag、汉城细辛 *Asarum sieboldii* Miq. var. *seoulense* Nakai 或华细辛 *Asarum sieboldii* Miq. 的干燥根及根茎。前两种主产于东北，习称"辽细辛"；后一种主产于陕西、湖北等地。夏季果熟期或初秋采挖，除净地上部分和泥土，阴干。

【植物形态】　北细辛　多年生草本。根茎横走，生有多数细长的根。叶基生，2~3 片，心形至肾状心形，全缘；具长柄。花单生于叶腋，接近地面，花被管壶状，紫色，顶端 3 裂，裂片由基部向下反卷；雄蕊 12，花丝与花药等长；子房半下位，花柱 6。蒴果肉质，半球形。花期 5 月，果期 6 月。

汉城细辛　叶多为 2，叶片较厚，叶下面密生短毛；叶柄被疏毛。花被裂片平展。

华细辛　根茎较长。叶 1~2 片。花紫黑色，花被管钟状，顶端裂片平展，花丝长于花药。蒴果近球形。

【性状特征】　北细辛　常卷曲成团。根茎横生呈不规则圆柱状，具短分枝，长 1~10cm，直径 0.2~0.4cm。表面灰棕色，粗糙，有环形的节，节间长 0.2~0.3cm，分枝顶端有碗状的茎痕。根细长，密生节上，长 10~20cm，直径 0.1cm。表面灰黄色，平滑或具纵皱纹，有须根及须根痕。质脆，易折断，断面平坦，黄白色或白色。气辛香，味辛辣、麻舌。（图 12-1）

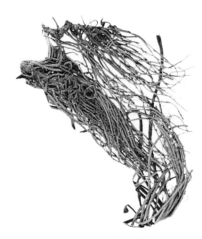

图 12-1　细辛生药图

汉城细辛　根茎直径 0.1~0.5cm，节间长 0.1~1cm。

华细辛　根茎长 5~20cm，直径 0.1~0.2cm，节间长 0.2~1cm。气味较弱。

【显微特征】　北细辛根横切面：① 表皮细胞 1 列，部分残存。②皮层宽，有众多油细胞散在；外皮层细胞 1 列，类长方形，木栓化并微木化。③内皮层明显，可见凯氏点。④中柱鞘细胞 1~2 层，初生木质部二原型、三原型或四原型。⑤韧皮部束中央可见 1~3 个明显较其周围韧皮部细胞大的薄壁细胞，但其长径显著小于最大导管直径，或者韧皮部中无明显的大型薄壁细胞。⑥薄壁细胞含淀粉粒。（图 12-2）

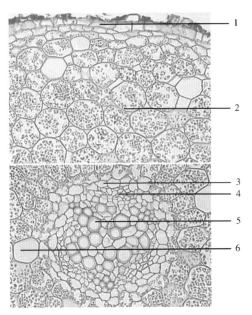

图 12-2　细辛（北细辛）根横切面简图
1.后生表皮；2.皮层；3.内皮层；
4.韧皮部；5.木质部；6.油细胞

粉末：淡黄灰色。①根下皮表面观细胞呈类方形，壁薄，波状弯曲，其间布有油细胞。②根茎表皮表面观细胞呈类长方形，垂周壁连珠状增厚，其间有油细胞。③油细胞长圆形，含砂晶。④草酸钙砂晶细小，常偏集于细胞一侧。⑤导管多为网纹、梯纹。⑥淀粉粒众多。

【化学成分】主含挥发油。油中主要成分为甲基丁香酚（methyleugenol）、榄香脂素（elemicin）、黄樟醚（safrole）、细辛醚（asaricin）。尚含细辛脂素等木脂素类成分和去甲乌药碱等生物碱类成分。

目前生药质量评价的主要指标性成分为挥发油、细辛脂素及毒性限量成分马兜铃酸Ⅰ。

甲基丁香酚

细辛脂素   马兜铃酸Ⅰ

【理化鉴别】粉末甲醇提取液作为供试品溶液。以细辛对照药材及细辛脂素对照品作对照。照薄层色谱法，用硅胶G板，以石油醚（60~90℃）–乙酸乙酯（3∶1）为展开剂，用1%香草醛浓硫酸试剂显色。供试品色谱中，在与对照药材色谱和对照品色谱相应位置上，显相同颜色斑点。

【含量测定】按高效液相色谱法测定，含马兜铃酸Ⅰ（$C_{17}H_{11}O_7N$）不得过0.001%。按醇溶性浸出物测定法热浸法测定，用乙醇作溶剂，含醇溶性浸出物不得少于9.0%。按挥发油测定法测定，含挥发油不得少于2.0%（mL/g）；按高效液相色谱法测定，含细辛脂素（$C_{20}H_{18}O_6$）不得少于0.050%。

【药理作用】①镇痛、镇静和解热作用：细辛挥发油对动物具有镇痛、镇静、局部麻醉及降温等作用，主要活性成分为甲基丁香酚；细辛醚具有镇痛作用。②抗炎作用：细辛挥发油对甲醛、角叉菜胶诱导的大鼠足肿胀有明显的抑制作用，甲基丁香酚可抑制二甲苯所致小鼠耳肿胀；细辛水煎液对木瓜蛋白酶诱导的兔膝骨性关节炎和甲醛、蛋清诱导的大鼠关节炎均有效。③平喘、祛痰作用：细辛挥发油、甲基丁香酚对支气管平滑肌有松弛作用；细辛醚具有平喘、祛痰作用。④对心血管系统作用：细辛醇提取物具有抗心源性休克、增加冠脉血流量、加快心率和增强心肌收缩力等强心作用以及对血压的双向调节作用，主要活性成分为去甲乌药碱。⑤毒性：大剂量使用细辛挥发油可引起中枢系统先兴奋后抑制，导致呼吸麻痹而死。已知的毒性成分为黄樟醚，具有致癌性。

【功效】性温，味辛。解表散寒，祛风止痛，通窍，温肺化饮。用于风寒感冒，头痛，牙痛，鼻塞流涕，鼻鼽，鼻渊，风湿痹痛，痰饮喘咳。

【附注】因细辛基原植物的地上部分含有肾毒性成分马兜铃酸，自《中国药典》（2005年版）起，细辛的药用部位由"全草"改为"根和根茎"。

马兜铃

Aristolochiae Fructus

马兜铃为马兜铃科植物北马兜铃 *Aristolochia contorta* Bge. 或马兜铃 *Aristolochia debilis* Sieb. et Zucc. 的干燥成熟果实。北马兜铃主产于东北地区及河北、山东、陕西、山西等省。马兜铃主产于江苏、安徽、浙江、江西等省。秋季果实由绿变黄时采收，干燥。果实呈卵圆形。表面黄绿色、灰绿色或棕褐色，有纵棱线12条，由棱线分出多数横向平行的细脉纹。顶端平钝，基部有细长果梗。果皮轻而脆，易裂为6瓣，果梗也分裂为6条。果实内表面平滑而带光泽，有较密的横向脉纹。果实6室，每室种子多数，平叠整齐排列。种子扁平而薄，钝三角形或扇形，边缘有翅，淡棕色。气特异，味微苦。主含马兜铃酸A、B、C（aristolochic acid A、B、C）、木兰花碱（magnoflorine）。性微寒，味苦。清肺降气，止咳平喘，清肠消痔。

（二）蓼科 Polygonaceae

本科约50属，1150种。我国约有13属，235种。重要药用属有大黄属（Rheum）、蓼属（Polygonum）、酸模属（Rumex）等，主要生药有大黄、何首乌、虎杖等。

多为草本。茎节常膨大。单叶互生；托叶膜质，包于茎节处形成托叶鞘。花多两性；单被，花被片3~6，常花瓣状；子房上位，1室，1胚珠，基生胎座。瘦果或小坚果，常包于宿存花被内。

本科植物叶多为异面型，毛茸广泛存在；蓼属植物叶气孔平轴式，常有分泌细胞或分泌腔。茎的表皮下常有厚角组织束或厚壁组织群；木栓层常发生于表皮下，中柱鞘部位常有厚壁组织环或纤维束。一些种类的根茎或根常有异型维管束，如内生维管束（酸模属），髓部维管束（大黄属），内生韧皮部，束间韧皮部束，半圆形维管束群（沙拐枣属），皮层维管束（蓼属何首乌）。木质部具典型的单纹孔分隔纤维。草酸钙簇晶较普遍。常具鞣质细胞。

本科植物普遍含蒽醌类、黄酮类及鞣质类成分，有些属还含芪类化合物。①蒽醌类：广泛分布于大黄属、蓼属及酸模属，有的呈游离状态，如大黄素、大黄酚、大黄素甲醚、芦荟大黄素及大黄酸，大部分的羟基蒽醌以结合型状态（即羟基蒽醌单糖苷或双糖苷）存在。新鲜植物中还有蒽酚及其衍生物，贮存时间过长则氧化成蒽醌。另外，两分子蒽酚还可以结合成二蒽酮，如大黄蒽酮B，二蒽酮也以结合型为主，如番泻苷A、B、C、D。②黄酮类：多分布于本科植物茎叶中，如荞麦属等，常见的有芸香苷、萹蓄苷、虎杖黄酮苷、金丝桃苷等。③鞣质：本科植物普遍存在，如没食子酰葡萄糖、α-儿茶素、没食子酸、大黄四聚素、大黄鞣质等，并常与蒽醌类伴存。④芪类：芪三酚及其苷存在于蓼属，如虎杖含3,4,5-三羟基芪-4-β-D-葡萄糖苷；土大黄苷存在于大黄属波叶组、蓼属，如河套大黄。

大 黄

Rhei Radix et Rhizoma

【来源】 蓼科植物掌叶大黄 *Rheum palmatum* L.、唐古特大黄 *R. tanguticum* Maxim. ex Balf. 或药用大黄 *R. officinale* Baill. 的干燥根及根茎。掌叶大黄、唐古特大黄主产于甘肃、青海、西藏等地，海拔2000~4000m，前者多为栽培，产量占大黄的大部分；后者多为野生。药用大黄主产于四川、云南、湖北、陕西等地，海拔1200m，栽培或野生，产量较少。秋末茎叶枯萎或次春发芽前采挖，除去泥土及细根，刮去外皮（忌用铁器），切瓣或段，绳穿成串干燥或直接干燥。

【植物形态】掌叶大黄　多年生草本。根及根茎肥厚，黄褐色。茎直立，中空。基生叶具长柄，叶片宽卵形或近圆形，掌状半裂，裂片 3~5（~7）；茎生叶较小，有短柄；托叶鞘膜质筒状。圆锥花序顶生；花小，数朵成簇，紫红色或带红紫色；花被片 6。瘦果三棱状，沿棱具翅。花期 6~7月，果期 7~8月。

唐古特大黄　叶片深裂，裂片披针形或窄线形。

药用大黄　叶片浅裂，裂片宽三角形。花较大，黄白色。

【性状特征】　呈类圆柱形、圆锥形、卵圆形或不规则块状，长 3~17cm，直径 3~10cm。除尽外皮者表面黄棕色至红棕色，有的可见类白色网状纹理，习称"锦纹"，或有部分棕褐色栓皮残留，多具绳孔及粗皱纹。质坚实，有的中心稍松软，断面淡红棕色或黄棕色，显颗粒性；根茎髓部宽广，有星点环列或散在；根木部发达，具放射状纹理，形成层环明显，无星点。气清香，味苦而微涩，嚼之黏牙，有沙粒感，唾液染成黄色。（图 12-3）

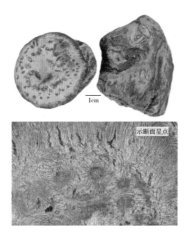

图 12-3　大黄生药图

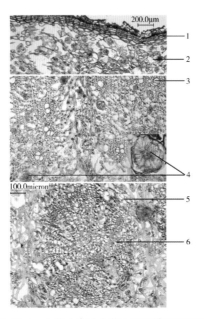

图 12-4　大黄（掌叶大黄）根茎横切面详图

1. 木栓层；2. 皮层；3. 木质部；

4. 草酸钙簇晶；5. 髓部；6. 异型维管束

【显微特征】　根茎横切面：①木栓层及皮层大多已除去。②韧皮部筛管群明显，薄壁组织发达，有黏液腔。③形成层成环。④木质部射线较密，宽 2~4 列细胞，内含棕色物；导管非木化，常 1 至数个相聚，排列稀疏。⑤髓部宽广，异型维管束散在，形成层成环，外侧为木质部，内侧为韧皮部，射线呈星状射出，韧皮部中有黏液腔，内含红棕色物质。⑥薄壁细胞含草酸钙簇晶及多数淀粉粒。（图 12-4）

根横切面无髓，余同根茎。

粉末：黄棕色。①草酸钙簇晶直径 20~160μm，有的至 190μm。②导管多为网纹，亦有具缘纹孔、螺纹及环纹导管，非木化。③淀粉粒甚多，单粒呈类球形或多角形，复粒由 2~8 分粒组成。

掌叶大黄草酸钙簇晶棱角大多短钝，有的长尖，直径大至 125μm；唐古特大黄草酸钙簇晶棱角大多长宽而尖，直径大至 138μm；药用大黄草酸钙簇晶棱角大多短尖，直径大至 170μm。（图 12-5）

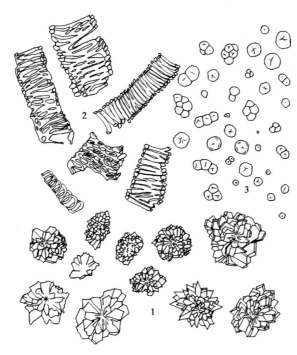

图 12-5　大黄粉末图

1. 草酸钙簇晶；2. 导管；3. 淀粉粒

【化学成分】　主含蒽醌类衍生物。游离蒽醌有大黄酸（rhein）、大黄素（emodin）、大黄酚（chrysophanol）、芦荟大黄素（aloe-emodin）、大黄素甲醚（physcion）；结合蒽醌为游离蒽醌的葡萄糖苷或双蒽酮苷，主要有番泻苷 A、B、C、D、E、F（sennoside A、B、C、D、E、F），大黄酚 -1-O- 葡萄糖苷，大黄素甲醚 -8-O- 葡萄糖苷，大黄素 -1-O- 葡萄糖苷，大黄素 -8-O- 葡萄糖苷，芦荟大黄素 -8-O- 葡萄糖苷，大黄酸 -8-O- 葡萄糖苷等。尚含鞣质、有机酸、糖类、挥发油等。

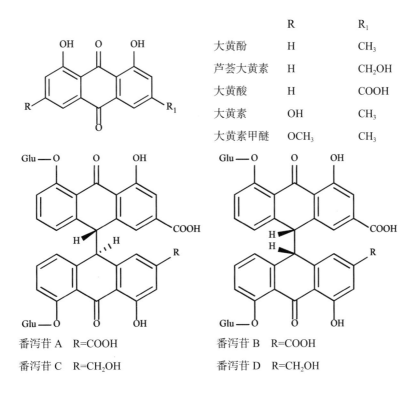

	R	R_1
大黄酚	H	CH_3
芦荟大黄素	H	CH_2OH
大黄酸	H	COOH
大黄素	OH	CH_3
大黄素甲醚	OCH_3	CH_3

番泻苷 A　R=COOH

番泻苷 C　R=CH_2OH

番泻苷 B　R=COOH

番泻苷 D　R=CH_2OH

目前生药质量评价的主要指标性成分为芦荟大黄素、大黄酸、大黄素、大黄酚和大黄素甲醚。

【理化鉴别】

（1）取本品粉末少量，进行微量升华，可见菱状针晶或羽状结晶，加碱呈红色。

（2）粉末用甲醇浸提液蒸干，加水溶解，盐酸酸化，乙醚萃取，蒸干，加三氯甲烷溶解，作为供试品溶液。以大黄对照药材和大黄酸对照品作对照。照薄层色谱法，用硅胶 H 板，以石油醚（30~60℃）– 甲酸乙酯 – 甲酸（15∶5∶1）的上层溶液为展开剂，置紫外光灯（365nm）下检视。供试品色谱中，在与对照药材色谱相应的位置上，显相同的五个橙黄色荧光主斑点；在与对照品色谱相应的位置上，显相同的橙黄色荧光斑点，置氨蒸气中熏后，斑点变为红色。

【含量测定】 按水溶性浸出物测定法热浸法测定，含水溶性浸出物不得少于 25.0%。按高效液相色谱法测定，含总蒽醌和游离蒽醌以芦荟大黄素（$C_{15}H_{10}O_5$）、大黄酸（$C_{15}H_8O_6$）、大黄素（$C_{15}H_{10}O_5$）、大黄酚（$C_{15}H_{10}O_4$）和大黄素甲醚（$C_{16}H_{12}O_5$）的总量计，分别不得少于 1.5% 和 0.2%。

【药理作用】 ①泻下作用：大黄煎剂灌胃对动物具有显著的泻下作用，主要有效成分为番泻苷、大黄酸苷。番泻苷原型本身无泻下作用，它在口服后经肠道菌群代谢转变为 8- 葡萄糖大黄酸蒽酮（8-glucosylrheinanthrone）并进一步转化成大黄酸蒽酮，后两者可直接作用于大肠，是真正的泻下有效成分。②抗菌作用：大黄煎剂对葡萄球菌、溶血性链球菌、肺炎球菌等多种细菌均有不同程度的抑制作用，主要有效成分为大黄酸、大黄素、芦荟大黄素。③利胆退黄作用：大黄煎液可刺激胆囊平滑肌收缩，促进胆汁排出，增加胆汁中胆汁酸和胆红素含量，主要有效成分为大黄素等游离蒽醌。④止血作用：大黄提取物可缩短动物出血和凝血时间，促进血小板聚集和降低抗凝血酶活性，主要有效成分为大黄酚、大黄素甲醚、没食子酸、d- 儿茶素。⑤改善肾功能作用：大黄提取物可缓解肾病大鼠的病理改变，明显降低血清尿素氮和肌酐水平，主要有效成分为拉丹宁（rhatannin）。

【功效】 性寒，味苦。泻下攻积，清热泻火，凉血解毒，逐瘀通经，利湿退黄。用于实热积滞便秘，血热吐衄，目赤咽肿，痈肿疔疮，肠痈腹痛，瘀血经闭，产后瘀阻，跌打损伤，湿热痢疾，黄疸尿赤，淋证，水肿；外治烧烫伤。

何首乌
Polygoni Multiflori Radix

本品为蓼科植物何首乌 *Polygonum multiflorum* Thunb. 的干燥块根。主产于河南、湖北、广西、广东等省区。秋、冬二季叶枯萎时采挖，削去两端，洗净，个大的切成块，干燥。块根呈团块状或不规则纺锤形。表面红棕色或红褐色，皱缩不平，有浅沟，并有横长皮孔样突起及细根痕。体重，质坚实，不易折断，断面浅黄棕色或浅红棕色，显粉性，皮部有 4~11 个类圆形异型维管束环列，形成"云锦状花纹"，中央木部较大，有的呈木心。气微，味微苦而甘涩。主含蒽醌类化合物如大黄酚、大黄素、大黄素甲醚、大黄酸、大黄酚蒽酮等；又含芪类化合物如 2, 3, 5, 4′ – 四羟基二苯乙烯 –2–O– β –D– 葡萄糖苷，被认为是生药质量评价的主要指标性成分。性微温，味苦、甘、涩。解毒，消痈，截疟，润肠通便。

（三）苋科 Amaranthaceae

本科约 65 属，850 种。我国有 13 属，39 种。重要药用属有牛膝属（Achyranthes）、杯苋属（Cyathula）、青葙属（Celosia）等，主要生药有牛膝、川牛膝、青葙子等。

多为草本。花常两性；排成穗状、圆锥状或头状聚伞花序；单被，花被片 3～5，干膜质；每朵花下常有 1 干膜质苞片及 2 小苞片；子房上位，1 室，1 胚珠。胞果，稀为浆果或坚果。

本科植物茎、根中常有异型维管束，排列成多轮同心环状，如牛膝属、杯苋属等；多含草酸钙晶体，如砂晶、针晶、簇晶等。

本科植物化学成分主要有：①三萜皂苷类：如齐墩果酸 α-L- 吡喃鼠李糖基 -β-D- 吡喃半乳糖苷等。②甾类化合物（昆虫变态激素）：如蜕皮甾酮、牛膝甾酮、杯苋甾酮等。③生物碱类：如甜菜碱、倒扣草碱等。

<h1 style="text-align:center">牛　膝</h1>

Achyranthis Bidentatae Radix

【来源】　苋科植物牛膝 Achyranthes bidentata Bl. 的干燥根。主产于河南武陟、沁阳等地，习称"怀牛膝"，为"四大怀药"之一；河北、山东、山西等省亦产，均为栽培品。冬季茎叶枯萎时采挖，除去须根及泥沙，捆成小把，晒至干皱后，将顶端切齐，晒干。

【植物形态】　多年生草本。根圆柱形，土黄色。茎直立，四棱形，疏被柔毛，节膨大。单叶对生，椭圆状披针形，膜质，基部宽楔形，全缘，两面疏生细柔毛，有叶柄。花序轴密被长柔毛，花向下折而贴靠总花梗；苞片 1，膜质，宽卵形，具芒；小苞片 2，刺状，近基部两侧各有一卵状膜质小裂片；花被片 5，绿色，披针形。胞果长圆形，黄褐色，光滑。花期 7～8 月，果期 9～11 月。

【性状特征】　呈细长圆柱形，挺直或稍弯曲，长 15～70cm，直径 0.4～1cm。表面灰黄色或淡棕色，有微扭曲的细纵皱纹、排列稀疏的侧根痕和横长皮孔样的突起。质硬脆，易折断，受潮则变软。断面平坦，淡棕色，略呈角质样油润，中心维管束木部较大，黄白色，其外周散有多数黄白色维管束，断续排列成 2～4 轮。气微，味微甜而稍苦涩。（图 12-6）

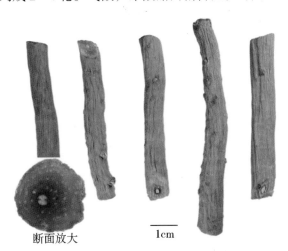

断面放大　　1cm

图 12-6　牛膝生药图

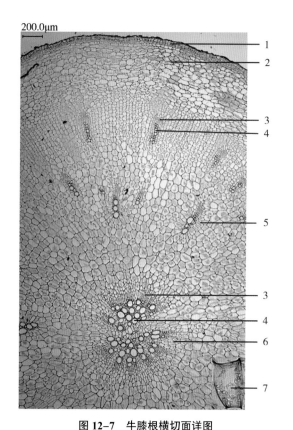

图 12-7　牛膝根横切面详图

1. 木栓层；2. 皮层；3. 韧皮部；4. 木质部；

5. 异常维管束；6. 正常维管束；7. 草酸钙砂晶

【显微特征】　根横切面：①木栓层为数列扁平细胞。②栓内层较窄。③异常维管束断续排列成 2~4 轮；维管束外韧型，最外轮维管束较小，有的仅 1 至数个导管；束间形成层几连成环；向内维管束较大，木质部主要由导管及小的木纤维组成。④根中心木质部集成 2~3 群。⑤薄壁细胞含有草酸钙砂晶。（图 12-7）

粉末：土黄色。①木纤维较长，壁微木化，胞腔大，具单斜纹孔。②导管网纹、单纹孔或具缘纹孔。③薄壁细胞含草酸钙砂晶。④木薄壁细胞长方形，微木化，有的具单纹孔或网纹增厚。⑤木栓细胞类长方形，淡黄色。

【化学成分】　含三萜皂苷，苷元为齐墩果酸，如人参皂苷 Ro（ginsenoside Ro）；还含甾酮类成分，如 β - 蜕皮甾酮（β -ecdysterone）、牛膝甾酮（inokosterone）、红苋甾酮（rubrosterone）等。此外尚含多糖、黄酮、生物碱等。

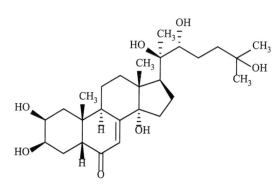

β - 蜕皮甾酮

目前生药质量评价的主要指标性成分为 β - 蜕皮甾酮。

【理化鉴别】　粉末甲醇回流提取液，蒸干，残渣水溶解后，上 D101 型大孔吸附树脂柱，依次用水、20% 乙醇、80% 乙醇洗脱，收集 80% 乙醇洗脱液，蒸干，残渣加 80% 甲醇使溶解，作为供试品溶液。以牛膝对照药材及 β - 蜕皮甾酮、人参皂苷 Ro 对照品作对照。照薄层色谱法，用硅胶 G 板，以三氯甲烷 - 甲醇 - 水 - 甲酸（7：3：0.5：0.05）为展开剂，5% 香草醛硫酸溶液显色。供试品色谱中，在与对照药材色谱及对照品色谱相应的位置上，显相同颜色的斑点。

【含量测定】　按二氧化硫残留量测定法测定，二氧化硫残留量不得过 400mg/kg。按醇溶性浸出物热浸法测定，用水饱和正丁醇作溶剂，含醇溶性浸出物不得少于 6.5%。按高效液相色谱法测定，含 β - 蜕皮甾酮（$C_{27}H_{44}O_7$）不得少于 0.030%。

【药理作用】 ①抗炎作用：牛膝提取物对小鼠腹腔注射醋酸所致炎症渗出和大鼠足底注射角叉菜胶诱发足肿胀表现出抗炎作用，主要有效成分为皂苷类和甾酮类成分。②抗骨质疏松作用：β-蜕皮甾酮可通过抑制骨丢失、改善骨代谢治疗糖皮质激素性骨质疏松症。③抗衰老：牛膝提取物能够减轻 D-半乳糖诱导衰老小鼠大脑和肾脏的萎缩程度，提高大脑和肾脏的脏器指数，主要有效成分为齐墩果酸型三萜皂苷。④免疫调节作用：牛膝中果聚糖类多糖成分可作用于多种免疫细胞并调节与免疫相关的多种细胞因子的表达。⑤抗肿瘤作用：牛膝提取物可明显抑制肿瘤生长和转移，主要有效成分为牛膝多糖和人参皂苷 Ro。⑥抗生育作用：小鼠灌服牛膝总皂苷后表现出明显的抗着床、抗早孕作用。

【功效】 性平，味苦、甘、酸。逐瘀通经，补肝肾，强筋骨，利尿通淋，引血下行。用于经闭，痛经，腰膝酸痛，筋骨无力，淋证，水肿，头痛，眩晕，牙痛，口疮，吐血，衄血。

【附注】 川牛膝（Cyathulae Radix）为苋科植物川牛膝 Cyathula officinalis Kuan 的干燥根。主产于四川。根圆柱形，较粗。表面棕黄色或灰褐色。质坚韧，断面淡黄色或棕黄色，有多数淡黄色小点排列成数轮同心环。气微，味微甜。异常维管束断续排列成 4~11 轮同心环。主含甾类化合物杯苋甾酮（cyasterone）、异杯苋甾酮（isocyasterone）、红苋甾酮（rubrosterone）、5-表杯苋甾酮（5-epicyasterone）、羟基杯苋甾酮（sengosterone）、后甾酮（poststerone）、前杯苋甾酮（precyasterone）、苋菜甾酮 A 和 B（amarasterone A，B）、头花杯苋甾酮（capitasterone）。性平，味甘、微苦。逐瘀通经，通利关节，利尿通淋。

（四）毛茛科 Ranunculaceae

本科约 50 属，2000 余种。我国有 42 属，约 720 种。重要药用属有黄连属（Coptis）、乌头属（Aconitum）、芍药属（Paeonia）、升麻属（Cimicifuga）、白头翁属（Pulsatilla）、铁线莲属（Clematis）、唐松草属（Thalictrum）等，主要生药有黄连、川乌、附子、白芍、牡丹皮等。

多为草本。叶多互生，单叶或复叶，叶片多缺刻或分裂。花多两性，辐射对称或两侧对称；萼片 3 至多数，常成花瓣状；花瓣缺或 3 至多数；雄蕊和心皮多数，分离，常螺旋状排列。聚合瘦果或蓇葖果。

本科植物的根和根茎，芍药属和黄连属常具木栓层，乌头属和银莲花属常由皮层细胞特化形成后生皮层或外皮层，铁线莲属可见下皮层；黄连属、乌头属、铁线莲属常具皮层厚壁细胞；中柱鞘厚壁细胞（石细胞或纤维）常存在于黄连属、铁线莲属、银莲花属，有的形成连续的环带；乌头属维管形成层多呈多角形，木质部导管略呈 "V" 字形排列，某些品种形成许多分体中柱或异常构造——分离维管束，具髓部；除芍药属导管具梯状穿孔板外，本科其他草本植物均具单穿孔；草酸钙簇晶多见于芍药属，一个薄壁细胞可含多个簇晶或细胞间隙中可见簇晶或含晶细胞排列成行，铁线莲属常含草酸钙砂晶。

本科植物化学成分较复杂，其特征性成分为毛茛苷和异喹啉类生物碱，二者的分布相互排斥。化学成分主要有：①毛茛苷：普遍分布于毛茛属、银莲花属、白头翁属、铁线莲属等；为一种特殊的苷，仅存在于毛茛科，酶解生成原白头翁素，性质不稳定，易聚合成二聚体白头翁素。②生物碱类：异喹啉类生物碱主要分布于黄连属、唐松草属等，如小檗碱、海兰地嗪；二萜类生物碱主要分布于乌头属及翠雀属，如乌头碱、中乌头碱和次乌头碱。③强心苷：主要分布于侧金盏花属及铁筷子属，侧金盏花属含的是强心甾型，如福寿草毒苷，铁筷子属含的是海葱甾型，如嚏根草苷。④三萜类：升麻属含特有的四环三萜类化合物，如升麻醇；齐墩果酸型的五环三萜皂苷在毛茛属、铁线莲属、唐松草属等有分布。

芍药属不含毛茛科的特征性成分（毛茛苷及异喹啉类生物碱），普遍含芍药苷，丹皮酚及丹皮酚苷仅存在于牡丹组。其化学特征与毛茛科有明显区别，加上形态学特征的较大差异，在Takhtajan 系统将其属另列为芍药科（Paeoniaceae）。

川　乌
Aconiti Radix

【来源】　毛茛科植物乌头 *Aconitum carmichaeli* Debx. 的干燥母根。主产于四川、陕西等地，多为栽培。6 月下旬至 8 月上旬采挖，除去子根、须根及泥沙，晒干。

【植物形态】　多年生草本。块根常 4 ~ 5 个连生，母根长圆锥形，侧生子根短圆锥形。茎直立。叶互生，具短柄；叶片卵圆形，掌状 3 深裂，两侧裂片再 2 裂，边缘具粗齿或缺刻。总状花序顶生，花蓝紫色，萼片 5，上萼片高盔状；花瓣 2，有长爪，距长 1 ~ 2.5mm；雄蕊多数；心皮3 ~ 5。骨葖果 3 ~ 5 个。种子多数。花期 6 ~ 7 月，果期 7 ~ 8 月。

【性状特征】　呈不规则的圆锥形，稍弯曲，顶端常有残茎，中部多向一侧膨大，长 2 ~ 7.5cm，直径 1.2 ~ 2.5cm。表面棕褐色或灰棕色，皱缩，有小瘤状侧根及子根脱离后的痕迹。质坚实，断面类白色或浅灰黄色，粉性，形成层环纹呈多角形。气微，味辛辣、麻舌。（图 12-8）

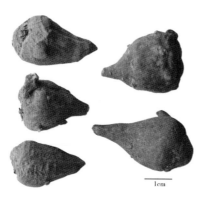

图 12-8　川乌生药图

【显微特征】　根横切面：①后生皮层为棕色木栓化细胞。②皮层薄壁组织偶见石细胞，单个散在或数个成群，类长方形、方形或长椭圆形，胞腔较大；内皮层不甚明显。③韧皮部散有筛管群。④形成层类多角形；其内外侧偶有1 至数个异型维管束。⑤木质部于形成层角隅处较发达，导管径向略呈"V"形排列。⑥髓部明显。⑦薄壁细胞充满淀粉粒。（图 12-9）

粉末：灰黄色。①淀粉粒多数，单粒球形、长圆形或肾形；复粒由 2 ~ 15 分粒组成。②石细胞近无色或淡黄绿色，呈类长方形、类方形、多角形或一边斜尖，壁厚者层纹明显，纹孔较稀疏。③后生皮层细胞棕色，有的壁呈瘤状增厚突入细胞腔。④导管主为具缘纹孔，末端平截或短尖，穿孔位于端壁或侧壁，有的导管分子粗短拐曲或纵横连接。（图 12-10）

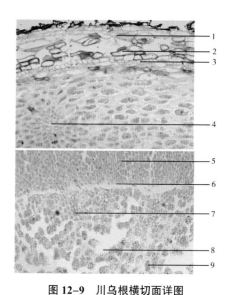

图 12-9　川乌根横切面详图

1. 后生皮层；2. 石细胞；3. 内皮层；4. 筛管群；

5. 韧皮部；6. 形成层；7. 导管；8. 髓部；9. 淀粉粒

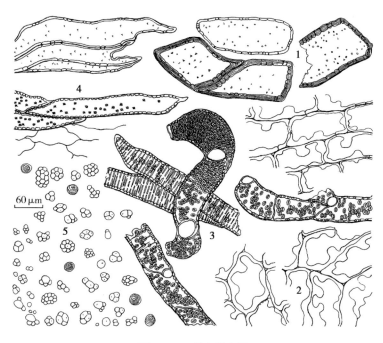

图 12-10 川乌粉末图

1. 石细胞；2. 后生皮层细胞；3. 导管；4. 残存茎基纤维；5. 淀粉粒

【化学成分】 主含生物碱。主为双酯型二萜类生物碱：乌头碱（aconitine）、新乌头碱（mesaconitine）、次乌头碱（hypaconitine）、杰斯乌头碱（jesaconitine）、异翠雀花碱（isodelphinine）等，其分子结构中 C_8-OH 乙酰化，C_{14}-OH 芳酰化，为乌头中的主要毒性成分，乌头碱的致死量为 3~4mg。单酯型二萜类生物碱：苯甲酰乌头原碱（benzoylaconine）、苯甲酰新乌头原碱（benzoylmesaconine）和苯甲酰次乌头原碱（benzoylhypaconine）等，其分子结构中 C_{14}-OH 芳酰化，毒性明显减小，苯甲酰乌头原碱的毒性为乌头碱的 1/200。炮制可进一步水解为几乎无毒性的胺醇类生物碱：乌头原碱（aconine）、新乌头原碱（mesaconine）和次乌头原碱（hypaconine），其毒性仅为乌头碱的 1/2000。其他生物碱：消旋去甲基乌药碱（higenamine）、棍掌碱（corneine）、去甲猪毛菜碱（salsolinol）等。

$$
\begin{array}{ccc}
 & R & R \\
\text{乌头碱} & -C_2H_5 & -OH \\
\text{中乌头碱} & -CH_3 & -OH \\
\text{次乌头碱} & -CH_3 & -H \\
\end{array}
$$

目前生药质量评价的主要指标性成分为乌头碱、次乌头碱和新乌头碱。

【理化鉴别】

（1）取本品粉末，加亚铁氰化钾颗粒少许，再加甲酸一滴，显绿色。

（2）取本品粉末的乙醚与氨试液的浸提液，蒸干，残渣加 7% 盐酸羟胺甲醇溶液 10 滴与 0.1% 麝香草酚酞甲醇溶液 2 滴，滴加氢氧化钾饱和的甲醇溶液至显蓝色后，再多加 4 滴，水浴加热，冷却。滴加稀盐酸调节 pH 值至 2~3，加三氯化铁试液 1~2 滴与三氯甲烷 1mL，振摇，上层液显紫色。

（3）本品粉末的乙醚与氨试液的浸提液，置分液漏斗中，加硫酸液（0.25mol/L）振摇提取，取酸液适量，用水稀释后照紫外－可见分光光度法测定，在231nm的波长处有最大吸收。

【含量测定】　照高效液相色谱法测定，含乌头碱（$C_{34}H_{47}NO_{11}$）、次乌头碱（$C_{33}H_{45}NO_{10}$）和新乌头碱（$C_{33}H_{45}NO_{11}$）的总量应为0.050%～0.17%。

【药理作用】　①抗炎、镇痛与局麻醉作用：其活性成分为乌头碱类生物碱。②强心作用：去甲基乌药碱有显著的强心活性，能改善心肌收缩力。③扩管、降压作用：乌头碱可扩张血管，起一过性降压作用。④毒性：具很强的毒性，剂量加大则引起心律失常，终致心脏抑制；乌头碱可引起心律不齐和血压升高，还可增强毒毛旋花子苷G对心肌的毒性作用。此外，乌头多糖有显著降低正常血糖作用；其注射液对胃癌细胞有抑制作用。

【功效】　性热，味辛、苦；有大毒。祛风除湿，温经止痛。用于风寒湿痹，关节疼痛，心腹冷痛，寒疝作痛，麻醉止痛。

【附注】　附子（Aconiti Lateralis Radix Praeparata）为毛茛科植物乌头 *Aconitum carmichaeli* Debx. 子根的加工品。主产于四川、陕西等地，为栽培品。6月下旬至8月上旬采挖，除去母根、须根及泥沙，习称"泥附子"，加工成下列规格：①盐附子：选择个大、均匀的泥附子，洗净，浸入食用胆巴的水溶液中过夜，再加食盐，继续浸泡，每日取出晒晾，并逐渐延长晒晾时间，直至附子表面出现大量结晶盐粒（盐霜），体质变硬为止。②黑顺片：选择中等大小的泥附子，洗净，浸入食用胆巴的水溶液中数日，连同浸液煮至透心，捞出，水漂，纵切成厚约0.5cm的片，再用水浸漂，加黄糖及菜油制成的调色液，使附片染成浓茶色，取出，蒸至出现油面、光泽后，烘至半干，再晒干。③白附片：选择大小均匀的泥附子，洗净，浸入食用胆巴的水溶液中数日，连同浸液煮至透心，捞出，剥去外皮，纵切成厚约0.3cm的片，用水浸漂，取出，蒸透，晒干。盐附子呈圆锥形，表面灰黑色，被盐霜，顶端有凹陷的芽痕，周围有瘤状突起的支根或支根痕；体重，横切面灰褐色，可见充满盐霜的小空隙及多角形形成层环纹；气微，味咸而麻，刺舌。黑顺片为纵切片，上宽下窄；外皮黑褐色，切面暗黄色，油润具光泽，半透明状，并有纵向导管束脉纹；质硬而脆，断面角质样；气微，味淡。白附片呈不规则片状，无外皮，黄白色，半透明。性大热，味辛、甘；有毒。回阳救逆，补火助阳，散寒止痛。用于亡阳虚脱，肢冷脉微，阳痿，宫冷，心腹冷痛，虚寒吐泻，阴寒水肿，阳虚外感，寒湿痹痛。用量3～15g。久煎可减低毒性。孕妇慎服。

草　乌

Aconiti Kusnezoffii Radix

本品为毛茛科植物北乌头 *Aconitum kusnezoffii* Reichb. 的干燥块根。主产于东北、华北各地。秋季茎叶枯萎时采挖，除去须根及泥沙，干燥。呈不规则长圆锥形，略弯曲，形如乌鸦头；顶端常有残茎和少数不定根残基；表面灰褐色或黑棕褐色，皱缩，有纵皱纹、点状须根痕和数个瘤状侧根；质硬，断面灰白色或暗灰色，有裂隙，形成层环纹多角形或类圆形，髓部较大或中空。气微，味辛辣、麻舌。主要含有剧毒的双酯类生物碱，如新乌头碱、乌头碱、次乌头碱等。性热，味辛、苦，有大毒。祛风除湿，温经止痛。

黄　连
Coptidis Rhizoma

【来源】　毛茛科植物黄连 *Coptis chinensis* Franch.、三角叶黄连 *C. deltoidea* C.Y.Cheng et Hsiao 或云连 *C. teeta* Wall. 的干燥根茎，分别称为"味连""雅连""云连"。味连主产于重庆石柱，湖北、陕西、湖南、甘肃等地亦产，主为栽培品，为商品主流。雅连产于四川洪雅、峨眉等地，为栽培品，少量野生。云连主产于云南德钦、碧江及西藏等地，原系野生，现有栽培。栽培 4~6 年后均可采收，秋季采挖，除去须根及泥沙，干燥，撞去残留须根（撞笼）。

【植物形态】　**黄连**　多年生草本。根茎直立，黄色，常分枝。叶基生，叶片坚纸质，三全裂，中央裂片具柄，卵状菱形，羽状深裂，侧生裂片不等二深裂。聚伞花序顶生，花 3~8 朵，花瓣黄绿色，线形或线状披针形，长约为萼片的 1/2，中央有蜜槽；雄蕊多数；心皮 8~12，离生。蓇葖果。花期 2~4 月，果期 3~6 月。

三角叶黄连　根茎不分枝或少分枝，有长节间；叶片卵形，三全裂，中央裂片三角状卵形。

云连　根茎单枝，细小；叶片卵状三角形，三全裂，中央裂片卵状菱形。

【性状特征】　**味连**　多集聚成簇，弯曲互抱，形如鸡爪，习称"鸡爪黄连"，单枝根茎长 3~6cm，直径 0.3~0.8cm。表面灰黄色或黄褐色，粗糙，有不规则结节状隆起、须根及须根残基，有的节间表面平滑如茎秆，习称"过桥"。上部多残留褐色鳞叶，顶端常留有残余的茎或叶柄。质硬，断面不整齐，皮部橙红色或暗棕色，木部鲜黄色或橙黄色，呈放射状排列，髓部红棕色，有的中空。气微，味极苦。（图 12-11）

雅连　多为单枝，略呈圆柱形，微弯曲，长 4~8cm，直径 0.5~1cm。"过桥"较长。（图 12-11）

云连　多为单枝，弯曲呈钩状，较细小。"过桥"较短。（图 12-11）

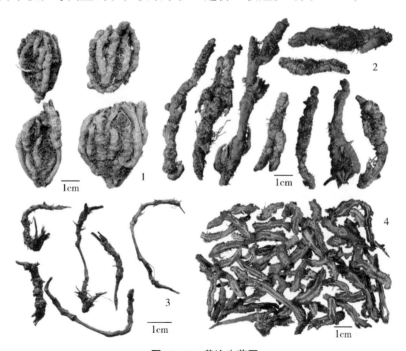

图 12-11　黄连生药图

1. 味连；2. 雅连；3. 云连；4. 饮片

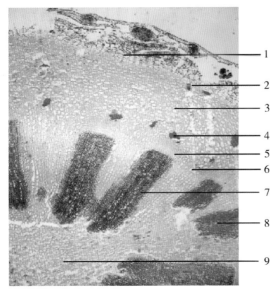

图 12-12 黄连（味连）根茎横切面详图

1. 木栓层；2. 石细胞；3. 皮层；4. 中柱鞘纤维；

5. 韧皮部；6. 形成层；7. 木质部；8. 根迹维管束；9. 髓部

【显微特征】 根茎横切面：**味连** ①木栓层为数列细胞，其外有表皮，常脱落。②皮层较宽，石细胞单个或成群散在，黄色，有根迹维管束。③中柱鞘纤维成束，木化，或伴有少数石细胞，均显黄色。④维管束外韧型，环列，束间形成层不明显；木质部细胞均木化；木纤维较发达。射线宽窄不一。⑤髓部均为薄壁组织，无石细胞。（图 12-12）

雅连 髓部有石细胞。

云连 皮层、中柱鞘及髓部均无石细胞。

粉末：黄棕色或黄色。**味连** ①石细胞类方形、类圆形或近多角形，黄色，壁厚，壁孔明显。②中柱鞘纤维黄色，纺锤形或梭形，壁厚。③木纤维较细长，壁较薄，有稀疏点状纹孔。④木薄壁细胞类长方形或不规则形，壁稍厚，有纹孔。⑤鳞叶表皮细胞绿黄色或黄棕色，细胞长方形或长多角形，壁微波状弯曲，或作连珠状增厚。⑥导管为网纹或孔纹。⑦淀粉粒多单粒。（图 12-13）

雅连 石细胞较多。

云连 无石细胞。

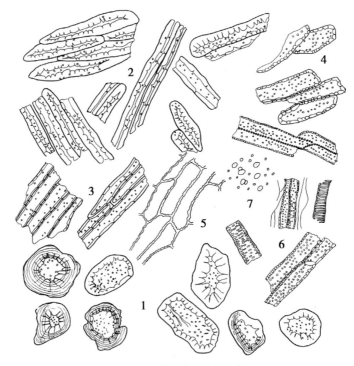

图 12-13 黄连（味连）粉末图

1. 石细胞；2. 韧皮纤维；3. 木纤维；4. 木薄壁细胞；5. 鳞叶表皮细胞；6. 导管；7. 淀粉粒

【化学成分】 含异喹啉类生物碱。主要为小檗碱（berberine），其次为黄连碱（coptisine）、甲基黄连碱（worenine）、表小檗碱（epiberberine）、巴马汀（palmatine）、药根碱（jatrorrhizine）等。尚含酚性成分如阿魏酸、绿原酸、3,4 二羟基苯乙醇葡萄糖苷、3- 羧基 -4- 羟基苯氧葡萄糖苷及2,3,4- 三羟基苯丙酸等。

目前生药质量评价的主要指标性成分为小檗碱、表小檗碱、黄连碱及巴马汀。

	R	R₁	R₂	R₃	R₄

	R	R$_1$	R$_2$	R$_3$	R$_4$
小檗碱	O—CH$_2$—O		OCH$_3$		H
黄连碱	O—CH$_2$—O		OCH$_3$		H
甲基黄连碱	O—CH$_2$—O		O—CH$_2$—O		CH$_3$
巴马汀	O—CH$_2$—O		O—CH$_2$—O		H
药根碱	OH	OCH$_3$	OCH$_3$	OCH$_3$	H

【理化鉴别】

（1）根茎横断面在紫外光灯（365nm）下可见木质部显金黄色荧光。

（2）取粉末或薄切片置载玻片上，加 95% 乙醇 1~2 滴及 30% 硝酸 1 滴或稀盐酸 1 滴，加盖玻片放置片刻，镜检，显黄色针状或针簇状结晶析出，加热后结晶溶解并显红色。

（3）粉末甲醇提取液作为供试品溶液。以黄连对照药材及盐酸小檗碱对照品作对照。照薄层色谱法，用硅胶 G 板，以环己烷 – 乙酸乙酯 – 异丙醇 – 甲醇 – 水 – 三乙胺（3：3.5：1：1.5：0.5：1）为展开剂，置氨蒸气饱和的展开缸内展开，置紫外光灯（365nm）下检视。供试品色谱中，在与对照药材色谱相应的位置上，显 4 个以上相同颜色的荧光斑点；在与对照品色谱相应的位置上，显相同颜色的荧光斑点。

【含量测定】 按高效液相色谱法测定，以盐酸小檗碱计，味连含小檗碱（C$_{20}$H$_{17}$NO$_4$）、表小檗碱（C$_{20}$H$_{17}$NO$_4$）、黄连碱（C$_{19}$H$_{13}$NO$_4$）和巴马汀（C$_{21}$H$_{21}$NO$_4$）分别不得少于 5.5%、0.8%、1.6% 和 1.5%；雅连含小檗碱不得少于 4.5%；云连含小檗碱不得少于 7.0%。

【药理作用】 ①抗菌、抗病毒及抗原虫作用: 黄连或小檗碱对痢疾杆菌、霍乱菌、百日咳杆菌、伤寒杆菌、结核杆菌、金黄色葡萄球菌、溶血性链球菌、肺炎双球菌及一些真菌（白色念珠菌）均有明显的抑制作用。黄连碱、巴马汀、药根碱也均有较强的抑菌作用。②抗炎作用: 小檗碱型季铵碱有显著的抗炎作用。③对心血管作用: 小檗碱有显著的增加冠脉流量、降低血压等作用。④利胆作用: 小檗碱有利胆作用，能增加胆汁分泌。此外尚有兴奋子宫及抗癌等作用。

【功效】 性寒，味苦。清热燥湿，泻火解毒。用于湿热痞满，呕吐吞酸，泻痢，黄疸，高热神昏，心火亢盛，心烦不寐，血热吐衄，目赤，牙痛，消渴，痈肿疔疮；外治湿疹，湿疮，耳道流脓。

白 芍

Paeoniae Radix Alba

【来源】 毛茛科植物芍药 *Paeonia lactiflora* Pall. 的干燥根。主产于浙江、安徽、四川，分别习称"杭白芍""亳白芍""川白芍"，均为栽培品，通常认为浙江产者品质最佳，安徽和四川产量大，山东、贵州等地亦有栽培。夏、秋二季采挖，洗净，除去头尾及细根，置沸水中煮透心后除去外皮，或去皮后再煮至无硬心，晒干。

【植物形态】 多年生草本。根肥大，圆柱形。茎直立。叶互生，具长柄；茎下部叶为二回三出羽状复叶，枝端为单叶；小叶狭卵形、披针形或椭圆形。花顶生；萼片4，微紫红色；花瓣10片或更多，白色、粉红色或紫红色；雄蕊多数；心皮3~5，分离。蓇葖果卵形，先端外弯成钩状。花期5~7月，果期6~7月。

【性状特征】 呈圆柱形，平直或稍弯曲，两端平截，长5~18cm，直径1~2.5cm。表面类白色或淡红棕色，光洁或有纵皱纹及细根痕，偶有残存的棕褐色外皮。质坚实，不易折断，断面较平坦，类白色或微带棕红色，形成层环明显，木部有放射状纹理，呈菊花心状。气微，味微苦、酸。（图12-14）

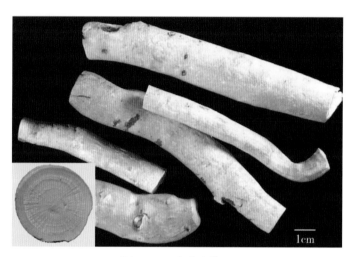

图12-14　白芍生药图

【显微特征】 根横切面：①木栓层细胞偶有残存。②残存的皮层细胞切向延长。③韧皮部主由薄壁细胞组成。④形成层环微波状弯曲。⑤木质部束窄，导管群做放射状排列，导管旁有少数木纤维。木射线宽，10至数十列细胞。⑥薄壁细胞含草酸钙簇晶，并含糊化淀粉粒团块。（图12-15）

粉末：黄白色。①糊化淀粉粒团块甚多。②草酸钙簇晶直径11~35μm，存在于薄壁细胞中，常排列成行，或一个细胞中含有数个簇晶。③具缘纹孔导管和网纹导管直径20~65μm。④纤维长梭形，直径15~40μm，壁厚，微木化，具大圆形纹孔。（图12-16）

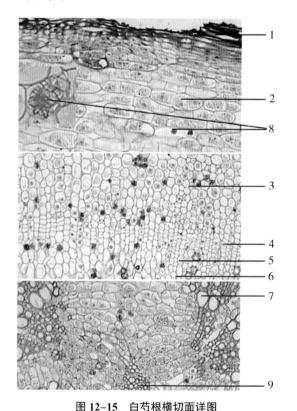

图12-15　白芍根横切面详图

1. 木栓层；2. 皮层；3. 韧皮部；4. 形成层；5. 射线；
6. 木质部；7. 导管；8. 草酸钙簇晶；9. 木纤维

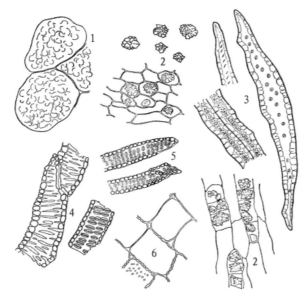

图 12-16 白芍根粉末图

1. 含糊化淀粉粒的薄壁细胞；2. 草酸钙簇晶；3. 木纤维；

4. 导管；5. 管胞；6. 薄壁细胞

【化学成分】 主含芍药苷（paeoniflorin）、羟基芍药苷（oxypaeoniflorin）、芍药内酯苷（albiflorin）、苯甲酰芍药苷（benzoylpaeoniflorin）、丹皮酚原苷（paeonolide）、丹皮酚（paeonol）等；尚含苯甲酸、胡萝卜苷及鞣质类等。

	R_1	R_2
芍药苷	—H	葡萄糖
羟基芍药苷	—OH	葡萄糖
苯甲酰芍药苷	—H	甲酰基葡萄糖

芍药内酯苷

目前生药质量评价的主要指标性成分为芍药苷。

【理化鉴别】

（1）本品横切面加三氯化铁显蓝色，尤其在形成层及木薄壁细胞部分较为显著。

（2）粉末乙醇浸提液作为供试品溶液。以芍药苷对照品作对照。照薄层色谱法，用硅胶 G 板，以三氯甲烷 - 乙酸乙酯 - 甲醇 - 甲酸（40∶5∶10∶0.2）为展开剂，5% 香草醛硫酸溶液显色。供试品色谱中，在与对照品色谱相应的位置上，显相同的蓝紫色斑点。

【含量测定】 按原子吸收分光光度法或电感耦合等离子体质谱法测定，含铅不得过 5mg/kg；镉不得过 0.3mg/kg；砷不得过 2mg/kg；汞不得过 0.2mg/kg；铜不得过 20mg/kg。按二氧化硫残留量测定法测定，二氧化硫残留量不得过 400mg/kg。按水溶性浸出物测定法热浸法测定，含水溶性浸出物不得少于 22.0%。按高效液相色谱法测定，本品含芍药苷（$C_{23}H_{28}O_{11}$）不得少于 1.60%。

【药理作用】 ①镇痛作用：能抑制小鼠扭体、嘶叫、热板反应，对吗啡抑制扭体反应有协同作用，并能对抗戊四氮所致惊厥。②解痉作用：对肠管和在位胃运动有抑制作用，显著对抗催产素引起的子宫收缩。③护肝作用：对四氯化碳、黄曲霉毒素 B_1、D-半乳糖胺所致肝损伤有明显保护作用。④对心血管系统的作用：扩张冠状动脉，降低血压（d-儿茶精和没食子酸乙酯有抗血栓和抗血小板聚集作用）。此外，尚有解热、抗病原生物、抗溃疡、免疫调节等作用。

【功效】 性微寒，味苦酸。平肝止痛，养血调经，敛阴止汗。用于头痛眩晕，胁痛，腹痛，四肢挛痛，血虚萎黄，月经不调，自汗，盗汗。

【附注】 赤芍（Paeoniae Radix Rubra）为毛茛科植物芍药 *Paeonia lactiflora* Pall. 或川赤芍 *P. veitchii* Lynch 的干燥根。多为野生。芍药主产于内蒙古和东北等地；川赤芍主产于四川等地。春、秋二季采挖，除去根茎、须根及泥沙，晒干。呈圆柱形，稍弯曲；表面棕褐色，粗糙，有纵沟及皱纹，并有须根痕及横向凸起的皮孔，有的外皮易脱落；质硬而脆，易折断，断面粉白色或粉红色，皮部窄，木部放射状纹理明显，有的有裂隙；气微香，味微苦、酸涩。主含芍药苷。性微寒，味苦。清热凉血，散瘀止痛。

牡丹皮
Moutan Cortex

本品为毛茛科植物牡丹 *Paeonia suffruticosa* Andr. 的干燥根皮。主产于安徽、河南、四川、山东等地。栽培 3~5 年后采收，秋季采挖根部，除去须根及茎基，剥取根皮，晒干，习称"原丹皮"或"连丹皮"；刮去外皮后晒干，称为"刮丹皮"或"粉丹皮"。根皮呈筒状或半圆筒状，有纵剖开的裂缝，向内卷曲或略张开。表面灰褐色或黄褐色，有多数横长皮孔样突起及细根痕；刮去外皮者呈粉红色。内表面浅灰黄色或浅棕色，有明显的细纵条纹，常见白色发亮小结晶（牡丹酚），习称"亮银星"。质硬脆，折断面较平坦，淡粉红色，粉性。有特殊香气，味苦而涩。主含丹皮酚（paeonol）、丹皮酚苷（paeonoside）、丹皮酚原苷（paeonolide）、丹皮酚新苷（apiopaeonoside）、芍药苷（paeoniflorin）、羟基芍药苷（oxypaeoniflorin）等，以及鞣质、挥发油等；丹皮酚为生药质量评价的主要指标性成分。性微寒，味苦、辛。清热凉血，活血化瘀。

（五）小檗科 Berberidaceae

本科约 17 属，650 余种。我国有 11 属，320 余种，药用 140 余种。重要药用属有小檗属（Berberis）、淫羊藿属（Epimedium）、十大功劳属（Mahonia）、八角莲属（Dysosma）等，主要生药有淫羊藿、三颗针、十大功劳等。

草本或小灌木。单叶或复叶，互生或基生。花两性，辐射对称，单生或排成总状花序；萼片和花瓣相似，2~4 轮，每轮 3 片；花瓣常变为蜜腺；雄蕊常 3~9，与花瓣对生；子房上位，常 1 心皮，1 室，胚珠 1 至多数。浆果或蒴果。种子具胚乳。

本科植物叶气孔不定式。木本植物幼枝维管束间初生射线宽；中柱鞘纤维束常连成环；有的髓宽广；薄壁细胞常多草酸钙方晶。草本植物茎表皮细胞壁常增厚；内皮层明显；维管组织次生构造常不发达；薄壁细胞多含草酸钙簇晶。

本科植物主要含有异喹啉类生物碱、木脂素类及黄酮类成分。①异喹啉类生物碱：多集中分布于小檗属，如小檗碱、巴马亭、药根碱、掌叶防己碱、木兰花碱等；十大功劳属亦含有小檗碱等。②木脂素类：主分布于八角莲属、山荷叶属和桃儿七属，如鬼臼脂素、山荷叶素等。③黄酮类：如淫羊藿苷，仅分布于淫羊藿属。

淫羊藿
Epimedii Folium

本品为小檗科植物淫羊藿 *Epimedium brevicornum* Maxim.、箭叶淫羊藿 *E. sagittatum*（Sieb.et Zucc.）Maxim.、柔毛淫羊藿 *E. pubescens* Maxim. 或朝鲜淫羊藿 *E. koreanum* Nakai 的干燥叶。淫羊藿主产于陕西、山西、河南、广西；箭叶淫羊藿主产于湖北、四川、浙江；柔毛淫羊藿主产于四川；巫山淫羊藿主产于陕西、四川、贵州；朝鲜淫羊藿主产于辽宁、吉林、黑龙江。夏、秋季茎叶茂盛时采割，除去粗梗和杂质，晒干或阴干。淫羊藿：三出复叶；小叶片卵圆形，先端微尖，顶生小叶基部心形，两侧小叶较小，偏心形，外侧较大，呈耳状，边缘具黄色刺毛状细锯齿；上表面黄绿色，下表面灰绿色，主脉 7~9 条，基部有稀疏细长毛，细脉两面突起，网脉明显。叶片近革质。气微，味微苦。箭叶淫羊藿：三出复叶，小叶片长卵形，两侧小叶基部明显偏斜，外侧呈箭形。下表面疏被粗短伏毛，叶片革质。柔毛淫羊藿：叶下表面及叶柄密被绒毛状柔毛。朝鲜淫羊藿：小叶较大，先端长尖，叶片较薄。均含淫羊藿苷（icariin）、淫羊藿新苷（epimedoside A）等黄酮类成分；淫羊藿苷为生药质量评价的主要指标性成分。性温，味辛。补肾阳，强筋骨，祛风湿。

（六）防己科 Menispermaceae

本科约 65 属，350 余种。我国有 19 属，约 78 种。重要药用属有千金藤属（Stephania）、木防己属（Cocculus）、蝙蝠葛属（Menispermum）等，主要生药有粉防己、木防己、青风藤、北豆根、千金藤、金果榄等。

多年生草质或木质藤本。单叶互生，无托叶。花单性异株，辐射对称，多排列成聚伞或圆锥花序；萼片、花瓣常各 6 枚，各 2 轮，每轮 3 片；雄蕊多为 6 枚；子房上位，心皮 3~6，离生，1 室，1 胚珠。核果，核常呈马蹄形或肾形。

本科植物常有异常构造，多由维管束外方的额外形成层形成 1 至多个同心环状或偏心环状异型维管束。正常维管束被较宽的射线分隔成放射状排列的车轮状纹理。草酸钙结晶多见，类型多样，有方晶、棱晶、簇晶、针晶、柱晶等。有的品种具分泌囊、异形细胞或厚壁细胞。

本科植物富含生物碱，主为异喹啉类生物碱。常见的生物碱类型有：①苄基异喹啉（benzylisoquinoline）型，分布于木防己属及千金藤属；②双苄异喹啉（bisbenzylisoquinoline）型，分布于锡生藤属、木防己属、轮环藤属、蝙蝠葛属、千金藤属、防己属等，如粉防己碱、蝙蝠葛碱等；③阿朴啡（aporphine）型，分布于防己属等，如木兰花碱、青藤碱等；④吗啡烷（morphinone）型，主要分布于防己属及千金藤属，如防己碱；⑤原小檗碱（protoberberine）型，分布于锡生藤属、防己属、蝙蝠葛属、千金藤属等，如掌叶防己碱、药根碱等。此外，一些属尚含皂苷、苦味素等成分。

防　己

Stephaniae Tetrandrae Radix

本品为防己科植物粉防己 *Stephania tetrandra* S.Moore 的干燥根。主产于浙江、安徽、湖北、湖南、江西等地。秋季采挖，洗净，刮去粗皮，切段或纵剖成块，干燥。呈不规则圆柱形、半圆柱形或块状，多弯曲，形似猪大肠。表面淡灰黄色，在弯曲处常有深陷横沟而成结节状的瘤块样。体重，质坚实，断面平坦，灰白色，富粉性，有排列较稀疏的放射状纹理——"车轮纹"。气微，味苦。含多种异喹啉类生物碱，其中主要为粉防己碱（汉防己甲素，tetrandrine）、去甲基粉防己碱（汉防己乙素，demethyl-tetrandrine）、轮环藤酚碱（cyclanoline）和防己诺林碱（汉防己素，fangchinoline）等；粉防己碱及防己诺林碱为生药质量评价的主要指标性成分。性寒，味苦。祛风止痛、利水消肿。

（七）木兰科 Magnoliaceae

本科约 18 属，约 335 种。我国有 14 属，160 余种。重要药用属有木兰属（Magnolia）、五味子属（Schisandra）、八角属（Illicium）等，主要生药有厚朴、五味子、辛夷、八角茴香等。

木本，稀藤本。单叶互生，常全缘，托叶环（痕）明显。花单生，辐射对称；花被 3 基数；雄蕊和雌蕊均多数，螺旋状排列在延长的花托上；子房上位。聚合蓇葖果或聚合浆果。

本科植物茎中木栓层多起源于表皮、下皮或皮层的外侧部分；常含油细胞、石细胞及草酸钙小方晶，木兰属等石细胞常呈分枝状；木质部导管壁多单穿孔，亦有梯纹穿孔；射线宽 3~4 列细胞，偶见单列同型或异型；纤维多有具缘纹孔。

本科植物以皆含挥发油及普遍含异喹啉类生物碱为化学特征，有些属还含木脂素及倍半萜内酯。①挥发油：油中主要成分为芳香族衍生物或倍半萜类，如大茴香脑、大茴香醛、厚朴酚等，木兰酚及卵叶木兰酚在木兰属中常见，是区别于毛茛科的成分特点之一。②异喹啉类生物碱：属阿朴啡（aporphine）型及苄基异喹啉（benzylisoquinoline）型，分布于木兰属、鹅掌楸属、含笑属等，如木兰花碱、木兰箭毒碱、鹅掌楸碱、含笑素等。③木脂素：联苯型木脂素在木兰属常见，如厚朴酚、和厚朴酚；联苯环辛烯型木脂素多分布于五味子属、南五味子属，如五味子素等。④倍半萜内酯：含笑属含多种倍半萜内酯；八角属含有毒的倍半萜内酯，如莽草毒素。

五味子属、南五味子属及八角属均不含木兰科特征性成分异喹啉类生物碱，结合形态学特征的较大差异，在某些分类系统中，将五味子属及南五味子属另列为五味子科（Schisandraceae），八角属另列为八角科（Illiciaceae）。

厚　朴

Magnoliae Officinalis Cortex

【来源】　木兰科植物厚朴 *Magnolia officinalis* Rehd.et Wils. 或凹叶厚朴 *M. officinalis* Rehd. var.*biloba* Rehd.et Wils. 的干燥干皮、枝皮和根皮。厚朴主产于四川、湖北，习称"紫油厚朴"或"川朴"，质量最佳；凹叶厚朴主产于浙江，习称"温朴"。4~6 月剥取，根皮和枝皮直接阴干；

干皮置沸水中微煮后，堆置阴湿处，"发汗"至内表面变紫褐色或棕褐色时，蒸软，取出，卷成筒状，干燥。

【植物形态】 **厚朴** 落叶乔木。树皮厚，紫褐色。叶大，互生，革质，倒卵形或倒卵状椭圆形，全缘或微波状。花与叶同时开放，单生枝顶，花大，白色，芳香，花被片9~12；雄蕊及雌蕊均多数，螺旋状排列在隆起的花托上。聚合蓇葖果长圆状卵形，木质。花期4~5月，果期8~10月。

凹叶厚朴 叶先端凹缺，成2圆裂。

【性状特征】 **干皮** 呈卷筒状或双卷筒状，长30~35cm，厚2~7mm，习称"筒朴"；近根部一端展开如喇叭口状，习称"靴筒朴"。外表面灰棕色至灰褐色，有明显椭圆形皮孔和纵皱纹，粗糙，有时呈鳞片状，易剥落；刮去粗皮者显黄棕色。内表面紫棕色或深紫褐色，具细密纵纹，划之显油痕。质坚硬，不易折断。断面颗粒性，外层灰棕色，内层紫褐色或棕色，有油性，有时可见多数小亮星。气香，味辛辣、微苦。（图12-17）

根皮（根朴） 呈单筒状或不规则块片；有的弯曲似鸡肠，习称"鸡肠朴"。质硬，较易折断，断面纤维性。

枝皮（枝朴） 呈单筒状，长10~20cm，厚1~2mm。质脆，易折断，断面纤维性。

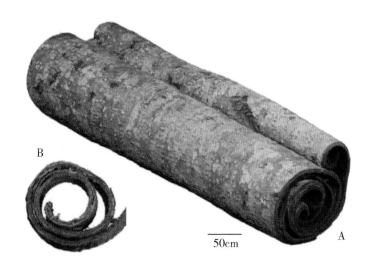

图12-17 厚朴生药图
A.外形；B.饮片

【显微特征】 干皮横切面：①木栓层为10余列细胞；有的可见落皮层。②皮层外侧有石细胞环带，内侧散有多数油细胞及石细胞群。③韧皮部射线宽1~3列细胞；油细胞颇多；纤维多成束。④薄壁细胞中淀粉粒多已糊化，有时可见少数草酸钙方晶。（图12-18）

粉末：棕色。①纤维甚多，壁甚厚，有的呈波浪形或一边呈锯齿状，木化，孔沟不明显。②石细胞类方形、椭圆形、卵圆形或不规则分枝状，有时可见层纹。③油细胞椭圆形或类圆形，含黄棕色油状物。（图12-19）

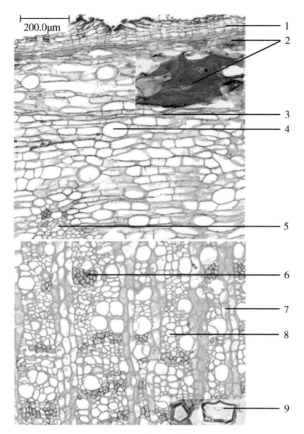

图 12-18　厚朴干皮横切面详图

1. 木栓层；2. 石细胞；3. 皮层；4. 油细胞；5. 筛管；

6. 纤维束；7. 韧皮射线；8. 韧皮部；9. 草酸钙方晶

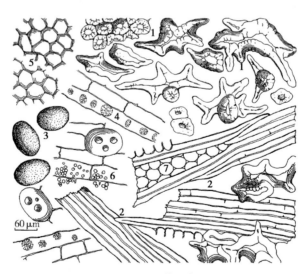

图 12-19　厚朴粉末图

1. 石细胞；2. 纤维；3. 油细胞；4. 筛管分子；5. 木栓细胞；6. 淀粉粒；7. 射线细胞

【化学成分】　①木脂素类：主要有厚朴酚（magnolol）及和厚朴酚（honokiol），尚有厚朴三酚 B（magnatriol B），厚朴醛 B、D（magnaldehyde B，D）等。②挥发油：主要有 β-桉叶醇（β-eudesmol）、荜澄茄醇（cadinol）。③生物碱类：主要有木兰箭毒碱（magnocurarine）、木兰花碱（magnoflorine）、鹅掌楸碱（liriodenine）。

厚朴酚

和厚朴酚

木兰箭毒碱

木兰花碱

目前生药质量评价的主要指标性成分为厚朴酚及和厚朴酚。

【理化鉴别】

（1）粉末的氯仿提取液在紫外光灯（365nm）下观察顶面显紫色，侧面观显两层，上层黄绿色，下层棕色荧光。

（2）粉末甲醇提取液作为供试品溶液。以厚朴酚与和厚朴酚对照品作对照。照薄层色谱法，用硅胶 G 板，以甲苯 – 甲醇（17：1）为展开剂，喷以 1% 香草醛硫酸溶液，在 100℃加热至斑点显色清晰。供试品色谱中，在与对照品色谱相应的位置上，显相同颜色的斑点。

【含量测定】 按高效液相色谱法测定，含厚朴酚（$C_{18}H_{18}O_2$）与和厚朴酚（$C_{18}H_{18}O_2$）的总量不得少于 2.0%。

【药理作用】 ①肌肉松弛作用：厚朴酚与和厚朴酚具有特殊而持久的肌肉松弛活性。从厚朴中得到的一种水溶性生物碱，对横纹肌有松弛作用。厚朴碱碘甲烷后，活性明显提高。②抗炎镇痛作用：厚朴乙醇提取物有明显镇痛作用。③对消化系统的影响：厚朴乙醇提取物能明显抑制盐酸型溃疡。此外，尚有抗菌、保肝、抗凝血等作用。

【功效】 性温，味苦、辛。燥湿消痰，下气除满。用于湿滞伤中，脘痞吐泻，食积气滞，腹胀便秘，痰饮喘咳。

【附注】 滇缅厚朴为长喙厚朴 Magnolia rostrata W. W. Smith 的树皮，已收入部颁标准，亦称云朴、贡山厚朴、腾冲厚朴。干皮呈卷筒状，厚 0.35～0.5cm，外表较平坦，呈灰白色至灰棕色，气微芳香，味微苦。栓内层外层为 6～9 列长方形细胞，内层为石细胞环。皮层石细胞壁厚，层纹清晰。含厚朴酚、和厚朴酚及木兰箭毒碱等。

五味子

Schisandrae Chinensis Fructus

【来源】 木兰科植物五味子 Schisandra chinensis（Turcz.）Baill. 的干燥成熟果实，习称"北五味子"。主产于辽宁、黑龙江、吉林等地。秋季果实成熟时采摘，晒干或蒸后晒干，除去果梗及杂质。

【植物形态】 落叶木质藤本。嫩枝红棕色，稍有棱。叶于幼枝上互生，于老茎短枝上簇生，叶柄幼时红色，叶片阔椭圆形或倒卵形，边缘疏生有腺体的小齿。花单性异株，单生或簇生于叶腋，有长柄，下垂；花被片6~9，长圆形，乳白色；雄花雄蕊4~6；雌蕊群椭圆形，心皮多数，分离，螺旋状排列于花托上，花后花托逐渐伸长。聚合浆果长穗状，浆果球形，肉质，深红色。花期5~7月，果期8~10月。

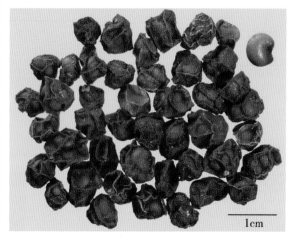

图12-20　五味子生药图

【性状特征】　呈不规则的球形或扁球形，直径5~8mm。表面红色、紫红色或暗红色，皱缩，显油润；久置表面呈黑红色或出现"白霜"。果肉柔软，种子1~2，肾形，表面棕黄色，有光泽；种皮薄而脆。果肉气微，味酸；种子破碎后，有香气，味辛、微苦。（图12-20）

【显微特征】　果实横切面：①外果皮为1列方形或长方形细胞，壁稍厚，外被角质层，散有油细胞。②中果皮薄壁细胞10余列，含淀粉粒，散有小型外韧维管束。③内果皮为1列小方形薄壁细胞。④种皮最外层为1列径向延长的石细胞，壁厚，纹孔及孔沟细密；其下为数列类圆形、三角形或多角形石细胞，纹孔较大；石细胞层下为数列薄壁细胞，种脊部位有维管束；油细胞层为1列长方形细胞，含棕黄色油滴；再下为3~5列小形细胞；种皮内表皮为1列小细胞，壁稍厚。⑤胚乳细胞含脂肪油滴及糊粉粒。（图12-21）

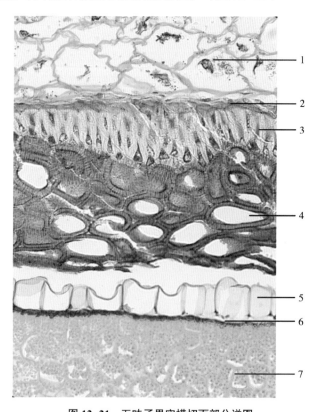

图12-21　五味子果实横切面部分详图

1. 中果皮；2. 内果皮；3. 种皮外层石细胞层；4. 种皮内层石细胞层；

5. 油细胞层；6. 种皮内表皮；7. 胚乳组织

粉末：暗紫色。①种皮表皮石细胞表面观呈多角形，壁厚，孔沟极细密，胞腔内含深棕色物。②种皮内层石细胞呈多角形、类圆形或不规则形，壁稍厚，纹孔较大。③果皮表皮细胞表面观类多角形，垂周壁略呈连珠状增厚，表面有角质线纹；表皮中散有油细胞。④胚乳细胞多角形，内含脂肪油滴。⑤中果皮细胞皱缩，含暗棕色物，并含有淀粉粒。（图 12-22）

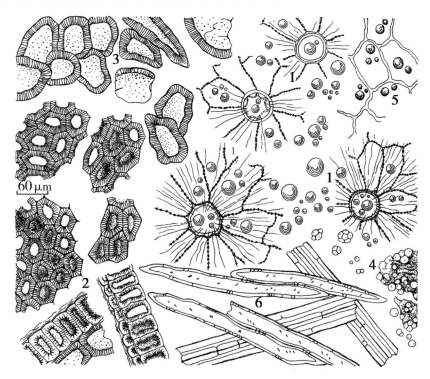

图 12-22　五味子粉末图

1. 果皮表皮细胞及油细胞（含挥发油滴）；2. 种皮表皮石细胞（断面、表面）；

3. 种皮内层石细胞；4. 中果皮组织碎片及淀粉粒；5. 内胚乳细胞（含脂肪油滴）；

6. 纤维（花托及种脊处，壁厚者为韧皮部纤维；壁薄者为木质部纤维）

【化学成分】　主含联苯环辛烯型木脂素，如五味子醇甲（schizandrin，即五味子素）、五味子醇乙（schizandrol B）、五味子甲素（ deoxyschizandrin，去氧五味子素）、五味子乙素（ g-schizandrin，即 g- 五味子素 ）、五味子丙素（schizandrin C ）、五味子酚等。种子中含挥发油约 2%。尚含苹果酸、枸橼酸、酒石酸及多糖等。

	R₁	R₂	R₃	R₄	R₅	R₆
五味子素	—OCH₃	—OCH₃	—OCH₃	—OCH₃	—OH	—OCH₃
五味子甲素	—OCH₃	—OCH₃	—OCH₃	—OCH₃	—H	—OCH₃
五味子乙素	—O—CH₂—O	—O—CH₂—O	—OCH₃	—OCH₃	—OH	—O—CH₃
五味子酚	—OCH₃	—OCH₃	—OCH₃	—OCH₃	—H	—OH
五味子醇乙	—O—CH₂—O	—O—CH₂—	—OCH₃	—OCH₃	—OH	—OCH₃

目前生药质量评价的主要指标性成分为五味子醇甲。

【理化鉴别】 粉末用氯仿提取，滤过，滤液蒸干，残渣加氯仿溶解，作为供试品溶液。以五味子对照药材和五味子甲素对照品作对照。照薄层色谱法，用硅胶 GF_{254} 板，以石油醚（30~60℃）–甲酸乙酯–甲酸（15：5：1）的上层溶液为展开剂，置紫外光灯（254nm）下检视。供试品色谱中，在与对照品和对照药材色谱相应的位置上，显相同颜色的斑点。

【含量测定】 按高效液相色谱法测定，含五味子醇甲（$C_{24}H_{32}O_7$）不得少于 0.40%。

【药理作用】 ①对中枢神经系统作用：五味子具有明显的镇静作用，五味子提取物和五味子醇甲能减少小鼠自主活动，延长巴比妥睡眠时间，抑制动物攻击行为，对抗电休克和化学性惊厥，作用与安定药相似。②保肝作用：五味子醇提物及五味子甲素、乙素、丙素、醇甲、醇乙、酯甲、酯乙等对化学毒物引起的动物肝细胞损伤有明显保护作用，可抑制转氨酶的释放，使 ALT 活性降低。③对心血管系统作用：五味子素、五味子丙素、去氧五味子素等对于离体狗肠系膜动脉收缩均有抑制作用，能增加豚鼠离体心脏及麻醉狗冠脉血流量。此外，还有抗氧化、抗衰老、促进免疫及潜在抗肿瘤等作用。

【功效】 性温，味酸、甘。收敛固涩，益气生津，补肾宁心。用于久嗽虚喘，梦遗滑精，遗尿尿频，久泻不止，自汗，盗汗，津伤口渴，短气脉虚，内热消渴，心悸失眠。

【附注】 南五味子（Schisandrae Sphenantherae Fructus）为同科植物华中五味子 *Schisandra sphenanthera* Rehd.et Wils. 的干燥成熟果实。产于河南、江苏、浙江等地。果实较小，表面棕红色至暗棕色，干瘪，皱缩，肉薄，果肉常紧贴于种子上。种子略小，表面棕黄色，略呈颗粒状。主含五味子甲素、五味子酯甲、五味子酯乙、五味子酯丙、五味子酯丁、五味子酯戊等，质量评价的指标性成分为五味子酯甲。功效同五味子。

辛　夷
Magnoliae Flos

本品为木兰科植物望春花 *Magnolia biondii* Pamp.、玉兰 *M. denudata* Desr. 或武当玉兰 *M. sprengeri* Pamp. 的干燥花蕾。主产于湖南、河南、四川等地。冬末春初花蕾期采收，除去枝梗，阴干。望春花：呈长卵形，似毛笔头。苞片 2~3 层，每层 2 片，苞片间有小鳞芽，苞片外表面密被灰白色或灰绿色茸毛，内表面类棕色，无毛；花被片 9，类棕色，外轮花被片 3，条形，约为内两轮长的 1/4，呈萼片状，内两轮花被片 6，每轮 3，轮状排列；雄蕊和雌蕊多数，螺旋状排列。体轻，质脆。气芳香，味辛凉而稍苦。玉兰：花被片 9，内外轮同型。武当玉兰：苞片外表面密被淡黄色或淡黄绿色茸毛，有的最外层苞片茸毛已脱落而呈黑褐色；花被片 10~12（15），内外轮无显著差异。主含挥发油，油中主成分为 1,8–桉叶素（1,8–cineole）、丁香油酚（eugenol）等；目前生药质量评价的主要指标性成分为木兰脂素。性温，味辛。散风寒，通鼻窍。

（八）樟科 Lauraceae

本科约 45 属，2000~2500 种。我国有 20 余属，423 种。主要药用属有樟属（Cinnamomum）、山胡椒属（Lindera）、木姜子属（Listea）等，主要生药有肉桂、桂枝等。

木本，有香气。单叶互生，全缘。花 3 基数，单被，2 轮排列，基部合生；雄蕊 3~12，多为 9，花药瓣裂；子房上位，具 1 顶生胚珠。核果或呈浆果状。

　　本科植物常具油细胞或黏液细胞。叶主脉或茎中柱鞘部位多由纤维与石细胞形成连续或断续的环，石细胞常为"U"字形增厚。次生韧皮部具纤维或纤维束。薄壁细胞中常见草酸钙针晶或纺锤状结晶。

　　本科植物多含挥发油和生物碱。①挥发油：主要分布在樟属、山胡椒属、木姜子属。油中主含樟脑、桂皮醛、桉叶素等。②生物碱：主为异喹啉类生物碱，如木姜子碱、木兰箭毒碱等。

肉　桂
Cinnamomi Cortex

　　【来源】　樟科植物肉桂 *Cinnamomum cassia* Presl 的干燥树皮。主产于广西、广东、云南等地，以广西产量大。多为栽培。秋季剥取树皮，阴干。因采收年限和加工方法不同，商品上有"官桂"（剥取栽培 5～6 年的树皮和枝皮，晒 1～2 天后，卷成筒状阴干）、"企边桂"（剥取 10 年以上生的干皮，两端削齐，夹在木制的凹凸板内，晒干）、"板桂"（剥取老树的干皮，夹在木制的凹凸板内，晒至九成干，纵横堆叠，加压，干燥）、"桂心"（肉桂加工过程中的边角料，去掉外皮晒干）、"桂碎"（肉桂加工过程中的碎片）等规格。

　　【植物形态】　常绿乔木，芳香。树皮灰褐色。叶互生，离基三出脉。圆锥花序腋生；花小，白色；花被片 6；能育雄蕊 9，3 轮。浆果状核果，椭圆形，成熟时黑紫色。花期 6～8 月，果期 10～12 月。

　　【性状特征】　呈槽状或卷筒状，长 30～40cm，宽或直径 3～10cm，厚 0.2～0.8cm。外表面灰棕色，稍粗糙，有不规则的细皱纹及横向突起的皮孔，有的可见灰白色的斑纹；内表面红棕色，略平坦，有细纵纹，划之显油痕。质硬而脆，易折断，断面不平坦，外层棕色而较粗糙，内层红棕色而油润，两层间有 1 条黄棕色的线纹。气香浓烈，味甜、辣。（图 12-23）

　　【显微特征】　干皮横切面：①木栓层细胞数列，最内层细胞外壁增厚，木化。②皮层散有石细胞及分泌细胞。③中柱鞘部位有石细胞群，断续排列成环，外侧伴有纤维束，石细胞通常外壁较薄。④韧皮部射线宽 1～2 列细胞，含细小草酸钙针晶；纤维常 2～3 个成束；油细胞随处可见。⑤薄壁细胞含淀粉粒。（图 12-24）

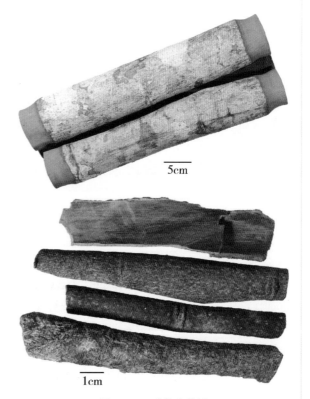

5cm

1cm

图 12-23　肉桂生药图

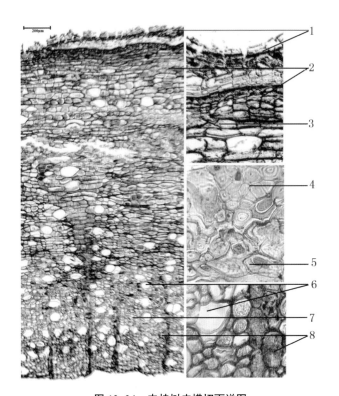

图 12-24　肉桂树皮横切面详图

1. 木栓层；2. 皮层；3. 石细胞；4. 中柱鞘纤维束；

5. 中柱鞘石细胞群；6. 油细胞；7. 韧皮部；8. 韧皮射线

粉末：红棕色。①纤维长梭形，大多单个散在，壁厚，木化，纹孔不明显。②石细胞类方形或类圆形，壁厚，有的一面菲薄，三面较厚。③油细胞类圆形或长圆形。④草酸钙针晶细小，散在于射线细胞中。⑤木栓细胞多角形，含红棕色物。（图 12-25）

【化学成分】　主含挥发油，油中主成分桂皮醛（cinnamic aldehyde），约85％，并含乙酸桂皮酯（cinnamylacetate）、乙酸苯丙酯（phenylpropy acetate）、桂皮酸（cinnamic acid）等。另含五环多元醇类二萜，如肉桂苷（cinnamoside）、桂皮苷（cassioside）等。此外，尚含鞣质及肉桂多糖 AX（cinnamon AX）。

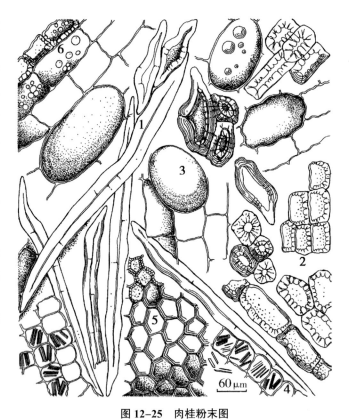

图 12-25　肉桂粉末图

1. 纤维；2. 石细胞；3. 油细胞；4. 射线细胞及草酸钙针晶；

5. 木栓细胞；6. 薄壁细胞及淀粉粒

$$CH=CH-CHO$$
桂皮醛

$$CH=CH-CH_2-O-CO-CH_3$$
乙酸桂皮酯

目前生药质量评价的主要指标性成分为挥发油和桂皮醛。

【理化鉴别】

（1）取粉末适量，加三氯甲烷浸渍，吸取浸渍液2滴于载玻片上，待挥干，滴加10%盐酸苯肼试液1滴，加盖玻片镜检，可见桂皮醛苯胺的杆状结晶。

（2）粉末用乙醇冷浸液作为供试液。以桂皮醛对照品作对照。照薄层色谱法，用硅胶G板，以石油醚（60～90℃）–乙酸乙酯（17：3）为展开剂，喷以二硝基苯肼乙醇试液显色。供试品色谱中，在与对照品色谱相应的位置上，显相同颜色的斑点。

【含量测定】　按挥发油测定法测定，含挥发油不得少于1.2%（mL/g）；按高效液相色谱法测定，含桂皮醛（C_9H_8O）不得少于1.5%。

【药理作用】　①助阳作用。②扩血管作用：肉桂水煎液及桂皮醛，可使外周血管扩张，血压下降；并可增加冠脉血流，改善心肌缺血、抗缺氧。③抗溃疡作用：肉桂水提物对多种溃疡模型有显著的保护作用。④镇痛作用。⑤抗炎作用。肉桂醚提取物及水提取物均有抗炎活性，并以其热水提取物的抗炎活性较强；其机理主要是肉桂醛及其衍生物抑制NO的生成。此外，还有解热、抗菌、杀虫、抗肿瘤等作用。

【功效】　性大热，味辛、甘。补火助阳，引火归原，散寒止痛，温通经脉。用于阳痿，宫冷，腰膝冷痛，肾虚作喘，虚阳上浮，眩晕目赤，心腹冷痛，虚寒吐泻，寒疝腹痛，痛经经闭。

【附注】　桂枝（Cinnamomi Ramulus）为肉桂 *Cinnamomum cassia* Presl 的干燥嫩枝。主产于广东、广西，以广东产量最大。春、夏二季采收，除去叶，晒干，或切片晒干。呈长圆柱形，多分枝。表面红棕色至棕色，有纵棱线、细皱纹及小疙瘩状的叶痕、枝痕和芽痕，皮孔点状。质硬而脆，易折断。切面皮部红棕色，木部黄白色至浅黄棕色，髓部略呈方形。有特异香气，味甜、微辛，皮部味较浓。主含挥发油，油中主为桂皮醛；另含桂皮酸、香豆素等。性温，味辛、甘。发汗解肌，温通经脉，助阳化气，平冲降气。

（九）罂粟科 Papaveraceae

本科38属，700余种。我国有18属，362种。重要药用属有罂粟属（Papaver）、紫堇属（Corydalis）、白屈菜属（Chelidonium）、博落回属（Macleaya）等，主要生药有延胡索、阿片、白屈菜、夏天无等。

草本，体内常含乳汁或黄色汁液。花两性，萼片2，早落，花瓣4～6；雄蕊多数；子房上位，1室，侧膜胎座，胚珠多数。蒴果孔裂或瓣裂。

本科植物具有节乳管或分泌细胞。茎横切面木质部导管群成"V"字形；导管具单孔或螺纹。纤维甚短，壁具单孔。少数有非腺毛，由1～2列或多列细胞组成；无腺毛，叶表皮气孔不定式。

本科植物富含异喹啉类生物碱，如罂粟碱、吗啡、白屈菜碱、可待因、那可丁等；紫堇属含延胡索乙素；血根碱主要分布于白屈菜属、罂粟属、博落回属、角茴香属。另含黄酮类，如山柰酚、槲皮素等。

延胡索
Corydalis Rhizoma

本品为罂粟科植物延胡索 Corydalis yanhusuo W.T.Wang 的干燥块茎。主产于浙江东阳、磐安。夏初茎叶枯萎时采挖，除去须根，洗净，置沸水中煮或蒸至恰无白心时，取出，晒干。呈不规则的扁球形。表面黄色或黄褐色，有不规则网状皱纹，顶端有略凹陷的茎痕，底部常有疙瘩状突起。质硬而脆，断面黄色，角质样，有蜡样光泽。气微，味苦。含多种生物碱，主要有延胡索甲素（d–corydaline）、延胡索乙素（dl–tetrahydropalmatine）、延胡索丙素（protopine）、延胡索丁素（l–tetrahydrocoptisine）等；目前生药质量评价的主要指标性成分为延胡索乙素。性温，味辛、苦。活血，行气，止痛。

（十）十字花科 Cruciferae

本科约 400 属，3200 余种。我国约有 95 属，425 种。主要药用属有菘蓝属（Isatis）、芸薹属（Brassica）、葶苈属（Draba）、糖芥属（Erysimum）、独行菜属（Lepidium）等，主要生药有大青叶、板蓝根、芥子、葶苈子等。

草本，植物体有的含辛辣液汁。单叶互生。花两性；花瓣 4，十字形排列；雄蕊 6，四强；子房上位，由假隔膜分为 2 室，侧膜胎座。长角果或短角果。

本科植物叶多具分泌细胞（芥子酶细胞，Myrosin cells）；毛茸多为单细胞非腺毛，形式多样；气孔不等式；常不含有草酸钙结晶。根初生木质部多为二原型，一些种类的根茎或根常有异型维管束，如内涵韧皮部（芸薹属）、皮层维管束（芝麻菜属）、髓部维管束等。种子表皮细胞中有黏液质，遇水膨胀，利用其特点作膨胀系数测定，如葶苈子、黑芥子等。

本科植物特征性成分为硫苷及吲哚苷；强心苷、氰苷在少数属有分布；种子富含脂肪油，油中特征成分为芥子酸。①硫苷：为葡萄糖异硫氰酸酯类化合物，广泛分布许多属，如芥子苷、白芥子苷、醉蝶花苷等，并同时含有芥子酶，酶解生成异硫氰酸酯类化合物。②吲哚苷：菘蓝苷主要分布于菘蓝属。③强心苷：分布于糖芥属、桂竹香属，如桂竹香苷、糖芥毒苷等。④含氰基（–CN）、异硫氰基（–NCS）及巯基（–SH）的化合物：在独行菜属、莱菔属中有分布，如氰苷存在于独行菜属。此外，尚含生物碱、四萜类化合物等。

大青叶
Isatidis Folium

【来源】　十字花科植物菘蓝 Isatis indigotica Fort. 的干燥叶。主产于河北、陕西、江苏、安徽等地，多为栽培品。夏、秋两季分 2~3 次采收，除去杂质，晒干。

【植物形态】　两年生草本，主根较长。茎直立，上部多分枝。叶互生，基生叶具柄，叶片长椭圆形，全缘或波状；茎生叶基部垂耳圆形，抱茎、全缘。复总状花序生于枝端；花黄色；萼片 4，绿色；花瓣 4，倒卵形；雄蕊 6，四强；雌蕊 1。长角果矩圆形，边缘翅状，紫色。种子 1 枚。花期 4~5 月，果期 5~6 月。

【性状特征】　多皱缩卷曲，有的破碎。完整叶片展平后呈长椭圆形至长圆状倒披针形，长5~20cm；宽 2~6cm；上表面暗灰绿色，有时可见色较深稍突起的小点；先端钝，全缘或微波状，基部狭窄下延至叶柄呈翼状；叶柄长4~10cm，淡棕黄色。质脆。气微，味微酸、苦、涩。
（图12-26）

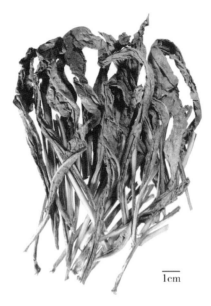

$\overline{1cm}$

图12-26　大青叶生药图

【显微特征】　叶横切面：①上下表皮均为1列横向延长的细胞，外被角质层。②叶肉组织
分化不明显。③主脉维管束4~9个，外韧型，中间1个较大，每个维管束上下侧均有厚壁组织。
④薄壁组织中含有芥子酶的分泌细胞，呈类圆形，较其周围薄壁细胞小，内含棕黑色颗粒状物质。
（图12-27）

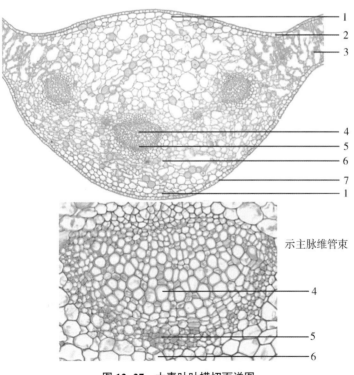

示主脉维管束

图12-27　大青叶叶横切面详图

1.厚角组织；2.上表皮；3.叶肉组织；4.木质部；5.韧皮部；6.纤维束；7.下表皮

　　粉末：绿褐色。①下表皮细胞垂周壁稍弯曲，略成连珠状增厚；气孔不等式，副卫细胞 3~4 个。②叶肉组织分化不明显，叶肉细胞中含蓝色细小颗粒状物，亦含橙皮苷样结晶。（图 12-28）

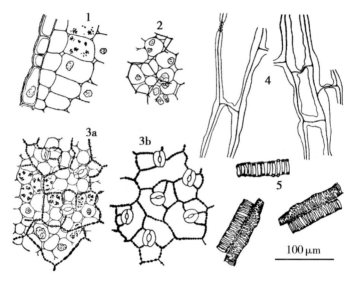

图 12-28　大青叶粉末图

1. 靛蓝结晶；2. 橙皮苷样结晶；3. 表皮（a. 上表皮；b. 下表皮）；4. 厚角细胞；5. 导管

　　【化学成分】　主含菘蓝苷（isatan）、靛蓝（indigo）、靛玉红（indirubin）、色胺酮（tryptanthrin）、喹唑酮、异牡荆素及生物碱等。

靛玉红　　　　　　　　　　　　　　　靛蓝

　　目前生药质量评价的主要指标性成分为靛玉红。

　　【理化鉴别】

　　（1）粉末进行微量升华，可得到蓝色或紫红色细小针状、片状或簇状结晶。

　　（2）本品粉末水浸液在紫外灯（365nm）下呈蓝色荧光。

　　（3）粉末三氯甲烷回流提取液作为供试品溶液。以靛蓝和靛玉红对照品作对照。照薄层色谱法，用硅胶 G 板，以环己烷 – 三氯甲烷 – 丙酮（5：4：2）为展开剂。供试品色谱中，在与对照品色谱相应的位置上，分别显相同的蓝色斑点和浅紫红色斑点。

　　【含量测定】　按高效液相色谱法测定，含靛玉红（$C_{16}H_{10}N_2O_2$）不得少于 0.020%。

　　【药理作用】　①抗病原微生物作用：大青叶对乙型流脑病毒、腮腺炎病毒和流感病毒等均有抑制作用。②抗内毒素作用：大青叶及菘蓝苷具有体外抗内毒素作用。③抗肿瘤作用：靛玉红具有抗肿瘤和免疫增强作用，对慢性粒细胞白血病有较好疗效。

　　【功效】　性寒，味苦。清热解毒，凉血消斑。用于温病高热，神昏，发斑发疹，痄腮，喉痹，丹毒，痈肿。

　　【附注】　板蓝根（Isatidis Radix）为菘蓝 *Isatis indigotica* Fort. 的干燥根。主产于河北、江苏。秋季采挖，除去泥沙，晒干。呈圆柱形，稍扭曲。表面淡灰黄色或淡棕黄色，有纵皱纹、横长皮孔样突起及支根痕。根头略膨大，可见暗绿色或暗棕色轮状排列的叶柄残基和密集的疣状突起。

体实，质略软，断面皮部黄白色，木部黄色。气微，味微甜后苦涩。主含芥子苷、靛玉红、靛蓝、（R,S）– 告依春等，另含 2– 羟基 –3– 丁烯基硫氰酸酯、腺苷及板蓝根多糖等。性寒，味苦。清热解毒，凉血利咽。

（十一）杜仲科 Eucommiaceae

本科仅 1 属 1 种：*Eucommica ulmoides* Oliv.，为我国特产植物。

落叶乔木，枝、叶折断时有白色橡胶丝。单叶互生。花单性异株，无被；雄花密集成头状花序状；雌花单生，子房上位，心皮 2，合生，1 室，胚珠 2。翅果，含种子 1 粒。

本科富含木脂素和环烯醚萜苷类化合物。

杜 仲
Eucommiae Cortex

【来源】 杜仲科植物杜仲 *Eucommica ulmoides* Oliv. 的干燥树皮。主产于贵州、陕西、湖北、四川等地，多为栽培品，以贵州、四川产量大，质量佳。4 ~ 6 月剥取近 10 年的树皮，刮去粗皮，堆置"发汗"至内皮呈紫褐色，晒干。

【植物形态】 落叶乔木，高达 20m。树皮灰褐色，粗糙，折断时有银白色橡胶丝。幼枝有黄褐色毛，后变无毛。单叶互生，叶片椭圆形或卵状椭圆形。花单性，雌雄异株，生于当年枝基部，无花被，有梗，雄蕊 4 ~ 10；雌花单生或簇生，具短梗。翅果扁平，周围具薄翅。种子狭长椭圆形。花期 4 月，果期 10 月。

【性状特征】 呈板片状或两边稍向内卷，大小不一，厚 3 ~ 7mm。外表面淡棕色或灰褐色，有明显的皱纹或纵裂槽纹，有的树皮较薄，未去粗皮，可见明显的皮孔。内表面暗紫色，光滑。质脆，易折断，断面有细密、银白色、富弹性的橡胶丝相连，嚼之有胶状残留物。气微，味稍苦。（图 12-29）

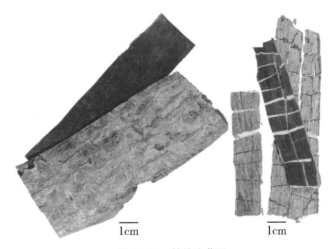

图 12-29 杜仲生药图

【显微特征】 干皮横切面：①落皮层较厚，内侧有数层木栓细胞，其下为栓内层。②韧皮部有 5 ~ 7 条横向排列的石细胞层，每层约 3 列细胞，石细胞壁极厚。③射线宽 2 ~ 3 列细胞，有不规则的橡胶丝团块散布，以近石细胞处多见。（图 12-30）

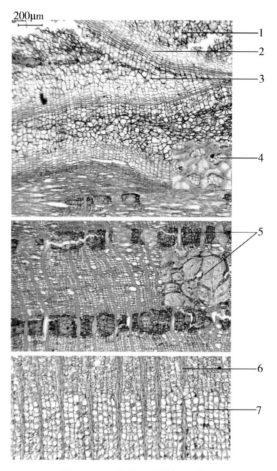

图12-30 杜仲干皮横切面详图

1.落皮层；2.木栓层；3.颓废皮层组织；4.橡胶丝团；5.石细胞环带；6.韧皮射线；7.韧皮部

粉末：棕色。①橡胶丝成条或扭曲成团，表面显颗粒性。②石细胞甚多，大多成群，类长方形、类圆形、长条形或形状不规则，壁厚，有的胞腔内含橡胶团块。③木栓细胞表面观多角形，壁不均匀增厚，木化，有细小纹孔；侧面观长方形，壁三面增厚，一面薄，孔沟明显。（图12-31）

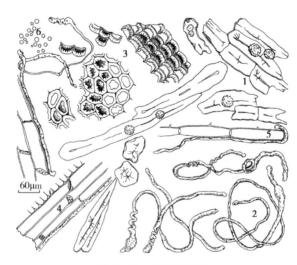

图12-31 杜仲粉末图

1.石细胞（含橡胶团块）；2.橡胶丝；3.木栓细胞；4.筛管；5.薄壁组织及橡胶丝；6.淀粉粒

【化学成分】 含木脂素及其苷类，主要有松脂醇二葡萄糖苷（pinoresinol diglucopyranoside）、丁香树脂酚（syringaresinol）、杜仲素 A（eucommin A）等。另含环烯醚萜苷类，主要有桃叶珊瑚苷（aucubin）、杜仲苷（ulmoside）、京尼平苷（geniposide）等。还含杜仲胶，为一种硬质橡胶（反式 – 聚异戊二烯）。此外，尚含三萜类、酚类及杜仲多糖等。

松脂醇二葡萄糖苷　　　　　桃叶珊瑚苷

目前生药质量评价的主要指标性成分为松脂醇二葡萄糖苷。

【理化鉴别】
（1）取粉末的三氯甲烷浸渍液，挥干，加乙醇，可产生具弹性的胶膜。
（2）取粉末的乙醇浸膏，加水搅拌，滤过，滤液加对二甲氨基苯甲醛试剂，加热，溶液变成蓝色。

【含量测定】 按醇溶性浸出物测定法热浸法测定，用 75% 乙醇作溶剂，含醇溶性浸出物不得少于 11.0%；按高效液相色谱法测定，含松脂醇二葡萄糖苷（$C_{32}H_{42}O_{16}$）不得少于 0.10%。

【药理作用】 ①降压作用：杜仲中的环烯醚萜苷类、木脂素类、酚类和多糖均有降压效果。②免疫增强作用：杜仲的水提物对体液、细胞免疫具有双向调整作用。③促成骨细胞样增殖作用：杜仲极性大的部分可能具有直接作用于成骨细胞的活性，且水提物能促进骨折断端矿物质的沉积、促进创伤性骨折愈合。④安胎作用：杜仲水、醇提取物能拮抗神经垂体素、肾上腺素等引起的子宫收缩。此外，尚有抗应激、抗氧化、抗肿瘤、抗病原体、镇静、镇痛，促进微循环等作用。

【功效】 性温，味甘。补肝肾，强筋骨，安胎。用于肝肾不足，腰膝酸痛，筋骨无力，头晕目眩，妊娠漏血，胎动不安。

（十二）蔷薇科 Rosaceae

本科共有约 124 属，3300 种。我国约有 51 属，1000 余种。主要药用属有木瓜属（Chaenomeles）、山楂属（Crataegus）、枇杷属（Eriobotrya）、苹果属（Malus）、李属（Prunus）、蔷薇属（Rosa）等，主要生药有苦杏仁、桃仁、山楂、木瓜、地榆、枇杷叶、覆盆子等。

草本或木本。单叶或复叶，常具托叶。花两性，辐射对称；花托呈各种类型，凸起、平展或下凹；花萼下部与花托愈合成盘状、杯状、坛状、壶状的萼筒；萼片、花瓣多各为 5。蓇葖果、瘦果、核果或梨果。

本科植物解剖学特征多样。非腺毛一般为单细胞，单生或连合成簇，腺毛、腺状长柔毛也有存在；蜜腺存在于某些种类的叶表面、叶柄及叶齿上。气孔多为不定式。草酸钙结晶通常为簇晶或方晶。黏液细胞多存在于叶表皮、叶脉及茎的薄壁组织中。溶生式树脂道存在于某些种类的髓部。薄壁细胞常含鞣质。

本科植物富含各种苷类及有机酸，几乎不含生物碱。①氰苷：如梨属含苦杏仁苷，所有李属的种子均含苦杏仁苷；氰苷能分解产生氢氰酸。②多元酚及鞣质：本科植物均含酚性成分，包括简单酚类、酚苷、黄酮醇、黄酮、异黄酮、儿茶酚、没食子酸和逆没食子酸等；但不同类群含的类型不同，如梨属含熊果苷，李属含山奈苷，山楂属含黄酮，龙牙草属含鹤草酚。本科植物几乎都含大量鞣质。③三萜及三萜皂苷：熊果酸分布丁龙芽草属、枸子木属、山楂属、委陵菜属、草莓属等；齐墩果酸存在于山楂属等；地榆皂苷、委陵菜苷分布于地榆属、委陵菜属、山楂属、龙芽草属等。④有机酸：广泛分布于许多属，如异丁酸含于樱桃属，琥珀酸、枸橼酸、酒石酸含于榅桲属，苹果酸、桂皮酸、原儿茶酸及水杨酸等亦广泛分布。⑤糖及糖醇：多年生草本植物含蔗糖、葡萄糖、果糖，苹果属、梨属、李属含棉子糖。

山 楂
Crataegi Fructus

本品为蔷薇科植物山里红 *Crataegus pinnatifida* Bge. var. major N.E.Br. 或山楂 *C. pinnatifida* Bge. 的干燥成熟果实。主产于山东，产量大，品质佳。秋季果实成熟时采收，切片，干燥。呈圆形片，皱缩不平。外皮红色，具皱纹，有灰白色小斑点。果肉深黄色至浅棕色。中部横切片具5粒浅黄色果核，但核多脱落而中空。有的片上可见短而细的果梗或花萼残迹。气微清香，味酸、微甜。主含有机酸，如山楂酸、枸橼酸、柠檬酸等；黄酮，如金丝桃苷、牡荆素等；目前生药质量评价的主要指标性成分为枸橼酸等有机酸。有降血脂、助消化和抗菌的作用。性微温，味酸、甘。消食健胃，行气散瘀，化浊降脂。

苦杏仁
Armeniacae Semen Amarum

【来源】 蔷薇科植物山杏 *Prunus armeniaca* L.var.ansu Maxim.、西伯利亚杏 *P. sibirica* L.、东北杏 *P. mandshurica*（Maxim.）Koehne 或杏 *P. armeniaca* L. 的干燥成熟种子。我国北方大部分地区均产，以内蒙古、辽宁、河北、吉林产量最大。夏季采收成熟果实，除去果肉及核壳，取出种子，晒干。

【植物形态】 山杏　乔木，树皮暗灰色。叶互生，叶片宽椭圆形或宽卵形。花常2朵并生，先叶开放，粉红色。核果近球形，果核具网纹，有薄而锐的边缘。种子1枚，扁心形，味苦。花期6月，果期6~8月。

西伯利亚杏　小乔木或落叶灌木。叶卵形或近圆形。花单生或2朵并生，白色或粉红色。核果近球形，成熟时黄色带红晕。

东北杏　大乔木。叶缘有粗而深的重锯齿。花1朵，少有2朵，白色。核果扁圆形，果核粗糙，两侧扁平。

杏　乔木。叶片卵圆形。核果心状卵圆形，黄色至黄红色或白色，果肉多汁可食，果核平滑，沿腹缝线两侧各有一棱，棱突起锋利者种子味甜，棱平钝者种子味苦。系栽培。

【性状特征】 呈扁心形，长1~1.9cm，宽0.8~1.5cm，厚0.5~0.8cm。表面黄棕色至深棕色，一端尖，另端钝圆，肥厚，左右不对称，尖端一侧有短线形种脐，圆端合点处向上具多数深棕色的脉纹。种皮薄，子叶2，乳白色，富油性。气微，味苦（图12-32）。

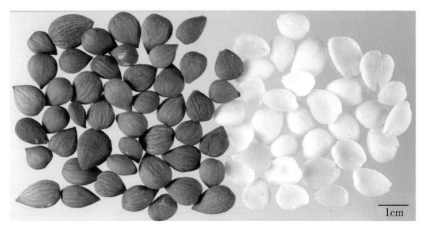

图 12-32 杏苦仁生药图

【显微特征】 种子横切面：①种皮表皮 1 列细胞，散有近圆形的橙黄色石细胞，常单个或 3~5 个成群，突出表皮外，埋于表皮的部分有较大纹孔。②表皮下为多列薄壁细胞，有小型维管束。③外胚乳为 1 列颓废细胞；内胚乳为 1 至数列方形细胞，含糊粉粒及脂肪油。④子叶为多角形薄壁细胞，含糊粉粒及脂肪油。（图 12-33）

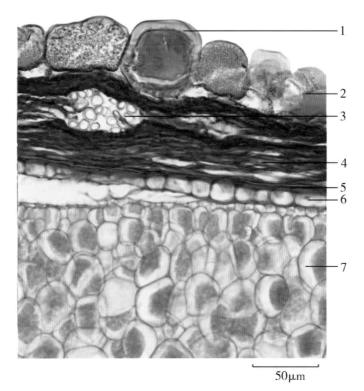

图 12-33 苦杏仁种子横切面详图

1. 石细胞；2. 表皮；3. 维管束；4. 薄壁细胞；5. 外胚乳；6. 内胚乳；7. 子叶细胞

粉末：黄白色。①种皮石细胞橙黄色，单个散在或成群，侧面观大多呈贝壳形，表面观呈类圆形或类多角形。②种皮外表皮薄壁细胞黄棕色，多皱缩与石细胞相连，细胞界限不明显。③子叶细胞含糊粉粒及脂肪油滴，并有细小的草酸钙簇晶。④内胚乳细胞类多角形，含糊粉粒。（图 12-34）

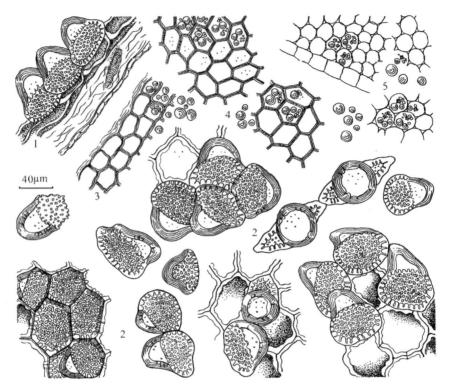

图 12-34 苦杏仁（山杏）粉末图

1.种皮细胞断面观（示种皮外表皮、种皮薄壁组织及细胞界限不明显的种皮内表皮细胞）；

2.种皮外表皮石细胞；3.外、内胚乳断面观；4.内胚乳细胞（示糊粉粒及脂肪油滴）；

5.子叶细胞（示糊粉粒、脂肪油滴及草酸钙小簇晶）

【化学成分】 主含苦杏仁苷（amygdalin），经水解后产生氢氰酸、苯甲醛和葡萄糖。另含脂肪油、苦杏仁酶（emulsin）、苦杏仁苷酶（amygdalase）等。

目前生药质量评价的主要指标性成分为苦杏仁苷。

苦杏仁苷

【理化鉴别】

（1）取本品数粒，加水共研，产生苯甲醛的特殊香气。

（2）取本品数粒，捣碎，取约 0.1g，置试管中，加水数滴湿润，试管中悬挂一条三硝基苯酚试纸，用软木塞塞紧，置温水浴中，10 分钟后，试纸显砖红色。

（3）粉末用二氯甲烷回流提取，药渣挥干，用甲醇回流提取，滤液作为供试品液。以苦杏仁苷对照品对照。用硅胶 G 板，以三氯甲烷 – 乙酸乙酯 – 甲醇 – 水（15∶40∶22∶10）5~10℃放置 12 小时的下层溶液为展开剂，立即用 0.8% 磷钼酸的 15% 硫酸乙醇溶液浸板，在 105℃加热至斑点显色清晰。供试品色谱中，在与对照品色谱相应的位置上，显相同颜色的斑点。

【含量测定】 按高效液相色谱法测定，含苦杏仁苷（$C_{20}H_{27}NO_{11}$）不得少于 3.0%。

【药理作用】 ①镇咳平喘作用：苦杏仁苷于体内分解的氢氰酸，能抑制呼吸中枢，达到镇咳平喘作用。②抗肿瘤作用：苦杏仁热水提取物，对人子宫颈癌 JTC-26 株体外培养细胞有抑制作用。③抗炎镇痛作用：此外，苦杏仁尚有降血糖、润肠通便等作用。

【功效】 性微温，味苦；有小毒。降气止咳平喘，润肠通便。用于咳嗽气喘，胸满痰多，肠燥便秘。

<h1 style="text-align:center">桃　仁</h1>
Persicae Semen

本品为蔷薇科植物桃 *Prunus persica*（L.）Batsch 或山桃 *P. davidiana*（Carr.）Franch. 的干燥成熟种子。全国大部分地区均产。果实成熟后采收，除去果肉及核壳，取出种子，晒干。桃仁：呈扁长卵形。表面黄棕色至红棕色，密布颗粒状突起。一端尖，中部膨大，另一端钝圆稍偏斜，边缘较薄。尖端一侧有短线形种脐，圆端有颜色略深不甚明显的合点，自合点处散出多数纵向维管束。种皮薄，子叶 2，类白色，富油性。气微，味微苦。山桃仁：呈类卵圆形，较小而肥厚。主含苦杏仁苷及脂肪油，另含苦杏仁酶、苦杏仁苷酶等；目前生药质量评价的主要指标性成分为苦杏仁苷。具镇咳、抗炎及抗肿瘤作用。性平，味苦、甘。活血祛瘀，润肠通便，止咳平喘。

<h1 style="text-align:center">木　瓜</h1>
Chaenomelis Fructus

本品为蔷薇科植物贴梗海棠 *Chaenomeles speciosa*（Sweet）Nakai 的干燥近成熟果实，习称"皱皮木瓜"。主产于安徽、湖北、四川、浙江等地，以安徽宣城木瓜质量最好，称宣木瓜。夏、秋二季果实绿黄时采收，置沸水中烫至外皮灰白色，对半纵剖，晒干。呈长圆形，多纵剖成两半。外表面紫红色或红棕色，有不规则的深皱纹；剖面边缘向内卷曲，果肉红棕色，中心部分凹陷，棕黄色；种子扁长三角形，多脱落。质坚硬。气微清香，味酸。主含有机酸，如苹果酸、枸橼酸、酒石酸、抗坏血酸等，皂苷及黄酮；目前生药质量评价的主要指标性成分为齐墩果酸和熊果酸。具抗炎、抗菌、保肝及抗肿瘤等作用。性温，味酸。舒筋活络，和胃化湿。

<h1 style="text-align:center">地　榆</h1>
Sanguisorbae Radix

本品为蔷薇科植物地榆 *Sanguisorba officinalis* L. 或长叶地榆 *Sanguisorba officinalis* L.var. *longifolia*（Bert.）Yü et Li 的干燥根，后者习称"绵地榆"。地榆主产于东北及内蒙古、山西、陕西等地；长叶地榆主产于安徽、浙江、江苏、江西等地。春季将发芽时或秋季植株枯萎后采挖，除去须根，洗净，干燥；或趁鲜切片，干燥。地榆：呈不规则纺锤形或圆柱形，稍弯曲。表面灰褐色至暗棕色，粗糙，有纵纹。质硬，断面较平坦，粉红色或淡黄色，木部略呈放射状排列。气微，味微苦涩。绵地榆：呈长圆柱形，稍弯曲，着生于短粗的根茎上；表面红棕色或棕紫色，有细纵纹。质坚韧，断面黄棕色或红棕色，皮部有多数黄白色或黄棕色绵状纤维。气微，味微苦涩。主含鞣质，如地榆素 H_1–H_6（sanguiin H_1–H_6）；还含地榆酸双内酯（sanguisorbic acid dilactone），地榆苷Ⅰ、Ⅱ（ziyu-glycoside Ⅰ、Ⅱ）及地榆皂苷（sanguisorbin）A、B、E等；目前生药质量评价的主要指标性成分为鞣质和没食子酸。性微寒，味苦、酸、涩。凉血止血，解毒敛疮。

（十三）豆科 Leguminosae（Fabaceae）

本科为被子植物中仅次于菊科及兰科的第三大科，约650属，18000余种。我国约有172属，约1485种。本科分为3个亚科：含羞草亚科（Mimosoideae）、云实亚科（Caesalpinioideae）和蝶形花亚科（Papilionoideae）。重要药用属有合欢属（Albizia）、甘草属（Glycyrrhiza）、黄芪属（Astragalus）、决明属（Cassia）、槐属（Sophora）、补骨脂属（Psoralea）等，主要生药有黄芪、甘草、苦参、鸡血藤、合欢皮、番泻叶、补骨脂等。

根部常有根瘤。叶常互生；多为羽状或掌状复叶；多具托叶和叶枕（叶柄基部膨大的部分）。花两性，5基数；雄蕊多10枚，常成二体雄蕊（9+1，稀5+5）；心皮1，子房上位，1室，边缘胎座。荚果。

本科植物具有各种类型的毛茸。叶表皮气孔常为平轴式。某些植物小叶的叶肉组织为等面型，叶脉部位有晶鞘纤维。种子表皮细胞多为栅状细胞，细胞壁木化增厚，外侧有时可见光辉带，下方为滴漏状的支持细胞。某些植物茎的中柱鞘、韧皮部产生树胶。具翅或钩的藤本植物常有异常构造，为内涵韧皮部，多呈同心型环列。分泌组织较少见，多为分泌鞣质、蛋白质或黏液质的分泌细胞或分泌腔；本科具一种较特异的分泌组织——壁内腺（补骨脂）。薄壁组织中常含草酸钙方晶（形成晶鞘纤维），有的还含簇晶（番泻叶）。

本科化学成分复杂，类型多样。以富含黄酮类及吡啶型、吲哚型生物碱为其化学特征。还有三萜皂苷类、蒽醌类、香豆素类、鞣质类等。①黄酮类：在豆科中普遍分布，如甘草属的甘草苷、甘草素、异甘草苷、异甘草素；异黄酮主分布于蝶形花亚科，如葛根中的大豆苷、葛根素等；橙酮类主分布于大豆属、金合欢属、紫铆属等，如大豆噢呲、硫黄菊噢呲等；新黄酮仅见于黄檀族，如黄檀素含于黄檀属等。②生物碱类：主分布于蝶形花亚科，以吡啶型（喹诺里西啶类）及吲哚型生物碱为主，还含双稠吡咯啶型生物碱。吡啶型生物碱主分布于槐属、染料木属、鹰爪豆属、金雀花属、黄花木属等，如苦参碱；吲哚型生物碱含于油麻藤属、毒扁豆属、蚕豆属等，如毒扁豆碱；双稠吡咯啶型生物碱只含于野百合属植物，如野百合碱等。③三萜皂苷类：分布于甘草属、黄芪属等，如甘草甜素（甘草酸）、黄芪皂苷等。④其他成分：蒽醌类含于决明属，如番泻叶中的番泻苷；香豆素类含于补骨脂属，如补骨脂中的补骨脂素和异补骨脂素；鞣质类普遍含于含羞草亚科（儿茶鞣质）、云实亚科（五倍子鞣质）；硒富含于黄芪属、棘豆属。

黄 芪
Astragali Radix

【来源】 豆科植物蒙古黄芪 *Astragalus membranaceus*（Fisch.）Bge. var. *mongholicus*（Bge.）Hsiao 或膜荚黄芪 *Astragalus membranaceus*（Fisch.）Bge. 的干燥根。主产于山西、甘肃、黑龙江、内蒙古等地。产于山西绵山，习称"绵芪"或"西黄芪"；产于黑龙江、内蒙古，习称"北黄芪"。以栽培的蒙古黄芪质量为佳。春、秋二季采挖，除去须根及根头，晒干。

【植物形态】 蒙古黄芪 多年生草本。茎直立，上部有分枝。奇数羽状复叶互生，小叶12～18对；小叶片广椭圆形或椭圆形，下面被柔毛；托叶披针形。总状花序腋生；花萼钟状，密被短柔毛，具5萼齿；花冠黄色至淡黄色，旗瓣长圆状倒卵形，翼瓣及龙骨瓣均有长爪；雄蕊

10 枚，二体；子房有长柄，光滑无毛。荚果膜质，膨胀，半卵圆形，无毛。花期 6～7 月，果期 7～9 月。

膜荚黄芪　小叶 6～13 对，卵状披针形或椭圆形。子房被柔毛。荚果被黑色或黑白相间的短伏毛。

【性状特征】　根呈圆柱形，有的有分枝，上端较粗，长 30～90cm，直径 1～3.5cm。表面淡棕黄色或淡棕褐色，有不整齐的纵皱纹及横向皮孔。质硬而韧，不易折断，断面纤维性强，并显粉性，皮部黄白色，木部淡黄色，有放射状纹理及裂隙，习称"菊花心"。老根中心偶呈枯朽状，黑褐色或呈空洞。气微，味微甜，嚼之微有豆腥味。（图 12-35）

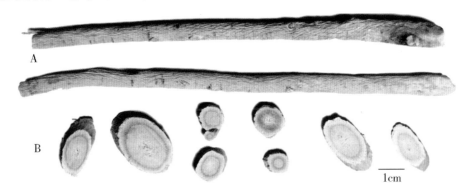

图 12-35　黄芪生药图
A. 药材；B. 饮片

【显微特征】　根横切面：①木栓层细胞数列，栓内层为3～5列厚角细胞，切向延长。②韧皮部有纤维束，与筛管群交替排列；近栓内层处有时可见石细胞及管状木栓组织；韧皮射线外侧弯曲，常有裂隙。③形成层成环。④木质部导管单个散在或 2～3 个相聚，木纤维成束，木射线明显，射线中有时单个或 2～4 个成群的石细胞。⑤薄壁细胞含淀粉粒。（图 12-36）

粉末：黄白色。①纤维成束或散离，壁极厚，表面有纵裂纹，初生壁常与次生壁分离，两端常断裂成须状。②具缘纹孔导管，具缘纹孔排列紧密。③淀粉粒单粒或复粒。④石细胞较少，长方形、类圆形或不规则状，壁甚厚，少数较薄。⑤木栓细胞多角形，垂周壁薄，有的细波状弯曲。（图 12-37）

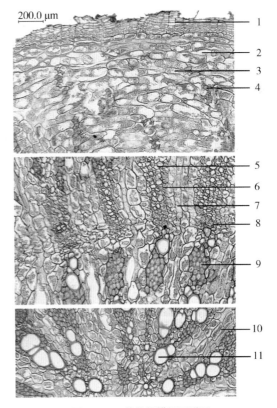

图 12-36　黄芪根横切面详图
1. 木栓层；2. 石细胞；3. 皮层；4. 皮层纤维束；
5. 韧皮纤维束；6. 韧皮部；7. 韧皮射线；8. 形成层；
9. 木纤维束；10. 木射线；11. 木质部（示导管）

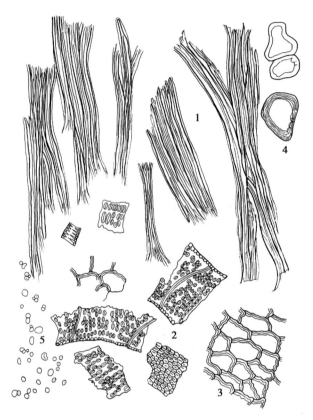

图 12-37　黄芪粉末图

1.纤维；2.导管；3.木栓细胞；4.石细胞；5.淀粉粒

【**化学成分**】　主含三萜皂苷类、黄酮类及多糖类成分。三萜皂苷类成分有黄芪皂苷（astragaloside）Ⅰ~Ⅷ，其中黄芪皂苷Ⅳ（即黄芪甲苷）为主要成分；黄酮类成分有芒柄花黄素（formononetin）、毛蕊异黄酮（calycosin）、7,3′-二羟基-4′,5′-二甲氧基异黄烷等；多糖类成分黄芪多糖（astragalan）Ⅰ、Ⅱ、Ⅲ。尚含胡萝卜苷、γ-氨基丁酸、胆碱、硒等。

目前生药质量评价的主要指标性成分为黄芪甲苷及毛蕊异黄酮葡萄糖苷。

	R₁	R₂	R₃	R₄
黄芪皂苷Ⅰ	—glc	—H	—Ac	—Ac
黄芪皂苷Ⅱ	—glc	—H	—Ac	—H
黄芪皂苷Ⅲ	—H	—H	—glc	—H
黄芪皂苷Ⅳ	—glc	—H	—H	—H
黄芪皂苷Ⅴ	—H	—glc	—glc	—H
黄芪皂苷Ⅵ	—glc	—glc	—glc	—H
黄芪皂苷Ⅶ	—glc	—glc	—H	—H

芒丙花黄素　R=H
毛蕊异黄酮　R=OH

7,3′-二羟基-4′,5′-二甲氧基异黄烷

【理化鉴定】 TLC 粉末用甲醇回流提取，滤液用中性氧化铝柱处理，用 40% 甲醇洗脱，洗脱液蒸干，加水溶解，用水饱和的正丁醇提取，正丁醇液蒸干，残渣加甲醇溶解，作供试品液。以黄芪甲苷（即黄芪皂苷Ⅳ）对照品作对照，照薄层色谱法，用硅胶 G 板，以三氯甲烷 – 甲醇 – 水（13：7：2）的下层溶液为展开剂，10% 硫酸乙醇溶液显色，分别置日光及紫外光灯（365nm）下检视。供试品色谱中，在与对照品色谱相应的位置上，日光下显相同的棕褐色斑点；紫外光灯（365nm）下显相同的橙黄色荧光斑点。

【含量测定】 按原子吸收分光光度法或电感耦合等离子体质谱法测定，含铅不得过 5mg/kg；镉不得过 0.3mg/kg；砷不得过 2mg/kg；汞不得过 0.2mg/kg；铜不得过 20mg/kg。按农药残留量测定法测定，含总六六六不得过 0.2mg/kg；总滴滴涕不得过 0.2mg/kg；五氯硝基苯不得过 0.1mg/kg。按水溶性浸出物测定法冷浸法测定，含水溶性浸出物不得少于 17.0%；按高效液相色谱法测定，含黄芪甲苷（$C_{41}H_{68}O_{14}$）不得少于 0.040%；含毛蕊异黄酮葡萄糖苷（$C_{22}H_{22}O_{10}$）不得少于 0.020%。

【药理作用】 ①调节免疫功能：黄芪及其多糖、皂苷类成分对体液免疫、细胞免疫均有促进作用；黄芪对免疫功能低下不仅有增强作用，还有双向调节作用。②对干扰素的作用：黄芪具有增强病毒诱生干扰素的能力；易感冒者在感冒流行季节服用黄芪，不仅可使感冒次数明显减少，而且可使感冒症状较轻，病程缩短。③增强机体耐缺氧及应激能力：黄芪多糖有明显的抗疲劳作用。④促进机体代谢：黄芪可使细胞的生理代谢增强，能促进血清和肝脏的蛋白质更新，对蛋白质代谢有促进作用，这可能是黄芪扶正作用的另一个重要方面。⑤改善心功能：黄芪对正常心脏有加强收缩的作用，对因中毒或疲劳而衰竭的心脏，强心作用更显著。此外，还有保肝、调节血糖、抗菌及抗病毒、利尿、镇静、镇痛等作用。

【功效】 味甘，性微温。补气升阳，固表止汗，利水消肿，生津养血，行滞通痹，托毒排脓，敛疮生肌。用于气虚乏力，食少便溏，中气下陷，久泻脱肛，便血崩漏，表虚自汗，气虚水肿，痈疽难溃，久溃不敛，血虚萎黄，内热消渴；慢性肾炎蛋白尿，糖尿病。

甘 草

Glycyrrhizae Radix et Rhizoma

【来源】 豆科植物甘草 *Glycyrrhiza uralensis* Fisch.、胀果甘草 *Glycyrrhiza inflata* Bat. 或光果甘草 *Glycyrrhiza glabra* L. 的干燥根及根茎。甘草主产于内蒙古、甘肃、新疆等地，以内蒙古阿拉善旗、杭锦旗及橙口一带所产，品质最佳。胀果甘草和光果甘草主产新疆、甘肃等地。春、秋二季采挖，以秋季采收为佳。切去茎基、幼芽、支根及须根，再切成长段后晒干；亦有将外面红棕色栓皮刮去者，称"粉甘草"。

【植物形态】 甘草 多年生草本，全株被白色短毛和腺毛。根及根茎粗壮，皮红棕色。奇数羽状复叶互生，小叶 5～17 枚，卵形或宽卵形，全缘；托叶披针形，早落。总状花序腋生，花密集；花萼钟状，萼齿 5；花冠紫红色或蓝紫色；雄蕊二体。荚果条形，呈镰刀状或环状弯曲，密被黄褐色刺状腺毛。种子 2～8 粒，肾形。花期 6～7 月，果期 7～9 月。

胀果甘草 全株密被淡黄色鳞片状腺体，无腺毛。小叶 3～7 枚，边缘微反卷，常呈波卷状。总状花序；花小，紫红色，排列疏松。荚果短小而直，膨胀，无腺毛。

光果甘草 全株密被淡黄色腺点和鳞片状腺体，常被白霜，无腺毛。小叶 19 枚，长椭圆形或窄长卵状披针形,下面密被淡黄色腺点。荚果扁直,狭长卵形,稍弯曲,光滑或有少许不明显的腺瘤。

【性状特征】 甘草　根呈圆柱形,长 25～100cm,直径 0.6～3.5cm。外皮松紧不一,表面红棕色或灰棕色,有明显的皱纹、沟纹及稀疏的细根痕,皮孔横长。质坚实而重,断面略显纤维性,黄白色,粉性,具明显的形成层环纹及放射状纹理,有裂隙。根茎呈圆柱形,表面有芽痕,断面中央有髓。气微,味甜而特殊。(图 12-38)

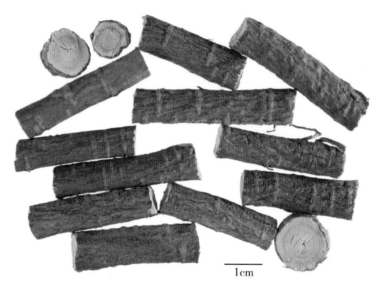

1cm

图 12-38　甘草生药图

胀果甘草　根及根茎木质粗壮,有的有分枝,外皮粗糙,多灰棕色或灰褐色。质坚硬,木质纤维多,粉性小。根茎不定芽多而粗大。

光果甘草　根及根茎质比较坚实,有的分枝,外皮不粗糙,多灰棕色,皮孔细而不明显,无粉性。

【显微特征】 根横切面:①木栓层为数列棕色细胞。②栓内层较窄。③韧皮部及木质部中均有纤维束,其周围薄壁细胞中常含草酸钙方晶,形成晶鞘纤维。④束间形成层不明显。⑤木质部导管常单个散在或 2～3 个成群。⑥射线明显,韧皮部射线常弯曲,有裂隙。⑦薄壁细胞含淀粉粒,少数细胞含棕色块状物。(图 12-39)

粉末:淡棕黄色。①纤维成束且细长,壁厚,微木化,周围薄壁细胞含草酸钙方晶,形成晶纤维。草酸钙方晶呈类双锥形、

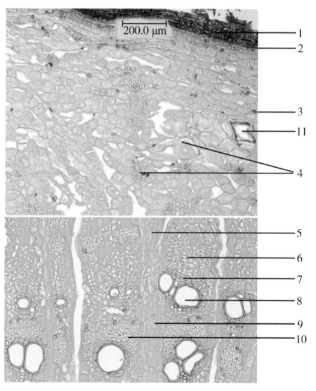

200.0 μm

图 12-39　甘草根横切面详图

1. 木栓层;2. 皮层;3. 裂隙;4. 韧皮纤维束;5. 韧皮射线;6. 韧皮部;
7. 形成层;8. 导管;9. 木射线;10. 木纤维束;11. 草酸钙方晶

长方形或类方形，多见。②具缘纹孔导管较大，纹孔较密，稀有网纹导管。③木栓细胞多角形，红棕色，壁薄，微木化。④淀粉粒多为单粒，卵圆形或椭圆形，脐点点状或短缝状，复粒稀少。⑤可见形态不一的棕色块状物、射线细胞。（图 12-40）

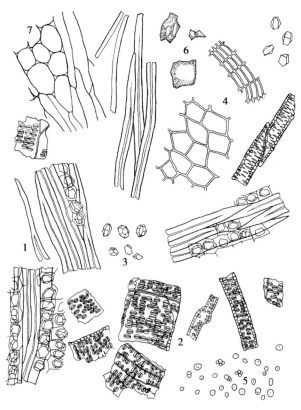

图 12-40　甘草粉末图

1. 纤维及晶纤维；2. 导管；3. 草酸钙方晶；4. 木栓细胞；

5. 淀粉粒；6. 色素块；7. 射线细胞

【化学成分】　主含三萜皂苷类、黄酮类化合物。三萜皂苷类主要有甘草甜素（甘草酸，glycyrrhizin），甘草次酸（glycyrrhetic acid），乌拉尔甘草皂苷 A、B（uralsaponin A、B）等。甘草甜素为甘草的甜味成分，主要系甘草酸（glycyrrhizic acid）的钾、钙盐。甘草酸水解后产生 18β- 甘草次酸（18β-glycyrthetic acid）。黄酮类化合物主要有甘草苷（liquiritin）、甘草素（liquiritigenin）、新甘草苷（neoliquiritin）、异甘草苷（isoliquiritin）、异甘草苷元（isoliquiritigenin）、刺芒柄花素（formononetin）等。尚含香豆素类、生物碱类、多糖类成分等。

	R	R_1
甘草苷元	—H	—H
甘草苷	—H	—glc
新甘草苷	—glc	—H

甘草酸，R=gluA–gluA；甘草次酸，R=H。

目前生药质量评价的主要指标性成分为甘草酸和甘草苷。

【理化鉴别】

（1）本品粉末遇 80%（v/v）硫酸，显黄色，渐变为橙黄色。

（2）粉末用乙醚提取脱脂后，药渣再用甲醇加热回流，滤过，滤液蒸干，残渣加水溶解，水溶液用正丁醇萃取，合并正丁醇液，水洗后蒸干，残渣加甲醇溶解，作为供试品溶液。以甘草对照药材及甘草酸铵作对照。照薄层色谱法，用 1% 氢氧化钠溶液制备的硅胶 G 板，以乙酸乙酯 - 甲酸 - 冰醋酸 - 水（15：1：1：2）为展开剂，10% 硫酸乙醇溶液显色，置紫外光灯（365mn）下检视。供试品色谱中，在与对照药材色谱相应的位置上，显相同颜色的荧光斑点；在与对照品色谱相应的位置上，显相同的橙黄色荧光斑点。

【含量测定】 按原子吸收分光光度法或电感耦合等离子体质谱法测定，含铅不得过 5mg/kg；镉不得过 0.3mg/kg；砷不得过 2mg/kg；汞不得过 0.2mg/kg；铜不得过 20mg/kg。按农药残留量测定法测定，含总六六六不得过 0.2mg/kg；总滴滴涕不得过 0.2mg/kg；五氯硝基苯不得过 0.1mg/kg。按高效液相色谱法测定，含甘草酸（$C_{42}H_{62}O_{16}$）不得少于 2.0%，含甘草苷（$C_{21}H_{22}O_9$）不得少于 0.50%。

【药理作用】 ①抗溃疡作用。②解痉作用。③抗菌和抗病毒作用：能促进胆汁分泌，增加胆汁中胆汁酸和胆红素的含量，对乙肝抗原有明显的抑制作用。④肾上腺皮质激素样作用：甘草浸膏、甘草甜素（甘草酸）及甘草次酸对健康人有促进钠、水潴留的作用；还有抗黄疸作用及免疫抑制作用等糖皮质激素可的松样作用。⑤镇咳祛痰作用：甘草浸膏和甘草合剂、甘草次酸有明显的中枢性镇咳作用；甘草还能促进咽喉及支气管的分泌，使痰容易咳出，呈现祛痰镇咳作用。⑥解毒作用：甘草浸膏及甘草甜素对某些药物中毒、食物中毒、体内代谢产物中毒都有一定的解毒能力，解毒作用的有效成分为甘草甜素。此外，还有抗炎、抗过敏、保肝、降血脂、抗凝血、抗心律失常等作用。

【功效】 性平，味甘。补脾益气，清热解毒，祛痰止咳，缓急止痛，调和诸药。用于脾胃虚弱，倦怠乏力，心悸气短，咳嗽痰多，脘腹、四肢挛急疼痛，痈疽疮毒，缓解药物毒性、烈性。

苦　参
Sophorae Flavescentis Radix

本品为豆科植物苦参 *Sophora flavescens* Ait. 的干燥根。主产于山西、河南、河北等地。春、秋二季采挖，除去根头、细根、泥土，晒干；或趁鲜切片，晒干。根呈长圆柱形，下部常有分枝，表面灰棕或棕黄色，有明显的纵皱纹及横长皮孔，栓皮多破裂后反卷，易剥落，剥落处显黄色，光滑。质硬，不易折断，断面纤维性，切面黄白色，皮部与木部分层明显，具放射状纹理和裂隙，有的具异型维管束呈同心性环列或不规则散在。气微，味极苦。根含 30 余种生物碱，主要为苦参碱（matrine）及氧化苦参碱（oxymatrine），为生药质量评价的主要指标性成分。其次含黄酮类成分，特别是薰衣草基黄酮类成分。性寒，味苦。清热燥湿，杀虫，利尿。

鸡血藤
Spatholobi Caulis

【来源】　豆科植物密花豆 *Spatholobus suberectus* Dunn. 的干燥藤茎。秋、冬两季采收，除去枝叶，切片，晒干。主产于福建、广东、广西、云南等地。

【植物形态】　木质藤本。老茎砍断时可见数圈偏心环，红色汁液从环处渗出。三出复叶互生；顶生小叶阔椭圆形，侧生小叶基部偏斜；小托叶针状。圆锥花序腋生，大型，花多而密；花萼肉质，筒状；花冠白色，肉质；雄蕊 10，2 体，花药 5 大 5 小；子房具白色硬毛。荚果；种子 1 粒。花期 6～7 月，果期 8～12 月。

【性状特征】　藤茎略呈扁圆柱形，稍扭转，一般切成椭圆形、长矩圆形或不规则的斜切片，厚 0.3～1cm。栓皮灰棕色，有的可见灰白色斑，栓皮脱落处显红棕色。质坚硬。切面木部红棕色或棕色，导管孔多数；韧皮部有树脂状分泌物呈红棕色至黑棕色，与木部相间排列成数个偏心性半圆形环或同心性椭圆形环。髓部偏向一侧。气微，味涩。（图 12-41）

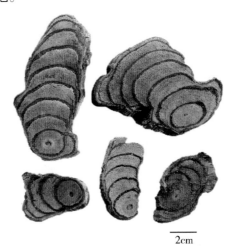

2cm

图 12-41　鸡血藤生药图

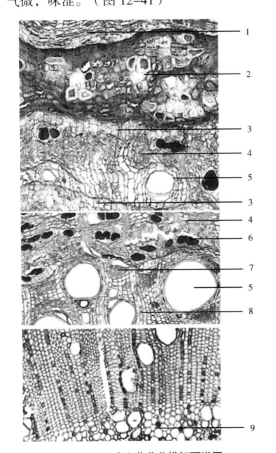

图 12-42　鸡血藤藤茎横切面详图

1. 木栓层；2. 皮层；3. 中柱鞘纤维；4. 韧皮部；5. 木质部；
6. 分泌细胞；7. 木纤维；8. 木射线；9. 髓部

【显微特征】　茎横切面：①木栓细胞数列，含棕红色物。②皮层较窄，散有石细胞群，胞腔内充满棕红色物；薄壁细胞含草酸钙方晶。③维管束异型，由韧皮部与木质部相间排列成数轮。④韧皮部最外侧为石细胞群与纤维束组成的厚壁细胞层；射线多被挤压；分泌细胞甚多，充满棕红色物，常数个至 10 多个切向排列成带状；纤维束较多，周围细胞含草酸钙方晶，形成晶纤维，含晶细胞壁木化增厚；石细胞群散在。⑤木质部射线有的含红棕色物；导管多单个散在，类圆形；木纤维束亦均形成晶纤维，木薄壁细胞中少数含棕红色物。（图 12-42）

粉末：棕红色。①纤维及晶纤维成束，末端的壁易分裂成数条，呈针状纤维束。②石细胞多成群，类方形或类圆形，壁厚者层纹明显，壁稍厚者常含草酸钙方晶。③导管以具缘纹孔为主，有的内含红棕色或黄棕色物。④分泌细胞胞腔内含红棕色或黄棕色物，常与韧皮射线垂直排列。⑤草酸钙结晶方形，类双锥形等。⑥木射线细胞、木薄壁细胞及木栓细胞具纹孔。（图 12-43）

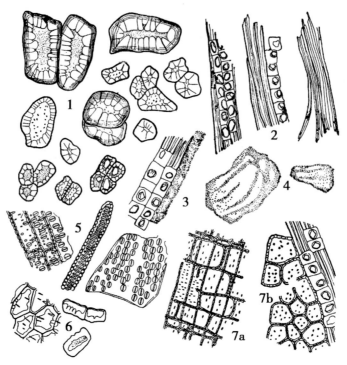

图 12-43 鸡血藤茎粉末图

1. 石细胞；2. 纤维及晶纤维；3. 分泌细胞；4. 棕色块；

5. 导管；6. 木栓细胞；7. 木射线细胞（a. 径向；b. 切向）

【化学成分】 主含黄酮类成分。异黄酮类主要有刺芒柄花素（formononetin）、芒柄花苷（ononin）、樱黄素（prunetin）、阿夫罗摩辛（afromosin）、卡亚宁（cajanin）、大豆黄素（daidzein）等；查耳酮类主要有异甘草素（isoliquiritigenin）、2,4,3',4'-四羟基查尔酮（2,4,3',4'-tetrahydroxychalcone）、甘草查耳酮（licochalcone）A。尚含拟雌内酯类、三萜类和蒽醌类成分。

芒柄花苷　　R₂=R₃=R₄=H　R₁=glc　　R₅=CH₃

樱黄素　　　R₂=R₄=R₅=H　R₁=CH₃　　R₃=OH

阿夫罗摩辛　R₁=R₃=R₄=H　R₂=OCH₃　R₅=CH₃

卡亚宁　　　R₂=R₅=H　　 R₁=CH₃　　R₃=R₄=OH

【理化鉴别】 粉末乙醇超声提取，蒸干，残渣加水溶解，乙酸乙酯振摇提取，挥干，残渣加甲醇使溶解，作为供试品溶液。以鸡血藤对照药材作对照。照薄层色谱法，用硅胶 GF₂₅₄ 板，以二氯甲烷-丙酮-甲醇-甲酸（8：1.2：0.3：0.5）为展开剂，置紫外光灯（254nm）下检视，然后以 5% 香草醛硫酸溶液显色。供试品色谱中，在与对照药材色谱相应的位置上，显相同颜色的斑点。

【**药理作用**】　①抗血小板聚集作用。②抗炎作用：水提物及酊剂有明显的抗炎作用。③促进磷代谢。④对造血系统的作用。⑤对凝血、纤溶的作用。⑥抑制心脏和降低血压作用。

【**功效**】　性温，味苦、甘。活血补血，调经止痛，舒筋活络。用于月经不调，血虚萎黄，麻木瘫痪，风湿痹痛。

合欢皮
Albiziae Cortex

本品为豆科植物合欢 *Albizia julibrissin* Durazz. 的干燥树皮。主产于湖北、江苏、浙江、安徽等地。夏、秋二季剥取树皮，晒干。呈弯曲筒状或半筒状，外表面灰棕色或灰褐色，稍粗糙，密生明显的棕色或红棕色椭圆形横长皮孔，常附有地衣斑；内表面淡黄白色，有细纵纹。质硬脆，折断面纤维性片状；气微香，味微涩，稍刺舌，而后喉头有不适感。含三萜皂苷合欢苷（julibroside）A1～A4、B1 和 C1 及金合欢皂苷元 B（acacigenin B）、美基豆酸内酯（machaerinic acid lactone）及美基豆酸（machaerinic acid），木脂素糖苷如（−）−丁香树脂酚−4−O−β−D−呋喃芹糖基−（1→2）−β−D−吡喃葡萄糖苷（syringaresinol−4−O−β−D−glucopyranoside）等。尚含 3′, 4′, 7−三羟基黄酮、菠甾醇−D−葡萄糖苷（spinasteryl−D−glucoside）和鞣质。目前生药质量评价的主要指标性成分为（−）−丁香树脂酚−4−O−β−D−呋喃芹糖基−（1→2）−β−D−吡喃葡萄糖苷。性平，味甘。解郁安神，活血消肿。

番泻叶
Sennae Folium

【**来源**】　豆科植物狭叶番泻 *Cassia angustifolia* Vahl 或尖叶番泻 *Cassia acutifolia* Delile 的干燥小叶。狭叶番泻主产于红海以东至印度一带，现盛栽于印度南端丁内未利，故商品又名印度番泻叶或丁内未利番泻叶，现埃及和苏丹亦产。尖叶番泻主产于埃及的尼罗河中上游地方，由亚历山大港输出，故商品又称埃及番泻叶或亚历山大番泻叶；现我国广东、海南及云南西双版纳等地均有栽培。狭叶番泻在开花前摘下叶片，阴干后用水压机打包；尖叶番泻在 9 月间果实将成熟时，剪下枝条，摘取叶片晒干，按全叶与碎叶分别包装。

【**植物形态**】　**狭叶番泻**　草本状小灌木。偶数羽状复叶，互生；小叶 4～8 对，叶片卵状披针形至线状披针形，先端急尖，基部稍不对称。总状花序腋生或顶生；萼片 5，长卵形，略不等大；花瓣 5，黄色，倒卵形，下面两瓣较大；雄蕊 10，不等长；子房具柄，被疏毛。荚果扁平长方形。花期 9～12 月，果期次年 3 月。

尖叶番泻　小叶片 4～6 对，长卵形，先端急尖，基部不对称，叶背面灰绿色；花较小；荚果椭圆形。

【**性状特征**】　**狭叶番泻叶**　呈长卵形或卵状披针形，长 1.5～5cm，宽 0.4～2cm。全缘，叶端急尖，叶基稍不对称。上表面黄绿色，下表面浅黄绿色，无毛或近无毛，叶脉稍隆起。革质。气微弱而特异，味微苦，稍有黏性。（图 12-44）

尖叶番泻叶　呈披针形或长卵形，略卷曲，叶端短尖或微凸，叶基不对称，两面均有细短毛茸。

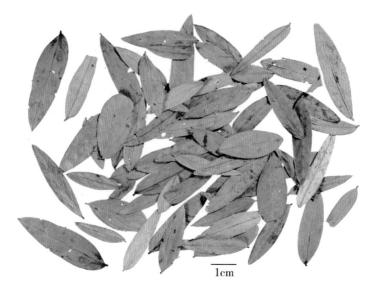

图 12-44 番泻叶生药图

【显微特征】叶横切面：①表皮细胞 1 列，有的含黏液质，上、下表皮均有气孔；非腺毛单细胞，壁厚，多具壁疣。②叶肉组织为等面型，上下均有一列栅栏细胞，上面栅栏细胞较长，通过主脉，下面栅栏细胞较短；海绵组织细胞中含草酸钙簇晶。③主脉维管束外韧型，上、下两侧均有微木化纤维束，其外侧薄壁细胞含草酸钙棱晶，形成晶鞘纤维。（图 12-45）

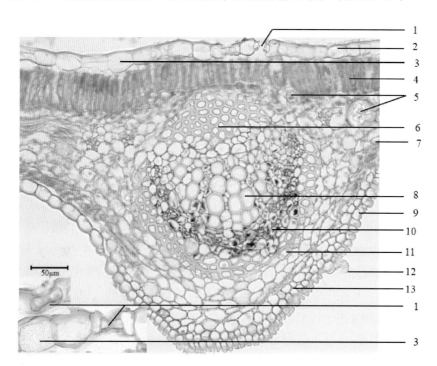

图 12-45 番泻叶叶横切面详图

1. 气孔；2. 上表皮；3. 黏液细胞；4. 栅栏组织；5. 草酸钙簇晶；6. 中柱鞘纤维；7. 海绵组织；
8. 木质部；9. 下表皮；10. 韧皮部；11. 草酸钙方晶；12. 非腺毛；13. 厚角组织

粉末：黄绿色。①表皮细胞表面观多角形，垂周壁平直；气孔主为平轴式。②非腺毛单细胞，壁厚，具壁疣，基部稍弯曲。③晶鞘纤维较多。④草酸钙簇晶存在于叶肉薄壁细胞中。（图 12-46）

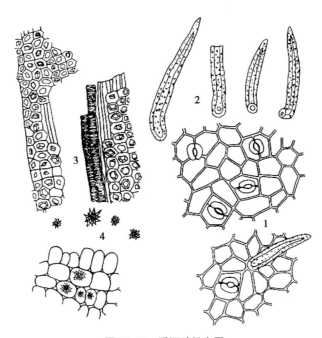

图 12-46　番泻叶粉末图

1. 表皮细胞及气孔；2. 非腺毛；3. 晶纤维；4. 草酸钙簇晶

【化学成分】　主含蒽醌类衍生物。狭叶番泻叶含番泻苷 A、B、C、D（sennoside A，B，C，D）及芦荟大黄素双蒽酮苷（aloe-emodin dianthrone glucoside）、大黄酚、芦荟大黄素、大黄酸及其葡萄糖苷等蒽醌类化合物。尖叶番泻叶含番泻苷 A、B、C、D，芦荟大黄素 -8-O- 葡萄糖苷，大黄酸 -8-O- 葡萄糖苷，大黄酸 -1-O- 葡萄糖苷，芦荟大黄素和大黄酸等。

$$
\begin{array}{ll}
& 10\text{—}10' \\
\text{番泻叶苷 A} \quad R=\text{—COOH} & \text{threo} \\
\text{番泻叶苷 B} \quad R=\text{—COOH} & \text{erythro} \\
\text{番泻叶苷 C} \quad R=\text{—CH}_2\text{OH} & \text{threo} \\
\text{番泻叶苷 D} \quad R=\text{—CH}_2\text{OH} & \text{erythro}
\end{array}
$$

目前生药质量评价的主要指标性成分为番泻苷 A、B。

【理化鉴别】

（1）本品粉末，加氢氧化钠溶液呈红色。

（2）粉末用水和乙醇提取，离心，上清液蒸干，残渣加水溶解，用石油醚振摇萃取，弃去石油醚液，水液蒸干，残渣加稀乙醇溶解，作为供试品溶液。以番泻叶对照药材作对照。照薄层色谱法，用硅胶 G 板，以乙酸乙酯 – 正丙醇 – 水（4：4：3）为展开剂，置紫外光灯（365nm）下检视。供试品色谱中，在与对照药材色谱相应的位置上，显相同颜色的荧光斑点。喷以 20% 硝酸溶液显色，在 120℃加热约 10 分钟，放冷，再喷以 5% 氢氧化钾的稀乙醇溶液，供试品色谱中，在与对照药材色谱相应的位置上，显相同颜色的斑点。

【含量测定】　按高效液相色谱法测定，含番泻苷 A（$C_{42}H_{38}O_{20}$）和番泻苷 B（$C_{42}H_{38}O_{20}$）的总量不得少于 1.1%。

【药理作用】 ①泻下作用：番泻苷 A、B、C、D 均有泻下作用，以番泻苷 A、B 作用较强。②止血作用：对胃、十二指肠出血有效。用本品水浸液于胃镜下喷洒于胃出血处，直视可见有即刻止血作用；番泻叶口服，可使血小板数及纤维蛋白原含量增加，凝血时间、凝血活酶时间、血浆复钙时间和血块收缩时间缩短。③抗菌作用：番泻叶浸液对多种细菌有抑制作用，如大肠杆菌、变形杆菌、痢疾杆菌、甲型链球菌以及白色念珠菌和某些致病性皮肤真菌。

【功效】 性寒，味甘、苦。泻热行滞，通便，利水。用于热结积滞，便秘腹痛，水肿胀满。

（十四）芸香科 Rutaceae

本科约 150 属，约 1600 种。我国约 28 属，151 种，28 变种。重要药用属为柑橘属（Citrus）、花椒属（Zanthoxylum）、黄檗属（Phellodendron）、吴茱萸属（Evodia）等，主要生药有黄柏、枳实、枳壳、陈皮、吴茱萸。

乔木或灌木。叶或果实上常有透明油点（腺点）。复叶或单生复叶。花辐射对称，两性；雄蕊与花瓣同数或为其倍数；花盘发达；子房上位，心皮 2~5 或更多，多合生；柑果、蓇葖果、蒴果或核果，稀翅果。

本科植物普遍具油室。毛茸主为厚壁单细胞或单列多细胞毛，亦有盾状、星状、簇状毛及多细胞的腺毛或瘤状物。茎皮部常有成环或成束的纤维束，有的种类形成晶鞘纤维；茎薄壁组织或叶表皮中常有黏液细胞。草酸钙结晶以方晶或簇晶常见。有的种类果皮薄壁细胞中常含橙皮苷结晶。

本科植物成分多样。其化学特征是广布各种类型的生物碱及普遍含有挥发油和香豆素，还含黄酮类、萜类及木脂素类等成分。①生物碱类：异喹啉类生物碱常存在于黄檗属、花椒属、吴茱萸属等，如小檗碱、黄柏碱等；呋喃喹啉型、吡喃喹啉型和吖啶酮型生物碱几乎只存在于本科植物中，呋喃喹啉类生物碱存在于白鲜属、花椒属、芸香属、茵芋属等，如茵芋碱、吴萸春等，吖啶酮型生物碱常存在于山油柑属、蜜茱萸属等，如山油柑碱、茱萸黄次碱等；吲哚类生物碱如吴茱萸碱存在于吴茱萸属；咪唑型生物碱如毛果芸香碱含于毛果芸香属等；铁屎米酮型生物碱如 5- 甲氧基铁屎米 6- 酮碱含于花椒属等。②挥发油类：单萜类衍生物有柠檬烯、芳樟醇、香茅醇、枸橼醛等；芳香族化合物有茴香醛、甲基胡椒酚等。③香豆素类：分布于芸香属等 50 属中，如花椒内酯、佛手苷内酯等。④黄酮类：分布于柑橘属、枸橘属、芸香属、花椒属、黄柏属等，如橙皮苷、柚苷、新陈皮苷等。

陈 皮

Citri Reticulatae Pericarpium

本品为芸香科植物橘 Citrus reticulata Blanco 及其栽培变种的干燥成熟果皮。药材分为"陈皮"和"广陈皮"。主产于广东、福建、四川、江苏等地。采摘成熟果实，剥取果皮，晒干或低温干燥。陈皮：常剥成数瓣，基部相连，有的呈不规则的片状。外表面橙红色或红棕色，有细皱纹及凹下的点状油室；内表面浅黄白色，粗糙，附黄白色或黄棕色筋络状维管束。质稍硬而脆。气香，味辛、苦。广陈皮：常 3 瓣相连，形状整齐，厚度均匀。点状油室较大，对光照视，透明清晰。质较柔软。含挥发油，油中主成分为右旋柠檬烯（d-limonene），并含黄酮类如橙皮苷（hesperidin）、新橙皮苷（neohesperidin）等。橙皮苷为生药质量评价的主要指标性成分。性温，味苦、辛。理气健脾，燥湿化痰。

黄 柏
Phellodendri Chinensis Cortex

【来源】 芸香科植物黄皮树 *Phellodendron chinense* Schneid 的干燥树皮。习称"川黄柏"。产于四川、广西、贵州等地，陕西、湖北、云南、湖南等地亦产。5~6月剥取树皮后，除去粗皮，晒干。

【植物形态】 落叶乔木。奇数羽状复叶对生，小叶7~15片，长圆状披针形，近全缘，叶背密被长柔毛。顶生圆锥花序；花单性，萼片5，花瓣5~8，长圆形；雄花有雄蕊5~6，退化雌蕊钻形；雌花具1雌蕊，子房上位，5室，柱头5浅裂，退化雄蕊5~6。浆果状核果近球形，密集成团，熟后紫黑色。花期5~6月，果期10~11月。

【性状特征】 呈板片状或浅槽状，长宽不一，厚1~6mm。外表面黄棕色或黄褐色，平坦或具纵沟纹，有的可见皮孔痕及残存的灰褐色粗皮；内表面暗黄色或黄棕色，具细密的纵棱纹。体轻，质硬，断面纤维性，呈裂片状分层，深黄色。气微，味极苦，嚼之有黏性。（图12-47）

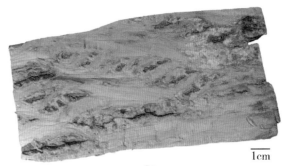
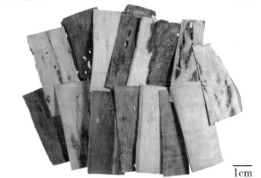

图 12-47 黄柏生药图

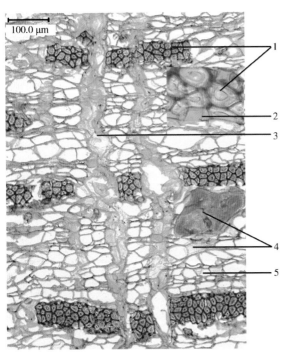

图 12-48 黄柏树皮部分横切面详图（示韧皮部）

1.纤维束；2.草酸钙方晶；3.韧皮射线；

4.石细胞；5.黏液细胞

【显微特征】 树皮横切面：①未去净外皮者，木栓层由多列长方形细胞组成，内含棕色物质。②皮层较狭窄，散有纤维群及石细胞群，石细胞大多分枝状，壁极厚，层纹明显。③韧皮部占树皮的大部分，外侧有少数石细胞，纤维束切向排列呈断续的层带，又称硬韧部，纤维束周围薄壁细胞中常含草酸钙方晶，形成晶鞘纤维。④韧皮射线宽2~4列细胞，常弯曲而细长。⑤栓内层、韧皮部、射线薄壁细胞中含草酸钙方晶，黏液细胞随处可见。（图12-48）

粉末：鲜黄色。①纤维鲜黄色，常成束，周围细胞含草酸钙方晶，形成晶纤维。②石细胞鲜黄色，类圆形，有的呈分枝状，壁极厚，层纹明显，孔沟短线形或不明显。③黏液细胞多单个散在，遇水渐膨胀呈类圆形或矩圆形，

壁薄，内含无定形黏液汁。④草酸钙方晶众多。（图 12-49）

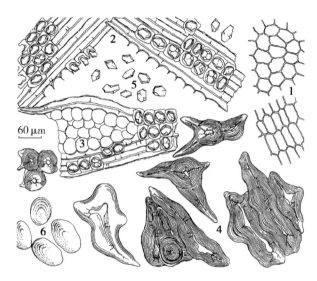

图 12-49　黄柏粉末图

1. 木栓细胞；2. 纤维及晶纤维；3. 射线细胞；4. 石细胞；5. 草酸钙方晶；6. 黏液细胞

【化学成分】　含多种生物碱。主为小檗碱（berberine），并含黄柏碱（phellodendrine）、木兰碱（magnoflorine）、掌叶防己碱（即棕榈碱，palmatine）等。另含苦味质黄柏酮、黄柏内酯（即柠檬苦素）、白鲜内酯、青荧光酸、α - 及 β - 谷甾醇、豆甾醇等。

目前生药质量评价的主要指标性成分为小檗碱和黄柏碱。

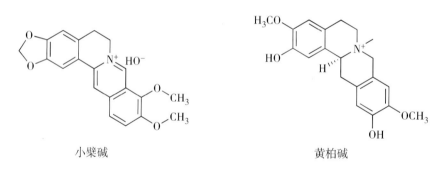

小檗碱　　　　　　　　　　　　　　　　黄柏碱

【理化鉴别】

（1）取黄柏断面，置紫外光灯下观察，显亮黄色荧光。

（2）取粉末 1g，加乙醚 10mL，振摇后，分取浸出液，挥去乙醚，残渣加冰醋酸使溶解，再加浓硫酸 1 滴，放置，溶液呈紫棕色。

（3）粉末加 1% 醋酸甲醇提取液作供试品溶液，以黄柏对照药材和盐酸黄柏碱对照品作对照。照薄层色谱法，用硅胶 G 板，以三氯甲烷 - 甲醇 - 水（30 ：15 ：4）的下层溶液为展开剂，置氨蒸气饱和的层析缸内展开，以稀碘化钾试液显色。供试品色谱中，在与对照药材及对照品色谱相应的位置上，显相同颜色的斑点。

【含量测定】　按醇溶性浸出物测定法冷浸法测定，用稀乙醇作溶剂，含浸出物不得少于 14.0%；按高效液相色谱法测定，含小檗碱以盐酸小檗碱（$C_{20}H_{17}NO_4 \cdot HCl$）计，不得少于 3.0%；含黄柏碱以盐酸黄柏碱（$C_{20}H_{23}NO_4 \cdot HCl$）计，不得少于 0.34%。

【药理作用】　①抗菌作用：黄柏抗菌有效成分为小檗碱，体外试验对金黄色葡萄球菌、肺炎球菌、白喉杆菌、草绿色链球菌、痢疾杆菌（宋内氏除外）、溶血性链球菌、脑膜炎球菌、霍乱弧菌、炭疽杆菌均有效或有较强的抑制作用；对枯草杆菌、百日咳杆菌、破伤风杆菌亦有抑制作用。②抗真菌作用：黄柏的乙醚浸提物对新型隐球菌和红色发癣菌具有较强的抑菌作用，其作用比制霉菌素强，但对白色念珠菌的抑制作用比制霉菌素弱。③降压作用：黄柏对麻醉动物静脉注射或腹腔注射，可产生显著而持久的降压作用，颈动脉注射较静脉注射作用更强，因此降压可能是中枢性的。④抗滴虫作用：黄柏煎剂对阴道滴虫有抑制作用。⑤抗肝炎作用：黄柏煎剂对乙型肝炎抗原有抑制作用；黄柏碱对慢性肝炎有一定作用。⑥抗溃疡作用。

【功效】　性寒，味苦。清热燥湿，泻火除蒸，解毒疗疮。用于湿热泻痢，黄疸尿赤，带下阴痒，热淋涩痛，脚气痿躄，骨蒸劳热，盗汗，遗精，疮疡肿毒，湿疹阴痒。

【附注】　关黄柏（Phellodendri Amurensis Cortex）为芸香科植物黄檗 *Phellodendron amurense* Rupr. 的干燥树皮。主产于吉林、辽宁等地，内蒙古、河北、黑龙江等地亦产，以辽宁产量最大。呈板片状或浅槽状，较薄。外表面绿黄色或淡黄色，偶有暗灰色的栓皮残留，栓皮厚，有弹性；内表面黄色或黄棕色。体轻，质较硬，断面纤维性，有的呈裂片状分层，鲜黄色或黄绿色。味极苦，嚼之有黏性。木栓细胞呈方形；皮层较宽广，石细胞较少；射线较平直，硬韧部不甚发达。主含小檗碱（berberine）等多种生物碱及黄柏酮等苦味成分。功效同黄柏。

白鲜皮
Dictamni Cortex

本品为芸香科植物白鲜 *Dictamnus dasycarpus* Turcz. 的干燥根皮。主产于辽宁、河北、山东等地。春、秋二季采挖根部，除去泥沙及粗皮，剥取根皮，干燥。呈卷筒状。外表面灰白色或淡灰黄色，具细纵皱纹及细根痕，常有突起的颗粒状小点；内表面类白色，有细纵纹。质脆，折断时有粉尘飞扬，断面不平坦，略呈层片状，剥去外层，对光可见闪烁的小亮点。有羊膻气，味微苦。含白鲜碱（dictamnine）、茵芋碱（skimmianine）、崖椒碱（γ-fagarine）、前茵芋碱（preskimmianine）、异斑沸林草碱（isomaculosindine），胡芦巴碱（trfigonelline）、白鲜明碱（dasycarpamine）等生物碱，以及梣酮（fraxinellone）、黄柏酮（obakunone）、柠檬苦素（limonin）等。目前生药质量评价的主要指标性成分为梣酮和黄柏酮。性寒，味苦。清热燥湿，祛风解毒。

枳　实
Aurantii Fructus Immaturus

本品为芸香科植物酸橙 *Citrus aurantium* L. 及其栽培变种或甜橙 *Citrus sinensis* Osbeck 的干燥幼果。主产于四川、湖南、江西、湖北、贵州等地。5～6月采摘幼果或收集自落的果实，除去杂质，自中部横切为两半，晒干或低温干燥。呈半球形，少数为球形，直径0.5～2.5cm。外果皮黑绿色或暗棕绿色，具颗粒状突起和皱纹，有明显的花柱残迹或果梗痕。切面中果皮略隆起，厚0.3～1.2cm，黄白色或黄褐色，边缘有1～2列油室，瓤囊棕褐色。质坚硬。气清香，味苦、微酸。含黄酮类、生物碱类和挥发油类等成分，主要为柚皮苷（naringin）、橙皮苷（hesperidin）、新橙皮苷（neohesperidin）、辛弗林（synephrine）、右旋柠檬烯（d-limonene）等。目前生药质量评价的主要指标性成分为辛弗林。性微寒，味苦、辛、酸。破气消积，化痰散痞。

（十五）橄榄科 Burseraceae

本科约 16 属，约 550 种，我国有 3 属，约 13 种。重要药用属有乳香属、没药属，主要生药有乳香、没药。

乔木或灌木。叶互生，奇数羽状复叶，稀为单叶。花小，多数，两性或杂性，辐射对称；萼片和花瓣 3~5；雄蕊与花瓣同数或 2 倍或更多，花盘环状；子房上位，2~5 室。核果。

乳 香
Olibanum

【来源】 橄榄科植物乳香树 *Boswellia carterii* Birdw. 及同属植物 *B. bhaw-dajiana* Birdw. 树皮渗出的树脂。主产于索马里、埃塞俄比亚及阿拉伯半岛南部，土耳其、利比亚、苏丹、埃及亦产。我国广西有引种。春、夏二季均可采收，以春季为盛产期。采收时，于树干的皮部由下至上顺序切开一狭沟，使树脂从伤口处渗出，流入沟中，数天后凝成硬块，即可采取。分为乳香珠和原乳香。

【植物形态】 乔木。树干粗壮，树皮光滑。奇数羽状复叶互生，小叶 15~21，长卵形，边缘有不规则的圆锯齿或近全缘。花小，排列成稀疏的总状花序；花萼杯状，5 裂；花瓣 5，淡黄色，卵形，先端急尖；雄蕊 10；子房上位，3~4 室。核果倒卵形，具 3 棱，每室具种子 1 粒。

【性状特征】 呈长卵形滴乳状、类圆形颗粒或黏合成大小不等的不规则块状物。大者长达 2cm（乳香珠）或 5cm（原乳香）。表面黄白色，半透明，被有黄白色粉末，久贮色加深。质坚脆，断面蜡样，无光泽，少数呈玻璃样光泽。嚼时开始碎成小块，后迅速软化成胶块状，黏附牙齿，唾液成乳白色。具有特异香气，味微苦。（图 12-50）

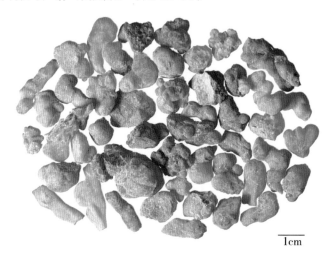

图 12-50 乳香生药图

【化学成分】 含树脂 60%~70%、树胶 27%~35%、挥发油 3%~8%。树脂的酸性部分主要为 α-乳香酸（α-boswellic acid）、β-乳香酸（β-boswellic acid）等，约占 33%；中性部分主要为 α-香树脂素（α-amyrin）、β-香树脂素（β-amyrin）、α-香树脂酮（a-amyrone）、乳香树脂烃等，约占 33%。树胶为阿糖酸（arabid acid）的钙盐和镁盐、西黄芪胶素、苦味素等。挥发油中含有蒎烯（pinene）、α-水芹烯（α-phellandrene）、二戊烯、乙酸辛酯、α-樟脑烯醛（α-camphorenealdehyde）、d-马鞭草烯醇（d-verbenol）、马鞭草烯酮（verbenone）等。

α–乳香酸　　　　　β–乳香酸

目前生药质量评价的主要指标性成分为挥发油。

【理化鉴别】

（1）本品遇热变软，烧之微有香气（非松香气），冒黑烟，并遗留黑色残渣。与少量水共研，能形成白色乳状液。

（2）取本品甲醇液，蒸干，残渣加稀硫酸至分液漏斗中，用三氯甲烷振摇提取2次，合并三氯甲烷提取液，浓缩至除尽溶剂，残渣加乙酸溶解，再加醋酸酐–浓硫酸（19∶1）试剂，溶液变成紫色。

（3）索马里乳香挥发油无水乙醇溶液作供试品溶液，以α–蒎烯对照品做对照。按气相色谱法，以聚乙二醇（PEG-20M）毛细管柱，程序升温；供试品溶液色谱中应呈现与对照品溶液色谱峰保留时间相一致的色谱峰。埃塞俄比亚乳香以乙酸辛酯对照品做对照，按气相色谱法，供试品溶液色谱中应呈现与对照品溶液色谱峰保留时间相一致的色谱峰。

【含量测定】　照挥发油测定法测定，索马里乳香含挥发油不得少于6.0%（mL/g），埃塞俄比亚乳香含挥发油不得少于2.0%（mL/g）。

【药理作用】　①镇痛作用：乳香挥发油有镇痛作用，油中镇痛作用主要成分为乙酸辛酯。②消炎防腐作用：乳香能促进多核白细胞增加，以吞噬死亡的血球及细胞，改善新陈代谢，从而起消炎作用；并能加速炎症渗出物排泄，促进伤口愈合。此外，乳香所含蒎烯有祛痰作用；乳香能明显减轻阿司匹林、保泰松、利血平所致胃黏膜损伤及应激性黏膜损伤，减低幽门结扎性溃疡指数及胃液游离酸度。

【功效】　性温，味辛、苦。活血定痛，消肿生肌。用于胸痹心痛，胃脘疼痛，痛经经闭，产后瘀阻，癥瘕腹痛，风湿痹痛，筋脉拘挛，跌打损伤，痈肿疮疡。

没　药
Myrrha

本品为橄榄科植物地丁树 *Commiphora myrrha* Engl. 或哈地丁树 *C. molmol* Engl. 树干皮部渗出的树脂。主产于索马里、埃塞俄比亚、印度。于11月至次年2月间将树刺伤，树脂由伤口或裂缝口自然渗出，初为淡黄白色液体，在空气中渐变为红棕色硬块，采收后拣去杂质。分为天然没药和胶质没药。天然没药呈不规则颗粒性团块，大小不等，大者直径长达6cm以上。表面黄棕色或红棕色，近半透明部分呈棕黑色，被有黄色粉尘。质坚脆，破碎面不整齐，无光泽。有特异香气，味苦而微辛。胶质没药呈不规则块状和颗粒，多黏结成大小不等的团块，大者直径长达6cm以上，表面棕黄色至棕褐色，不透明，质坚实或疏松，有特异香气，味苦而有黏性。与水共研形成黄棕色乳状液。取本品粉末少量，加香草醛试液数滴，天然没药立即显红色，继而变为红紫色；胶质没药立即显紫红色，继而变为蓝紫色。含树脂、树胶、挥发油。尚含少量苦味质、甾体、没药酸等。没药树脂中含有 α-、β-、γ-没药树脂酸（α-、β-、γ-commiphoric acid），次没药脂酸（commiphorinic acid），α-、β-、γ-罕没药酸等；挥发油中含 α-蒎烯、β-榄香烯等。树胶水解后得阿拉伯糖、木糖、半乳糖等。性平，味辛、苦。散瘀定痛，消肿生肌。

（十六）楝科 Meliaceae

本科约 50 属，1400 种，我国有 18 属，约 65 种。重要药用属有楝属、地黄连属、米仔兰属等，主要生药有苦楝皮、川楝子、米仔兰等。

木本。叶常互生，多羽状复叶。花多两性，辐射对称；圆锥花序；花萼浅杯状或短管状，全缘，4~5 齿裂；花瓣 4~5；雄蕊 8~10，花丝合生成管状；多具花盘；子房上位，心皮 2~5，合生，2~5 室。蒴果、浆果或核果。种子常有假种皮，有时具膜质翅。

本科植物根、茎组织中多有晶纤维，薄壁细胞中常含草酸钙方晶、簇晶。

本科植物含三萜类、生物碱类及香豆素类成分。①三萜类：如川楝属的川楝素、异川楝素、苦楝子酮、川楝子醇酯等。②生物碱类：如米仔兰碱、米仔兰醇碱等。

苦楝皮
Meliae Cortex

本品为楝科植物川楝 *Melia toosendan* Sieb.et Zucc. 或楝 *Melia azedarach* L. 的干燥干皮及根皮。主产于山西、河南、河北等地。春、秋二季剥取，晒干，或除去粗皮，晒干。呈不规则块片状、槽状或半卷筒状。外表面灰棕色或灰褐色，粗糙，有交织的纵皱纹及点状灰棕色皮孔，除去粗皮者淡黄色；内表面类白色或淡黄色。质韧，不易折断，断面纤维性，呈层片状，易剥离。气微，味苦。含川楝素（toosendanin）、苦楝酮（kulinone）、苦楝萜酮内酯（kulactone）、苦楝萜醇内酯（kulolactone）、苦楝植酸甲酯（methylkulonate）、苦楝子三醇（melianotriol）等成分。目前生药质量评价的主要指标性成分为川楝素。性寒，味苦，有毒。杀虫，疗癣。

川楝子
Toosendan Fructus

本品为楝科植物川楝 *Melia toosendan* Sieb.et Zucc. 的干燥成熟果实。主产于四川、云南、贵州、湖北等地。冬季果实成熟时采收，除去杂质，干燥。核果呈类球形，直径 2~3.2cm。表面金黄色至棕黄色，微有光泽，皱缩，或略有凹陷，具深棕色小点。顶端有花柱残痕，基部凹陷，有果梗痕。外果皮革质，与果肉间常有空隙，果肉松软，淡黄色，遇水润湿显黏性。果核球形或卵圆形，质坚硬，两端平截，有 6~8 条纵棱，内分 6~8 室，每室含黑棕色长圆形的种子 1 粒。气特异，味酸、苦。含驱蛔有效成分川楝素（toosendanin），以及多种苦味的三萜类成分苦楝子酮（melianone）、川楝子醇酯（lipomelianol）等。目前生药质量评价的主要指标性成分为川楝素。性寒，味苦，有小毒。疏肝泄热，行气止痛，杀虫。

（十七）远志科 Polygalaceae

本科 13 属，近 1000 种。我国有 4 属，近 51 种和 9 变种。重要药用属为远志属（Polygala）、蝉翼藤属（Securidaca）等，主要生药有远志、瓜子金、金不换、蝉翼藤等。

草本、灌木或乔木。单叶，常互生，全缘，无托叶。花两性，两侧对称，总状或穗状花序；萼片 5，不等长，最内 2 片较大，常成花瓣状；花瓣 3 或 5，不等大，最下面 1 片呈龙骨状，其顶端常具鸡冠状附属物；雄蕊 4~8，花丝合成鞘状；子房上位。蒴果、翅果或坚果。

本科植物毛茸结构简单，多为单细胞毛。气孔轴式通常为不定式。叶表皮细胞平周壁常有角质纹理，叶肉细胞内常含有草酸钙簇晶，溶生式分泌腔和油管存在于远志属。

本科植物主要有三萜类、酮类、糖酯类、酚苷类、生物碱类和有机酸类等成分。①三萜类：均是齐墩果烷型五环三萜。多存在于远志属、蝉翼藤属。②𠮦酮及黄酮类：远志属富含𠮦酮类成分，取代基多为羟基和甲氧基。还分离得到黄酮类及异黄酮类成分，但为数不多。③寡糖酯类：存在于远志属和蝉翼藤属，与糖成酯的结构单元主要有乙酸、苯甲酸和苯丙烯酸及其衍生物等。④生物碱类：存在于远志属和蝉翼藤属，如吲哚类简单 β-卡波林型生物碱、原小檗碱类生物碱和麦角碱类生物碱等。

远　志
Polygalae Radix

【来源】　远志科植物远志 *Polygala tenuifolia* Willd. 或卵叶远志 *Polygala sibirica* L. 的干燥根。主产于山西、陕西、吉林、内蒙古、河南等地。春季出苗前或秋季叶枯萎时采挖，除去须根及泥土，晒干；或除去木心（木质部）后晒干，称"远志肉"。

【植物形态】　**远志**　多年生草本。根圆柱形，长而肥厚，浅黄色。单叶互生，叶条形至狭条形，宽 0.5~3mm。总状花序顶生；花小，具长梗，淡蓝紫色；萼片 5，花瓣 3，中央一片较大，先端有丝状附属物；雄蕊 8，花丝基部合生成鞘。蒴果扁平，边缘有狭翅。

卵叶远志　叶椭圆形至矩圆形，宽 3~6mm；种子周围有短睫毛。

【性状特征】　呈圆柱形，略弯曲，长 2~30cm，直径 0.2~1cm。表面灰黄色至灰棕色，有较密并深陷的横皱纹、纵皱纹及裂纹。老根的横皱纹较密更深陷，略呈结节状，质硬而脆，易折断。断面皮部棕黄色，木部黄白色，皮部易与木部剥离。气微，味苦、微辛，嚼之有刺喉感。（图 12-51）

【显微特征】　横切面：①木栓细胞 10 余列。②栓内层为 20 余列薄壁细胞，有切向裂隙。③韧皮部较宽广，常现径向裂隙；形成层成环。有木心者木质部发达，均木化；射线于内侧较明显，宽 1~3 列细胞。④薄壁细胞大多含脂肪油滴；有的含草酸钙簇晶及方晶。（图 12-52）

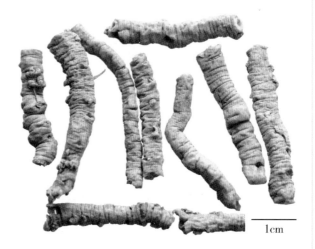

1cm

图 12-51　远志生药图

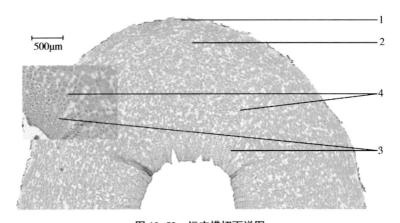

图 12-52 远志横切面详图

1. 木栓层；2. 皮层；3. 射线；4. 韧皮部

粉末：①木栓细胞多角形，微木化，有纹孔成断续状。②木薄壁细胞长方形，木化，孔沟明显。③木纤维单个或成束。④导管主为具缘纹孔，也有细小网状或螺纹者。⑤草酸钙簇晶存在于薄壁细胞中。（图 12-53）

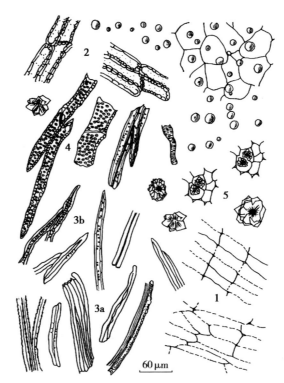

图 12-53 远志粉末图

1. 木栓细胞；2. 木薄壁细胞；3. 木纤维（3a. 韧皮纤维，3b. 纤维管胞）；4. 导管；5. 草酸钙簇晶

【化学成分】 主含三萜皂苷、𠮿酮、寡糖酯。①三萜皂苷类：为齐墩果烷型五环三萜，远志皂苷（onjisaponin）A～G，细叶远志素（tenuifolin），tenuifoliside A、B。②𠮿酮：远志𠮿酮Ⅲ（polygalaxanthoen Ⅲ）、7-O-methylmangiferin、lancerin、1，2，3，6，7- 五甲氧基氧杂蒽酮（1，2，3，6，7-pentamethoxyxanthone）、1，2，3，7- 四甲氧基氧杂蒽酮（1，2，3，7-tetramethoxyxanthone）、1，3，7- 三羟基蒽酮（1，3，7-trihydroxyxanthone）、1，6，7- 三羟基 -2，3- 二甲氧基氧杂蒽酮（1，6，7-trihydroxy-2，3 dimethoxyxanthone）、1，7-dimethoxy-2，3-methylenedioxyxanthone。③寡糖

酯类：寡糖多酯（tenuifolioses A–P）、蔗糖酯类 sibiricoses A1–A6、3，6′–二芥子酰基蔗糖（3，6′–disinapoylsucrose）。此外，尚含多糖、脂肪油等。

目前生药质量评价的主要指标性成分为细叶远志皂苷、远志𠮿酮Ⅲ和3，6′–二芥子酰基蔗糖。

【理化鉴别】 粉末70%甲醇提取液蒸干，残渣加甲醇溶解作为供试品溶液。以细叶远志皂苷对照品作对照。照薄层色谱法，用硅胶G板，以三氯甲烷–甲醇–水（6∶3∶0.5）下层溶液为展开剂，置紫外光灯（365nm）下检视。供试品色谱在与对照品色谱相应的位置上，显相同颜色的荧光斑点。

【含量测定】 按黄曲霉毒素测定法测定，每1000g含黄曲霉毒素 B_1 不得过5μg，黄曲霉毒素 G_2、G_1、B_2 和 B_1 总量不得过10μg；按高效液相色谱法测定，含细叶远志皂苷（$C_{36}H_{56}O_{12}$）不得少于2.0%，含远志𠮿酮Ⅲ（$C_{25}H_{28}O_{15}$）不得少于0.15%，含3，6′–二芥子酰基蔗糖（$C_{36}H_{46}O_{17}$）不得少于0.50%。

【药理作用】 ①镇静、抗惊厥作用。②祛痰、镇咳作用：远志皂苷大多具有明显的祛痰镇咳作用。③脑保护、增强记忆和抗衰老作用：远志根的乙醇和正丁醇提取物具有脑保护作用，进而减轻脑缺血再灌注损伤；远志根的正丁醇提取物，特别是皂苷部分，酰化寡糖酯类成分具有脑保护、增强记忆作用，尤其对短时记忆能力有显著提高；远志水煎液有延缓衰老的作用，可通过提高体内抗氧化能力，有力地清除衰老或老化机体过多生成的自由基，抑制或减轻机体组织和细胞的过氧化过程而起到延缓衰老的作用。此外，远志还有降血压、兴奋平滑肌、抑制心肌、抗癌抗突变的作用。

【功效】 性温，味苦、辛。安神益智，交通心肾，祛痰，消肿。用于心肾不交引起的失眠多梦，健忘惊悸，神志恍惚，咳痰不爽，疮疡肿毒，乳房肿痛等。

【附注】 远志根中远志皂苷元的量在不同物候期具有动态变化，其动态规律为现蕾期＞盛花期＞果期＞果后营养期。远志不同部位的总皂苷量：远志茎叶部分总皂苷量为2.46%，根为3.29%；卵叶远志茎叶量为1.50%，根为1.61%。表明远志及卵叶远志地上部分均含有活性成分总皂苷，且量不低于1%，远志地上部分也有一定的药用价值，说明民间远志全草入药有其合理性，为合理利用远志药材资源提供了依据。

（十八）大戟科 Euphorbiaceae

本科约300属，8000余种。我国约有69属，300余种。重要药用属为巴豆属（Croton）、蓖麻属（Ricinus）、大戟属（Euphorbia）等，主要生药有京大戟、巴豆、蓖麻、余甘子、一叶萩和狼毒等。

木本或草本，常含有乳汁。多单叶互生；叶基部常有腺体；花单性，单生或组成各式花序，常为聚伞花序，或杯状聚伞花序；萼片2~5，无花瓣或稀有花瓣；有花盘或腺体；子房上位，心皮3，3室，每室胚珠1~2。蒴果。

本科植物毛茸多样，有腺毛和非腺毛。有节乳管普遍存在，草酸钙结晶单生或簇生。

本科化学成分复杂，主要类型是生物碱和萜类（二萜和三萜）。①生物碱：如一叶萩碱、N-甲基散花巴豆碱、美登木素等生物碱。②萜类：二萜酯类成分多含于乳汁和种子内，现已从巴豆属48种植物中分离得到二萜类化合物196个，按环的大小，可分为多环、大环、无环3种类型。绝大多数为多环；三萜类化合物普遍存在于大戟科的叶、茎、根和乳汁中，如5α–大戟烷、大戟醇等。③氰苷分布于叶下珠属、木薯属等。本科植物种子富含脂肪油和蛋白质，多有毒性，如毒性球蛋白、巴豆毒素和蓖麻毒素等。

巴豆

Crotonis Fructus

【来源】 大戟科植物巴豆 *Croton tiglium* L. 的干燥成熟果实。主产于四川、云南、广西、广东、福建等地。秋季果实成熟时采收，堆置 2~3 天，摊开，干燥。

【植物形态】 常绿小乔木。叶互生，卵形至长圆状卵形，叶基两侧近叶柄处具两腺体，被稀疏的星状毛，边缘有浅锯齿。总状花序顶生，花小，单性同株；雄花在上，萼片 5，花瓣 5，雄蕊多数；雌花在下，常无花瓣，子房上位，3 室，每室 1 胚珠。蒴果卵圆形，有 3 钝棱，种子椭圆形。

【性状特征】 呈卵圆形，一般具三棱，长 1.8~2.2cm，直径 1.4~2cm。表面灰黄色或稍深，粗糙，有纵线 6 条，顶端平截，基部有果梗痕。破开果壳，可见 3 室，每室含种子 1 粒。种子呈略扁的椭圆形，长 1.2~1.5cm，直径 0.7~0.9cm；表面棕色或灰棕色，一端有小点状种脐及种阜的疤痕，另端有微凹的合点，其间有隆起的种脊；外种皮薄而脆，内种皮呈白色薄膜；种仁黄白色，油质，气微，味辛辣。（图 12-54）

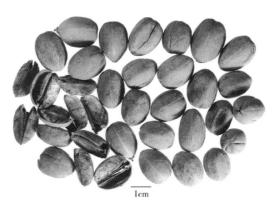

1cm

图 12-54 巴豆生药图

【显微特征】 横切面：①外果皮为 1 列表皮细胞，外被多细胞的星状毛。②中果皮外侧为 10 余列薄壁细胞，有单个或成群的石细胞；维管束周围细胞中有草酸钙方晶或簇晶；中部有约 4 列纤维状石细胞，呈带状环列；内侧为数列薄壁细胞。③内果皮为 3~5 列纤维状厚壁细胞。④种皮表皮细胞为 1 列径向延长的长方形细胞，径向壁呈不规则锯齿状弯曲；其下有一列厚壁性栅状细胞，胞腔线形，外端略膨大，向内为数列切向延长的不规则薄壁细胞，其间散在螺纹导管；内表皮细胞呈颓废状。⑤胚乳细胞类圆形，充满脂肪油滴及糊粉粒，有草酸钙簇晶。子叶细胞类多角形。（图 12-55）

粉末：浅黄棕色。①果皮星毛状，由 6~15 个厚壁性放射状细胞组成，细胞层纹明显，胞腔线形，基部膨大，具孔沟。②石细胞类圆

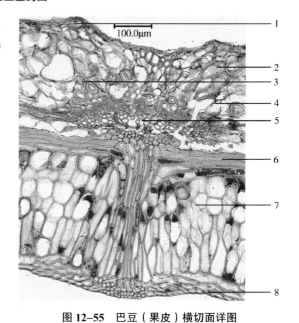

100.0μm

图 12-55 巴豆（果皮）横切面详图

1. 外果皮；2. 石细胞；3. 草酸钙簇晶；4. 中果皮；5. 维管束；6. 纤维状石细胞环；7. 厚壁细胞；8. 内果皮（纤维层）

形、类长方形或纤维状，壁孔和层纹均明显。③种皮细胞表面观为多角形，其径向壁呈不规则弯曲，内含黄棕色物质。④栅状细胞棕红色，排列紧密，壁厚，胞腔线性，一端略膨大。⑤纤维状厚壁细胞，壁孔和层纹均明显。⑥胚乳细胞类圆形，内含糊粉粒、脂肪油及草酸钙簇晶。（图 12-56）

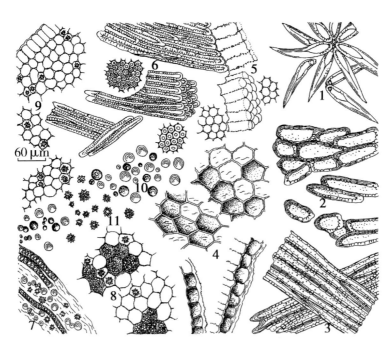

图 12-56　巴豆粉末图

1. 外果皮星状毛；2. 果皮石细胞；3. 内果皮纤维束；4. 种皮表皮细胞（表面、断面）；

5. 种皮薄壁栅状细胞（表面、断面）；6. 种皮厚壁栅状细胞（表面、断面）；7. 外胚乳颓废组织；

8. 内胚乳细胞；9. 子叶细胞；10. 脂肪油滴；11. 草酸钙簇晶

【化学成分】种仁含巴豆油34%～57%，蛋白质约18%。巴豆油中含致泻成分巴豆树脂（croton resin），即由巴豆醇、甲酸、乙酸及巴豆油酸（crotonic acid）结合成的酯，油中尚含巴豆酸（tiglic acid）、巴豆油酸、亚油酸、花生酸、棕榈酸、硬脂酸、月桂酸等的甘油酯，巴豆醇及 4- 去氧 -4α - 巴豆醇（4-deoxy-4α -phorbol）的衍生物。巴豆种仁还含有毒性球蛋白巴豆毒素Ⅰ、Ⅱ（crotins Ⅰ、Ⅱ），二萜类化合物12-O-acetylphorbol-13-decanoate，12-O-decanoylphorbol-13-（2-methylbutyrate），另含致癌剂 C-3（cocarcinogen C-3）、巴豆苷（crotonoside）、异鸟嘌呤（isoguanine）等。

巴豆苷　　　　　　　　巴豆醇

目前生药质量评价的主要指标性成分为脂肪油和巴豆苷。

【理化鉴别】取种仁研碎，加石油醚超声，滤过，滤液作为供试品溶液。以巴豆对照药材作对照。照薄层色谱法，用硅胶 G 板，以石油醚（60~90℃）–乙酸乙酯–甲酸（10∶1∶0.5）为展开剂，喷硫酸乙醇溶液，加热斑点显色清晰。供试品色谱中，在与对照药材色谱相应的位置上显相同颜色的斑点。

【含量测定】　按脂肪油测定法测定，含脂肪油不得少于 22.0%；按高效液相色谱法测定，含巴豆苷（$C_{10}H_{13}N_5O_5$）不得少于 0.80%。

【药理作用】　①致泻作用：巴豆霜能增强胃肠推进运动，促进肠套叠的还纳作用。②抗肿瘤作用：抗肿瘤成分为生物碱和二萜类化合物。巴豆生物碱能降低碱性磷酸酶（ALP）和乳酸脱氢酶（LDH）活性，诱导细胞分化。巴豆二萜类化合物能抑制 HIV-1 诱导 MT-4 细胞的病变。③促肿瘤发生作用：巴豆油有弱致癌性，并能增强某些致癌物质的致癌作用。④致炎作用：各种炮制品巴豆油对小鼠的耳均有明显致炎作用。此外，巴豆还有降血压、抗溃疡、降血脂、降血糖、松弛血管等作用。

【功效】　性热，味辛，有大毒。外用蚀疮。用于疥癣，恶疮，疣痣。

【附注】　巴豆霜（Semen Crotonis Pulveratum）为巴豆的炮制加工品。药材为粒度均匀、疏松的淡黄色粉末，显油性。含脂肪油应为 18.0%~20.0%，含巴豆苷（$C_{10}H_{13}N_5O_5$）不得少于 0.80%。性热，味辛。有大毒。峻下冷积，逐水消肿，豁痰利咽；外用蚀疣。

（十九）鼠李科 Rhamnaceae

本科约 58 属，900 种以上。我国有 14 属，133 种。重要药用属为枣属（Ziziphus）、枳椇属（Hovenia）、鼠李属（Rhamnus）。主要生药有大枣、酸枣仁、枳椇（拐枣）等。

多木本，常具刺。单叶，多互生；托叶小，常脱落。花小，多两性，辐射对称；聚伞花序；萼片 4~5，合生，花瓣 4~5 或缺；雄蕊 4~5，与花瓣对生，花盘肉质；子房上位，埋藏于肉质花盘中，心皮 2~4，合生，2~4 室，每室胚珠 1。核果，有时为蒴果或翅果状。

本科植物叶多含黏液细胞，气孔通常为不定式。叶多为两面叶。晶体散生或成群存在。黏液细胞普遍存在于叶和茎的初生皮层中。含丹宁的分泌细胞常见。

本科植物主要含有三萜皂苷、黄酮及其苷类、生物碱，有些属含蒽醌类、苯丙素类、木脂素类、脂肪酸和氨基酸等。①三萜皂苷：广泛分布于枣属、枳椇属，从枣属植物中发现的三萜类以羽扇豆烷型为主，三萜皂苷类以达玛烷型为主，枳椇属中发现的三萜皂苷类在结构上都属于达马烷型或变形的达马烷型三萜皂苷。常见的有酸枣仁皂苷 A、B，北拐枣皂苷 I~X，枳椇皂苷 C2、D、H 等。②黄酮及其苷类：见于枣属、枳椇属。从枳椇属植物得到的黄酮类化合物结构主要为黄酮醇（苷）、黄烷醇和二氢黄酮醇。常见的有当药素、葛根素、酸枣黄素、枳椇素 I、蔓藤素、槲皮素 –3–O–β–D–吡喃木糖基（1→2）–α–L–吡喃鼠李糖基 –4′–O–α–L–吡喃鼠李糖苷等。③生物碱类：枣属植物富含生物碱，主要有环肽类生物碱和异喹啉类生物碱两大类，其中环肽类生物碱以具十三元环的间–柄型和具十四元环的对–柄型为主，还有具十五元环的间–柄型。枳椇属也含肽类生物碱。如酸枣仁碱 A、B、K，N–甲基巴婆碱，酸李碱，酸枣仁环肽，异欧鼠李碱，枳椇碱 A、B，黑麦草碱等。④蒽醌类：存在于枳椇属、鼠李属中，如大黄素、大黄酚。⑤苯丙素类：现已从枳椇属植物毛果枳椇中分得 14 种苯丙素类化合物。此外，还含有脂肪酸，氨基酸，倍半萜，木脂素类，糖类，粗蛋白，维生素 C，微量元素（铁、磷、钙、钠、锰等）等。

酸枣仁
Ziziphi Spinosae Semen

【来源】　鼠李科植物酸枣 *Ziziphus jujuba* Mill. var. spinosa（Bunge）Hu ex H.F.Chou 的干燥成熟种子。主产于河北、陕西、辽宁、河南等地。秋末冬初采收成熟果实，除去果肉及核壳，收集种子，晒干。

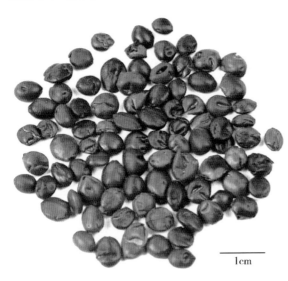

图 12-57　酸枣仁生药图

【植物形态】　落叶灌木或小乔木。枝上刺，针状直立或向下反曲。单叶互生，具 3 主脉，托叶针状。花黄绿色，2～3 朵簇生叶腋；花梗极短；萼片 5；花瓣 5；雄蕊 5；子房 2 室，柱头 2 裂。核果近球形，核两端钝，具果柄，熟时暗红色。

【性状特征】　呈扁圆形或扁椭圆形，长 5～9mm，宽 5～7mm，厚约 3mm。表面紫红色或紫褐色，平滑有光泽，有的有裂纹；有的两面呈圆隆状突起，有的一面较平坦，中间有一条隆起的纵线纹，另一面稍凸起；一端凹陷，可见线形种脐，另一端有细小凸起的合点。种皮较脆，胚乳白色，子叶 2，浅黄色，富油性。气微，味淡。（图 12-57）

【显微特征】　种子横切面：①种皮外为 1 列栅栏细胞，壁木化，外侧有一条光辉带，角质层较厚；营养层细胞颓废，棕色；种脊维管束明显。②胚乳细胞类多角形，有糊粉粒和脂肪油。黏液层厚 20～30μm。③子叶表皮细胞及其部分薄壁细胞含草酸钙小簇晶；糊粉粒和脂肪油较多。（图 12-58）

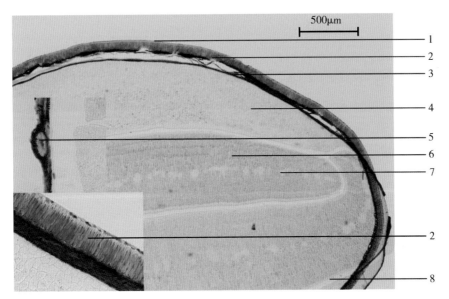

图 12-58　酸枣仁种子横切面详图

1. 角质层；2. 种皮；3. 营养层；4. 胚乳；5. 种脊维管束；6. 子叶；7. 维管束；8. 黏液层

　　粉末：粉红色。①种皮栅状细胞红棕色，表面观多角形，壁厚、木化、胞腔小；侧面观呈长条形，外壁增厚，侧壁上、中部甚厚，下部渐薄；底面观类多角形或圆多角形。②种皮内表皮细胞棕黄色，表面观长方形或类方形，壁连珠状增厚，木化。③子叶表皮细胞含细小草酸钙簇晶及方晶。（图 12-59）

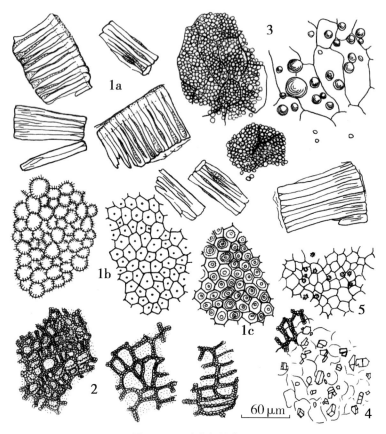

图 12-59　酸枣仁粉末图

1. 种皮栅状细胞（a. 侧面观，b. 顶面观，c. 底面观）；

2. 内种皮细胞；3. 内胚乳及子叶细胞；4. 草酸钙方晶；5. 草酸钙簇晶

　　【化学成分】　主含三萜及三萜皂苷、黄酮、生物碱。①三萜皂苷：酸枣仁皂苷 A、B、D、E（jujuboside A，B，D，E），白桦脂酸（betulic acid），白桦酯醇（betulin），美洲茶酸（cenothic acid），麦珠子酸（alphitolic acid）。②黄酮：斯皮诺素（spinosin）、当药素（swertisin）、葛根素（puerarin）、芹菜素 -6-C-β-D- 吡喃葡萄糖苷（apigenin-6-C-β-D-glucopyranoside）、酸枣黄素（zivulgarin）、6‴- 芥子酰斯皮诺素（6‴-sinapoylspinosin）、6‴- 对香豆酰斯皮诺素［6-p-counaroylspinosin、4，5，7-trihydroxyflavonol-3-O-β-D-thamnopyranosyl-（1→6）-β-D-glucopyranoside］等。③生物碱：酸枣仁碱（sanjoinines）A、B、D、E、F、G_1、G_2、Ia、Ib、K，N- 甲基巴婆碱（N-methylasimilobine），酸李碱（zizyphusine），安木非宾碱（amphibine），5- 羟基 -6- 甲氧基去甲阿朴啡（caaverine，5-hydroxy-6-methoxynoraporphine），酸枣仁环肽（sanjoinenine），木兰花碱（magnoflerine），此外，还含有脂肪酸、氨基酸、植物甾醇和酸枣多糖等。

　　目前生药质量评价的主要指标性成分为酸枣仁皂苷 A 和斯皮诺素。

酸枣仁皂苷 A

酸枣仁皂苷 B

斯皮诺素

【理化鉴别】　粉末加甲醇回流滤过，滤液蒸干，残渣加甲醇使溶解，作为供试品溶液。以酸枣仁皂苷 A、B 对照品作为对照。照薄层色谱法，用硅胶 G 板，以水饱和的正丁醇作为展开剂，喷 1% 香草醛硫酸溶液显色。供试品色谱在与对照品色谱相应的位置上，显相同颜色的斑点。

【含量测定】　按黄曲霉毒素测定法测定，每 1000g 含黄曲霉毒素 B_1 不得过 5μg，含黄曲霉毒素 G_2、G_1、B_2 和 B_1 总量不得过 10μg；按高效液相色谱法测定，含酸枣仁皂苷 A（$C_{58}H_{94}O_{26}$）不得少于 0.030%；含斯皮诺素（$C_{28}H_{32}O_{15}$）不得少于 0.080%。

【药理作用】　①对中枢神经系统的作用：酸枣仁水煎液及其总皂苷、总黄酮、总生物碱及酸枣仁油等，具有显著的镇静催眠作用。酸枣仁水溶液、酸枣仁皂苷、酸枣仁皂苷 A 均有抗惊厥作用。酸枣仁水溶液可显著对抗戊四氮引起的小鼠阵挛性惊厥次数及死亡率；酸枣仁皂苷可显著降低戊四氮引起的惊厥率；酸枣仁皂苷 A 可明显抑制青霉素钠对神经元细胞的兴奋作用，降低谷氨酸水平的升高。②对心血管系统的作用：酸枣仁总黄酮和酸枣仁总皂苷静脉或腹腔注射对垂体后叶素引起的心肌缺血均有对抗作用。酸枣仁总皂苷可能通过降低血脂和调理血脂蛋白构成对动脉粥样硬化（AS）的形成和发展有抑制作用。酸枣仁中的阿魏酸有抗氧化和消除自由基，降血脂及心血管调节作用。③增强免疫的作用：酸枣仁多糖能增强小鼠的体液免疫和细胞免疫。此外，酸枣仁还有降血压、抗炎、抗脂质过氧化和抗肿瘤等作用。

【功效】 性平，味甘、酸。养心补肝，宁心安神，敛汗，生津。用于虚烦不眠，惊悸多梦，体虚多汗，津伤口渴。

【附注】 理枣仁为鼠李科植物滇刺枣 *Ziziphus mauritiana* Lam. 的种子。为云南地区用药，常混充酸枣仁使用。理枣仁也含酸枣仁皂苷 A、B 及黄酮苷，但皂苷 A 和 B 含量均低于酸枣仁，且总皂苷含量为酸枣仁的 1/2；黄酮苷的含量却高于酸枣仁。理枣仁也具有镇静催眠方面的作用。理枣仁颜色黄棕色至红棕色；炒理枣仁粗粉的甲醇提取液，滴于滤纸上，晾干，置紫外光灯（365nm）下显暗蓝紫色荧光；醋酐浓硫酸反应，液层界面呈现红棕色环，上层液呈棕色渐变紫红色，最后呈黑绿色，区别于酸枣仁。

酸枣仁皂苷 A 和 B 主要存在于子叶中，在种皮和胚乳中含量甚微；同一样品中酸枣广皂苷 A 的含量明显高于酸枣仁皂苷 B；不同产地的酸枣仁皂苷 A 和 B 的含量相差悬殊，河北省产者明显高于其他产区。

（二十）瑞香科 Thymelaeaceae

本科约 50 属，650 种以上。我国有 10 属，100 种左右。重要药用属为沉香属（Aquilaria）、瑞香属（Daphne）、荛花属（Wikstroemia）和狼毒属（Stellera）等，主要生药有沉香、没药、芫花等。

多灌木或乔木。茎富含韧皮纤维，不易折断。单叶，全缘。花两性，辐射对称。花萼管状，4~5 裂，成花瓣状；花瓣缺或为鳞片状；雄蕊与萼裂片同数或为其 2 倍，通常着生于萼管的喉部。子房上位，1~2 室，每室胚珠 1。浆果、核果或坚果，稀蒴果。

本科植物的叶通常为两面叶。本科植物内常含有内涵韧皮部，有的薄壁细胞含有草酸钙簇晶。

本科植物多含有生理活性强烈或有毒成分，成分类型主要有香豆素类、黄酮类、萜类、木脂素类和 2-（2-苯乙基）色酮衍生物等。①香豆素类：瑞香科植物富含香豆素类成分，主要有简单香豆素、香豆素二聚体、香豆素三聚体、呋喃香豆素、吡喃香豆素、香豆素木脂素及香豆素黄酮类等。简单香豆素和香豆素二聚体在瑞香属、结香属、狼毒属、荛花属和欧瑞香属中都有发现。香豆素三聚体仅发现于瑞香属、结香属和荛花属。②萜类：主要为倍半萜类和二萜类。倍半萜类多分布于沉香属中。二萜类多分布在瑞香属、狼毒属、荛花属等 11 属植物中，主要有瑞香烷型、大环瑞香烷型和巴豆烷型。③黄酮类：有简单黄酮类和双黄酮类成分，简单黄酮类成分主要为黄酮类和黄醇类，如槲皮素、山柰酚、芹菜素等；双黄酮多是二氢双黄酮。④木脂素类：存在于瑞香属、狼毒属、荛花属等，主要有二芳基丁酯类、四氢呋喃类和双四氢呋喃类三种类型。⑤2-（2-苯乙基）色酮衍生物：存在于沉香属中。

沉 香

Aquilariae Lignum Resinatum

【来源】 瑞香科植物白木香 *Aquilaria sinensis*（Lour.）Gilg 含有树脂的木材。白木香主产于海南、广东、广西、福建等地。全年均可采收，割取含树脂的木材，除去不含树脂的部分，阴干。

【植物形态】 常绿乔木。单叶互生，革质，卵形、倒卵形或椭圆形。伞形花序，花黄绿色，芳香，花萼 5 裂，浅钟状；花瓣 10，鳞片状，有毛；雄蕊 10；子房上位，2 室。蒴果。种子基部有长约 2cm 的尾状附属物。花期 3～5 月，果期 6～7 月。

【性状特征】 呈不规则块、片状或盔帽状，有的为小碎块，表面凹凸不平，有刀痕，偶有孔洞，可见黑褐色树脂与黄白色木部相间的斑纹，孔洞及凹窝表面多呈朽木状。质较坚实，断面刺状。气芳香，味苦。（图 12-60）

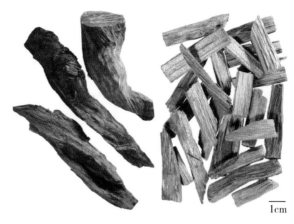

1cm

图 12-60 沉香生药图

【显微特征】 横切面：①木射线宽 1～2 列细胞，呈径向延长，壁非木化或微木化，充满棕色树脂。②导管呈圆多角形，常 2～10 个成群存在，偶有单个散在，有的含棕色树脂。③木纤维多角形，壁稍厚，木化。④木间韧皮部扁长椭圆状或条带状，常与射线相交，细胞壁薄，非木化，内含棕色树脂，其间散有少数纤维，有的薄壁细胞含有草酸钙柱晶。（图 12-61）

切向纵切面：①木射线细胞宽 1～2 列细胞，高 4～20 个细胞。②导管为具缘纹孔，长短不一，多为短节导管，两端平截，具缘纹孔排列紧密，互列，内含黄棕色树脂团块。③纤维细长，壁较薄，有单纹孔。④木间韧皮部细胞长方形。（图 12-61）

径向纵切面：①木射线排列成横向带状，高 4～20 层细胞，细胞为长方形或略长方形。②纤维径向壁上有单纹孔，余同切向纵切面。（图 12-61）

粉末：黑棕色。①纤维管胞长梭形，多成束，壁较薄，有具缘纹孔。②韧皮纤维少见，径向壁上有单斜纹孔。③具缘纹孔导管多见，具缘纹孔排列紧密，互列，导管内棕色树脂团块常破碎脱出。④木射线细胞单纹孔较密。⑤内含韧皮部薄壁细胞含黄棕色物质，细胞壁非木化，有时可见纵斜交错纹理及菌丝。⑥可见草酸钙柱晶。（图 12-62）

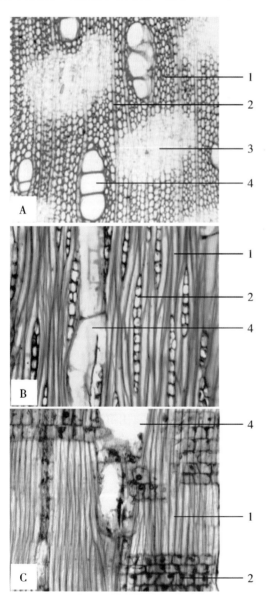

图 12-61 沉香心材三切面详图

A. 横切面；B. 切向切面；C. 径向切面

1. 木纤维；2. 射线；3. 内涵韧皮部；4. 导管

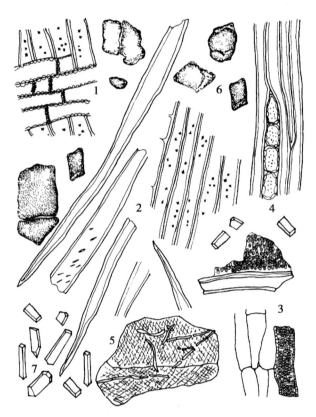

图12-62　沉香粉末图

1.纤维状管胞；2.韧型纤维；3.导管；4.木射线

5.内涵韧皮部薄壁细胞（示纹理及菌丝）；6.树脂团块；7.草酸钙柱晶

【化学成分】　含挥发油及树脂。油中主要含倍半萜成分和芳香族成分。倍半萜成分如沉香螺醇（agarospirol）、白木香酸（baimuxinic acid）、白木香醛（baimuxinal）及异白木香醇（isobaimuxinol），具有镇静作用。芳香族成分如苄基丙酮（benzylacetone）、对甲氧基苄基丙酮（P-methoxybenzylacetone）、茴香酸（anisic acid），其中苄基丙酮与树脂的形成有关，黄白色木材（未形成树脂的组织）中没有苄基丙酮。

从受真菌感染的沉香的挥发油中分离得到的沉香螺旋醇、沉香萜醇(agarol)、α-沉香萜呋喃、β-沉香萜呋喃（β-agarofuran）、去甲基沉香萜呋喃酮（norketoagarofuran）、4-羟基二氢沉香萜呋喃（4-hydroxydihydroagatofuran）及3,4-二羟基二氢沉香萜呋喃（3,4-dihydroxydihydroagarofuran）、芹子烷（seliname）。未受真菌感染的沉香的挥发油也分离出沉香萜醇，尚有芹子烷等萜类化合物及癸烯的异构体。

去掉挥发油的乙醇提取物中含2-（2-苯乙基）色酮衍生物，如沉香四醇（agarotetrol）、5,8-二羟基-2-（2-对-甲氧苯乙基）色酮、6,7-二甲氧基-2-（2-对-甲氧苯乙基）色酮、6-羟基-2-［2-（4'-甲氧基苯乙基）］色酮、6-羟基-2-（2-苯乙基）色酮、6-羟基-2-（2-对-甲氧苯乙基）色酮、2-（2-苯乙基）色酮等。2-苯乙基色酮类具有不同程度的抗过敏作用。

另外，尚含三萜化合物羟基何帕酮，二萜类化合物和二氢黄酮苷。

目前生药质量评价的主要指标性成分为沉香四醇。

【理化鉴别】

（1）取本品醇溶性浸出物进行微量升华，得黄褐色油状物，香气浓郁。在油状物上加盐酸1滴与香草醛颗粒少量，再滴加乙醇1~2滴，渐显樱红色，放置后颜色加深。

（2）粉末乙醚超声提取液，蒸干，残渣加三氯甲烷溶解，作为供试品溶液。以沉香对照药材作对照。照薄层色谱法，用硅胶G板，以三氯甲烷–乙醚（10∶1）为展开剂，置紫外光灯（365nm）下检视。供试品色谱中，在与对照药材色谱相应的位置上，显相同颜色的荧光斑点。

（3）粉末乙醇超声提取液，制备供试品溶液。以沉香对照药材、沉香四醇对照品作对照，按高效液相色谱法测定。供试品特征图谱中应呈现6个特征峰，并应与对照药材参照物色谱峰中的6个特征峰相对应，其中峰1应与对照品参照物峰保留时间相一致。

【含量测定】 按醇溶性浸出物测定法热浸法测定，用乙醇作溶剂，含醇溶性浸出物不得少于10.0%。按高效液相色谱法测定，含沉香四醇（$C_{17}H_{18}O_4$）不得少于0.10%。

【药理作用】 ①对消化道系统的作用：沉香的水煮液和水煮醇沉液能抑制回肠的自主收缩，对抗组胺、乙酰胆碱引起的阵挛性收缩；②对中枢神经系统的作用：沉香提取组分能明显延长睡眠时间。此外，苄基丙酮具有止咳的作用，2-苯乙基色酮类具有不同程度的抗过敏作用，白木香还具有抑制结核杆菌生长的作用。

【功效】 性微温，味辛、苦。行气止痛，温中止呕，纳气平喘。用于胸腹胀闷疼痛，胃寒呕吐呃逆，肾虚气逆喘急。

【附注】 进口沉香为瑞香科植物沉香 *Aquilaria agallocha* Roxb. 的含有树脂的木材。主产于印度尼西亚、马来西亚、柬埔寨及越南等国，药材呈不规则棒状、片状。表面黄棕色或灰黑色，密布断续棕黑色的细纵纹（含有树脂的部分）；有时可见黑棕色树脂斑痕。质坚硬而重，能沉水或半沉水。气较浓，味苦。燃之发浓烟，香气强烈。醇浸出物（热浸法）不得少于15.0%。

（二十一）桃金娘科 Myrtaceae

本科约130属，4500~5000种。我国原产及驯化的有10属，121种，8变种。重要药用属为番樱桃属（Eugenia）、桉属（Eucalyptus）、桃金娘属（Rhodomyrtus）等，主要生药有丁香、桉、桃金娘等。

为常绿乔木或灌木。单叶对生，全缘，常有透明的腺点，揉之有香气；花两性，辐射对称，单生于叶腋内或排成各式花序；花萼4~5裂，花瓣4~5枚；雄蕊多数，常成数束插生于花盘边缘，与花瓣对生；子房下位，花柱1。浆果、蒴果、稀核果或坚果；种子无胚乳。

本科植物体内常有分泌腔。草酸钙簇晶较普遍。维管束为双韧型。

本科多数植物叶中均含挥发油，其油中含有1,8-桉油素（cineole）、丁香酚（eugenol）、α-蒎烯（α-pinene）、β-蒎烯（β-pinene）、对聚伞花素（p-cymene）、柠檬烯（limonene）和β-丁香烯（β-caryophyllene）等。在桉属植物中还含有槲皮素和桉树素等黄酮类成分。

丁 香
Caryophylli Flos

【来源】 桃金娘科植物丁香 *Eugenia caryophyllata* Thunb. 的干燥花蕾。又名"公丁香"。主产于坦桑尼亚的桑给巴尔岛以及马来西亚、印度尼西亚等地。现我国海南省、广东省有引种栽培。当丁香花蕾由绿转红时采摘，晒干。

【植物形态】 常绿乔木。单叶对生，革质，卵状长椭圆形至披针形，全缘，具多数透明小油点。花顶生，复聚伞花序；花萼肉质，先端4齿裂，有油腺；花瓣白色带淡紫红色，短管状，4裂；雄蕊多数，雌蕊1枚，子房下位，3室。浆果椭圆形，红棕色。顶端有宿存萼片，香气强烈。

【**性状特征**】花蕾略呈研棒状，长 1~2cm。花冠圆球形，直径 0.3~0.5cm，花瓣 4，覆瓦状抱合，棕褐色或褐黄色。花瓣内为雄蕊和花柱，搓碎后可见众多黄色细粒状的花药。萼筒圆柱状，略扁，有的稍弯曲，长 0.7~1.4cm，直径 0.3~0.6cm，萼筒红棕色或棕褐色，上部有 4 枚三角状的萼片，十字状分开。质坚实，富油性，入水则萼管下沉（与已去油的丁香区别）。气芳香浓烈，味辛辣、有麻舌感。（图 12-63）

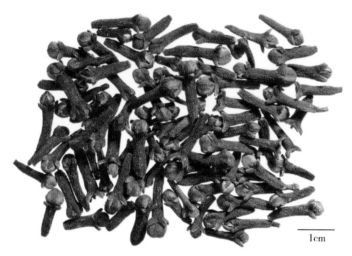

图 12-63　丁香生药图

【**显微特征**】　萼筒中部横切面：①表皮细胞 1 列，有较厚角质层。②皮层外侧散有 2~3 列径向延长的椭圆形油室，长 150~200μm；其下有 20~50 个小型双韧维管束，断续排列成环，维管束外围有少数中柱鞘纤维，壁厚，木化。内侧为数列薄壁细胞组成的通气组织，有大型细胞腔隙。③中心轴柱薄壁组织间散有细小维管束 15~25 个，环列，其旁伴有少量纤维。④薄壁细胞含众多细小草酸钙簇晶。（图 12-64）

粉末：暗红棕色。①纤维梭形，顶端钝圆，壁较厚。②花粉粒众多，极面观三角形，赤道表面观双凸镜形，具 3 副合沟。③草酸钙簇晶众多，直径 4~26μm，存在于较小的薄壁细胞中。④油室多破碎，分泌细胞界限不清，含黄色油状物。⑤花粉囊内壁细胞断面观呈类长方形，壁具条状或网状增厚；表面观类多角形，垂周壁连珠状，平周壁具条状增厚。（图 12-65）

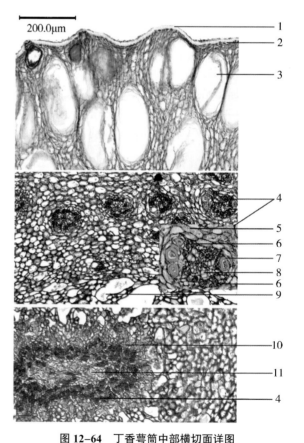

图 12-64　丁香萼筒中部横切面详图

1. 角质层；2. 表皮；3. 油室；4. 维管束；

5. 草酸钙簇晶；6. 韧皮部；7. 中柱鞘纤维；

8. 木质部；9. 通气组织；10. 中心轴柱；11. 轴柱薄壁组织

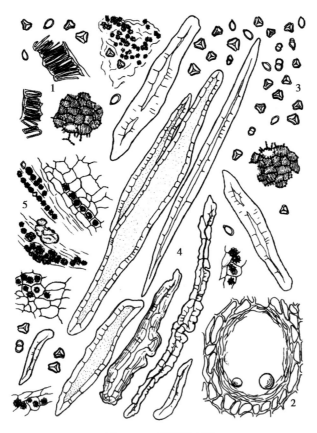

图 12-65　丁香粉末图

1. 花粉囊内壁细胞；2. 油室；3. 花粉粒；4. 纤维；5. 草酸钙簇晶

【化学成分】　花蕾中含挥发油 15%～20%，油中主要成分为丁香酚（eugenol）、β - 石竹烯（β-caryophyllene）、乙酰基丁香酚（acetyl eugenol）、α - 石竹烯（α-caryophyllene）以及其他少量成分，如甲基正戊酮、醋酸苄酯、苯甲醛、水杨酸甲酯、葎草烯、α - 依兰烯、胡椒酚等。主要活性成分为丁香酚。

目前生药质量评价的主要指标性成分为丁香酚。

丁香酚

【理化鉴别】　粉末乙醚提取液作为供试品溶液。以丁香酚对照品作对照。照薄层色谱法，用硅胶 G 板，以石油醚（60～90℃）- 醋酸乙酯（9∶1）为展开剂，喷以 5% 香草醛硫酸溶液，105℃加热至斑点显色清晰。供试品色谱中，在与对照品色谱相应的位置上，显相同颜色的斑点。

【含量测定】　照气相色谱法测定，本品含丁香酚（$C_{10}H_{12}O_2$）不得少于 11.0%。

【药理作用】　①促进胃液分泌：丁香为良好的芳香健胃剂。丁香浸出液可促进胃酸和胃蛋白酶分泌，增加胃酸及胃蛋白酶活性的作用，增强消化能力，减轻恶心呕吐，缓解腹部气胀。②镇痛、抗炎作用：丁香水提物、醚提物均有镇痛抗炎作用。丁香煎剂对葡萄球菌、白色念珠菌、链球菌及白喉、变形、绿脓、大肠、枯草、痢疾、伤寒等杆菌均有抑制作用。③对病原微生物的作用：丁香醚浸出液、醇浸出液及丁香油、丁香油酚对多种病原微生物具有抑制作用。④抗惊厥作用：丁香酚有抗惊厥作用。此外，丁香还具有抗血小板聚集、抗凝、抗血栓形成、抗腹泻、利胆和抗缺氧等作用。

【功效】　性温，味辛。温中降逆，补肾助阳。用于脾胃虚寒，呃逆呕吐，食少吐泻，心腹冷痛，肾虚阳痿。

【附注】　**母丁香 Caryophylli Fructus**　为丁香的成熟干燥果实，又名"鸡舌香"。果实呈长倒卵形至长圆形；顶端有齿状萼片 4 枚，向中央弯曲，基部具果柄残痕。表面棕褐色，粗糙，多细皱纹。果皮与种皮薄壳状。质脆，易破碎脱落，有的已无果皮或种皮，仅为种仁。种仁倒卵形，暗棕色，由两片肥厚的子叶抱合而成，子叶形如鸡舌，不规则抱合，中央有一条细杆状的胚根，由子叶的中央伸至较宽的顶端。质坚硬，难破碎。气微香，味辛辣。含淀粉及少量挥发油。性温，味辛辣。温中降逆，补肾助阳。

（二十二）五加科 Araliaceae

本科约 50 属，1350 种。我国有 23 属，180 种。重要药用属为人参属（Panax）、五加属（Acanthopanax）、楤木属（Aralia）和通脱木属（Tetrapanax）等，主要生药有人参、西洋参、三七、刺五加、五加皮、通草等。

多木本。茎常有刺。叶多互生，常为掌状或羽状复叶。伞形花序，或再集成圆锥状或总状复合花序；花多两性，辐射对称；萼片小与子房合生；花瓣 5 ~ 10，分离。雄蕊 5 ~ 10，与花瓣互生，着生于花盘边缘；花盘位于子房顶部，子房下位，心皮 1 ~ 15，合生，常 2 ~ 5 室，每室 1 胚珠。浆果或核果。

本科植物根和茎的皮层、韧皮部和髓部常有分泌道。草酸钙簇晶较常见。非腺毛长而硬，形状各式。气孔常为平轴式。

本科植物普遍含有三萜类皂苷、黄酮类、香豆精类及聚炔类化合物。皂苷类成分在本科中普遍含有，为主要活性成分。①三萜化合物及其苷：人参属植物富含三萜皂苷成分，达玛烷型四环三萜及其配糖体为人参属植物中最具有特征性的化学成分，也是主要的生理活性成分。人参、西洋参和三七以达玛烷型四环三萜为主；人参属除人参、西洋参和三七外，所有的种均含有齐墩果酸型五环三萜，此外，齐墩果酸型五环三萜皂苷主要分布于楤木属、刺楸属、五加属中。②二萜类化合物：二萜类化合物存在于楤木属植物中，如食用土当归中含贝壳杉烯酸、贝壳杉醇酸、海松酸等。③聚炔类化合物：五加科中的聚乙炔醇类指以 4,6- 二炔 - 十七醇或十四醇为基本结构的多羟基醇类化合物。人参属植物的脂溶性部分均普遍存在聚乙炔醇类化合物，如人参炔三醇。④酚类成分：五加科植物富含多种类型的酚类化合物，如香豆素类、木脂素类、苯丙素类等。香豆素多为结构简单的香豆素。木脂素主要存在于刺五加属中。另挥发油在本科植物中普遍含有。

人 参
Ginseng Radix et Rhizoma

【来源】　五加科植物人参 *Panax ginseng* C.A.Mey. 的干燥根和根茎。主产于吉林、辽宁、黑龙江等地。主为栽培品，习称"园参"；播种在山林野生状态下自然生长的称"林下山参"，习称"籽海"。野生品产量甚少，习称"野山参"（或山参）。园参多于秋季采挖，洗净，除去支根，晒干或烘干，称"生晒参"，如不除去支根晒干，则称"全须生晒参"。取洗净的鲜园参置沸水中浸烫 3~7 分钟，取出，用针将参体扎刺小孔，再浸于浓糖液中 2~3 次，每次 10~12 小时，取出干燥，称"白参"或"糖参"。取洗净的鲜园参，除去支根及根茎部的不定根，或仅除去细支根及须根，蒸 3 小时左右，取出晒干或烘干，称"红参"。近来用真空冷冻干燥法加工人参，称"活性参"，可防止有效成分总皂苷的损失，提高产品质量。野山参在 7 月下旬至 9 月间果熟变红时易于发现，采挖。挖取时不使支根及须根受伤，保持完整，晒干，称全须生晒参。

【植物形态】多年生草本。主根肉质，圆柱形或纺锤形，常分枝，顶端有明显的根茎。茎单一，直立，无毛。掌状复叶轮生茎端，通常一年生者生 1 片三出复叶，二年生者生 1 片五出复叶，三年生者生 2 片五出复叶，以后每年递增一叶，最多可达 6 片复叶。复叶有长柄，小叶片多为 5 枚，椭圆形至长椭圆形。伞形花序单个顶生；花小，淡黄绿色；花瓣 5。核果浆果状，扁球形，熟时鲜红色。花期 6~7 月，果期 7~9 月。

【性状特征】　生晒参　主根呈纺锤形或圆柱形，长 3~15cm，直径 1~2cm。表面灰黄色，上部或全体有疏浅断续的粗横纹（肩纹）及明显的纵皱纹，下部有支根 2~3 条，全须生晒参着生多数细长的须根。须根上常有不明显的细小疣状突起。根茎（芦头）长 1~4cm，直径 0.3~1.5cm，多拘挛而弯曲，具不定根（芋）和稀疏的凹窝状茎痕（芦碗）。质较硬，断面淡黄白色，显粉性，形成层环纹棕黄色，皮部有黄棕色的点状树脂道及放射状裂隙。香气特异，味微苦、甘。

红参　表面半透明，红棕色，偶有不透明的暗褐色斑块，具纵沟、皱纹及细根痕；上部有断续的不明显环纹；下部有 2~3 条扭曲交叉的支根，并带弯曲的须根或仅具须根残迹。根茎（芦头）长 1~2cm，上有数个凹窝状茎痕（芦碗），有的带有 1~2 条完整或折断的不定根（芋）。质硬而脆，断面平坦，角质样。气微香而特异，味甘、微苦。（图 12-66）

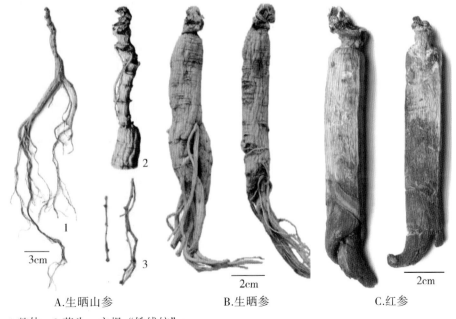

A.生晒山参　　　　　B.生晒参　　　　　C.红参
1.整体；2.芦头、主根"铁线纹"；
3.须根"珍珠疙瘩"

图 12-66　人参生药图

白参　表面淡黄白色，上端有较多断续的环纹，下部有 2～3 条支根，全体可见加工时的点状针刺痕。味较甜。

生晒山参　主根与根茎等长或较短，呈人字形、菱形或圆柱形，长 2～10cm。根茎细长，习称"雁脖芦"，上部具密集的茎痕，习称"芦碗"，有的靠近主根的一段根茎较光滑而无茎痕，习称"圆芦"。不定根突起，形似枣核，习称"枣核艼"。表面灰黄色，具纵纹，上端有紧密而深陷的环状横纹，习称"铁线纹"，支根多为 2 条，习称"少数腿"。须根细长，清晰不乱，有明显的疣状突起，习称"珍珠疙瘩"。（图 12-66）

【显微特征】　主根横切面：①木栓层为数列细胞，皮层窄。②韧皮部外侧有裂隙，内侧薄壁细胞排列较紧密，有树脂道散在，内含黄色分泌物。韧皮射线宽 3～5 列细胞。③形成层成环。④木质部导管多成单个散在，或数个相聚，径向稀疏排列成放射状，导管旁偶有非木化的纤维。木射线宽广，中央可见初生木质部导管。薄壁细胞含草酸钙簇晶。（图 12-67）

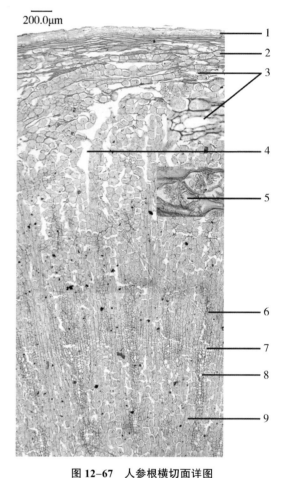

图 12-67　人参根横切面详图

1. 木栓层；2. 皮层；3. 树脂道；4. 裂隙；5. 草酸钙簇晶；
6. 韧皮部；7. 形成层；8. 木质部；9. 射线

粉末（生晒参）：淡黄白色。①树脂道碎片易见，内含黄色块状或滴状分泌物。②导管多网纹或梯纹，稀有螺纹，直径 10～56μm。③草酸钙簇晶直径 20～68μm，棱角锐尖。④木栓细胞类方形或多角形，壁薄，略波状弯曲。⑤淀粉粒众多，单粒类球形，复粒由 2～6 个分粒组成。（图 12-68）

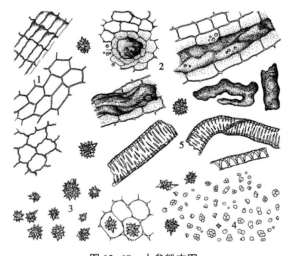

图 12-68　人参粉末图

1. 木栓细胞；2. 树脂道；3. 草酸钙簇晶；4. 淀粉粒；5. 导管

【**化学成分**】 主含三萜皂苷。根据皂苷元的不同，分为原人参二醇（panaxadiol）型、原人参三醇（panaxatriol）型、齐墩果烷（oleanane）型皂苷。原人参二醇型皂苷有人参皂苷 Ra₁、Ra₂、Ra₃、Rb₁、Rb₂、Rb₃、Rc、Rd、Rg₃、Rh₂、Rs₁、Rs₂，丙二酰基人参皂苷 Rb₁、Rb₂、Rc、Rd，西洋参皂苷 R₁、R₂、F₂ 等；原人参三醇型皂苷有人参皂苷 Re、Rf、20-gluco-Rf、R9₁、Rg₂、Rh₁，三七皂苷 R₂、R₄ 等；齐墩果烷型皂苷有人参皂苷 R₀。

此外尚含挥发油及人参多糖等。挥发油中主为 β-榄香烯（β-elemene）、人参炔醇（panaxynol）及多炔环氧物人参醇（panaxydol）等。人参多糖为水溶性多糖和碱溶性多糖，由人参淀粉和人参果胶组成。

人参二醇	R=H
人参三醇	R=-OH

人参皂苷 Ra₁	R=阿拉伯吡喃糖基	4-1 木糖醇
人参皂苷 Ra₂	R=阿拉伯呋喃糖基	2-1 木糖醇
人参皂苷 Rb₁	R=葡萄糖基	
人参皂苷 Rb₂	R=阿拉伯吡喃糖基	
人参皂苷 Rb₃	R=木糖基	
人参皂苷 Rc	R=阿拉伯呋喃糖基	
人参皂苷 Rd	R=H	

人参皂苷 Re	R= 鼠李糖基	R₁= 葡萄糖基
人参皂苷 Rf	R= 葡萄糖基	R₁=H
人参皂苷 R20-gluco-f	R= 葡萄糖基	R₁= 葡萄糖基
人参皂苷 Rg₁	R=H	R₁= 葡萄糖基
人参皂苷 Rg₂	R= 鼠李糖基	R₁=H
人参皂苷 Rh₁	R=H	R₁=H

目前生药质量评价的主要指标性成分为人参皂苷 Rg₁、人参皂苷 Re 和人参皂苷 Rb₁。

【**理化鉴别**】 粉末甲醇超声提取液作为供试品溶液，以人参对照药材及人参皂苷 Rb₁、Re 及 Rg₁ 对照品作对照。照薄层色谱法，用硅胶 G 板，以三氯甲烷–乙酸乙酯–甲醇–水（15∶40∶22∶10）10℃以下放置的下层溶液为展开剂，10% 硫酸乙醇溶液显色，分别置日光及紫外光灯（365nm）下检视。供试品色谱中，在与对照药材及对照品色谱相应的位置上，分别显相同的斑点或荧光斑点。

【**含量测定**】 照高效液相色谱法测定，本品含人参皂苷 Rg₁（$C_{42}H_{72}O_{14}$）和人参皂苷 Re（$C_{48}H_{821}O_{18}$）的总量不得少于 0.30%，含人参皂苷 Rb₁（$C_{54}H_{92}O_{23}$）不得少于 0.20%。

【药理作用】　①对心血管的作用：人参有显著提高心肌对缺氧的耐受能力。人参皂苷可促进磷酸合成，提高脂蛋白酶活性，加速脂肪及乳糜微粒在血液中水解，从而加快脂质的代谢。人参能促进胆固醇从粪中排泄，促进血中胆固醇的转化，使血中胆固醇降低。②对血糖的作用：人参对正常血糖无明显影响，而对异常血糖水平具有调节作用。人参可增进糖的利用，促进糖的代谢，抗脂肪分解活性，恢复糖尿病患者耐糖能力。③抗肿瘤作用：原人参二醇组皂苷及皂苷元均具有抗肿瘤活性，其中 20（S）- 原人参二醇活性最强。人参多糖有杀伤肿瘤细胞和抑制肿瘤增殖作用。④对中枢神经的作用：人参皂苷对高级神经系统兴奋与抑制均有增强作用，能提高脑力劳动功能，调节大脑皮质功能紊乱使其恢复正常，提高大脑的机能，增强记忆力。⑤抗衰老作用：人参皂苷可增强细胞膜流动性，从而推迟或延缓大脑皮层老化，降低老年人发生的记忆损伤。人参皂苷还可明显抑制脑和肝中过氧化脂质形成，减少大脑皮层、肝和心肌中脂褐素及血清过氧化脂质的含量，同时也能增加超氧化物歧化酶和过氧化酶在血液中的含量，人参能维护脑腺激素分泌功能，促进细胞形成，亦能提高免疫球蛋白的含量，增强网状内皮系统吞噬功能，清除体内致衰老的自由基，减缓衰老。⑥对免疫系统的作用：人参皂苷具有免疫调节作用。人参多糖对特异性免疫和非特异性免疫均有明显的促进作用。可显著增加巨噬细胞的吞噬指数，促进抗体和补体的形成。

【功效】　性微温，味甘、微苦。大补元气，复脉固脱，补脾益肺，生津养血，安神益智。用于体虚欲脱，肢冷脉微，脾虚食少，肺虚喘咳，津伤口渴，内热消渴，气血亏虚，久病虚羸，惊悸失眠，阳痿宫冷。

【附注】

1. 人参叶 Ginseng Folium　为五加科植物人参 *Panax ginseng* C. A. Mey. 的干燥叶。秋季采收，晾干或烘干。目前质量评价的主要指标性成分为人参皂苷 Rg_1 和人参皂苷 Re。性寒，味苦、甘。补气，益肺，祛暑，生津。

2. 人参总皂苷　为五加科植物人参 *Panax ginseng* C.A.Mey. 的干燥根及根茎经加工制成的总皂苷。目前质量评价的主要指标性成分为人参皂苷 Rg_1、人参皂苷 Re 和人参皂苷 Rd。

三　七
Notoginseng Radix et Rhizoma

【来源】　五加科植物三七 *Panax notoginseng*（Burk.）F.H.Chen 的干燥根和根茎。主产于云南文山、砚山等县，广西田阳、靖西、百色等地。多系栽培。秋季开花前采挖，洗净，分开主根、支根及茎基，干燥。支根习称"筋条"，茎基（芦头）习称"剪口"。一般种后第 3～4 年采收，曝晒至半干，反复搓揉，以后每日边晒边搓，待至全干放人麻袋内撞至表面光滑即得。须根习称"绒根"。

【植物形态】　多年生草本。茎直立，无毛。掌状复叶，3～4 片轮生于茎端，小叶通常 5～7，长椭圆形至倒卵状长椭圆形。伞形花序单个顶生；花小，淡黄绿色；花瓣 5。核果浆果状，近肾形，熟时红色。花期 6～8 月，果期 8～10 月。

【性状特征】　主根呈类圆锥形或圆柱形，长 1～6cm，直径 1～4cm。表面灰褐色或灰黄色。有断续的纵皱纹、支根痕及少数皮孔，顶端有茎痕，周围有瘤状突起。体重，质坚实，击碎后皮部与木部常分离。断面灰绿、黄绿或灰白色，皮部有棕色细小树脂道斑点。木部微呈放射状排列。气微，味苦回甜。（图 12-69）

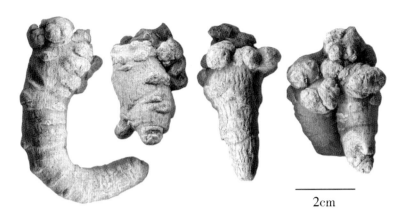

图 12-69 三七生药图

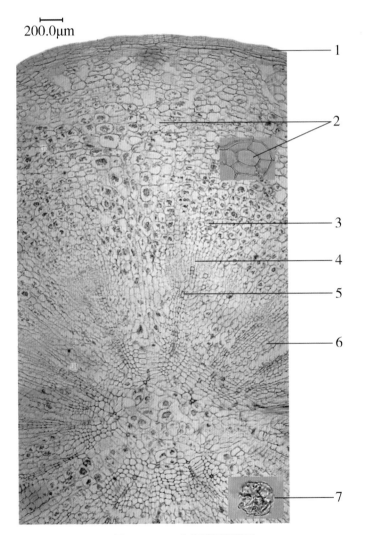

200.0μm

图 12-70 三七根横切面详图

1. 木栓层；2. 树脂道；3. 韧皮部；4. 形成层；

5. 木质部；6. 射线薄壁细胞；7. 草酸钙簇晶

筋条呈圆柱形，长 2～6cm，上端直径约 0.8cm，下端直径约 0.3cm。

剪口呈不规则的皱缩块状及条状，表面有数个明显的茎痕及环纹，断面中心灰绿色或白色，边缘深绿色或灰色。

【显微特征】 根横切面：①木栓层为数列细胞，栓内层不明显。②韧皮部有树脂道散在。③形成层成环。④木质部导管 1～2 列径向排列。⑤射线宽广。薄壁细胞含淀粉粒。草酸钙簇晶稀少。（图 12-70）

粉末：灰黄色。①淀粉粒甚多，单粒圆形、半圆形或圆多角形，直径 4～30μm；复粒由 2～10 余分粒组成。②树脂道碎片含黄色分泌物。③梯纹导管、网纹导管及螺纹导管直径 15～55μm。④草酸钙簇晶少见，直径 50～80μm。⑤木栓细胞呈长方形或多角形，壁薄，棕色（图 12-71）。

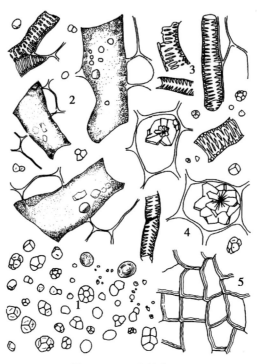

图 12-71　三七粉末图

1. 淀粉粒；2. 树脂道；3. 导管；4. 草酸钙簇晶；5. 木栓细胞

【化学成分】　①含多种皂苷，主为达玛烷型皂苷，有人参皂苷 Rb_1、Rb_2、Rb_3、Rc、Rd、Re、Rg_1、Rg_2、Rh_1、R_4、F_2，绞股蓝皂苷Ⅸ（gypenoside Ⅸ），绞股蓝皂苷ⅩⅦ（gypenoside ⅩⅦ）及三七皂苷（notoginsenoside）R_1、R_2、R_3、R_4、R_6、Fa。另分离出多种新皂苷：三七皂苷 A、B、C、D、E、G、H、I、J、K、L、M、N、T_1、T_2、T_3、T_4、T_5。微量皂苷：三七皂苷 R_7，西洋参皂苷 R_1，人参皂苷 Ra_3、F_1。其中以人参皂苷 Rg_1 和 Rb_1 含量最高。②含田七氨酸（三七素，dencichine），是三七的止血活性成分。另含挥发油、三七黄酮 B 及槲皮素等。

	R_1	R_2	R_3
三七皂苷R_1	OH	-O-葡萄糖基　2-1木糖基	-O-葡萄糖基
三七皂苷R_2	OH	-O-葡萄糖基　2-1木糖基	OH

田七氨酸

目前生药质量评价的主要指标性成分为人参皂苷 Rg_1、人参皂苷 Rb_1 和三七皂苷 R_1。

【理化鉴别】

（1）取本品粉末 2g，加甲醇 15mL，温浸 30 分钟，取滤液 1mL，干后加醋酐 1mL 与硫酸 1~2 滴，显黄色，渐变为红色、紫色、青色、污绿色。

（2）另取滤液数滴，点于滤纸上，干后置紫外光灯（365nm）下观察，显淡蓝色荧光，滴加硼酸饱和的丙酮溶液与 10% 枸橼酸溶液各 1 滴，干后置紫外光灯下观察，有强烈的黄绿色荧光。

（3）粉末加水湿润，加以水饱和的正丁醇振摇提取，上清液加3倍量以正丁醇饱和的水，摇匀，放置使分层，取正丁醇层并蒸干，残渣加甲醇使溶解，作为供试品溶液。以人参皂苷 R_0、Re、Rg_1 及三七皂苷 R_1 对照品作对照。照薄层色谱法，用硅胶 G 板，以三氯甲烷 – 乙酸乙酯 – 甲醇 – 水（15∶40∶22∶10）10℃以下放置的下层溶液为展开剂，10% 硫酸乙醇溶液显色，分别置日光及紫外光灯（365nm）下检视。供试品色谱中，在与对照品色谱相应的位置上，分别显相同的斑点或荧光斑点。

【含量测定】 照高效液相色谱法测定，本品含人参皂苷 Rg_1（$C_{42}H_{72}O_{14}$）、人参皂苷 Rb_1（$C_{54}H_{92}O_{23}$）和三七皂苷 R_1（$C_{47}H_{80}O_{18}$）的总量不得少于 5.0%。

【药理作用】 ①对血液系统的影响：A. 止血作用：三七水溶性成分三七素能促使血小板聚集、变形，释放 ADP、血小板因子Ⅲ和钙离子等物质而达到止血作用。B. 活血作用：三七有止血和活血化瘀双向调节功能。活血成分主要是以 Rg_1 为代表的三醇型皂苷（PTS），具有明显抗凝、抑制血小板聚集、促进纤维蛋白溶解作用。C. 补血作用：三七能提高外周红细胞、白细胞数量而具有补血作用。②抗炎作用：三七对多种原因引起的血管通透性的增加有明显的抑制作用。③对心血管系统的作用：三七具有保护心肌细胞、抗心律失常、抗血栓、降血脂、降血压和治疗冠心病的作用。④对中枢神经系统的作用：三七中原人参二醇型皂苷具有中枢神经抑制作用，表现为镇静、安定与改善睡眠等功用；原人参三醇型皂苷具有中枢神经兴奋作用，提高脑力和体力，表现出抗疲劳性。⑤对免疫系统的作用：三七可提高自然杀伤细胞的活性，增加巨噬细胞吞噬能力和血清中溶菌酶含量，使低白细胞症患者的白细胞恢复正常水平而对正常的白细胞无影响，具有调节人体免疫功能的作用。⑥抗肿瘤作用：三七中含三七皂苷、β – 榄香烯、硒元素等抗癌活性物质；三七皂苷 Rh_1 具较强的抗肿瘤活性，并能诱导癌细胞逆转成非癌细胞。此外，还具有抗氧化，延缓抗衰老等作用。

【功效】 性温，味甘、微苦。散瘀止血，消肿定痛。用于咯血，吐血，衄血，便血，崩漏，外伤出血，胸腹刺痛，跌扑肿痛。

【附注】

1. 根据《本草纲目》等本草记载，三七古今用药一致。

2. 据报道，三七的"剪口""筋条"与"绒根"的醇浸出物的含量较主根为高。三七根据每斤能称多少个数，习称多少"头"。

3. 三七的混淆品及伪品有：菊科植物菊三七 Gynura segetum(Lour.)Merr. 的根茎，民间习称"土三七"。呈拳形块状，表面灰棕色或棕黄色，鲜品常带紫红色，全体有瘤状突起。质坚实，切断面淡黄色，中心有髓部。韧皮部有分泌道，薄壁细胞含菊糖，无淀粉粒及草酸钙结晶。落葵科植物落葵薯 Anredera cordifolia（Tenore）Van Steenis 的珠芽及块茎，习称"藤三七"。块茎类圆柱形，珠芽呈不规则的块状。断面粉性，经水煮后干燥者角质样。味微甜，嚼之有黏性。近年来，市场上出现的伪品以加工的莪术为常见。药材微有香气，表面有环节及根痕，断面可见淡黄色点状维管束。

刺五加

Acanthopanacis Senticosi Radix et Rhizoma seu Caulis

本品为五加科植物刺五加 *Acanthopanax senticosus*（Rupr.et Maxim.）Harms 的干燥根及根茎或茎。主产于黑龙江、吉林、辽宁、河北、山西等地。春、秋二季采收，洗净，干燥。根茎呈不规则圆柱形，有分枝，下部与根相接，表面灰棕色。根多圆柱形，多分枝，直径 0.3~1.5cm，表面有纵皱纹，皮孔明显。质硬，不易折断，断面黄白色。气微，味微辛，稍苦。含多种苷类及多糖，糖苷如刺五加苷（eleutheroside）A、B、B$_1$、C、D、E 等，木脂素苷如刺五加酮（ciwujiatone）、新刺五加酚（neociwujiaphenol）、阿魏葡萄苷（fereloylsucrose）、异嗪皮啶（isofraxidin）和丁香苷等，多糖为碱溶性多糖和水溶性多糖。此外，尚含多种酚酸类、微量元素和氨基酸等。目前生药质量评价的主要指标性成分为紫丁香苷（刺五加苷 B）。性温，味辛、微苦。益气健脾，补肾安神。

（二十三）伞形科 Umbelliferae

本科 200 余属，2500 种。我国约有 95 属，600 多种。重要药用属为当归属（Angelica）、柴胡属（Bupleurum）、藁本属（Ligusticum）等，主要生药有当归、白芷、柴胡、川芎、防风等。

草本。茎中空，有纵棱。叶互生，叶片分裂或有复叶；叶柄基部扩大成鞘状抱茎。花序多为复伞形花序，有时为单伞形花序；花常两性，整齐；花萼 5，花冠 5，雄蕊 5，子房下位，2 心皮合生，子房顶端有上位花盘。双悬果。

本科植物根和茎的皮层、中柱鞘、髓部常有分泌道。

本科植物含多类化学成分，主要有挥发油、香豆素类、三萜与三萜皂苷、黄酮类、生物碱类、色原酮类和聚炔类。①挥发油：本科植物的根、茎、叶、花序的裂生腔道中和果实油管中均富含挥发油及其生源有关的树脂，也是本科许多植物的活性成分，如当归、川芎、藁本挥发油中藁本内酯具有解痉作用；柴胡挥发油具有解热作用；小茴香挥发油具有抑菌、调节胃肠机能作用；白芷挥发油有镇痛作用。②香豆素类：伞形科富含香豆素类成分而且类型多样。有简单香豆素、呋喃香豆素、吡喃香豆素等。白芷的香豆素类成分有解痉、扩张血管和光敏作用。③三萜和三萜皂苷：分布普遍但含量高的三萜极少，多为 α- 香树脂醇型或 β- 香树脂醇型五环三萜皂苷。分布于柴胡属、积雪草属、刺芹属和变豆菜属植物中。柴胡皂苷为柴胡的主要活性成分。④黄酮类：普遍含有。柴胡黄酮类成分具有利胆、抑菌、杀菌等作用。⑤生物碱类：主要分布于藁本属，如川芎嗪、川芎哚、L- 异亮氨酰 -L- 缬氨酸酐等。川芎嗪是川芎治疗冠心病的活性成分。⑥色原酮类：主要分布于防风属，如升麻素、升麻苷、5-O- 甲基维斯阿米醇、5-O- 甲基维斯阿米醇 -4-O- β-d- 葡萄糖苷等。其中，升麻苷、5-O- 甲基维斯阿米醇是防风解热镇痛、抗炎的活性成分。⑦聚炔类：普遍含有，都是类型比较简单的链状化合物，以 C$_{17}$ 为主。有少数种类含有 C$_{13}$ 和 C$_{15}$ 类型，与 C$_{17}$ 化合物同时出现或单独存在。有些伞形科聚炔类成分毒性极大，如毒芹属和水芹属的有些种类中含有此类成分。此外，本科植物尚含低聚糖和多糖、酚性成分、脂肪油等。

当　归

Angelicae Sinensis Radix

【来源】　伞形科植物当归 *Angelica sinensis*（Oliv.）Diels 的干燥根。当归主产于甘肃东南部，以岷县产量多，质量好，其次为四川、云南、陕西等省。多为栽培。一般栽培至第二年秋后采挖，除去茎叶、须根及泥土，放置，待水分稍蒸发后根变软时，捆成小把，以烟火慢慢熏干。

【植物形态】 多年生草本。根粗短，具香气。茎带紫色。叶为二至三回奇数羽状复叶，叶柄基部膨大成鞘，终裂片呈卵形或卵状披针形。复伞形花序顶生；花细小，萼片5，花瓣5，绿白色。双悬果椭圆形，分果有5棱，侧棱有薄翅。花期6~7月，果期6~8月。

【性状特征】 主根略呈圆柱形，长15~25cm，下部有支根3~5条或更多。表面浅棕色至棕褐色，具纵皱纹及横生皮孔样突起。根头（归头）直径1.5~4cm，具环纹，上端圆钝，或具数个明显突出的根茎痕，有紫色或黄绿色的茎及叶鞘的残基；主根（归身）粗短，长1~3cm，直径1.5~3cm，表面凹凸不平；支根（归尾）直径0.3~1cm，上粗下细，多扭曲，有少数须根痕。质柔韧，断面黄白色或淡黄棕色，皮部厚，有裂隙及多数棕色点状分泌腔，木部色较淡，形成层环黄棕色。有浓郁特异香气，味甘、辛、微苦。（图12-72）

【显微特征】 主根横切面：①木栓层由4~7列细胞组成。②栓内层窄，有少数油室。③韧皮部较宽广，多裂隙，散在多数类圆形油室和油管，周围的分泌细胞6~9个，外侧较大，向内渐小。④形成层呈环状。⑤木质部射线宽3~5列细胞。导管单个散在或2~3个相聚，成放射状排列。薄壁细胞含淀粉粒。（图12-73）

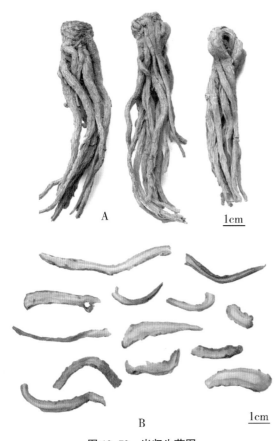

图 12-72　当归生药图

A. 药材；B. 饮片（尾片）

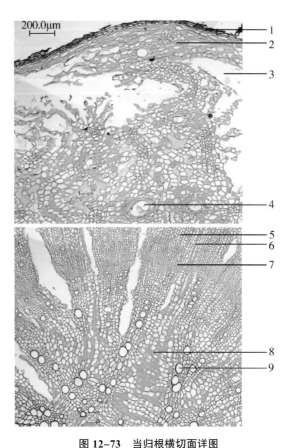

图 12-73　当归根横切面详图

1. 木栓层；2. 皮层；3. 裂隙；4. 油室；5. 韧皮部；
6. 韧皮射线；7. 形成层；8. 木射线；9. 木质部（示导管）

粉末：淡黄棕色。①韧皮薄壁细胞纺锤形，壁略厚，表面有极微细的斜向交错网状纹理，有时可见菲薄横隔。②油室或油管碎片淡黄色，内含挥发油滴。③导管主为梯纹及网纹导管，直径约至80μm。此外，有淀粉粒、木栓细胞。（图12-74）

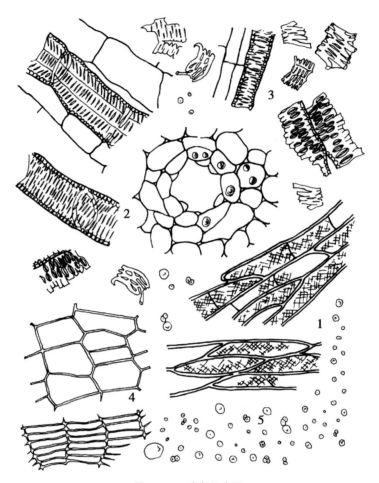

图 12-74　当归粉末图
1.纺锤形韧皮薄壁细胞；2.油室；3.导管；4.木栓细胞

【化学成分】　含挥发油及水溶性成分。挥发油中含多种苯酞类化合物，其中藁本内酯（ligustilide）和正丁烯基酞内酯（n-butylidenephthalide）为解痉主要活性成分，此外，尚含 β-蒎烯（β-pinene）、α-蒎烯（α-pinene）、莰烯（camphene）、邻苯二甲酸二甲酯、壬二酸二甲酯和倍半萜类成分等。水溶性成分有阿魏酸、多糖、尿嘧啶（uracil）、腺嘌呤、胆碱、维生素 A、维生素 B_{12}、维生素 E、17 种氨基酸和 20 种微量元素，其中阿魏酸（ferulic acid）有抑制血小板聚集作用。

另据报道，甘肃、云南、四川、陕西等地所产当归中阿魏酸、藁本内酯和总多糖的含量均以甘肃产当归为最高。当归的归头中含微量元素铜和锌的量较归身、归尾为高，而归尾中铁的含量较归头、归身高。目前生药质量评价的主要指标性成分为挥发油和阿魏酸。

【理化鉴别】

（1）粉末乙醚超声提取，滤液蒸干，乙醇溶解，作为供试品溶液。以当归对照药材作对照。照薄层色谱法，用硅胶 G 板，以正己烷-乙酸乙酯（4∶1）为展开剂，置紫外光灯（365nm）下检视。供试品色谱中，在与对照药材色谱相应的位置上，显相同颜色的荧光斑点。

（2）粉末碳酸氢钠溶液超声处理，上清液用稀盐酸调节 pH 值至 2～3，乙醚振摇提取挥干，甲醇溶解，作为供试品溶液。以阿魏酸对照品作对照。照薄层

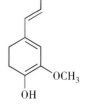

阿魏酸

色谱法，用硅胶 G 板，以环己烷 – 二氯甲烷 – 乙酸乙酯 – 甲酸（4：1：1：0.1）为展开剂，置紫外光灯（365nm）下检视。供试品色谱中，在与对照品色谱相应的位置上，显相同颜色的荧光斑点。

【含量测定】　照挥发油测定法，本品含挥发油不得少于 0.4%（mL/g）；照高效液相色谱法测定，本品含阿魏酸（$C_{10}H_{10}O_4$）不得少于 0.050%。

【药理作用】

①对血液系统的作用：A. 降低血小板聚集及抗血栓作用：当归有效成分阿魏酸具有降低血小板聚集及抗血栓作用。B. 促进造血作用：当归多糖可能通过诱导造血微环境的成纤维细胞分泌某些造血生长因子，从而促进造血细胞增殖分化。C. 促凝血作用：当归多糖及其硫酸酯具抗凝血作用的同时，具有双向性调节作用，能增强红细胞的聚集性，促进血小板的聚集。②对心血管系统的作用：A. 对心脏的影响：当归及其成分阿魏酸能增强心肌血流量供应，降低心肌耗氧量，减轻心肌损伤，对心肌细胞缺氧性损伤有保护作用。B. 扩张血管作用：当归挥发油及藁本内酯、正丁烯酰酞能对抗血小板所释放的血栓素（TXA_2）引起的血管收缩。C. 对循环的影响：当归有改善外周循环和扩张血管作用，降低血管阻力，增加循环流量，并有抗心律失常作用，能改善脑循环，对急性脑缺血和缺氧有保护作用。③调节子宫作用：当归具有双向调节子宫平滑肌功能。抑制成分为挥发油；兴奋成分为水溶性或醇溶性的非挥发性物质。④对免疫功能的影响：当归及其多种活性成分对机体免疫功能有促进作用。⑤抗肿瘤作用：当归多糖具有抗肿瘤作用。此外，当归还具有镇痛、抗炎、抗损伤、神经保护、肝肾保护、平喘等作用。

【功效】　性温，味甘、辛。补血活血，调经止痛，润肠通便。用于血虚萎黄，眩晕心悸，月经不调，经闭痛经，虚寒腹痛，风湿痹痛，跌仆损伤，痈疽疮疡，肠燥便秘。

柴　胡
Bupleuri Radix

【来源】　伞形科植物柴胡 *Bupleurum chinense* DC. 或狭叶柴胡 *Bupleurum scorzonerifolium* Willd. 的干燥根。前者习称"北柴胡"，后者习称"南柴胡"。北柴胡主产于河北、陕西、甘肃、辽宁等地。南柴胡主产于东北、华中地区。春、秋两季采挖，除去茎叶及泥土，晒干。

【植物形态】　柴胡　多年生草本。根坚硬，常有分枝。茎直立，多 2～3 枝丛生，上部多分枝，略呈"之"字形弯曲，基生叶早枯，茎生叶长圆状披针形至倒披针形，具平行脉 7～9 条。复伞形花序；花瓣 5，黄色。线状倒披针形或披针形，花柱基扁平。双悬果，果棱明显。花期 8～9 月，果期 9～10 月。

狭叶柴胡　与柴胡主要区别为：主根较发达，常不分枝或稍分枝；基生叶及下部茎生叶有长柄，叶片线形至线状披针形，有平行脉 5～7 条；伞梗较多。

【性状特征】　北柴胡　呈圆柱形或长圆锥形，长 6～15cm，直径 0.3～0.8cm。根头膨大，顶端残留 3～15 个茎基或短纤维状叶基，下部分枝。表面黑褐色或浅棕色，具纵皱纹、支根痕及皮孔。质硬而韧，不易折断，断面呈片状纤维性，皮部浅棕色，木部黄白色。气微香，味微苦。（图 12-75）

南柴胡　根较细，圆锥形，顶端有多数细毛状枯叶纤维，下部多不分枝或稍分枝。表面红棕色或黑棕色。靠近根头处多具紧密环纹。质稍软，易折断。断面不显纤维性。具败油气。

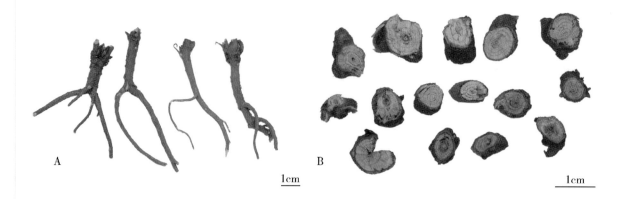

图 12-75　柴胡（北柴胡）生药图

A. 药材；B. 饮片

【**显微特征**】　根横切面：**北柴胡**　①木栓层为 7~8 列木栓细胞。②栓内层散有油室及裂隙。③韧皮部有油管。④形成层成环。⑤木质部占大部分，大型导管切向排列；木纤维发达，与木薄壁细胞排成多个环状。（图 12-76）

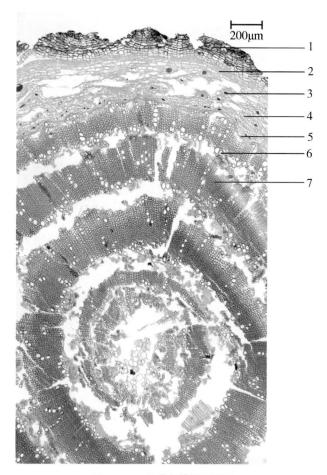

图 12-76　北柴胡横切面详图

1. 木栓层；2. 皮层；3. 油管；4. 韧皮部；5. 形成层；6. 木质部；7. 木纤维

南柴胡　①木栓层由 6~10 列木栓细胞排列成整齐的帽状；②栓内层油管较多而大；③木质部导管多径向排列，木纤维少而散列。（图 12-77）

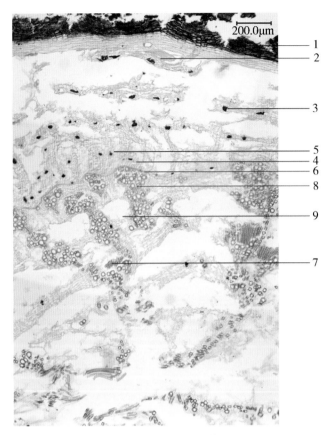

图 12-77　柴胡（南柴胡）横切面详图

1. 木栓层；2. 皮层；3. 油管；4. 韧皮部；5. 韧皮射线；

6. 形成层；7. 木纤维群；8. 木质部；9. 木射线

　　粉末：**北柴胡**　灰棕色或黄棕色。①木纤维成束或散在，无色或淡黄色。呈长梭形，直径 8~17μm，初生壁碎裂成短须状，纹孔稀疏，孔沟隐约可见。②油管碎片有黄棕色不规则形或条状分泌物，周围细胞多皱缩，细胞界线不明显。③导管主为网纹、双螺纹，直径 7~43μm。④木栓细胞黄棕色，表面观呈类多角形，壁稍厚。

　　南柴胡　黄棕色。木纤维呈长梭形，末端渐尖或钝圆，直径 8~26μm，纹孔细密，有的初生壁碎裂，易与次生壁分离，并有稀疏螺状或双螺状裂缝；油管含淡黄色条状分泌物；双螺纹导管较多见；叶基部纤维直径约至 51μm，有紧密螺状交错裂缝。

　　【化学成分】北柴胡　①五环三萜类齐墩果烷型皂苷：柴胡皂苷（saikosaponin）a、b_2、b_3、c、d、f、t、v、S_1、v_{-2}、I、q_{-1}、q_{-2}、2″-O- 乙酰柴胡皂苷 a，2″-O- 乙酰柴胡皂苷 b_2 和 3″-O- 乙酰柴胡皂苷 b_2 等。②挥发油：油中含反式 - 石竹烯、2- 甲基环戊酮、柠檬烯、月桂烯、（＋）- 香芹酮、反式 - 葛缕醇、δ - 荜澄茄烯、长叶薄荷酮、桃金娘烯醇、a- 萜品醇、里那醇、β - 瑟林烯、百里酚等 80 多种成分。③黄酮类：柴胡色原酮酸、芦丁、槲皮素、异鼠李素、异鼠李素 -3-O- 葡萄糖苷、葛根素、7,4′ - 二羟基 - 异黄酮 -7-O- β -D- 葡萄糖苷等。此外，还含有多糖、多元醇、植物甾醇、香豆素、脂肪酸和微量元素等成分。

　　南柴胡　①五环三萜类齐墩果烷型皂苷：柴胡皂苷 a、c、d、b_1、b_2、s、3″-O- 乙酰柴胡皂苷 d、4″-O- 乙酰柴胡皂苷 d、柴胡次皂苷 F 等。②挥发油：油中含 β - 萜品烯、柠檬烯、崁烯、长直薄荷酮、里那醇、γ - 衣兰油烯、异冰片、α - 胡椒烯等 60 多种成分。另含木脂素苷、黄酮类化合物、多糖、柴胡皂苷元 F、α - 菠甾醇、二十四碳酸等。

南柴胡挥发油含量高于北柴胡，为北柴胡的 2 ～ 3 倍；两种柴胡均以花期挥发油含量最高。在一天中，以中午 11 时至下午 1 时为挥发油含量高峰时期。

柴胡皂苷 a   柴胡皂苷 d

目前生药质量评价的主要指标性成分为柴胡皂苷 a、柴胡皂苷 d。

【理化鉴别】

（1）取柴胡粉末 0.5g，加水 10mL，用力振摇，产生大量持久性泡沫（检查皂苷）。

（2）根横切片，用 95% 乙醇和浓硫酸混合溶液（1∶1）封片，置显微镜下观察，初呈黄绿色至绿色，5 ～ 10 分钟后渐变为蓝绿色、蓝色；持续 1 小时以上，变为浊蓝色而消失。北柴胡的显色部位在木栓以内至次生韧皮部之间。

（3）粉末甲醇提取液作为供试品溶液，以柴胡皂苷 a、d 对照品作对照。照薄层色谱法，用硅胶 G 板，以乙酸乙酯 – 乙醇 – 水（8∶2∶1）为展开剂，以 2% 对二甲氨基苯甲醛的 40% 硫酸溶液，60℃加热至斑点显色清晰，分别置日光及紫外光灯（365nm）下检视。供试品色谱中，在与对照品色谱相应的位置上，显相同颜色的斑点及黄色荧光斑点。

【含量测定】　照醇溶性浸出物测定法热浸法测定，本品醇溶性浸出物不得少于 11.0%；照高效液相色谱法测定，本品含柴胡皂苷 a（$C_{42}H_{68}O_{13}$）和柴胡皂苷 d（$C_{42}H_{68}O_{13}$）的总量不得少于 0.30%。

【药理作用】　①解热、镇静和镇痛作用：柴胡挥发油和柴胡皂苷对外感、内伤所致高热均有解热作用。南柴胡解热作用较北柴胡强。小鼠灌服或腹腔注射柴胡皂苷，能使痛阈明显提高。柴胡总黄酮也具有很好的镇痛作用。②抗菌、抗病毒和抗炎作用：柴胡能对抗溶血性链球菌、金黄色葡萄球菌、霍乱弧菌、结核杆菌、钩端螺旋体。柴胡皂苷有较强的抗病毒作用，可治疗病毒性流行性感冒和病毒性呼吸道感染。柴胡皂苷对多种致炎剂所致踝关节肿和结缔组织增生性炎症均有抑制作用。北柴胡挥发油抗炎作用较南柴胡强，油中抗炎物质为 α – 蒎烯和石竹烯。③保肝、利胆及对脂代谢的影响：柴胡皂苷能够抑制胆碱酯酶，发挥拟胆碱样作用，进而对消化系统和神经系统发挥调节作用，从而治疗肝郁证，起到疏肝解郁的作用。柴胡皂苷还可以有效地抑制 FSC 分泌胶原蛋白，抑制 FSC 的增殖和合成 ECM 以及保护肝细胞，防止肝纤维化，进而达到防治肝硬化的目的。柴胡皂苷对生物膜有直接保护作用，并可促进胆汁排出而利胆。④提高机体免疫力：柴胡多糖可提高小鼠体液和细胞免疫功能。此外，柴胡还具有保护胃和十二指肠、抗氧化、抗肿瘤、抗惊厥等作用。

【功效】　性微寒，味辛、苦。疏散退热，疏肝解郁，升举阳气。用于感冒发热，寒热往来，胸胁胀痛，月经不调；子宫脱垂，脱肛。

小茴香

Foeniculi Fructus

【**来源**】 伞形科植物茴香 *Foeniculum vulgare* Mill. 的干燥成熟果实。我国各地均有栽培。秋季果实初熟时采割植株，晒干，打下果实，除去杂质即可。

【**植物形态**】 多年生草本，有强烈香气。茎直立，有棱，上部分枝。茎生叶互生，叶片 3~4回羽状分裂，最终裂片线形至丝状，叶柄基部呈鞘状，抱茎。复伞形花序顶生或侧生；花小，黄色，花瓣 5；雄蕊 5，子房下位，2 室。双悬果卵状长椭圆形，黄绿色，分果具 5 棱。花期 6~8 月，果期 8~10 月。

【**性状特征**】 双悬果呈圆柱形，有的稍弯曲，两端略尖，长 4~8mm，直径 1.5~2.5mm。表面黄绿色或淡黄色，两端略尖，顶端残留有黄棕色突起的柱基，基部有时有细小的果柄。分果呈长椭圆形，背面有纵棱 5 条，接合面平坦而较宽。横切面略呈五边形，背面的四边约等长。有特异香气，味微甜、辛。（图 12-78）

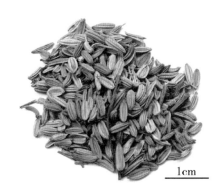

图 12-78 小茴香生药图

【**显微特征**】分果横切面: ①外果皮为 1 列扁平细胞，外被角质层。②中果皮纵棱处有维管束，其周围有多数木化网纹细胞；背面纵棱间各有大的椭圆形棕色油管 1 个，接合面有油管 2 个，共6 个。③内果皮为 1 列扁平薄壁细胞，细胞长短不一。④种皮细胞扁长，含棕色物。⑤胚乳细胞多角形，含多数糊粉粒，每个糊粉粒中含有细小草酸钙簇晶。（图 12-79）

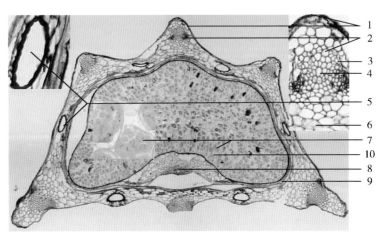

图 12-79 小茴香（分果）横切面详图

1. 外果皮；2. 维管束；3. 韧皮部；4. 木质部；5. 油管；

6. 网纹细胞；7. 糊粉粒；8. 种脊维管束；9. 内果皮；10. 内胚乳

　　粉末：绿黄色或黄棕色。①网纹细胞壁颇厚，木化，具卵圆形网状壁孔。②油管碎片黄棕色至深红棕色，分泌细胞呈扁平多角形。③内果皮细胞镶嵌状，5~8个狭长细胞为1组，以其长轴相互作不规则方向嵌列。④内胚乳细胞多角形，壁厚，含糊粉粒，直径约10μm，每一糊粉粒中含1个小簇晶，直径约7μm。（图12-80）

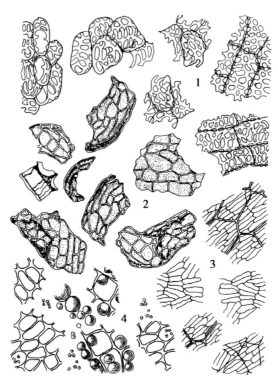

图 12-80　小茴香粉末图
1.网纹细胞；2.油管碎片；3.镶嵌状细胞；4.内胚乳细胞

　　【化学成分】　主含挥发油，又称茴香油。油中主含反式茴香脑（trans-anethole）、柠檬烯（limonene）α-茴香酮（α-fenchone）、甲基胡椒酚（methylchavicol）、茴香醛（anisaldehyde）、茴香酸（anisicacid）、顺式茴香醚（cis-anethole），对聚伞花素（p-cymlene）、对甲氧苯基丙酮（p-Methoxyphenylaceton）、藁本内酯（ligustilide）和丁烯基苯酞（butylidenephthalide）等。还含香豆素、黄酮、甾醇等。

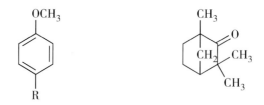

茴香醛　R=CHO
茴香脑　R=CH=CH-CH₃
甲基胡椒酚　R=CH₂-CH=CH₂

茴香酮

　　目前生药质量评价的主要指标性成分为挥发油及反式茴香脑。

　　【理化鉴别】粉末乙醚超声提取液作为供试品溶液。以茴香醛对照品作对照。照薄层色谱法，用硅胶 G 板，以石油醚（60~90℃）-醋酸乙酯（17：2.5）为展开剂，喷以二硝基苯肼试液。供试品色谱中，在与对照品色谱相应的位置上，显相同的橙红色斑点。

【含量测定】　照挥发油测定法测定，本品含挥发油不得少于 1.5%（mL/g）；照气相色谱法测定，本品含反式茴香脑（$C_{10}H_{12}O$）不得少于 1.4%。

【药理作用】　①抑菌作用：小茴香挥发油对金黄色葡萄球菌、枯草芽孢杆菌、变形杆菌、黑曲霉、副溶血性嗜盐菌、真菌、孢子和鸟型结核菌均有较好的抑菌效果。②调节胃肠机能作用：小茴香挥发油具有增强胃肠运动作用，可显著兴奋肠收缩活动。在腹胀时，促进气体排出，减轻疼痛。③抗溃疡作用：经动物灌胃或十二指肠给药，能抑制应激性胃溃疡，对胃液分泌的抑制率为 38.9%。④利胆作用：小茴香可促进胆汁分泌。此外，还有保肝、利尿、抗氧化、抗癌、抗突变及性激素样等作用。

【功效】　性温，味辛。散寒止痛，理气和胃。用于寒疝腹痛，睾丸偏坠，痛经，少腹冷痛，脘腹胀痛，食少吐泻。

川　芎
Chuanxiong Rhizoma

【来源】　伞形科植物川芎 *Ligusticum chuanxiong* Hort. 的干燥根茎。川芎主产于四川、贵州、云南等地。均为栽培品。夏季当茎上的节盘显著突出，并略带紫色时采挖，除去茎叶及泥沙，晒后小火炕干，撞去须根。不宜日光曝晒或急火炕干，以免影响色泽和质量。

【植物形态】　多年生草本，全株有香气。根茎呈不规则的结节状拳形团块。茎丛生，直立，下部的节明显膨大成盘状。叶互生，二至三回羽状复叶，叶柄基部扩大成鞘状，抱茎，小叶 3～5 对，边缘成不整齐羽状全裂或深裂。复伞型花序顶生，有短柔毛；花小，白色。双悬果卵圆形，分果具 5 棱，有窄翅。花期 7～8 月，果期 9 月。

【性状特征】　为不规则结节状拳形团块，直径 2～7cm。表面黄褐色，粗糙皱缩，有多数平行隆起的轮节；顶端有凹陷的类圆形茎痕，下侧及轮节上有多数小瘤状根痕。质坚实，不易折断，断面黄白色或灰黄色，散有黄棕色小油点（油室），形成层呈波状环纹。气浓香，味苦、辛。稍有麻舌感，微回甜。（图 12-81）

川芎片呈不规则形片，形如蝴蝶者，俗称"蝴蝶片"，直径 1.5～7cm，厚 2～4mm。切面光滑，黄白色或灰黄色，具波状环纹（形成层）或有隐现不规则的筋脉纹，散有黄棕色小油点（油室）；周边黄褐色或棕褐色，粗糙不整齐，多有深缺刻，有时可见须根痕、茎痕及环节。质坚硬。（图 12-81）

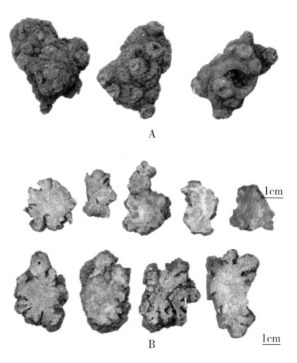

图 12-81　川芎生药图

A. 药材；B. 饮片

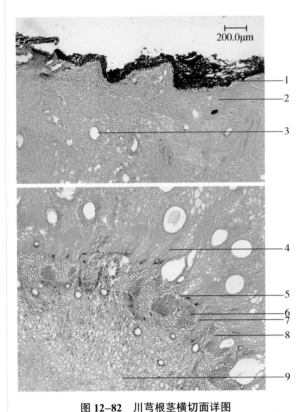

图 12-82　川芎根茎横切面详图

1. 木栓层；2. 皮层；3. 油室；4. 韧皮部；

5. 形成层；6. 纤维束；7. 射线；8. 木质部；9. 髓

【显微特征】　根茎横切面：①木栓层为10余列细胞。②皮层狭窄，散有根迹维管束，其形成层明显。③韧皮部较宽广，筛管群散列。④形成层环呈波状或不规则多角形。⑤木质部导管多角形或类圆形，大多单列或排成"V"字形或单列，偶有木纤维束。⑥髓较大。⑦薄壁组织中散有多数油室，类圆形、椭圆形或形状不规则，淡黄棕色，靠近形成层的油室小，向外渐大，直径可达 200μm；薄壁细胞含淀粉粒，有的含草酸钙晶体，呈类圆形团块或类簇晶状。（图 12-82）

粉末：淡黄棕色或灰棕色。①木栓细胞深黄棕色，表面观呈多角形，微波状弯曲。②草酸钙晶体存在于薄壁细胞中，呈类圆形团块或类簇晶状，直径 10 ~ 25μm。③导管主为螺纹导管，亦有网纹及梯纹导管。④木纤维呈长梭形，直径 16 ~ 44μm，纹孔及孔沟较细密，胞腔较宽。⑤油室碎片偶可见，分泌细胞壁薄，含有较多的油滴。⑥淀粉粒较多，单粒椭圆形、长圆形、类圆形、卵圆形或肾形，直径 5 ~ 16μm，长约 21μm，脐点点状、长缝状或人字形，偶见复粒，由 2 ~ 4 分粒组成。（图 12-83）

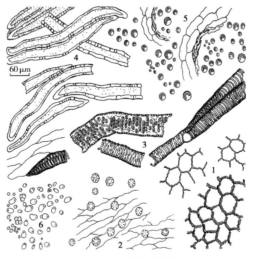

图 12-83　川芎粉末图

1. 木栓细胞；2. 薄壁组织及草酸钙簇晶；3. 导管；4. 木纤维；5. 油室碎片；6. 淀粉粒

【化学成分】　主含挥发油、生物碱、酚酸类等成分。①挥发油：油中主含藁本内酯（ligustilide）、二氢藁本内酯（dihydro ligustilide）、丁烯基酰内酯（butylidene phthalide）、新蛇床内酯（neocnidilide）、洋川芎内酯（senkyunolide）等多种内酯类化合物。②生物碱：川芎嗪（chuanxiongzine）、川芎哚（perlolyrine）、L- 异亮氨酰 -L- 缬氨酸酐（L-isobuty 1-L-valine anhydride）、胆碱、尿嘧啶（uracil）、腺嘌呤和腺苷等。③酚酸类：主为川芎酚（chuanxiongol）、阿魏酸（ferulic acid）、

大黄酚、瑟丹酸（sedanonic acid）、香草酸、咖啡酸、原儿茶酸、亚油酸、棕榈酸、芥子酸、香荚兰酸、正十六烷酸等。此外尚含有多糖、黄酮类成分等。

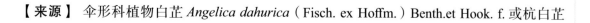

阿魏酸　　　　　　　川芎嗪

目前生药质量评价的主要指标性成分为川芎嗪和阿魏酸。

【理化鉴别】

（1）取干燥粉末约 1g，加石油醚（30~60℃）5mL，密闭，放置 10 小时，时时振摇，静置，取上清液 1mL，挥干后，残渣加甲醇 1mL 使溶解，再加 2% 3,5-二硝基苯甲酸的甲醇溶液 2~3 滴与甲醇饱和的氢氧化钾饱和溶液 2 滴，显紫红色（检查不饱和内酯类）。

（2）粉末乙醚回流提取液，乙酸乙酯溶解，作为供试品溶液。以川芎对照药材作对照。照薄层色谱法，用硅胶 GF254 板，以正己烷 – 乙酸乙酯（9∶1）为展开剂，置紫外光灯（254nm）下检视。供试品色谱中，在与对照药材色谱相应的位置上，显相同颜色的荧光斑点。

【含量测定】　照醇溶性浸出物测定法热浸法测定，用乙醇作溶剂，不得少于 12.0%；照高效液相色谱法测定，本品含阿魏酸（$C_{10}H_{10}O_4$）不得少于 0.10%。

【药理作用】　①镇静、镇痛作用：川芎挥发油、水煎液有明显的镇静作用，川芎嗪具有明显的镇痛作用。②对心血管系统的作用：川芎嗪和川芎哚可明显扩张冠脉，增加冠脉血流量及心肌营养血流量，降低心肌氧耗。③抑制血小板聚集和抗血栓形成作用：川芎嗪和阿魏酸能提高血小板内 cAMP 含量，抑制 TXA_2 合成酶，使 TXA_2 合成减少，显示明显的抗血小板聚集作用。④解痉作用：川芎总生物碱、阿魏酸、川芎嗪及藁本内酯对平滑肌均有解痉作用。内酯中以藁本内酯为主要解痉成分，并可明显解除乙酰胆碱、组织胺及氯化钡引起的气管平滑肌痉挛收缩。此外，川芎具有抗氧化、抗癌、治疗肥大性瘢痕的作用。

【功效】　性温，味辛。活血行气，祛风止痛。用于胸痹心痛，胸胁刺痛，跌仆肿痛，月经不调，经闭痛经，癥瘕腹痛，头痛，风湿痹痛。

【附注】

1. 江西产的茶芎（抚芎）*Ligusticum chuanxing* Hort. cv. Fuxiong 主要栽培于九江地区的武宁、瑞昌、德安一带。江西民间用其和茶叶一起泡开水饮用，故名"茶芎"，可治疗感冒头痛。本品扁圆形具结节团块，顶端有乳头状突起的茎痕，在根茎上略排列成一行。香气浓，味辛辣、微苦、麻舌。除江西应用以外，并销售至湖北、湖南、安徽、贵州等地。

2. 东北少数地方应用吉林延边地区栽培的东川芎 *Cnidium officinale* Makino 作川芎入药。其根茎含挥发油 1%~2%，另含川芎内酯(cnidilide)、新川芎内酯(neocnidilide)及藁本内酯(ligustilide)等。本品在日本作川芎入药，据报道功效同川芎。

<h1 style="text-align:center">白　芷</h1>

Angelicae Dahuricae Radix

【来源】　伞形科植物白芷 *Angelica dahurica*（Fisch. ex Hoffm.）Benth.et Hook. f. 或杭白芷

Angelica dahurica（Fisch.ex Hoffm.）Benth.et Hook. f var. *formosana*（Boiss.）Shan et Yuan 的干燥根。白芷主产于河南、河北等地，商品上依次称"禹白芷""祁白芷"；主产于四川、浙江等地，商品上依次称"川白芷""杭白芷"。夏、秋二季叶黄时采挖，除去须根及泥沙，晒干或低温干燥。

【植物形态】 白芷   白芷为多年生草本。根长圆锥形，下部有分枝。茎圆柱形，中空，常带紫色。基生叶有长柄，叶片二至三回羽状分裂，最终裂片长圆形、卵圆形或披针形；茎上部叶有显著膨大的囊状鞘。复伞形花序，花白色。双悬果椭圆形，分果侧棱成翅状。花期7~9月，果期9~10月。

杭白芷   植株较矮小，茎及叶鞘多为黄绿色，根上部皮孔样突起明显，大而突出。

【性状特征】 白芷   呈长圆锥形，长 10~25cm，直径 1.5~2.5cm。表面灰棕色或黄棕色，根头部钝四棱形或近圆形，具纵皱纹、支根痕及皮孔样的横向突起，习称"疙瘩丁"，有的排列成四纵行。顶端有凹陷的茎痕。质坚实。断面白色或灰白色，粉性，形成层环棕色，近方形或圆形，皮部有多数棕色油点。气芳香，味辛、微苦。（图 12-84）

杭白芷   横向皮孔样突起多四纵行排列，使全根呈类圆锥形而具四纵棱；形成层环略呈方形。

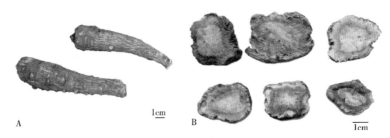

图 12-84   白芷生药图

A. 药材；B. 饮片

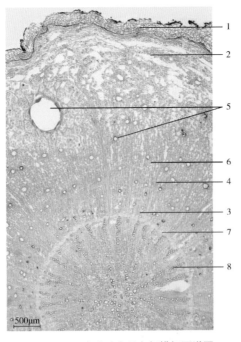

图 12-85   白芷（白芷）根横切面详图

1. 木栓层；2. 皮层；3. 筛管群；4. 射线；

5. 油室；6. 韧皮部；7. 形成层；8. 木质部

【显微特征】 根横切面：白芷   ①木栓层由 4~10 列细胞组成。②栓内层常数列细胞，外侧细胞切向延长，向内渐为类圆形，散有油管。③韧皮部的筛管群常挤压，稀疏的径向排列，油管较多，射线明显。④形成层成环。⑤木质部略呈圆形，约占根的 1/3，导管放射状排列。⑥薄壁细胞含淀粉粒，有的含草酸钙簇晶。（图 12-85）

杭白芷   与白芷相似，但木质部略呈方形，射线较多，导管稀疏排列。

粉末：黄白色。①油管碎片易见，内含黄棕色分泌物。②草酸钙簇晶棱角圆钝，圆簇状或类圆形，直径 6~18μm。③导管多网纹，直径 10~85μm，偶见螺纹导管和具缘纹孔导管。④木栓细胞类多角形或类长方形，棕黄色。⑤淀粉粒众多，单粒呈类球形、椭圆形、多角形或盔帽形，直径 3~25μm；脐点裂缝状、三叉状、星状或人字状；复粒较大，由 2~12 分粒组成。

【化学成分】 ①香豆素类：主为欧前胡素

（imperatorin）、异欧前胡素（isoimperatorin）、别欧前胡素、别异欧前胡素、比克白芷素（byakangelicin）、比克白芷醚（byak–angelicol）、氧化前胡素（oxypeucedanin）、新白芷醚（sen–byak–angelicol）、异紫花前胡苷（marmeinen）等。②挥发油：主成分为 5, 8, 11- 十七碳三炔酸甲酯［methylheptadecyn（5, 8, 11）oic acid ester］、3- 亚甲基 -6-（1- 甲乙基）环己烯［cyclhexene，3-methylene 6-（1 methylethl）］、亚油酸（octadec-9, 12-dienic acid）、十二碳醇（dodecanol）、亚油酸乙酯（ethyloctadec-9, 12-dienicacidester）、十八碳醇（octadecano）、十六碳醇（hexadecanol）、棕榈酸乙酯（hexadecanoic acid）、环十二烷、11, 14- 二十碳二烯酸甲脂、十四醇乙酸脂等多种酸类、醇类及碳烯类化合物。

欧前胡素

目前生药质量评价的主要指标性成分为欧前胡素。

【理化鉴别】

（1）取粉末 0.5g，乙醚冷浸，振摇后过滤，取滤液 2 滴，滴于滤纸上，置紫外光灯下观察，显蓝色荧光（检查香豆素类）。

（2）粉末乙醚浸提液乙酸乙酯溶解，作为供试品溶液。以欧前胡素、异欧前胡素对照品作对照。照薄层色谱法，用硅胶 G 板，以石油醚（30～60℃）- 乙醚（3∶2）为展开剂，在 25℃以下展开，置紫外光灯（365 nm）下检视。供试品色谱中，在与对照品色谱相应的位置上，显相同颜色的荧光斑点。

【含量测定】 照高效液相色谱法测定，本品含欧前胡素（$C_{16}H_{14}O_4$）不得少于 0.08%。

【药理作用】 ①解热镇痛作用：白芷水煎剂有明显的解热作用，可明显提高痛阈值。白芷挥发油通过对单胺类和肽类 2 种神经递质的调节而发挥镇痛作用。②解痉作用：本品所含的佛手柑内酯、花椒毒素、异欧前胡素具有明显的解痉作用。③抗炎、抗菌作用：白芷水煎剂和挥发油可明显抑制二甲苯所致小鼠耳部的炎症，对大肠杆菌、痢疾杆菌、变形杆菌、伤寒杆菌、副伤寒杆菌、绿脓杆菌、霍乱弧菌、人型结核杆菌和真菌等均有抑制作用。④对心血管的作用：白芷醚溶性成分、香豆素类成分对冠状血管有扩张作用。而白芷的水溶性成分有血管收缩作用。异欧前胡内酯有降低心收缩力作用。此外，白芷还有光敏作用，光敏活性以花椒毒素为最强，香柑内酯次之。光敏活性物质可用来治疗白癜风。异欧前胡素为治疗银屑病的有效成分。白芷还有抗辐射作用。

【功效】 性温，味辛。解表散寒，祛风止痛，宣通鼻窍，燥湿止带，消肿排脓。用于感冒头痛，眉棱骨痛，鼻塞流涕，鼻渊，牙痛，白带，疮疡肿痛。

北沙参
Glehniae Radix

本品为伞形科植物珊瑚菜 *Glehnia littoralis* Fr.Schmidt ex Miq. 的干燥根。主产于江苏、山东等省。夏、秋两季挖取根部，除去地上部分及须根，洗净，稍晾，置沸水中烫后，去外皮，晒干或烘干，或洗净直接干燥。呈细长圆柱形，偶有分枝。表面淡黄白色，略粗糙，偶有残存外皮，不去外皮的表面黄棕色。全体有细纵皱纹及纵沟，并有棕黄色点状细根痕。顶端常留有黄棕色根茎残基，上端稍细，中部略粗，下部渐细。质脆，易折断，断面皮部浅黄白色，木部黄色。气特异，味微甘。含香豆素类化合物：补骨脂素（psoralen）、佛手柑内酯（bergapten）、欧前胡素（imperatorin）等，聚炔类化合物：法卡林二醇（falcarindiol）、人参炔醇（panaxynol）等。性微寒，味甘、微苦。养阴清肺，益胃生津。

防　风
Saposhnikoviae Radix

【来源】　伞形科植物防风 *Saposhnikovia divaricata*（Turcz.）Schischk. 的干燥根。主产于东北及内蒙古等地，产于东北者习称"关防风"。春、秋两季挖取未抽花茎植株的根，除去茎基、须根及泥沙，晒干。

【植物形态】　多年生草本。根上茎基密生褐色纤维状的叶柄残基。茎单生，二歧分枝。基生叶有长柄，二至三回羽状分裂。顶生叶简化，具扩展叶鞘。复伞花序，花梗 4～9；花小，白色。双悬果椭圆状卵形，分果有棱，幼果有海绵质瘤状突起。花期 8～9 月，果期 9～10 月。

【性状特征】　呈长圆锥形或长圆柱形，下部渐细，有的略弯曲，长 15～30cm，直径 0.5～2cm。表面灰棕色或棕褐色，粗糙，有纵皱纹、多数横长皮孔及点状突起的细根痕。根头部有明显密集的环纹，习称"蚯蚓头"，有的环纹上残存棕褐色毛状叶基。体轻、质松，易折断，断面不平坦，皮部棕黄色至棕色，有裂隙，散有黄棕色油点，木部黄色。气特异，味微甘。（图 12-86）

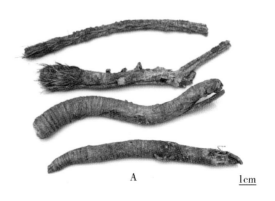

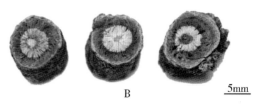

图 12-86　防风生药图
A. 药材；B. 饮片

【显微特征】　根横切面：①木栓层为 5～30 列细胞。②皮层窄，散有油管，呈椭圆形。③韧皮部宽广，有多数类圆形油管，周围分泌细胞 4～8 个，管内可见金黄色分泌物；射线弯曲，外侧常成裂隙。④形成层明显。⑤木质部导管呈放射状排列。⑥薄壁组织中散有少数石细胞。（图 12-87）

粉末：淡棕色。①油管直径 17～60μm，充满金黄色分泌物。②叶基维管束常伴有纤维束。③导管多为网纹，直径 14～85μm，少为螺纹及具缘纹孔导管。④木栓细胞表面观呈多角形或类方形；断面观呈长方形，微波状弯曲，有的呈短条状增厚。⑤石细胞少见，长圆形或类长方形，壁较厚。

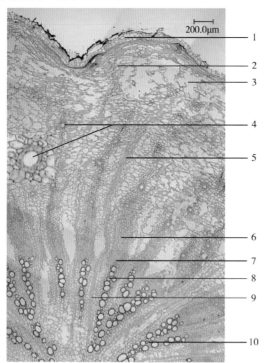

图 12-87　防风根横切面详图
1. 木栓层；2. 皮层；3. 裂隙；4. 油管；5. 韧皮部；
6. 韧皮射线；7. 形成层；8. 导管；9. 木射线；10. 木纤维

【化学成分】 主含挥发油、色原酮、木脂素类、多糖类成分。①挥发油：油中主要成分为镰叶芹醇（falcarinol）、苯亚甲基苯甲醛（benzylidenemalonaldehyde）、正辛醛（n-octaldehyde）、正己醛（n-hexanal）、2,4-葵二烯醛（2,4-decadienal）、正庚醛（heptanal）和β-没药烯（β-bisabolene）等。②色原酮：主为升麻素（cimifugin）、升麻苷（prim-O-glucosylcimifugin）、5-O-甲基维斯阿米醇（5-O-methylvisanrminol）、5-O-甲基维斯阿米醇-4-O-β-d-葡萄糖苷（4′-O-β-d-glucosyl-5-O-methylvisanrminol）、亥茅酚（hamaudol）、亥茅酚苷（sec-oglucosylhamaudol）、3′-O-当归酰亥茅酚（3′-O-angelohamandol）等。③香豆素类：主为补骨脂素（psoralen）、香柑内酯（bergapten）、5-羟基-8-甲氧基补骨脂素（5-hydroxy-8-methoxypsoralen）、欧前胡素（imperation）、异欧前胡素（isoimperation）、紫花前胡苷元（nodakenetin）、异紫花前胡苷（marmesin）、花椒毒素（xanthotoxin）、东莨菪素（scopoletin）、川白芷内酯（anomalin）、珊瑚菜内酯（phelloptern）、石防风素（deltoin）、（3′S）-羟基-石防风素［（3′S）-Hydroxydeltoin］、嗪皮啶（fraxidin）、异嗪皮啶（isofraxidin）等。④多糖类：含酸性杂多糖类成分XC-1、XC-2，SPSa和SPSb。尚含多种有机酸类成分、防风嘧啶、甘油酯类等。

升麻素苷　　　　　　　　　5-O-甲基维斯阿米醇苷

目前生药质量评价的主要指标性成分为升麻素苷和5-O-甲基维斯阿米醇苷。

【理化鉴别】 粉末丙酮超声提取液，乙醇溶解，作为供试品溶液。以防风对照药材、升麻素和5-O-甲基维斯阿米醇苷对照品作对照。照薄层色谱法，在硅胶GF$_{254}$板上，以三氯甲烷-甲醇（4：1）为展开剂，置紫外光灯（254nm）下检视。供试品色谱中，在与对照药材和对照品色谱相应位置上，显相同颜色的斑点。

【含量测定】 照高效液相色谱法测定，本品含升麻素苷（$C_{22}H_{28}O_{11}$）和5-O-甲基维斯阿米醇苷（$C_{22}H_{28}O_{10}$）的总量不得少于0.24%。

【药理作用】 ①解热作用：防风95%乙醇提取物、升麻素苷和5-O-甲基维斯防风色原酮部位均有明显解热作用。②镇痛作用：升麻素苷及亥茅酚苷有镇痛作用。防风水煎剂或乙醇浸出液，能明显提高痛阈。③镇静作用：防风水煎液具有协同戊巴比妥钠的催眠作用。防风的甲醇提取物可以延长睡眠时间。④抗炎作用：防风水煎液、升麻苷和5-O-甲基维斯阿米醇苷对炎症有明显抑制作用。⑤抗肿瘤、增强免疫作用：防风多糖具有抗肿瘤、增强免疫作用。此外，防风还具有抗病原微生物、抗过敏、抗凝血、抗惊厥等作用。

【功效】 性微温，味辛、甘。祛风解表，胜湿止痛，止痉。用于感冒头痛，风湿痹痛，风疹瘙痒，破伤风。

【附注】 根据对全国23个省市商品防风的原植物调查，除使用正品防风外，还用伞形科多种植物的根，品种较混乱。主要有：①云防风类：竹叶西风芹 *Seseli mairei* Wolff、松叶西风芹 *S.yunnanense* Franch.。②水防风类：宽萼岩防风 *Libanotis laticalycina* Shan et Sheh（河南、湖北）、华山前胡 *Peucedanum ledebourielloides* K.T.Fu.（陕西、湖北）。③川防风类：竹节前胡 *Peucedanum dielsianum* Fedde ex Wolff、华中前胡 *P.medicum* Dunn。④西北防风类：葛缕子

Carum carvi L.（青海、甘肃、宁夏）、田葛缕子 *C.buriaticurn* Turcz.、绒果芹 *Eriocycla albescens*（Franch.）Wolff（河北怀安）。

（二十四）山茱萸科 Comaceae

本科约 15 属，119 种。我国有 9 属，约 60 种。重要药用属为山茱萸属（Cornus）、青荚叶属（Helwingia）等，主要生药有山茱萸、青荚叶等。

多为木本，稀草本。单叶对生或近于轮生，少互生。花两性或单性异株，常组成圆锥、伞形、聚伞花序，少呈头状花序，具苞片或总苞片；花萼管状，与子房合生，先端具 3～5 萼片；花瓣 3～5 或缺。雄蕊与花瓣同数而互生，子房下位。核果或浆果状核果。

本科植物化学成分报道较少，已知含挥发性成分、环烯醚萜类、鞣质、黄酮和有机酸等。①挥发性成分：山茱萸属植物的花和果肉含有大量的挥发性成分，含量较多的主要成分有邻苯二甲酸二异丁酯、邻苯二甲酸二丁酯、异丁醇、丁醇、甲基丁香油酚、棕榈酸乙酯、油酸乙酯、桂皮酸苄酯、棕榈酸和硬脂酸等。②环烯醚萜类：山茱萸中环烯醚萜类成分含量最高的是马钱苷（即番木鳖苷）和莫诺苷，另含獐牙菜苷（sweroside）、山茱萸苷（即马鞭草苷）、山茱萸新苷（cornuside）。山茱萸新苷是一种新的双环烯醚萜苷类化合物，由马钱苷和莫诺苷两部分通过醚键相连接。马钱苷是山茱萸主要活性成分。③鞣质类：山茱萸果肉中含 11 种鞣质，包括 4 种没食子酸鞣质和 7 种鞣花鞣质。④黄酮及苷类：山茱萸的花和叶子中含有槲皮素、山柰酚、芦丁、异槲皮苷等多种黄酮成分，中华青荚叶中含有木樨草素-7-O-β-D-葡萄糖苷。⑤有机酸类：有熊果酸、齐墩果酸、苹果酸、酒石酸、没食子酸、原儿茶酸、肉桂酸等。此外，尚含多糖、皂苷、苯醌、维生素和氨基酸等。

山茱萸
Corni Fructus

【来源】 山茱萸科植物山茱萸 *Cornus officinalis* Sieb.et Zucc. 的干燥成熟果肉。山茱萸主产于浙江、河南、安徽等地。浙江品质优，有"杭萸肉""淳萸肉"之称。秋末冬初果皮变红时采收果实，用文火烘或置沸水中略烫后，及时除去果核，干燥。

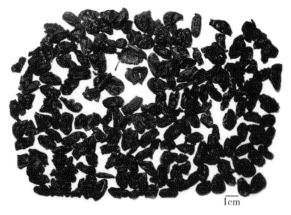

图 12-88　山茱萸生药图

【植物形态】 落叶小乔木。单叶对生，叶片卵形或椭圆形，全缘，叶背具白色伏毛，脉腋有黄褐色毛丛。伞形花序，具卵形苞片，着生于小枝顶端，花先叶开放；花萼 4，不显著，花瓣 4，黄色。核果长椭圆形，熟后樱红色。花期 5～6 月，果期 8～10 月。

【性状特征】 呈不规则的片状或囊状，长 1～1.5cm，宽 0.5～1cm。表面紫红色至紫黑色，皱缩，有光泽。顶端有的可见圆形宿萼痕，基部有果梗痕。质柔软。气微，味酸、涩、微苦。（图 12-88）

【显微特征】 粉末：红褐色。①果皮表皮细胞表面观多角形或长方形，直径 16 ~ 32μm，垂周壁连珠状增厚，外平周壁颗粒状角质增厚，胞腔含淡橙黄色物。②中果皮细胞橙棕色，多皱缩。③石细胞类方形、卵圆形或长方形，纹孔明显，胞腔大。④草酸钙簇晶较少，直径 12 ~ 32μm。⑤水合氯醛或乙醇制片，可见菊糖结晶。（图 12-89）

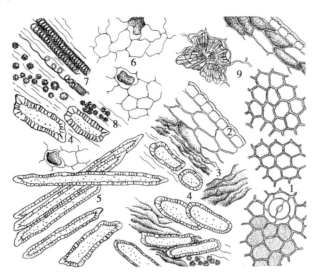

图 12-89　山茱萸粉末图

1. 果皮表皮细胞表面观（示气孔）；2. 果皮表皮细胞断面观；3. 中果皮薄壁组织；
4. 石细胞；5. 纤维；6. 内果皮细胞；7. 螺纹导管；8. 草酸钙簇晶；9. 菊糖团块

【化学成分】 ①环烯醚萜类：山茱萸苷（cornin，即马鞭草苷 verbenalin）、番木鳖苷（即马钱苷 loganin）、7- 脱氢马钱子苷（7-ketologanin）、莫诺苷（morroniside）、7-O- 甲基莫诺苷（7-O-methylmorroniside）、山茱萸新苷（cornuside）等。②有机酸类：熊果酸、齐墩果酸、苹果酸、酒石酸、没食子酸、原儿茶酸等。③鞣质类：1,2,3,6- 四 - 没食子酰 -β -D- 葡萄糖（1,2,3,6-tetragalloyl-β -D-glucose），山茱萸素 A、B（cornusiin A、B），1,2,3,4,6- 五 - 没食子酰基 -β -D- 葡萄糖（1,2,3,4,6-pentagalloyl-β -D-glucose）等。④挥发油：主成分为邻苯二甲酸二异丁酯、邻苯二甲酸二丁酯、乙酸及糠醛等。此外，尚含山茱萸多糖 PFCA Ⅲ、獐牙菜皂苷等。

马钱苷

目前生药质量评价的主要指标性成分为马钱苷、莫诺苷和熊果酸。

【理化鉴别】

（1）粉末乙酸乙酯超声处理液蒸干，无水乙醇溶解，作为供试品溶液。以熊果酸对照品作对照。照薄层色谱法，用硅胶 G 板，以甲苯 – 乙酸乙酯 – 甲酸（20∶4∶0.5）为展开剂，喷以 10% 硫酸乙醇溶液 105℃加热显色。供试品色谱中，在与对照品色谱相应的位置上，显相同的紫红色斑点；置紫外光灯（365nm）下检视，显相同的橙黄色荧光斑点。

（2）粉末加甲醇超声处理，滤过，滤液蒸干，残渣加甲醇溶解，作为供试品溶液。以莫诺苷对照品、马钱苷对照品，加甲醇制成混合溶液，作为对照品溶液。吸取上述两种溶液，分别点于同一硅胶 G 薄层板上，以三氯甲烷 – 甲醇（3∶1）为展开剂，展开，取出，晾干，喷以 10% 硫酸乙醇溶液，在 105° C 加热至斑点显色清晰，置紫外光灯（365nm）下检视。在与对照品色谱相应的位置上，显相同颜色的荧光斑点。

【含量测定】 照高效液相色谱法测定，本品含马钱苷（$C_{17}H_{26}O_{10}$）和莫诺苷（$C_{17}H_{26}O_{11}$）不得少于 1.2%。

【药理作用】 ①免疫作用：山茱萸既可增强免疫功能，又可抑制免疫功能。其免疫兴奋作用主要是多糖类成分，而免疫抑制作用主要由苷类成分产生。②抗休克、强心和抗心律失常作用：山茱萸能增强心肌收缩性，提高心脏效率，扩张外周血管，增加心脏泵血功能，亦有抗动物失血性休克的作用。山茱萸总提取液、乙酸乙酯提取液和山茱萸提取残余液均具有十分明显的抗心律失常作用。③抗应激、抗氧化作用：山茱萸能增强机体的抗应激能力，提高小鼠耐缺氧、抗疲劳能力，增强记忆力。山茱萸能提高红细胞中 SOD 活性，对抗脂质过氧化。山茱萸多糖有很好的抗衰老抗氧化作用。④降血脂、降血糖作用：山茱萸醇提物有降血脂作用，可降低血清甘油三酯、胆固醇的含量，抗动脉硬化。有很好的降血糖作用，其有效成分是环烯醚萜总苷、鞣质和齐墩果酸。此外，还具有抗炎、抗菌、抗肿瘤等作用。

【功效】 性微温，味酸、涩。补益肝肾，收涩固脱。用于眩晕耳鸣，腰膝酸痛，阳痿遗精，遗尿尿频，崩漏带下，大汗虚脱，内热消渴。

（二十五）木犀科 Oleaceae

本科约 27 属，400 余种。我国 12 属，178 种。重要药用属为梣属（Fraxinus）、连翘属（Forsythia）、女贞属（Ligustrum）等，主要生药有秦皮、连翘、女贞子等。

乔木或灌木。叶对生，单叶、三出复叶或羽状复叶。花两性，辐射对称；花萼、花冠常 4 裂；雄蕊常 2 枚；子房上位，2 室，每室 2 胚珠，花柱 1，柱头 2 裂。核果、浆果、蒴果或翅果。

本科植物叶上的盾状毛普遍存在，叶肉中常具厚壁的异型细胞、草酸钙针晶和砂晶。

本科植物化学成分多样，有香豆素类、酚类、木脂素类、萜类、苯乙醇及其苷类和黄酮类成分等。①香豆素类：广泛分布于梣属，如秦皮苷、秦皮乙素、秦皮甲素等。香豆素类成分是秦皮的有效成分。②酚类：多分布于连翘属，如连翘酚，是连翘抗菌的有效成分。③木脂素类：多分布于连翘属，如连翘脂素、连翘苷等，是连翘抗菌的有效成分。④三萜类：多分布于梣属、连翘属、女贞属，如齐墩果酸、熊果酸、白桦脂酸等。其中齐墩果酸和熊果酸为女贞主要有效成分。⑤苯乙醇苷类：见于女贞属、连翘属，如阿克苷、紫茎女贞苷 A 和 B、苦丁苷 A 和 B、粗壮女贞苷 F 和 K。⑥黄酮类：分布于女贞属、连翘属。另含挥发油、有机酸、鞣质、生物碱、β–谷甾醇等。

秦 皮
Fraxini Cortex

【来源】 木犀科植物苦枥白蜡树 *Fraxinus hynchophylla* Hance、白蜡树 *Fraxinus chinensis* Roxb.、尖叶白蜡树 *Fraxinus szaboana* Lingelsh. 或宿柱白蜡树 *Fraxinus stylosa* Lingelsh. 的干燥枝皮或干皮。主产于东北、河北及河南、内蒙古、陕西、山西等地。春、秋两季剥取，晒干。

【植物形态】 苦枥白蜡树 乔木。叶对生，单数羽状复叶，小叶常 5 片，宽卵形或倒卵形，边缘具钝锯齿，叶背沿叶脉有褐色柔毛。圆锥花序，花小，雄性花与两性花异株，通常无花瓣，花轴节上常有淡褐色短柔毛，花柱短，柱头 2 浅裂。翅果扁平，倒披针形。

白蜡树 小叶 5~9 枚，以 7 枚为多数。花轴无毛，雌雄异株。

尖叶白蜡树 幼枝具毛茸，小叶常 5，叶片卵形，先端尾尖，基部广楔形。雄性花与两性花异株，柱头 2 深裂，钳形内弯。

宿柱白蜡树 幼枝无毛。小叶 3~5，披针形，边缘具细锯齿。雄性花与两性花异株，花柱细长，柱头 2 浅裂。

【性状特征】 枝皮 卷筒状或槽状；皮厚 1.5~3mm。外表面灰白色、灰棕色至黑棕色或相间呈斑状，平坦或稍粗糙，密布圆点状灰白色的皮孔，并可见马蹄形或新月形叶痕；内表面较平滑，黄白色或黄棕色。质硬而脆，折断面纤维性。气微，味苦。

干皮 为长条状块片，厚 3~6mm；外表面灰棕色，具龟裂纹及红棕色圆形或横长的皮孔。质坚硬，断面纤维性较强，易成层剥离呈裂片状。（图 12-90）

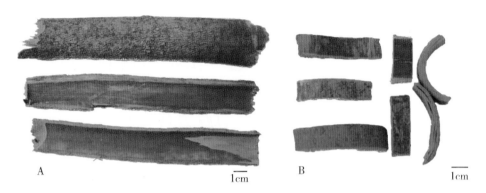

图 12-90 秦皮（枝皮）生药图

A. 药材；B. 饮片

【显微特征】 苦枥白蜡树树皮横切面：①木栓细胞为 5~10 余列细胞。②栓内层为数列多角形厚角细胞。③皮层较宽，纤维及石细胞单个散在或成群。④中柱鞘部位有石细胞及纤维束组成的切向排列的断续环带。⑤韧皮射线宽 1~3 列细胞；纤维束及少数石细胞成层状排列，中间贯穿射线，形成"井"字形。⑥薄壁细胞含草酸钙砂晶。（图 12-91）

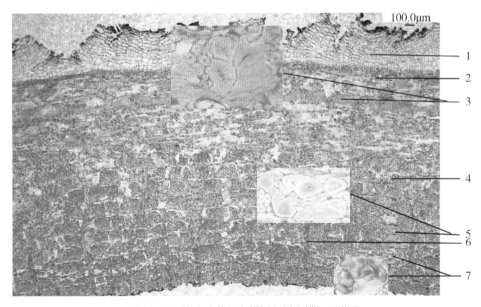

100.0μm

图 12-91 秦皮（苦枥白蜡树）树皮横切面详图

1. 木栓层；2. 皮层；3. 石细胞；4. 韧皮部；5. 纤维束；6. 韧皮射线；7. 草酸钙砂晶

粉末：①纤维较多，平直或稍弯曲，边缘微波状或凸凹，直径 15~40μm，壁极厚，木化，有时可见不规则斜向或横向纹理，胞腔线形或狭缝形，孔沟不明显。②石细胞形状各异，类圆形、长方形，有的呈类纺锤形并作短分枝，壁厚。③草酸钙砂晶呈细梭状，存在于薄壁细胞中。④木栓细胞壁稍厚，木化，纹孔较稀疏。（图 12-92）

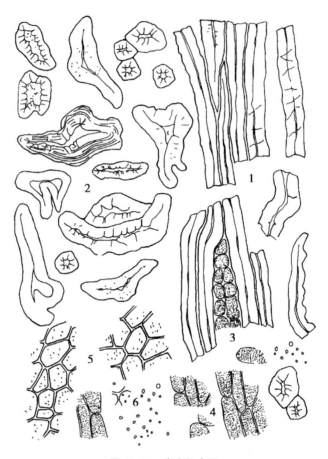

图 12-92　秦皮粉末图
1. 纤维；2. 石细胞；3. 射线；4. 草酸钙砂晶；5. 木栓细胞；6. 淀粉粒

【化学成分】　主含香豆素类成分：秦皮乙素（esculetin，在碱液中显蓝色荧光）及秦皮甲素（esculin，在 pH 值大于 5.8 的水液中呈蓝色荧光）、秦皮素（fraxetin）、6,7- 二甲氧基 -8- 羟基香豆素、秦皮苷、宿柱白蜡树苷、丁香苷等。尚含熊果酸、咖啡酸（caffic acid）、三十烷酸（triacontanoic acid）、三十三烷酸、丁香醛（syringaldehyde）、芥子醛（sinapalde hyde）、芥子醛葡萄糖苷（sinapaldehyde glucoside）、Osmanthuside H、对羟基苯乙醇、胡萝卜苷、β- 谷甾醇等。

目前生药质量评价的主要指标性成分为秦皮甲素和秦皮乙素。

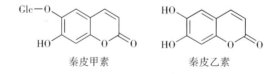

秦皮甲素　　　　秦皮乙素

【理化鉴别】

（1）取本品，加热水浸泡，浸出液在日光下显碧蓝色荧光。

（2）粉末用甲醇回流，放冷，滤过，作为供试品溶液。以秦皮甲素、秦皮乙素及秦皮素对照品作对照。照薄层色谱法，用硅胶 G 或 GF$_{254}$ 薄层板，以三氯甲烷 – 甲醇 – 甲酸（6：1：0.5）为展开剂，硅胶 G$_{254}$ 板置紫外光灯（254nm）下观察，硅胶 G 板置紫外灯（365nm）下检视。

供试品色谱在与对照品色谱相应的位置上，显相同颜色的荧光斑点；硅胶 GF$_{254}$ 板喷以三氯化铁试液 – 铁氰化钾试液（1∶1）的混合溶液，斑点变为蓝色。

【含量测定】　照高效液相色谱法测定，本品含秦皮甲素（C$_{15}$H$_{16}$O$_9$）和秦皮乙素（C$_9$H$_6$O$_4$）的总量不得少于 1.0%。

【药理作用】　①抗病原微生物、抗病毒作用：对金黄色葡萄球菌、福氏痢疾杆菌、宋内氏痢疾杆菌、大肠杆菌、变形杆菌、绿脓杆菌等均有抑制作用；秦皮水煎醇沉后制成的浸液具有抗单纯疱疹病毒的作用。秦皮甲素、秦皮乙素为抑制病原微生物的有效成分。②抗炎镇痛作用：秦皮甲素、秦皮乙素、秦皮苷和秦皮素均具有明显的抗炎镇痛作用。③利尿作用：秦皮甲素和秦皮苷有一定的利尿作用，能增加尿量和增加尿酸从组织中排出。秦皮用于治疗痛风疗效甚佳，其有效成分为香豆素类成分。④抗肿瘤作用：秦皮乙素、秦皮甲素在体内外均显示抗肿瘤和免疫调节作用。此外，还有保肝、抗氧化、保护中枢神经系统等作用。

【功效】　性寒，味苦涩。清热燥湿，收涩止痢，止带，明目。用于湿热泻痢，赤白带下，目赤肿痛，目生翳膜。

连　翘

Forsythiae Fructus

本品为木犀科植物连翘 *Forsythia suspensa*（Thunb.）Vahl 的干燥果实。主产于山西、陕西、河南等省。秋季果实初熟尚带绿色时采收，除去杂质，蒸熟，晒干，习称"青翘"；熟透时采收，除去杂质，晒干，习称"老翘"。呈长卵形到卵形，稍扁。表面有不规则的纵皱纹及多数凸起的小斑点，两面各有 1 条明显的纵沟；顶端锐尖，基部有小果柄或已脱落。青翘多不开裂，表面绿褐色，凸起的灰白色小斑点较少；质硬，种子多数，黄绿色，细长，一侧有翅。老翘自顶端开裂或裂成两瓣；表面黄棕色或红棕色，内表面多为浅黄棕色；质脆，种子棕色，多已脱落。气微香，味苦。果实含苯乙醇苷类：如连翘酚（forsythol），连翘酯苷 A、B、C、D、E（forsythoside A、B、C、D、E）等；木脂素类及其苷类：如连翘苷（phillyrin）、连翘苷元（phillygenin）、牛蒡子苷元（arctigenin）、罗汉松脂酯苷等，以及五环三萜类：如白桦脂酸、齐墩果酸和熊果酸；C$_6$–C$_2$ 天然醇类和挥发油等化合物。目前生药质量评价的主要指标性成分为挥发油、连翘苷和连翘酯苷 A。性微寒，味苦。清热解毒，消肿散结。

（二十六）马钱科 Loganiaceae

本科约 28 属，550 种。我国 8 属，54 种。重要药用属为马钱属（Strychnos）、醉鱼草属（Buddleja）、钩吻属（Gelsemium）等，主要生药有马钱子、密蒙花、钩吻等。

草本或木本。单叶对生，托叶极度退化。花两性，辐射对称；花萼、花冠均 4~5 裂；雄蕊着生于花冠管上或喉部，与花冠裂片同数而互生；子房上位，通常 2 室；花柱单生，2 裂。蒴果、浆果或核果。

本科中马钱亚科植物茎中存在内生韧皮部，醉鱼草亚科植物具星状或叠生星状毛。

本科植物主要含有吲哚类生物碱、环烯醚萜苷类、黄酮类成分。①吲哚类生物碱：广泛分布于马钱属、钩吻属，如番木鳖碱、马钱子碱、钩吻碱。②环烯醚萜苷类：多分布于马钱属，如桃叶珊瑚苷、番木鳖苷。③黄酮类：多分布于醉鱼草属，如蒙花苷、刺槐素、木樨草素，木樨草素 –7–O–β –D– 葡萄糖苷。此外，还含有甾醇、有机酸、三萜和二萜类。

马钱子
Strychni Semen

【来源】 马钱科植物马钱 *Strychnos nux-vomica* L. 的干燥成熟种子。主产于印度、越南、缅甸、泰国等国。冬季采收成熟果实，取出种子，晒干。

【植物形态】 乔木，高 10~13m。叶对生，革质，广卵形或近圆形，全缘，主脉 5 条。聚伞花序顶生，花萼先端 5 裂；花冠筒状，白色；雄蕊 5，无花丝。浆果球形，成熟时橙色，表面光滑。种子圆盘形。花期春秋两季，果期 8 月至翌年 1 月。

【性状特征】 呈纽扣状扁圆形，通常一面隆起，另一面微凹，直径 1.5~3cm，厚 0.3~0.6cm。表面密被灰棕色或灰绿色绢状茸毛，自中央向四周呈辐射状排列，有丝样光泽。边缘微隆起，较厚，有突起的珠孔，底面中心有突起的圆点状种脐。质坚硬，平行剖面可见淡黄白色胚乳，角质状，子叶心形，叶脉 5~7 条。气微，味极苦。（图 12-93）

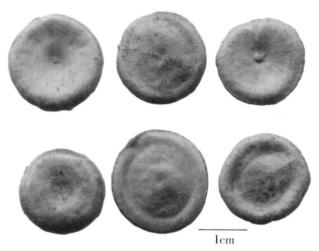

图 12-93 马钱子生药图

【显微特征】 种子横切面：种皮表皮细胞形成单细胞毛茸，细胞壁厚，强烈木化，具纵条纹，基部膨大略似石细胞样；种皮内层为颓废组织；胚乳细胞多角形，壁厚，内含脂肪油及糊粉粒。（图 12-94）

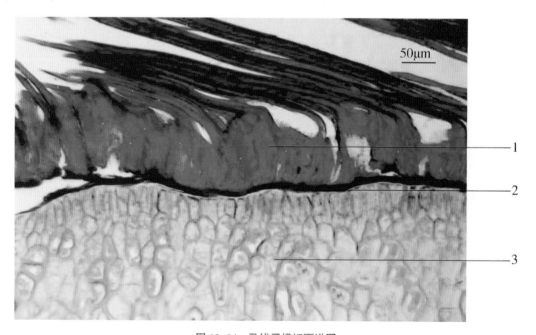

图 12-94 马钱子横切面详图

1. 表皮（示厚壁性非腺毛）；2. 种子内层（颓废组织）；3. 胚乳

粉末：灰黄色。①非腺毛单细胞，基部膨大似石细胞状，壁极厚，多碎断，木化。②胚乳细胞多角形，壁厚，内含脂肪油及糊粉粒。（图 12-95）

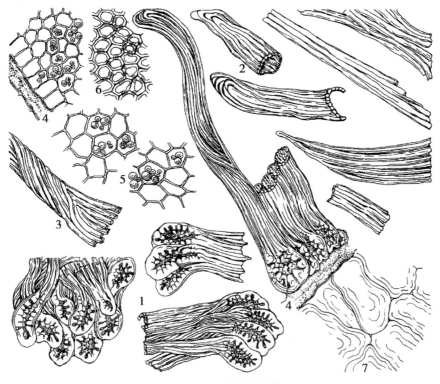

图 12-95　马钱子粉末图

1. 非腺毛基部；2. 非腺毛顶端裂片；3. 非腺毛中段裂片；4. 色素层（颓废组织）；

5. 含挥发油的内胚乳细胞；6. 孔沟细密（胞间连丝）的内胚乳细胞；7. 壁厚的内胚乳细胞

【化学成分】　含总生物碱 1.5%~5%，主要为番木鳖碱（士的宁，strychnine）和马钱子碱（brucine），两者占马钱子总生物碱的 45%~50%。另含微量番木鳖次碱（vomicine）、伪番木鳖碱（pseudostrychine）、伪马钱子碱（pseudobrucine）、奴伐新碱（novacine）等。尚含番木鳖苷（loganin）、熊果酸（ursolicacid）、绿原酸（chlorogenic acid）等。

士的宁　　$R_1=R_2=H$

马钱子碱　$R_1=R_2=OCH_3$

目前生药质量评价的主要指标性成分为士的宁和马钱子碱。

【理化鉴别】

（1）取本品的胚乳部分切片，加 1% 钒酸铵硫酸溶液 1 滴，胚乳即显紫色；另取胚乳切片，加发烟硝酸 1 滴，胚乳即显橙红色。

（2）粉末加三氯甲烷－乙醇（10：1）混合液及浓氨水溶液振摇提取，提取液作为供试品溶液。以士的宁对照品及马钱子碱对照品作对照。照薄层色谱法，用硅胶 G 板，以甲苯－丙酮－

乙醇 – 浓氨溶液（4 ： 5 ： 0.6 ： 0.4）为展开剂，喷以稀碘化铋钾试液。供试品色谱在与对照品色谱相应的位置上，显相同颜色的斑点。

【含量测定】 照高效液相色谱法测定，本品含士的宁（$C_{21}H_{22}N_2O_2$）应为 1.20% ~ 2.20%，马钱子碱（$C_{23}H_{26}N_2O_4$）不得少于 0.80%。

【药理作用】 ①中枢兴奋作用：士的宁对整个中枢神经系统都有兴奋作用，首先兴奋脊髓的反射机能，其次兴奋延髓的呼吸中枢及血管运动中枢，并能提高大脑皮质的感觉中枢机能。②抗炎作用：马钱子总生物碱（除去部分士的宁）部分能明显地抑制大鼠足肿胀，并且还可明显抑制大鼠肉芽组织增生。③保护心肌细胞，改善微循环作用：异马钱子碱及其氮氧化物对心肌细胞具有保护作用。体内给药能抗血栓的形成，有利于改善微循环，增加血流。④镇痛作用：马钱子碱具有显著的镇痛作用，对钠电流的阻断是其镇痛机制之一。而士的宁无此作用。⑤抗肿瘤作用：马钱子碱、士的宁、异番木鳖碱具有抑制肿瘤生长作用，而马钱子碱氮氧化物的作用不明显。马钱子水煎液、马钱子碱对肝癌均有明显的抑制作用。此外还具有免疫调节、促进软骨细胞增殖、抑制软骨细胞凋亡、抗血栓、镇咳、祛痰、抗菌等作用。⑥毒性：士的宁与马钱子碱均具有毒性，成人一次服 5 ~ 10mg 的士的宁可致中毒，30mg 可致死亡，死亡原因是强直性惊厥反复发作造成衰竭与窒息而致。

【功效】 性温，味苦，有大毒。通络止痛，散结消肿。用于风湿顽痹，麻木瘫痪，跌扑损伤，痈疽肿痛；小儿麻痹后遗症，类风湿性关节痛。

（二十七）龙胆科 Gentianaceae

本科约 80 属，700 种。我国约 22 属，427 种。重要药用属为龙胆属（Centiana）、獐牙菜属（Swertia）等，主要生药有龙胆、秦艽、青叶胆等。

草本。单叶对生，全缘。花常两性，辐射对称；花萼筒状，常 4 ~ 5 裂，花冠漏斗状、辐状或管状；雄蕊与花冠裂片同数而互生；子房上位，2 心皮合生，1 室，侧膜胎座。蒴果 2 瓣裂，种子多数。

本科植物根的内皮层细胞由多层细胞组成；茎内多具双韧维管束；并常具草酸钙针晶、砂晶，如龙胆、秦艽。

本科植物主要含有环烯醚萜苷类、叫酮苷类、生物碱类，其中环烯醚萜苷类和叫酮苷类化合物是龙胆科植物的特征性化学成分，环烯醚萜苷类和生物碱为龙胆科植物的活性成分。①环烯醚萜苷类：分为环烯醚萜苷和裂环环烯醚萜类两种类型，以裂环环烯醚萜类为主，广泛分布于龙胆属、獐牙菜属、花锚属等，如龙胆苦苷、当药苷、当药苦苷，獐芽菜苦苷等；②叫酮苷类：多分布于龙胆属、獐牙菜属，如龙胆叫酮、当药叫酮等；③生物碱类：多分布于龙胆属、獐牙菜属，龙胆属主要含单萜生物碱，其中龙胆属植物一般含有 gentianine、gentianidine 及 gentiatibetine 三种生物碱；在秦艽组系植物中生物碱差异较大。尚含黄酮类、三萜类以及酸类、酯类和挥发油等。

龙 胆

Gentianae Radix et Rhizoma

【来源】 龙胆科植物条叶龙胆 *Gentiana manshurica* Kitag.、龙胆 *Gentiana scabra* Bge.、三花龙胆 *Gentiana triflora* Pall. 或坚龙胆 *Gentiana rigescens* Franch. 的干燥根及根茎。前三种习称"龙胆"，后一种习称"坚龙胆"。龙胆、三花龙胆和条叶龙胆主产于东北各地，又习称"关龙胆"；

坚龙胆主产于云南、四川等地。春、秋二季挖根，除去地上残茎，洗净泥土，晒干。以秋季采者质量较好。

【植物形态】 龙胆 多年生草本。茎直立。叶对生，基部叶甚小，中部和上部的叶卵形或卵状披针形，叶缘及叶背主脉粗糙，基部抱茎，主脉3~5条。花常2~5朵簇生茎顶及上部叶腋，花萼钟形，先端5裂；花冠钟形，5裂，裂片之间有褶状三角形副冠片；雄蕊5，雌蕊1。蒴果长圆形，种子多数，有翅。花期9~10月，果期10月。

三花龙胆 叶线状披针形或披针形，宽0.5~1.2cm，叶缘及脉光滑；花冠裂片先端钝，褶极小。

条叶龙胆 叶缘反卷；花1~2朵生于茎顶，花冠裂片三角形，先端急尖，褶斜三角形。

坚龙胆 根近棕黄色，无横纹；叶片倒卵形至倒卵状披针，全缘光滑。花紫红色；种子不具翅。

【性状特征】 龙胆 根茎呈不规则的块状，长1~3cm，直径0.3~1cm；表面暗灰棕色或深棕色，上端有茎痕或残留茎基，周围和下端着生多数细长的根。根圆柱形，略扭曲，长10~20cm，直径0.2~0.5cm；表面淡黄色或黄棕色，上部多有显著的横皱纹，下部较细，有纵皱纹及支根痕。质脆，易折断，断面略平坦，皮部黄白色或淡黄棕色，木部色较浅，有5~8个点状木质部束呈环状排列，习称筋脉点。气微，味甚苦。（图12-96）

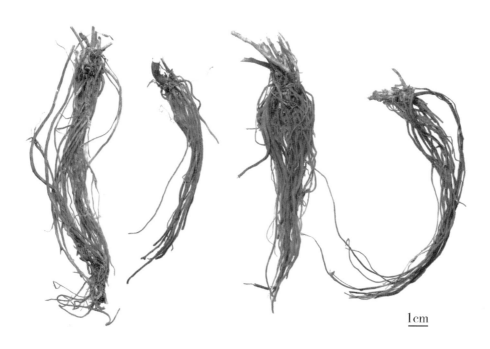

1cm

图12-96 龙胆生药图

坚龙胆 根茎呈不规则结节状，上有残茎1至数个。根表面黄棕色或红棕色，无横皱纹，外皮膜质，易脱落。质硬脆易折断；断面皮部黄棕色或棕色，木质部黄白色，易与皮部分离。

【显微特征】 根横切面：龙胆 ①表皮细胞1列，外壁较厚。②皮层窄，外皮层为1列类方形或扁圆形细胞，壁稍增厚，木栓化；内皮层明显，细胞切向延长，每一细胞由纵向壁分隔成数个类方形小细胞。③韧皮部宽广，外侧多具裂隙。④形成层不甚明显。⑤木质部导管3~10个群束。⑥髓部明显。⑦薄壁细胞含细小草酸钙针晶。（图12-97）

坚龙胆 内皮层以外组织多已脱落。木质部导管发达，均匀密布。无髓部。

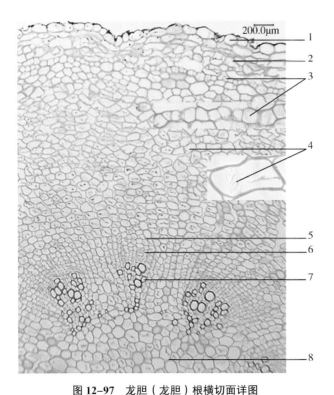

图 12-97　龙胆（龙胆）根横切面详图

1. 外皮层；2. 皮层；3. 内皮层（示栅状子细胞）；
4. 草酸钙针晶；5. 韧皮部；6. 形成层；7. 木质部；8. 髓部

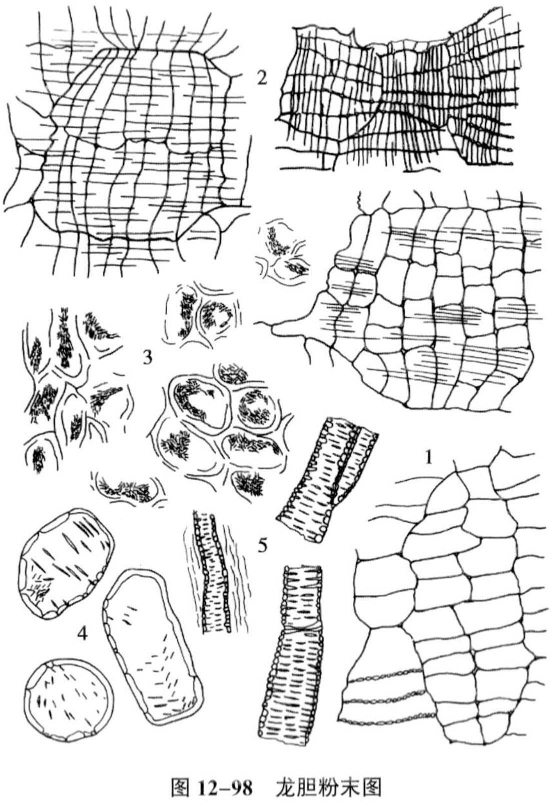

图 12-98　龙胆粉末图

1. 外皮层碎片；2. 内皮层碎片；
3. 草酸钙针晶；4. 石细胞；5. 导管

粉末：淡黄棕色。**龙胆**　①外皮层细胞表面观纺锤形，每一细胞由横壁分隔成数个扁方形小细胞。②内皮层细胞表面观类长方形，甚大，每一细胞由纵壁分隔成数个栅状小细胞。③薄壁细胞含草酸钙小针晶。④石细胞类长圆形、类圆形或纺锤形，纹孔类圆形或裂缝状。⑤导管多为网纹及梯纹。（图 12-98）

坚龙胆　无外皮层细胞。内皮层细胞类方形或类长方形，平周壁的横向纹理较粗而密，有的粗达 $3\mu m$，每一细胞分成多个栅状小细胞，隔壁稍增厚或呈念珠状。

【**化学成分**】①环烯醚萜苷类成分：龙胆、三花龙胆、条叶龙胆及坚龙胆中均含有裂环环烯醚萜苷类成分龙胆苦苷（gentiopicrin）、当药苦苷（swertiamarin）及当药苷（sweroside），龙胆中还含有苦龙胆酯苷（amarogentin）、四乙酰龙胆苦苷（gentiopicroside tetraacetate）、三叶龙胆苷（trifloroside）等。②生物碱：含龙胆黄碱（gentioflavine），从坚龙胆中还分离到秦艽乙素（gentianidine）和秦艽丙素（gentianal）

及龙胆碱（gentianine）。但经实验证实龙胆碱为提取过程中的产物（龙胆苦苷与氨水反应）。三萜类：齐墩果酸、熊果酸等。此外龙胆中还含有龙胆𠮷酮（gentisin）和多糖类成分龙胆三糖（gentianose）等。

四种龙胆中以龙胆所含环烯醚萜及裂环环烯醚萜苷类含量最高（4.30%～7.33%），其中又以龙胆苦苷的含量最高（4.02%～6.34%），且随根龄的增加而下降，在生长期增加，开花后则减少，直到果实成熟再重新增加。

目前生药质量评价的主要指标性成分为龙胆苦苷。

龙胆苦苷　　　　龙胆碱

【理化鉴别】 粉末甲醇浸提液，作为供试品溶液。以龙胆苦苷对照品作对照。照薄层色谱法，用硅胶GF$_{254}$板，以乙酸乙酯 – 甲醇 – 水（10：2：1）为展开剂，展开两次，置紫外光灯（254nm）下检视。供试品色谱中，在与对照品色谱相应的位置上，显相同颜色的斑点。

【含量测定】 照高效液相色谱法测定，龙胆含龙胆苦苷（$C_{16}H_{20}O_9$）不得少于3.0%，坚龙胆含龙胆苦苷（$C_{16}H_{20}O_9$）不得少于1.5%。

【药理作用】 ①利胆保肝作用：龙胆苦苷能减轻四氯化碳所致小鼠肝损伤的细胞变性和组织坏死，能促进胆汁分泌及胆囊收缩，对化学性肝损伤有保护作用。当药苷对急性肝损伤有显著的保护作用。②健胃作用：龙胆苦苷经胃瘘给药，能促进胃液和胃酸分泌增加，当药苦苷具有显著解痉作用。③抗炎抗菌作用：龙胆水提物在抗原致敏前、攻击前及攻击后给药均明显抑制苦基氯所致的接触性皮炎。在抗炎方面，龙胆地上部分明显优于地下部分；在抗菌方面，龙胆地上部分与地下部分相差不大。④抗病毒作用：龙胆水提液在体外对呼吸道合胞病毒有明显抑制作用。此外还有镇痛、镇静、降压、利尿、治疗甲状腺功能亢进等作用。

【功效】 性寒，味苦。清热燥湿，泻肝胆火。用于湿热黄疸，阴肿阴痒，带下，强中，湿疹瘙痒，目赤，耳聋，胁痛，口苦，惊风抽搐。

秦　艽

Gentianae Macrophyllae Radix

本品为龙胆科植物秦艽 *Gentiana macrophylla* Pall.、麻花秦艽 *Gentiana straminea* Maxim.、粗茎秦艽 *Gentiana crassicaulis* Duthie ex Burk. 或小秦艽 *Gentiana dahurica* Fisch. 的干燥根。前三种按性状不同分别习称为"秦艽"和"麻花艽"，后一种习称"小秦艽"。秦艽主产于陕西、甘肃；麻花秦艽主产于四川、云南；粗茎秦艽主产于山西、内蒙古、河北；小秦艽主产河北、内蒙古和陕西。春、秋二季采挖，除去泥沙。秦艽及麻花艽晒软，堆置"发汗"至表面呈红黄色或灰黄色时，摊开晒干，或不经"发汗"直接晒干；小秦艽趁鲜时搓去黑皮，晒干。秦艽呈类圆柱形，上粗下细，扭曲不直。表面黄棕色或灰黄色，有纵向或扭曲的纵皱纹，顶端有残存茎基及纤维状叶鞘。质硬而脆，易折断，断面略显油性，皮部黄色或棕黄色，木部黄色。气特异，味苦、微涩。

麻花艽呈类圆锥形，多由数个小根纠聚而膨大，呈麻花状。表面棕褐色，粗糙，有裂隙呈网状孔纹。质松脆，易折断，断面多呈枯朽状。小秦艽呈类圆锥形或类圆柱形。表面棕黄色。主根通常1个，残存的茎基有纤维状叶鞘，下部多分枝。断面黄白色。主含裂环烯醚萜苷类，如龙胆苦苷、当药苦苷、当药苷、秦艽苷 A、哈巴苷、马钱苷酸等，以及生物碱，如龙胆碱（秦艽甲素）、龙胆次碱（秦艽乙素）。目前生药质量评价的主要指标性成分为龙胆苦苷和马钱苷酸。性平，味辛、苦，祛风湿，清湿热，止痹痛，退虚热。

（二十八）夹竹桃科 Apocynaceae

本科约 250 属，2000 余种。我国 46 属，176 种，33 变种。重要药用属为罗布麻属（Apocynum）、萝芙木属（Rauvolfia）、长春花属等，主要生药有罗布麻叶、萝芙木、长春花等。

木本或草本，常蔓生，具乳汁或水汁。单叶对生或轮生，全缘。花两性，辐射对称；花萼 5 裂，合生成筒状或钟状，基部内面常有腺体；花冠 5 裂，高脚碟状、漏斗状、坛状，花冠喉部常有副花冠或附属体；雄蕊 5；有花盘；子房上位，心皮 2，离生或合生，1 或 2 室，中轴胎座或侧膜胎座，胚珠 1 至多颗。蓇葖果、浆果、核果、蒴果，种子常一端被毛。

本科植物的茎常有双韧维管束，全株多具乳汁管。

本科植物含有吲哚类生物碱、强心苷类、强心苷 C_{21} 甾苷、黄酮类、倍半萜类和木脂素等。①吲哚类生物碱：分布于萝芙木属、长春花属（Catharanthus）等。如利血平、蛇根碱、长春碱、长春新碱。②强心苷类：分布于黄花夹竹桃属（Thevetia）、罗布麻属、羊角拗属（Strophanthus）等，如夹竹桃苷、羊角拗苷、D-毒毛旋花子苷、黄夹苷等。③强心苷 C_{21} 甾苷：分布于夹竹桃属（Nerium）。④黄酮类：分布于罗布麻属。⑤倍半萜类：分布于黄蝉属（Allemanda）、鸡蛋花属（Plumeria）。⑥木脂素：分布于络石属（Trachelospermum）。

罗布麻叶

Apocyni Veneti Folium

本品为夹竹桃科植物罗布麻 *Apocynum venetum* L. 的干燥叶。夏季采收，除去杂质，干燥。叶多皱缩卷曲，有的破碎，完整叶片展平后呈椭圆状披针形或卵圆状披针形，淡绿色或灰绿色，先端钝，有小芒尖，基部钝圆或楔形，边缘具细齿，常反卷，两面无毛，叶脉于下表面突起；叶柄细。质脆。气微，味淡。主含黄酮类、黄烷类、苷类、三萜、甾醇类、有机酸及其酯类等成分。目前生药质量评价的主要指标性成分为金丝桃苷。性凉，味甘、苦。平肝安神，清热利水。

（二十九）萝摩科 Asclepiadaceae

本科约 180 属，2200 余种。我国有 44 属，245 种。重要药用属为鹅绒藤属（Cynanchum）、杠柳属（Periploca）、萝藦属（Metaplexis）等，主要生药有香加皮、徐长卿、白首乌、白前、白薇等。

多年生草本、藤本或灌木，具乳汁。单叶对生，少轮生或互生。花两性，辐射对称，5 基数；常具副花冠；雄蕊 5 枚，与雌蕊合生成合蕊柱；花丝合生成具蜜腺的筒，将雌蕊包围着，称合蕊冠；花粉粒常聚合成花粉块；子房上位，2 心皮，离生；花柱 2，顶部合生。蓇葖果。种子多数，顶端具白色丝状毛。

本科植物均有乳汁管。气孔常为平轴式。有腺毛和非腺毛。维管束为双韧型。薄壁细胞中含草酸钙方晶、簇晶。

本科化学成分多样，主要有 C_{21} 甾体、强心苷、生物碱、皂苷、酚类等。① C_{21} 甾体：分布于鹅绒藤属（Cynanchum）、杠柳属（Periploca）等，如萝藦苷元（metaplexigenin）、牛皮消苷元（cynanochogenin）、肉珊瑚苷元（sarcostin）等。②强心苷类：分布于杠柳属（Periploca）、马利筋属（Asclepias）、牛角瓜属（Calotropis）等，如杠柳毒苷（periplocin）、马利筋苷（asclepin）、牛角瓜苷（calotropin）等。③生物碱：分布于白叶藤属（Cryptolepis）、鹅绒藤属（Cynanchum）、娃儿藤属（Tylophora），如娃儿藤碱（tylocrebrine）、娃儿藤新碱（tylophorine）等，这些生物碱都显示有显著的抗肿瘤与抗白血病活性，但对中枢神经系统有不可逆的毒性，影响临床应用。④皂苷：如杠柳苷（periplogin）等。⑤酚性成分：如徐长卿中牡丹酚（paeonol）等。

香加皮

Periplocae Cortex

本品为萝藦科植物杠柳 *Periploca sepium* Bge. 的干燥根皮。主产于山西、河北、河南、山东等地。春、秋季均可采挖，趁鲜时以木棒敲打，使根皮和木部分离，抽去木心，阴干或晒干。根皮呈卷筒状或槽状，少数呈不规则块片状。外表面灰棕色或黄棕色，栓皮松软常呈鳞片状，易剥落；内表面淡黄色或淡黄棕色，较平滑，有细纵纹。体轻，质脆，易折断，断面不整齐，黄白色。有特异香气，味苦，稍有麻舌感。主含杠柳苷（periplocin），具有强心作用；其香气成分主要是 4- 甲氧基水杨醛等。目前生药质量评价的主要指标性成分为 4- 甲氧基水杨醛。性温，味苦、辛，有毒。祛风湿、壮筋骨、强腰膝。

（三十）旋花科 Convolvulaceae

本科约 56 属，1800 余种。我国有 22 属，约 125 种。重要药用属为菟丝子属（Cuscuta）、牵牛属（Pharbitis）等，主要生药有菟丝子、牵牛子等。

草质缠绕藤本，常具乳汁。单叶互生，无托叶。单花腋生或聚伞花序；花两性，辐射对称，萼片 5 枚，常宿存；花冠漏斗状、钟状、坛状等；雄蕊 5 枚；子房上位，心皮 2（稀 3~5），合生成 2 室（稀 3~5），每室胚珠 2 枚。蒴果，稀浆果。

本科植物茎具双韧维管束。

本科植物主要化学成分为：①莨菪烷型生物碱：如丁公藤甲素，为治疗青光眼的有效成分。②香豆素类：如莨菪亭（scopoletin）、东莨菪苷（scopolin）等。③苷类：如牵牛子苷（pharbitin），具泻下作用。④黄酮类：如槲皮素（quercetin）、紫云英苷（astragalin）、金丝桃苷（hyperin）等。

菟丝子

Cuscutae Semen

本品为旋花科植物南方菟丝子 *Cuscuta australis* R.Br. 或菟丝子 *Cuscuta chinensis* Lam. 的干燥成熟种子。主产于江苏、辽宁、吉林、河北等地。夏、秋季种子成熟时，连寄主一起割下，晒干，打下种子，除去杂质。种子呈类球形或卵圆形；表面灰棕色或棕褐色，微粗糙，具细密突起的小点，一端有微凹的线形或扁圆形种脐；质坚实，不易以指甲压碎；用开水泡开，表面有黏性，加热煮至种皮破裂时露出白色卷旋状的胚，形如吐丝；气微，味淡。含黄酮类、生物碱、蒽醌、三萜酸等化合物。目前生药质量评价的主要指标性成分为金丝桃苷。性温，味甘。补益肝肾，固精缩尿，安胎，明目，止泻；外用消风祛斑。

牵牛子
Pharbitids Semen

本品为旋花科植物裂叶牵牛 *Pharbitis nil*（L）Choisy 或圆叶牵牛 *P.purpurea*（L.）Voigt 的干燥成熟种子。全国大部分地区均有栽培。7～10 月间果实成熟时采收，打下种子，晒干。种子呈三棱状弓形小粒，橘瓣状；表面棕黑色或淡黄白色，背面有一线形纵沟，腹面棱线的下端有一凹点状种脐，两侧面平坦；质硬，浸水中种皮龟裂状胀破，子叶折叠皱缩。气微，味辛、苦，有麻舌感。含牵牛子苷（pharbitin）约 2%，牵牛子酸甲（nilic acid）及咖啡酸、咖啡酸乙酯、没食子酸（gallic acid）、麦角醇（lysergol）、麦角新碱（ergonovine）、蛋白质、甾醇类等。目前生药质量评价的主要指标性成分为咖啡酸。性寒，味苦，有毒。泻水通便，消痰涤饮，杀虫攻积。

（三十一）紫草科 Boraginaceae

本科约 100 属，2000 余种。我国有 48 属，269 种。重要药用属为软紫草属（*Arnebia*）、紫草属（*Lithospermum* L.）等，主要生药有紫草等。

草本或亚灌木，常密被粗硬毛。单叶互生，稀对生或轮生，常全缘。单歧或二歧聚伞花序；花两性，辐射对称；萼片 5，宿存，分离或基部合生；花冠管状或漏斗状，5 裂，喉部常有附属物；雄蕊 5；子房上位，心皮 2，每室 2 胚珠，或子房 4 深裂而成假 4 室，每室 1 胚珠。核果或 4 个小坚果。

本科有两类化合物为其特征：一类是吡咯里西啶类生物碱（pyrrolizidine alkaloids），富含于天芥菜属，如天芥菜春碱（heliotridine）、毒豆碱（laburnine）等；另一类是萘醌型色素，分布于紫草属、驴臭草属等，如紫草素（shikonin）、紫草烷（alkannan）等。另外含黄酮类、多元酚类及萜类等成分。

紫　草
Arnebiae Radix

本品为紫草科植物新疆紫草 *Arnebia euchroma*（Royle）Johnst. 或内蒙紫草 *Arnebia guttata* Bunge 的干燥根。新疆紫草主产于新疆、西藏；内蒙紫草主产于内蒙古、甘肃。春秋两季采挖根部，除去泥土，晒干。新疆紫草（软紫草）呈不规则的长圆柱形，多扭曲。表面紫红色或紫褐色，皮部疏松，呈条片状，常 10 余层重叠，易剥落。体轻，质松软，易折断，断面呈同心环层，不整齐，木部较小，黄白色。气特异，味微苦、涩。内蒙紫草呈圆锥形或圆柱形，扭曲。根头部略粗大，顶端有残茎，被短硬毛。表面红紫色或暗紫色，皮薄，数层相叠，易剥离。质硬脆，易折断，断面较整齐，皮部紫红色，木部较小，黄白色。气特异，味涩。含紫草素（shikonin）、乙酰紫草素（acetylshikonin）、β－β′－二甲基丙烯酰阿卡宁（β－β′－dimethylacrylalkanin）等萘醌类成分。目前生药质量评价的主要指标性成分为 β－β′－二甲基丙烯酰阿卡宁。性寒，味甘、咸。清热凉血，活血解毒，透疹消斑。

（三十二）唇形科 Labiatae（Lamiaceae）

本科约 220 属，3500 余种。我国有 102 属，约 800 种。重要药用属为鼠尾草属（Salvia）、黄芩属（Scuiellaria）、益母草属（Leonurus）、薄荷属（Mentha）等，主要生药有丹参、黄芩、益母草、薄荷、广藿香、夏枯草等。

多为草本，多含挥发油具香气。茎四棱形。叶对生。花两性，两侧对称，成轮状聚伞花序（轮伞花序）；花萼合生，通常 5 裂，宿存；花冠唇形；雄蕊通常 4 枚，2 强；雌蕊子房上位，2 心皮，4 深裂成假 4 室，每室含胚珠 1 枚；花柱基部着生，柱头 2 浅裂。果实为 4 枚小坚果。

本科植物茎角隅处具发达厚角组织，茎、叶具不同性状毛被（腺毛、腺鳞，偶有间隙腺毛），气孔为直轴式。

本科植物化学成分类型多样，主要含挥发油、二萜、黄酮和生物碱等。①挥发油类：广泛分布于薰衣草属（Lavadula）、紫苏属（Perilla）、薄荷属（Mentha）、刺蕊草属（Pogostemon）等，如薄荷油、荆芥油、广藿香油和紫苏油等。②二萜类：广泛分布于鼠尾草属（Salvia），以二萜菲醌类为其化学特征，如丹参酮（tanshinone）、隐丹参酮（cryptotanshinone）、异丹参酮（isotanshinone）等。③黄酮类：富含于黄芩属（Scutellaria），如黄芩苷（baicalin）、黄芩素（scutellarein）等。④生物碱类：主分布于益母草属（Leonurus），如益母草碱（leonurine）、水苏碱（stachydrine）、益母草宁碱等。此外，还含有环烯醚萜类、昆虫变态激素等成分。

薄　荷
Menthae Haplocalycis Herba

【来源】　唇形科植物薄荷 *Mentha haplocalyx* Briq. 的干燥地上部分。主产于江苏、安徽等地。夏、秋二季茎叶茂盛或花开至三轮时，选晴天，分次采割，晒干或阴干。

【植物形态】　多年生草本，全株有香气。茎直立，方形，有倒向微柔毛和腺鳞。叶对生，叶片卵形或长圆形。轮伞花序腋生；花冠淡紫色，近辐射对称；雄蕊 4；子房 4 裂。小坚果卵球形。花期 8～10 月，果期 9～11 月。

【性状特征】　茎方柱形，有对生分枝，长 15～40cm，直径 0.2～0.4cm；表面紫棕色或淡绿色，棱角处有柔毛；节间 2～5cm；质脆，断面白色，中空。叶对生，多卷缩，展开叶片呈长圆形或卵形，长 2～7cm，宽 0.5～3cm，稀被柔毛，有凹点状腺鳞。轮伞花序腋生，花冠淡紫色。揉搓后有特殊清凉香气，味辛凉。（图 12-99）

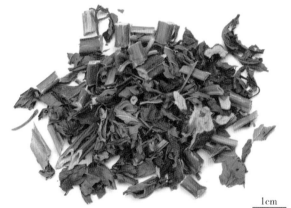

图 12-99　薄荷生药图

【显微特征】　茎横切面：呈四方形。①表皮为一列长方形细胞，外被角质层，有腺鳞、小腺毛及非腺毛。②皮层薄壁细胞数列，排列疏松，四棱角处有厚角组织；内皮层明显。③韧皮部狭窄，形成层成环，木质部在四棱处发达。④髓薄壁细胞大，中心常呈空洞。（图 12-100）

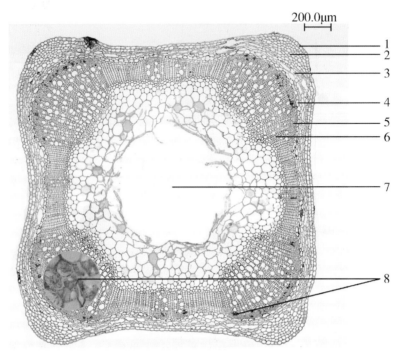

200.0μm

—1
—2
—3
—4
—5
—6
—7
—8

图 12-100　薄荷茎横切面详图

1. 表皮；2. 厚角组织；3. 皮层；4. 内皮层；

5. 韧皮部；6. 木质部；7. 髓部；8. 橙皮苷结晶

叶横切面：①上表皮细胞长方形，下表皮细胞较小，具气孔，表皮细胞有腺鳞、腺毛和非腺毛。②叶异面型，栅栏组织 1(~2) 列细胞，海绵组织 4~5 列细胞，排列疏松。③主脉维管束外韧型，木质部导管常 2~4 个排列成行，韧皮部较小，细胞多角形。④主脉上、下表皮内均有厚角组织。⑤薄壁组织及少数导管中有簇状橙皮苷结晶。（图 12-101）

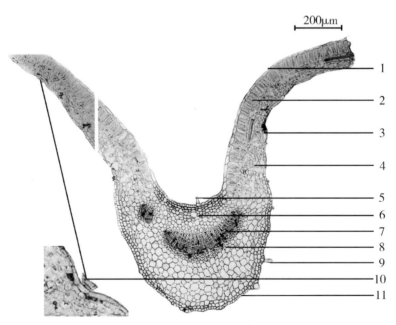

200μm

—1
—2
—3
—4
—5
—6
—7
—8
—9
—10
—11

图 12-101　薄荷叶横切面详图

1. 上表皮；2. 栅栏组织；3. 橙皮苷结晶；4. 海绵组织；5. 非腺毛；

6. 厚角组织；7. 木质部；8. 韧皮部；9. 小腺毛；10. 腺鳞；11. 下表皮

粉末：淡黄绿色。①腺鳞侧面观扁球形，顶面观圆球形，直径 60～100μm；头部 6～8 个细胞，内含淡黄色分泌物；柄极短，单细胞，基部四周表皮细胞作辐射状排列；②小腺毛头部椭圆形，单细胞，直径 15～26μm，内含淡黄色分泌物；柄多为单细胞；③非腺毛由 1～8 个细胞组成，常弯曲，壁厚，具疣状突起；④上表皮细胞表面观不规则形，下表皮细胞壁较弯曲，气孔直轴式；⑤淡黄色橙皮苷结晶针簇状，淡黄色。（图 12-102）

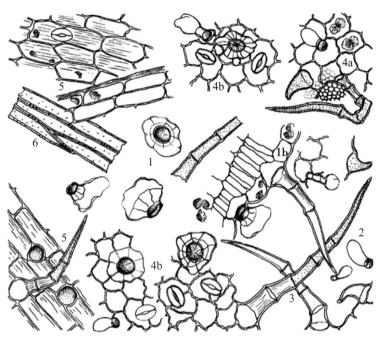

图 12-102　薄荷粉末图

1. 腺鳞；2. 小腺毛；3. 非腺毛；4a. 上表皮细胞及橙皮苷结晶；

4b. 下表皮细胞及直轴式气孔；5. 茎表皮细胞；6. 木纤维

【化学成分】 主含挥发油，油中主要成分有 l-薄荷醇（薄荷脑，l-menthol）、l-薄荷酮（l-menthone）、乙酰薄荷酯、异薄荷酮、胡薄荷酮（pulegone）等。还含黄酮及有机酸等。

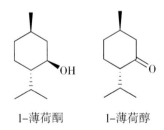

1-薄荷酮　　　1-薄荷醇

目前生药质量评价的主要指标性成分为挥发油和薄荷脑。

【理化鉴别】

（1）取叶粉末少量，经微量升华得油状物，加硫酸 2 滴及香草醛结晶少量，初显黄色至橙黄色，再加水 1 滴，即变紫红色。

（2）粉末无水乙醇提取液作供试品溶液。以薄荷对照药材和薄荷脑对照品作对照。照薄层色谱法，用硅胶 G 板，以甲苯-乙酸乙酯（9∶1）为展开剂展开，取出，晾干，喷以 2% 对二甲氨基苯甲醛的 40% 硫酸乙醇溶液，在 80℃加热至斑点显色清晰，置紫外光灯（365nm）下检视。供试品在与对照品相应的位置上，显相同颜色的荧光斑点。

【含量测定】 按挥发油含量测定法测定，本品含挥发油不得少于 0.80%（mL/g）。按气相色谱法测定，本品含薄荷脑（$C_{10}H_{20}O$）不得少于 0.20%。

【药理作用】 ①抗病毒、抗菌作用：薄荷水煎剂对病毒 $ECHO_{11}$ 株有抑制作用。对金黄色葡萄球菌、甲型链球菌、福氏痢疾杆菌、白色念珠菌等多种球菌、杆菌均有抑制作用。②中枢兴奋作用：小剂量服用薄荷可兴奋中枢神经系统，促使皮肤毛细血管扩张和汗腺分泌，增加散热。③止痛作用：外用有止痒、止痛、清凉感及对抗刺激的作用。④抗早孕作用：薄荷水溶液及薄荷油均有明显的抗早孕作用。⑤利胆作用：薄荷油在增加胆汁分泌的同时，还能提高胆汁酸的浓度，降低胆固醇的浓度。

【功效】 性凉，味辛。宣散风热，清头目，利咽，透疹。用于风热感冒，风温初起，头痛，目赤，喉痹，口疮，风疹，麻疹，胸胁胀闷。

【附注】 薄荷素油 为新鲜叶、茎经水蒸气蒸馏，再冷冻，部分脱脑加工得到的挥发油。本品为芳香药、祛风药。

薄荷脑 为新鲜茎和叶经水蒸气蒸馏、冷冻、重结晶得到的一种饱和的环状醇，为 1–1– 甲基 –4– 异丙基环己醇 –3。功效同薄荷素油。

丹 参
Salviae Miltiorrhizae Radix et Rhizoma

【来源】 唇形科植物丹参 *Salvia miltiorrhiza* Bge. 的干燥根和根茎。主产于四川、安徽、河南、陕西、江苏、山西、河北等地。春、秋两季采挖，以秋季采挖质量较好。除去地上部分及须根，晾晒至 5~6 成干时，堆放 2~3 天，再晒干。

【植物形态】 多年生草本，全株密被柔毛及腺毛。根圆柱形，朱红色。茎四棱形，上部分枝。叶对生，羽状复叶，小叶 5~7，卵形至椭圆状卵形，边缘有锯齿。轮伞花序组成顶生或腋生的假总状花序；花萼钟状，紫色；花冠蓝紫色，二唇形；雄蕊 2；子房四深裂。小坚果椭圆形。花期 4~6 月，果期 7~8 月。

【性状特征】 根茎短粗，顶端有时带残留茎基。根数条，长圆柱形，略弯曲，并有分枝，长 10~20cm，直径 0.3~1cm；表面棕红色或暗棕红色，粗糙，具纵皱纹，老根外皮疏松，多显紫棕色，常呈鳞片状剥落。质硬而脆，断面疏松，有裂隙或略平整，皮部棕红色，木部灰黄色或紫褐色，导管束黄白色，呈放射状排列；气微，味微苦涩。（图 12-103）

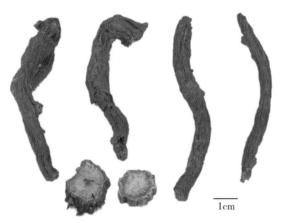

图 12-103 丹参生药图

【显微特征】　根横切面：①木栓层为数层细胞，大多含橙色或淡紫棕色物，有的可见落皮层。②皮层窄。③韧皮部宽广，筛管群明显。④形成层环列。⑤木质部束放射状，由导管、木纤维和木薄壁细胞组成；木纤维与导管常伴存；射线宽。皮层与韧皮部有石细胞散在。（图12-104）

粉末：红棕色。①石细胞类圆形、类三角形、类长方形或不规则形，也有延长呈纤维状，边缘不平整，直径14～70μm，长可达257μm，孔沟明显，有的胞腔内含黄棕色物。②木纤维多为纤维管胞，长梭形，末端斜尖或钝圆，直径12～27μm，具缘纹孔点状，纹孔斜裂缝状或十字形，孔沟稀疏。③网纹导管和具缘纹孔导管直径11～60μm。④韧皮纤维梭形，长60～170μm，直径7～27μm，孔沟明显。⑤木栓细胞黄棕色，表面观类方形或多角形，壁稍厚，弯曲或平直。（图12-105）

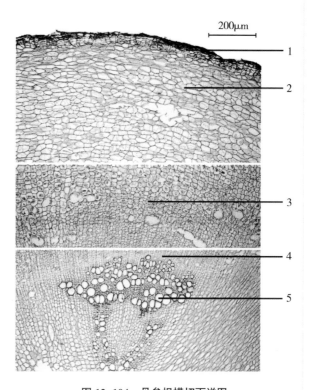

图 12-104　丹参根横切面详图
1. 木栓层；2. 皮层；3. 韧皮部；4. 形成层；5. 木质部

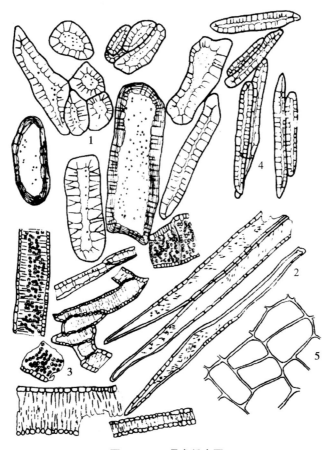

图 12-105　丹参粉末图
1. 石细胞；2. 木纤维；3. 导管；4. 韧皮纤维；5. 木栓细胞

【化学成分】 主含二萜醌类和酚酸类成分。二萜醌类：主为丹参酮Ⅰ、ⅡA、ⅡB（tanshinone Ⅰ，ⅡA，ⅡB），异丹参酮Ⅰ、Ⅱ（isotanshinone Ⅰ，Ⅱ），隐丹参酮（cryptotanshinone），羟基丹参酮ⅡA（hydroxytanshinone ⅡA），二氢丹参酮Ⅰ（dihydrotanshinone Ⅰ），丹参新酮（miltirone），丹参新醌甲、乙、丙、丁（Neotanshinone A，B，C，D），丹参酸甲酯（methyl tanshinonate），准丹参酮（nortanshinone），丹参醇Ⅰ、Ⅱ、Ⅲ（tanshinol Ⅰ、Ⅱ、Ⅲ），丹参二醇A（tanshindiol A），1，2-二氢丹参醌（1，2-dihydrotanshinquinone）及丹参醛（tanshialdehyde）、丹参螺旋酮内酯（danshenspiroketallactone）等。酚酸类：主为丹参酚酸A（salvianolic acid A），丹参酚（salviol），丹参酸甲、乙、丙（salvianic acid A，B，C），原儿茶醛（protocatechuic aldehyde），原儿茶酸（protocatechuic acid）及熊果酸（ursolic acid），异阿魏酸（isoferulic acid）等。

目前生药质量评价的主要指标性成分为丹参酮ⅡA、隐丹参酮、丹参酮Ⅰ和丹酚酸B。

丹参酮Ⅰ　　　　　　　丹参酮ⅡA　　　　　　　异丹参酮Ⅰ

异丹参酮Ⅱ　　　　　　隐丹参酮　　　　　　　异隐丹参酮

丹酚酸B

【理化鉴别】 粉末乙醇提取液作为供试品溶液。以丹参对照药材、丹参酮ⅡA对照品、丹酚酸B对照品为对照。照薄层色谱法，用硅胶G板，以三氯甲烷-甲苯-乙酸乙酯-甲醇-甲酸（6：4：8：1：4）为展开剂展开约4cm，再以石油醚（60~90℃）-乙酸乙酯（4：1）为展开剂，分别在日光及紫外灯（365nm）下检视。供试品色谱中，在与对照药材和对照品色谱相对应的位置上，显相同颜色的斑点或荧光斑点。

【含量测定】 照高效液相色谱法测定，本品含丹参酮ⅡA（$C_{19}H_{25}O_3$）、隐丹参酮（$C_{19}H_{20}O_3$）和丹参酮Ⅰ（$C_{18}H_{12}O_3$）的总量不得少于0.25%，含丹参酚酸B（$C_{36}H_{30}O_{16}$）不得少于3.0%。

【药理作用】 ①改善心血管功能作用：丹参可扩张冠状动脉，增加血流量，降低心肌的兴奋性，对心肌缺血有一定的保护作用；并具有改善微循环、抗血栓形成和使血黏度下降等作用。②抗血栓作用：丹参水提取液体外试验有抑制凝血、激活纤溶酶原、促进纤维蛋白裂解的作用。丹参素（丹参酸 A）有抑制血小板聚集、抗血栓形成作用。丹参酮也有抗凝血作用。③抗炎作用：丹参酮对组胺引起的大鼠皮肤血管通透性增加，以及明胶腹腔注射刺激白细胞的游走有抑制作用；对大鼠蛋清所致关节肿及甲醛性腹膜炎也有抑制作用。④抗肿瘤作用。另外，尚有抗氧化、保肝、保护消化系统等作用。

【功效】　性微寒，味苦。活血祛瘀，通经止痛，清心除烦，凉血消痈。用于胸痹心痛，脘腹胁痛，癥瘕积聚，热痹疼痛，心烦不眠，月经不调，痛经经闭，疮疡肿痛。

黄　芩
Scutellariae Radix

【来源】　唇形科植物黄芩 *Scutellaria baicalensis* Georgi 的干燥根。主产于河北、山西、河南、内蒙古、陕西等地，以山西产量最大，河北承德产质量最好。春、秋季采挖，以春季采挖为好。除去须根及泥沙，晒后撞去粗皮，晒干。

【植物形态】　多年生草本。主根粗大，圆锥形，老根中心常腐朽、中空。茎丛生，基部伏地，钝四棱形。叶对生，披针形至条状披针形，全缘。总状花序顶生，花偏生于花序一侧；花冠紫色、紫红色至蓝紫色；雄蕊 4；花柱基底着生，子房 4 裂。小坚果卵球形。花期 6~9 月，果期 8~10 月。

【性状特征】　呈圆锥形，扭曲，长 8~25cm，直径 1~3cm。表面棕黄色或深黄色，有稀疏的疣状细根痕，上部较粗糙，有扭曲的纵皱纹或不规则网纹，下部有顺纹和细皱纹。质硬而脆，易折断，断面黄色，中心红棕色。老根中心呈暗棕色或棕黑色，枯朽状或已成空洞者称"枯芩"。新根色鲜黄、内部充实者称"子芩"。气微，味苦。（图 12-106）

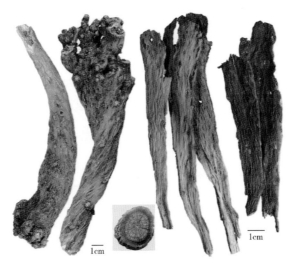

图 12-106　黄芩生药图

【显微特征】　根横切面：①木栓层外部多破裂，为多列扁平木栓细胞组成，其中散在石细胞。②皮层窄，散在纤维及石细胞。③韧皮部较宽广，有多数纤维与石细胞，石细胞多分布于外侧，纤维单个散在或数个成群，多分布于内侧。④形成层环明显。⑤木质部导管单个散在或数个成群，周围有木纤维束；木射线较宽。老根中央有 1 至多个同心状的木栓组织环。⑥薄壁细胞中含淀粉粒。（图 12-107）

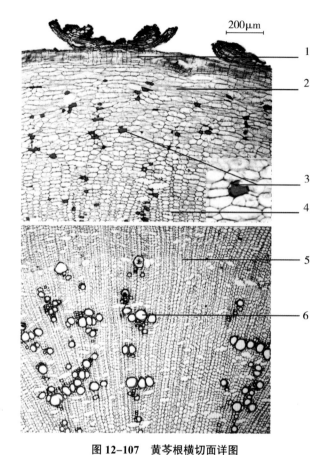

图 12-107 黄芩根横切面详图

1. 木栓层；2. 皮层；3. 石细胞；4. 韧皮部；5. 形成层；6. 木质部

粉末：黄色。①韧皮纤维单个散在或数个成束，梭形，长 60～250μm，直径 9～33μm，壁厚，孔沟明显。②石细胞类圆形、类方形或长方形，直径 24～48μm，壁厚。③木栓细胞棕黄色，多角形。④网纹导管多见，直径 24～72μm。⑤木纤维多碎断，直径约 12μm，有稀疏斜纹孔。⑥淀粉粒甚多，单粒类球形，脐点明显，复粒由 2～3 分粒组成。（图 12-108）

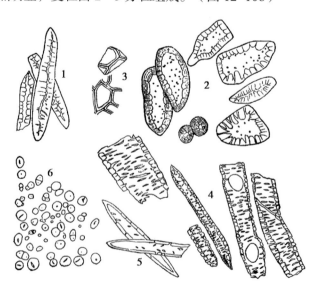

图 12-108 黄芩粉末图

1. 韧皮纤维；2. 石细胞；3. 木栓细胞；4. 导管；5. 木纤维；6. 淀粉粒

【化学成分】 含多种黄酮类化合物，主要为黄芩苷（baicalin）、黄芩素（scutellarein）、汉黄芩苷（wogonoside）、汉黄芩素（wogonin）、黄芩新素 Ⅰ、Ⅲ（skullcapflavone Ⅰ，Ⅱ）、去甲汉黄芩素（norwogonin）、7- 甲氧基黄芩素（7-methoxybaicalein）、7- 甲氧基去甲基汉黄芩素（7-methoxynorwogonln）、5，7，4′- 三羟基 -8- 甲氧基黄酮（5，7，4′-trihydroxy-8-methoxyflavone）、5，8，2′- 三羟基 -7- 甲氧基黄酮（5，8，2′-trihydroxy-7-methoxyflavone）、5，8，2′- 三羟基 -6，7- 二甲氧基黄酮（5，8，2′-trihydroxy-6，7-dimethoxyflavone）等。

目前生药质量评价的主要指标性成分为黄芩苷。

黄芩素

汉黄芩素

黄芩苷

汉黄芩苷

【理化鉴别】 粉末乙酸乙酯 - 甲醇（3∶1）回流提取液，蒸干，甲醇溶解作为供试品溶液。以黄芩对照品药材及黄芩苷、黄芩素、汉黄芩素对照品作对照。照薄层色谱法，用聚酰胺薄膜，以甲苯 - 乙酸乙酯 - 甲醇 - 甲酸（10∶3∶1∶2）展开，置紫外光灯（365 nm）下检视。供试品色谱中，在与对照药材色谱相应的位置上，显相同颜色的斑点；在与对照品色谱相应的位置上，显三个相同的暗色斑点。

【含量测定】 照高效液相色谱法测定，本品含黄芩苷（$C_{21}H_{18}O_{11}$）不得少于 9.0%。

【药理作用】 ①抗菌、抗病毒作用：黄芩对多种球菌、杆菌、流感病毒、乙型肝炎病毒、皮肤真菌有抑制作用；体外试验有抑制阿米巴原虫生长和杀灭钩端螺旋体的作用。②降压、镇静作用：黄芩及黄芩苷有降压、轻度扩张血管、镇静作用。③抗变态反应和抗炎作用"以苷元的作用最强；其抗组织胺与抗乙酯胆碱的作用，以生黄芩作用较强。④改善脂肪代谢作用：黄芩的黄酮类成分能改善脂肪代谢，抑制甘油三酯及脂类过氧化作用。⑤保肝、抗溃疡活性：黄芩苷具有保护肝损伤、治疗慢性肝炎、抗肝纤维素化作用。黄芩苷、黄芩根、叶提取物均具有一定的抗溃疡活性。此外，黄芩还有抗肿瘤、抗缺血再灌注损伤、安胎、治疗和预防糖尿病等作用。

【功效】 性寒，味苦。清热燥湿，泻火解毒，止血，安胎。用于湿温、暑湿、胸闷呕恶，湿热痞满，泻痢，黄疸，肺热咳嗽，高热烦渴，血热吐衄，痈肿疮毒，胎动不安。

益母草
Leonuri Herba

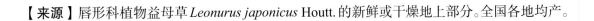

【来源】唇形科植物益母草 *Leonurus japonicus* Houtt. 的新鲜或干燥地上部分。全国各地均产。

鲜品春季幼苗期至初夏花前期采割；干品夏季茎叶茂盛、花未开或初开时采割，阴干或晒干。

【植物形态】 茎方柱形，上部多分枝，表面黄绿色，具纵向棱槽，被糙伏毛，易折断，折断面中心有白色髓。叶对生，下部茎生叶掌状三裂，上部叶羽状深裂或浅裂成 3 片，裂片全缘或具少数锯齿。轮伞花序腋生，花冠紫色，宿存花萼聚集成球状；萼内 4 小坚果呈棕褐色，三棱形。花期 6~9 月，果期 9~10 月。

【性状特征】 鲜益母草 幼苗期无茎，茎生叶圆心形，5~9 浅裂，每裂片有 2~3 钝齿。花前期茎呈方柱形，上部多分枝，四面凹下成纵沟，长 30~60cm，直径 0.2~0.5cm；表面青绿色；断面中部有髓。叶交互对生，有柄；叶片青绿色，质鲜嫩，揉之有汁；下部茎生叶掌状 3 裂，上部叶羽状深裂或浅裂成 3 片，裂片全缘或具少数锯齿。气微，味微苦。

干益母草 茎表面灰绿色或黄绿色；体轻，质韧，断面中空有髓。叶片灰绿色，多皱缩，破碎，易脱落。轮伞花序腋生，小花淡紫色，花萼筒状，花冠二唇形。切段者长约 2cm。（图 12-109）

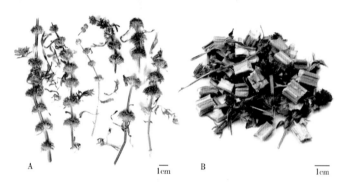

图 12-109 益母草生药图

A 药材；B 饮片

【显微特征】 茎横切面：①表皮细胞外被角质层，有毛茸；腺鳞头部 4、6 或 8 细胞，柄单细胞；非腺毛 1~4 细胞。下皮厚角细胞在棱角处较多。②皮层为数列薄壁细胞。③内皮层明显。中柱鞘纤维束微木化。④韧皮部较窄。⑤木质部在棱角处较发达。⑥髓部薄壁细胞较大。（图 12-110）

叶表面制片：①上下表皮均具腺毛和非腺毛。②下表皮可见腺鳞和小型气孔，气孔多为直轴式，少数为不定式。（图 12-111）

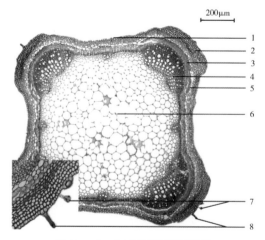

图 12-110 益母草茎横切面详图

1. 表皮；2. 厚角组织；3. 韧皮部；4. 木质部；5. 皮层；6. 髓；7. 腺毛；8. 非腺毛

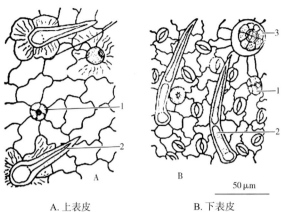

A. 上表皮　　　　　　　　　B. 下表皮
图 12-111　益母草叶表面特征图
1. 腺毛；2. 非腺毛；3. 腺鳞

【化学成分】　主含益母草碱（leonurine）、水苏碱（stachydrine）、益母草定（leonuridine）等生物碱；另含槲皮素（quercetin）、芹黄素（apigenin）、山奈素（kaempferol）、延胡索酸（fumaric acid）、益母草酰胺（leonuruamide）、月桂酸、亚麻酸、亚油酸、挥发油等。

目前生药质量评价的主要指标性成分为水苏碱和益母草碱。

益母草碱　　　　　　　　　水苏碱

【理化鉴别】　粉末加乙醇回流提取液作为供试品溶液。以盐酸水苏碱对照品作对照。照薄层色谱法，用硅胶 G 板，以丙酮 - 无水乙醇 - 盐酸（10：6：1）为展开剂，以稀碘化钾试液 - 三氯化铁试液（10：1）混合液为显色剂。供试品色谱中，在与对照品色谱相应的位置上，显相同颜色的斑点。

【含量测定】　照高效液相色谱法测定，本品含盐酸水苏碱（$C_7H_{13}NO_2 \cdot HCl$）不得少于 0.50%，含盐酸益母草碱（$C_{14}H_{21}O_5N_3 \cdot HCl$）不得少于 0.050%。

【药理作用】　①对血液流变学的作用：益母草生物碱有显著扩张外周血管、增加血流量、抗血小板聚集和降低血黏度等作用。②对免疫系统的作用：益母草可提高淋巴细胞功能，活跃淋巴微循环，有益于恢复内环境的恒定和提高机体免疫力。③对子宫的作用：益母草对子宫似有双向调节作用。④利水消炎作用：益母草有明显的利尿消肿作用。⑤美容作用：益母草所含生物碱等成分能促进皮肤新陈代谢，使皮肤获得充分营养。

【功效】　性微寒，味辛、苦。活血调经，利尿消肿。用于月经不调、痛经、经闭、恶露不尽、水肿尿少、疮疡肿毒。

【附注】　茺蔚子（Leonuri Fructus）为益母草 *Leonurus japonicus* Houtt 的干燥成熟果实。性微寒，味苦、甘。活血调经，清肝明目。

夏枯草
Prunellae Spica

本品为唇形科植物夏枯草 *Prunella vulgaris* L. 的干燥果穗。主产于江苏、安徽、河南等地。

当 6 月份果穗 80% 由黄渐变成棕黄色时，趁晴天收割，晾干。呈棒状，略扁，淡棕色至棕红色。全穗由数轮至 10 数轮宿萼与苞片组成，每轮有对生苞片 2 片，呈扇形，先端尖尾状，脉纹明显，外表面有白毛。每一苞片内有花 3 朵，花冠多已脱落，宿萼二唇形，内有 4 小坚果，卵圆形，棕色，尖端有白色突起。体轻。气微，味淡。含齐墩果酸（oleanolic acid）、熊果酸（ursolic acid）、迷迭香酸（rosmarinic acid）、黄酮类及糖类等。目前生药质量评价的主要指标性成分为迷迭香酸。性寒，味辛、苦。清肝泻火，明目，散结消肿。

广藿香
Pogostemonis Herba

【来源】　唇形科植物广藿香 *Pogostemon cablin*（Blanco）Benth. 的干燥地上部分。主产于广东石牌及海南。按产地不同分石牌广藿香及海南广藿香。枝叶茂盛时采割，日晒夜闷，反复至干。

【植物形态】　多年生草本。茎直立，略方形，多分枝，表面淡绿色，被黄白色柔毛。叶对生，卵圆形或椭圆形，边缘具大小不规则钝齿，两面均被灰白色柔毛，揉之有特异香气。轮伞花序成穗状，顶生或腋生，花萼筒状 5 齿裂；花冠唇形，淡紫红色；雄蕊 4；子房上位。小坚果 4，近球形或椭圆形，稍压扁。

【性状特征】　茎略呈四方形，多分枝，枝条稍曲折，长 30~60cm，直径 0.2~0.7cm；表面被柔毛；质脆，易折断，断面中部有髓；老茎类圆柱形，直径 1~1.2cm，被灰褐色栓皮。叶对生，皱缩成团，展平后叶片呈卵形或椭圆形，长 4~9cm，宽 3~7cm；两面均被灰白色茸毛；先端短尖或钝圆，基部楔形或钝圆，边缘具大小不规则的钝齿；叶柄细，被柔毛。气香特异，味微苦。（图 12-112）

【显微特征】　茎纵切面：①表皮为 1 列细胞，有非腺毛，老茎表皮外被有木栓层。表皮下有木栓化细胞 3~5 列。②皮层外层为 4~10 列厚角细胞，内层为薄壁细胞，有大形细胞间隙，内有间隙腺毛；腺头单细胞，内含黄绿色分泌物，柄短，1~2 细胞。③中柱鞘纤维成束，断续环状。④韧皮部窄。⑤木质部于四角处较发达，由导管、木纤维和木薄壁细胞组成，均木化。⑥髓部宽广。⑦皮层薄壁细胞及髓部细胞含针晶。（图 12-113）

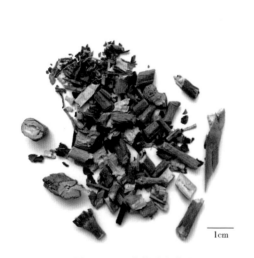

图 12-112　广藿香生药图

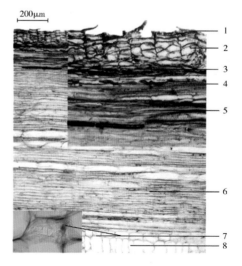

图 12-113　广藿香茎纵切面详图

1. 表皮；2. 皮层；3. 厚角组织；4. 中柱鞘纤维；

5. 韧皮部；6. 木质部；7. 针晶；8. 髓

叶片粉末：淡棕色。①表皮细胞不规则形，气孔直轴式。②非腺毛1~6细胞，平直或先端弯曲，长约至590μm，壁具刺状突起。③腺鳞头部扁球形，8个细胞，直径37~70μm，柄单细胞，极短。④间隙腺毛存在于栅栏组织或薄壁组织的细胞间隙中，头部单细胞，呈不规则囊状，直径13~50μm，长约至113μm；柄短，单细胞。⑤小腺毛头部2细胞；柄1~3细胞，甚短。⑥草酸钙针晶细小，散在于叶肉细胞中。（图12-114）

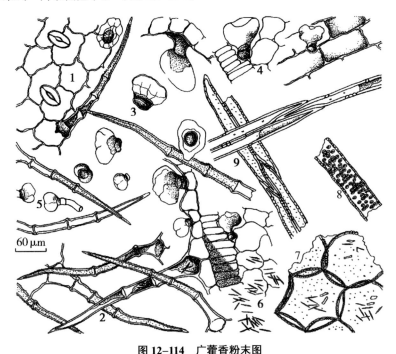

图12-114　广藿香粉末图

1.叶表皮细胞（下表皮示气孔及腺鳞）；2.非腺毛；3.腺鳞；4.间隙腺毛；

5.小腺毛；6.草酸钙小针晶；7.髓薄壁细胞；8.导管；9.纤维（中柱鞘纤维及木纤维）

【化学成分】　含挥发油。油中主成分为百秋李醇（广藿香醇，patchoulic alchohol）、广藿香酮（pogostone）、刺蕊草醇（pogostol）、丁香油酚、桂皮醛、丁香烯等。尚含芹黄素（apigenin）、芹黄苷（apigenin 7-O-β-glucoside）等多种黄酮类化合物。

百秋李醇　　　　　　广藿香酮

目前生药质量评价的主要指标性成分为百秋李醇。

【理化鉴别】　挥发油加乙酸乙酯稀释作为供试品溶液。以百秋李醇对照品作为对照。照薄层色谱法，用硅胶G板，以石油醚（30~60℃）-醋酸乙酯-冰醋酸（95∶5∶0.2）为展开剂，喷以5%三氯化铁乙醇溶液，加热至斑点显色清晰。供试品色谱中，在与对照品色谱相应的位置上，显相同的紫蓝色斑点。

【含量测定】　照气相色谱法测定，本品含百秋李醇（$C_{15}H_{26}O$）不得少于0.10%。

【药理作用】　①对胃肠道功能的影响：广藿香水提物能明显减慢胃排空；对抗乙酰胆碱和氯化钡致平滑肌的痉挛性收缩；并能增加胃酸分泌，提高胃蛋白酶、血清淀粉酶活力。水提物和去油水提物的上述作用多数强于挥发油，还可抑制胃酸分泌。②止泻作用：广藿香水提物和去油水提物均能减少番泻叶引起的腹泻次数，而挥发油混悬液则协同番泻叶的腹泻作用。③镇痛作用：广藿香3种提取物均可抑制冰醋酸引起的内脏绞痛，其作用强度顺序：水提物＞去油水提物＞挥发油混悬液。④抑菌作用：广藿香的提取物对常见肠道致病菌及皮肤真菌有一定的抑制作用。

【功效】 性微温，味辛，微苦。芳香化浊，和中止呕，发表解暑。用于湿浊中阻，脘痞呕吐，暑湿初起，发热倦怠，胸闷不舒，寒湿闭暑，腹痛吐泻，鼻渊头痛。

（三十三）茄科 Solanaceae

本科约80属，约3000种。我国有24属，100余种。重要药用属为枸杞属（Lycium）、曼陀罗属（Datura）、茄属（Solanum）、天仙子属（Hyoscyamus）等。主要生药有枸杞、洋金花、地骨皮等。

草本，稀灌木或小乔木。单叶互生，有时呈大小叶对生状。花两性，辐射对称，聚伞花序；萼常5裂或平截，宿存；花冠5裂，呈辐状、钟状、漏斗状或高脚碟状；雄蕊5枚；子房上位，2心皮2室，有时因假隔膜而成不完全4室，中轴胎座，胚珠多数。蒴果或浆果。种子盘形或肾形。

本科植物多具双韧维管束及内涵韧皮部。叶具不等式气孔、腺毛与非腺毛。常含草酸钙砂晶，形成砂晶细胞（砂晶囊），有时尚含簇晶、方晶或砂晶细胞内夹杂簇晶。

本科化学成分以含莨菪烷型、吡啶型和甾体类生物碱为特征。①莨菪烷型生物碱：多含于颠茄属（Atropa）、莨菪属（Scopolia）及曼陀罗属等，如莨菪碱（hyoscyamine）、东莨菪碱（scopolamine）、颠茄碱（belladonnine）等。②吡啶型生物碱：分布于茄属、烟草属（Nicotiana）等，如烟碱（nicotine）、胡芦巴碱（trigonelline）、石榴碱（pelletierine）等。③甾体类生物碱：茄属、辣椒属、泡囊草属、赛莨菪属等，如龙葵碱（solanine）、澳茄碱（solasonine）、蜀羊泉碱（soladulcine）、辣椒胺（solanocapsine）等，为甾体药物合成的原料。此外，还含有吡咯类、吲哚类、嘌呤类生物碱等。

洋金花
Daturae Flos

【来源】 茄科植物白花曼陀罗 *Datura metel* L. 的干燥花。习称"南洋金花"。主产于江苏、浙江、广东、福建等地。4~11月花初开时采收，晒干或低温干燥。

【植物形态】 一年生草本。叶互生或茎上部叶近对生，卵形或宽卵形，顶端渐尖，基部不对称楔形，全缘或微波状。花单生，花萼筒状；花冠漏斗状，白色；雄蕊5枚；子房球形。蒴果类球状或扁球状。种子多数，扁三角形，淡褐色。花期6~8月，果期7~9月。

【性状特征】 多皱缩呈条状，完整者长9~15cm。花萼呈筒状，长为花冠的2/5，灰绿色或灰黄色，先端5裂，基部具纵脉纹5条，表面微有茸毛。花冠呈喇叭状，浅黄色或黄棕色，先端5浅裂，裂片有短尖，短尖下有明显的纵脉纹3条，两裂片之间微凹；雄蕊5，花丝贴生于花冠筒内，长为花冠的3/4；雌蕊1，柱头棒状。烘干品质柔韧，气特异；晒干品质脆。气微，味微苦。（图12-115）

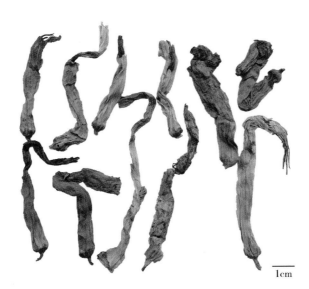

图 12-115　洋金花药材

【显微特征】　粉末：淡黄色。①花粉粒类球形或长圆形，直径 42~65μm，表面有条状雕纹，自两极向四周放射状排列。②非腺毛不同部位有异，花萼非腺毛 3~5 细胞，具壁疣；花冠裂片边缘非腺毛 1~10 细胞，微具疣壁；花丝基部非腺毛粗大，1~5 细胞，基部直径达 128μm，顶端钝圆。③腺毛两种，一种头部为 2~5 细胞，柄 1~2 细胞；另一种头部为单细胞，柄 2~5 细胞。④花冠表皮气孔不定式，副卫细胞 3~8 个。⑤花萼、花冠薄壁细胞中可见草酸钙砂晶、方晶及簇晶。（图 12-116）

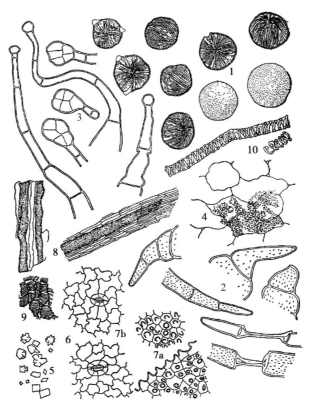

图 12-116　洋金花粉末图

1. 花粉粒；2. 非腺毛；3. 腺毛；4. 草酸钙砂晶；5. 草酸钙方晶；6. 草酸钙簇晶；

7. 花冠表皮（a. 上表皮，b. 下表皮）；8. 黄棕色条块；9. 花粉囊内壁细胞；10. 导管

【化学成分】　含莨菪烷类生物碱和酰胺类生物碱。主为东莨菪碱（scopolamine）、莨菪碱（hyoscyamine）等。尚含六环和五环醇茄甾内酯类、黄酮类、倍半萜类、木脂素类、酚酸类等成分。

东莨菪碱

目前生药质量评价的主要指标性成分为东莨菪碱。

【理化鉴别】　粉末以浓氨试液、三氯甲烷处理，作为供试品溶液。以硫酸阿托品、氢溴酸东莨菪碱对照品作为对照。分别点于同一硅胶 G 薄层板上，以乙酸乙酯 – 甲醇 – 浓氨试液（17：2：1）展开喷以稀碘化铋钾试液显色。供试品色谱中，在与对照品色谱相应的位置上，显相同颜色的斑点。

【含量测定】　照高效液相色谱法测定，本品含东莨菪碱（$C_{17}H_{21}NO_4$）不得少于 0.15%。

【药理作用】　①对中枢神经系统有抑制作用：洋金花总生物碱会使人出现头昏、眼重、无力、嗜睡等现象，继而兴奋，然后进入麻醉状态。东莨菪碱对人、猴、犬均可致全身麻醉。②抗心律不齐作用：东莨菪碱对正常及麻醉犬能拮抗肾上腺素或去甲肾上腺素引起的心律失常，能改善失血性犬的微循环。③扩瞳作用：去甲基莨菪碱硫酸盐对家兔有扩瞳作用。④镇咳作用：洋金花注射液小剂量可完全拮抗乙酰胆碱引起离体豚鼠气管平滑肌的收缩作用。东莨菪碱能扩张支气管并抑制呼吸道腺体分泌而引起的口干；能降低肠胃的蠕动与张力，使膀胱逼尿肌松弛，尿道括约肌收缩，引起尿潴留。⑤扩张血管作用：洋金花总生物碱与东莨菪碱用于中药麻醉时，可使病人周围血管扩张，体温下降 1～3℃，但术后会回升。⑥抗炎、抗瘙痒作用：洋金花胶囊治疗银屑病，有效部位具有较强的抗炎、抗瘙痒作用。⑦其他作用：洋金花总酚和总黄酮具有抗氧化活性。同时洋金花总黄酮对金黄色葡萄球菌、大肠杆菌、铜绿假单胞菌具有一定的抑制作用。

【功效】　性温，味微辛，有毒。平喘止咳，镇痛，解痉。用于哮喘咳嗽，脘腹冷痛，风湿痹痛，小儿慢惊；外科麻醉。

【附注】　阿托品　现在临床应用的阿托品（atropine）是 l– 莨菪碱（l–hyoscyamine）在提取过程中遇酸或碱发生消旋化反应转变成的外消旋体（dl–hyoscyamine）。

枸杞子
Lycii Fructus

【来源】　茄科植物宁夏枸杞 *Lycium barbarum* L. 的干燥成熟果实。主产于宁夏、新疆、陕西等省地，为宁夏著名特产。夏、秋二季果实呈红色时采收，热风烘干，除去果梗，或晾至皮皱后，晒干，除去果梗。晾晒时不宜翻动，防止果肉受伤而致晒后变黑。

【植物形态】灌木或小乔木状。主枝数条，粗壮，果枝细长，先端通常弯曲下垂，外皮淡灰黄色，刺状枝生于叶腋。叶互生或丛生于短枝上；叶片披针形或卵状长圆形。花腋生，2～6 朵簇生于短枝上；花冠漏斗状，5 裂，粉红色或深紫红色，具暗紫色脉纹；雄蕊 5；雌蕊 1，子房长圆形。浆果倒卵形，熟时鲜红色，种子多数。花期 5~9 月，果期 7~10 月。

【性状特征】　呈类纺锤或椭圆形，长 6~20mm，直径 3~10mm。表面红色或暗红色，顶端有小突起状的花柱痕，基部有白色的果梗痕。果皮柔韧，皱缩；果肉肉质，柔润。种子 20~50 粒，类肾形，扁而翘，长 1.5~1.9mm，宽 1~1.7mm，表面浅黄色或棕黄色。气微，味甜。（图 12-117）

【显微特征】　粉末：黄橙色或红棕色。①外果皮细胞多角形，表面具平行的微波状角质层纹理。②中果皮薄壁细胞呈类多角形，壁薄，胞腔内含橙红色或红棕色球形颗粒，有的含砂晶。③种皮石细胞不规则多角形，壁厚，垂周壁深波状或微波状弯曲，层纹清晰，壁沟不明显。（图 12-118）

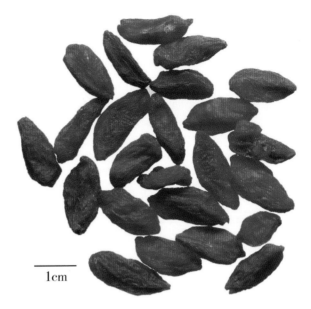

图 12-117　枸杞子药材

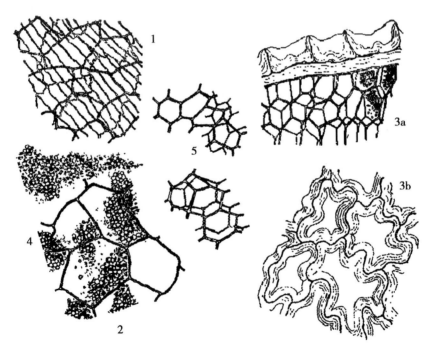

图 12-118　枸杞子粉末图

1.外果皮细胞；2.中果皮细胞；3.种皮石细胞（a.断面观，b.表面观）；4.草酸钙砂晶；5.内胚乳细胞

【化学成分】　含枸杞多糖，甜菜碱（bataine），胡萝卜素（carotene），烟酸（nicotinic acid），维生素 B₁、B₂、C，硫胺素（thiamine），玉蜀黍黄素（zeaxanthin），Lyciumamides A、B、C 等，尚含有黄酮类及苯丙素类化合物。

目前生药质量评价的主要指标性成分为枸杞多糖和甜菜碱。

【理化鉴别】粉末水提液用乙酸乙酯提取浓缩后作为供试品溶液。以枸杞子对照药材作对照。照薄层色谱法，用硅胶G板，以乙酸乙酯－氯仿－甲酸（3：2：1）为展开剂，置紫外光灯（365nm）下检视。供试品色谱中，在与对照药材色谱相应的位置上，显相同颜色的荧光斑点。

【含量测定】照水溶性浸出物测定法热浸法测定，本品含水溶性浸出物不得少于 55.0%；照分光光度法测定，本品含枸杞多糖以葡萄糖计，不得少于 1.80%；照高效液相色谱法测定，本品含甜菜碱（$C_5H_{11}NO_2$）不得少于 0.50%。

【药理作用】①促进和调节免疫功能：枸杞子水提物、枸杞多糖能增强小鼠腹腔吞噬细胞的吞噬功能和血清溶菌酶活力；枸杞多糖有增强和调节免疫功能，抗肿瘤及促进脾细胞增殖作用。②保肝作用：枸杞水提物对肝损害有保护作用，降低转氨酶及肝中的脂质变化。③抗应激和抗衰老作用：能降血糖、降血压、延缓衰老及增加耐缺氧、抗疲劳能力。④具有雌激素样作用：其提取物能使大鼠垂体前叶、卵巢及子宫重量明显增加。

【功效】性甘，味平。滋补肝肾，益精明目。用于虚劳精亏，腰膝酸痛，眩晕耳鸣，内热消渴，血虚萎黄，目昏不明。

地骨皮
Lycii Cortex

本品为茄科植物枸杞 *Lycium chinense* Mill. 或宁夏枸杞 *L.barbarum* L. 的干燥根皮。枸杞主产于河北、河南、山西、江苏、浙江等地，宁夏枸杞主产于宁夏、甘肃等地。春初或秋后采挖根部，洗净，剥取根皮，晒干。呈筒状、槽状；外表面灰黄色或棕黄色，粗糙，具不规则纵裂纹，易成鳞片状剥落；内表面黄白色，较平坦，有细纵纹；体轻、质脆，易折断，断面不平坦，外层黄棕色，内层灰白色；气微，味稍甘而后苦。根皮含甜菜碱、枸杞酰胺（lyciu-mamide）、香草酸（vanillic acid）、柳杉酚（sugiol）、蜂蜜酸（melissic acid）、紫丁香葡萄糖酸（glucosyringic acid）、芹菜素（apigenin）、蒙花苷（linarin）等。性寒，味甘、淡。凉血除蒸，清肺降火。

（三十四）玄参科 Scrophulariaceae

本科 200 余属，3000 余种。我国有 56 属，600 余种。重要药用属为地黄属（Rehmannia）、洋地黄属（Digitalis）、玄参属（Scrophularia）等。主要生药有地黄、毛花洋地黄、玄参等。

草本，少灌木或乔木。叶多对生，少互生或轮生。花两性，常两侧对称，总状或聚伞花序；花萼常 4~5 裂，宿存；花冠 4~5 裂，多少呈二唇形；雄蕊常 4 枚，2 强，着生在花冠上；花盘环状或一侧退化；子房上位，2 心皮 2 室，中轴胎座，每室胚珠多数；花柱顶生。蒴果。

本科植物茎具双韧维管束；叶为异面型或等面型，或为同形组织。

本科植物化学成分主要有：①环烯醚萜苷类，广泛分布于本科 10 多属中，如桃叶珊瑚苷（aucubin）含于玄参属（Scrophularia）、毛蕊花属（Verbaseum）、婆婆纳属（Veronica）等，梓醇含于毛蕊花属、婆婆纳属等，哈巴俄苷（harpagoside）含于玄参属，胡黄连苷（kurroside）含于胡黄连属（Picrorhiza）。②强心苷类，主要分布于洋地黄属（Digitalis），如洋地黄毒苷（digitoxin）、地高辛（digoxin）、毛花洋地黄苷 C（lanatoside C）等，为临床常用的强心药。③黄酮类，分布于洋地黄属、柳穿鱼属、玄参属、毛蕊花属及腹水草属等多个属，如木樨草苷、柳穿鱼苷（pectolinarin）、蒙花苷（linarin）等。此外，尚含蒽醌类、生物碱类等成分。

地 黄
Rehmanniae Radix

【来源】 玄参科植物地黄 *Rehmannia glutinosa* Libosch. 的新鲜或干燥块根。主产于河南，习称"怀地黄"。秋季采挖，除去芦头、须根，洗净，鲜用，习称"鲜地黄"；将鲜地黄缓缓烘焙至八成干，捏成圆块，习称"生地黄"。

【植物形态】 多年生草本，全株密被长柔毛及腺毛。块根肉质肥大，呈圆柱形或纺锤形，表面红黄色。基生叶丛生，倒卵形至长椭圆形；茎生叶较小。总状花序顶生，花萼钟状，5 裂；花冠筒状稍弯曲，先端 5 裂，略呈二唇形，紫红色，内面常有黄色带紫的条纹；雄蕊 4，二强；子房上位，2 室。蒴果卵圆形。种子多数。花期 4~6 月，果期 5~6 月。

【性状特征】 鲜地黄 呈纺锤形或条状，长 8~24cm，直径 2~9cm。外皮薄，表面浅红黄色，具弯曲的纵皱纹、芽痕、横长皮孔样突起及不规则疤痕。肉质，易断，断面皮部淡黄白色，可见橘红色油点，木部黄白色，导管呈放射状排列。气微，味微甜、微苦。

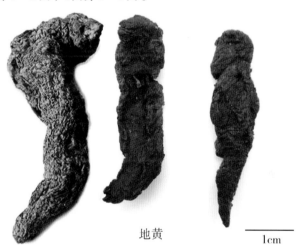

地黄

1cm

图 12-119 地黄生药图

生地黄 多呈不规则的团块状或长圆形，中间膨大，两端稍细，有的细小，长条状，稍扁而扭曲长 6~12cm，直径 3~6cm。表面棕黑色或棕灰色，极皱缩，具不规则的横曲纹。体重，质较软而韧，不易折断，断面棕黑色或乌黑色，有光泽，具黏性。无臭，味微甜。（图 12-119）

【显微特征】 生地黄块根横切面：①木栓层为数层细胞。②皮层薄壁细胞排列疏松；散有较多分泌细胞，含橘黄色油滴；偶有石细胞。③韧皮部较宽，分泌细胞较少。④形成层成环。⑤木质部射线宽广；导管稀疏，放射状排列。（图 12-120）

生地黄粉末：深棕色。①木栓细胞淡棕色。②薄壁细胞类圆形，内含类圆形细胞核。③分泌细胞形状与一般薄壁细胞相似，内含橙黄色或橙红色油滴状物。④具缘纹孔及网纹导管直径约至 92μm。⑤草酸钙方晶细小，直径约 5μm。（图 12-121）

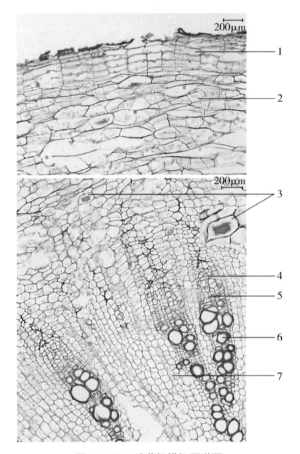

图 12-120　地黄根横切面详图

1.木栓层；2.皮层；3.分泌细胞；4.韧皮部；5.形成层；6.木质部；7.木射线

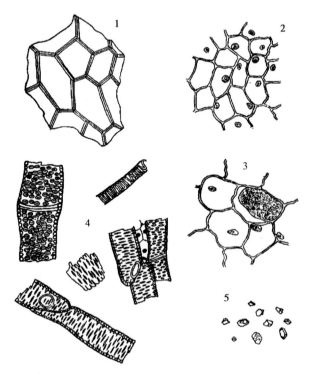

图 12-121　地黄粉末图

1.木栓细胞；2.薄壁细胞；3.分泌细胞；4.导管；5.草酸钙方晶

【化学成分】　主含环烯醚萜苷类，主要有梓醇（catalpol）、二氢梓醇（dihydrocatalpol）、益母草苷（leonuride）、桃叶珊瑚苷（aucubin）、地黄苷A、B、C、D（rehmannioside A、B、C、D）、黄陵香苷（melittoside）、京尼平苷（geniposide）、筋骨草苷（ajugoside）、焦地黄苷（jioglutoside）、黑曲霉糖（nigerose）、齐墩果酸（oleanolicacid）、香草酸（vanillic acid）等。环烯醚萜苷类成分为主要活性成分，也是使地黄变黑的成分。尚含毛蕊花糖苷（verbascoside）、多糖类、挥发油及氨基酸等。

目前生药质量评价的主要指标性成分为梓醇和地黄苷 D。

【理化鉴别】　粉末甲醇回流提取液作为供试品溶液。以梓醇对照品作对照。照薄层色谱法，用硅胶 G 板，以氯仿 - 甲醇 - 水（14：6：1）为展开剂，茴香醛试液显色。供试品色谱中，在与对照品色谱相应位置上，显相同颜色的斑点。

	R_2	R_2			R			R
梓醇	H	H	益母草苷	H		桃木珊瑚苷	H	
地黄苷A	gal	H	地黄苷C	gal		黄陵香苷	O-glu	
地黄苷B	H	eal				地黄苷	O-glu2glu	

毛蕊花糖苷

【含量测定】　照水溶性浸出物测定法冷浸法测定，本品含水溶性浸出物不得少于 65.0%；照高效液相色谱法测定，本品含梓醇（$C_{15}H_{22}O_{10}$）不得少于 0.20%，含地黄苷 D（$C_{27}H_{42}O_{20}$）不得少于 0.10%。

【药理作用】　①提高免疫功能作用：地黄多糖可增强细胞免疫功能，且在机体免疫功能低下时其增强作用更为明显。鲜地黄汁、鲜地黄水煎液能增强机体非特异性免疫功能，明显提高脾脏 B 淋巴细胞功能，并增强淋巴细胞转化功能。②增强造血功能作用：地黄多糖可促进正常小鼠骨髓造血干细胞的增殖，刺激其造血功能。对放射损伤有一定的保护和促进恢复作用。地黄低聚糖也能增强造血功能。③抗肿瘤作用：地黄多糖 b 有明显的免疫调节活性，能使 Lewis 肺癌细胞内 P53 基因的表达明显增加。④双向调节血压作用：地黄水提取液有明显降压作用，对寒冷情况下的血压则有稳定作用，从而显示地黄对血压具有双向调节作用。⑤对中枢神经系统的作用：梓醇和地黄多糖对脑缺血、神经衰弱和脑损伤均有保护作用。⑥降血糖作用：地黄寡糖降血糖作用显著，能缓解糖尿病小鼠体重下降现象，使血糖、血脂水平均显著降低，有利于延缓糖尿病的进展及防止并发症的发生。

【功效】 **鲜地黄** 性寒，味甘、苦。清热生津，凉血，止血。用于热病伤阴，舌绛烦渴，温毒发斑，吐血，衄血，咽喉肿痛。

生地黄 性寒，味甘。清热凉血，养阴，生津。用于热入营血，温毒发斑，吐血衄血，热病伤阴，舌绛烦渴，津伤便秘，阴虚发热，骨蒸劳热，内热消渴。

毛花洋地黄叶
Digitalis Lanatae Folium

【来源】玄参科植物毛花洋地黄 *Digitalis lanata* Ehrh. 的干燥叶。原产欧洲，现我国浙江、上海、江苏、山东等地有栽培。栽培后第二年花未开放时采叶，宜于晴天中午前后分批采收植株底层的成熟叶，于 20~40℃缓缓晾干。

【植物形态】 两年生或多年生草本，茎直立。基生叶丛生，叶片长披针形或线状披针形，全缘或稍波状弯曲，无柄，黄绿色至灰绿色，主脉与侧脉明显下突；茎生叶互生，披针形或纺锤形，全缘。总状花序顶生，密被长柔毛，花冠二唇形，乳黄色或白色，内表面有紫褐色网纹。蒴果圆锥形。种子细小。

【性状特征】 多皱缩、破碎。完整叶片长披针形或线状披针形，长 5~30cm，宽 2~5cm，全缘，叶缘下半部有时有毛；上表面暗绿色，微有毛，下表面灰绿色，叶脉显著下突，无柄；基生叶叶缘略呈波状弯曲，基部渐狭呈翼状。气微，味微苦。

【显微特征】 叶横切面：①上表皮细胞类圆形或略呈方形，外被角质层；下表皮细胞较小，略扁圆形，有较多气孔与毛茸。②栅栏细胞分化不明显，海绵细胞 8~10 列。③主脉上面凹陷，下面显著突出，维管束外韧型，木质部新月形，韧皮部较窄，维管束周围有厚角组织包围。主脉上、下表皮内方有厚角细胞 1~2 列。

粉末：暗绿色。①气孔不定式，副卫细胞 3~4 个。②腺毛 2 种：一种为头部 2 个细胞，柄单细胞；另一种为头部单细胞，柄 1~6 个细胞。③非腺毛 2~14 个细胞，中部常有 1~2 个细胞皱缩，微有疣状突起。

【化学成分】含 40 余种强心苷，原生苷毛花洋地黄苷 A、B、C、D、E（lanatoside A、B、C、D、E），依次由洋地黄毒苷元（digitoxigenin）、羟基洋地黄毒苷元（gitoxigenin）、吉他洛苷元（gitaloxigenin）、异羟基洋地黄毒苷元（digoxigenin）与双羟基洋地黄毒苷元（diginatigenin）等五种苷元与 2 个洋地黄毒糖、乙酰基洋地黄毒糖、葡萄糖缩合而成。毛花洋地黄毒苷 C 可水解生成异羟基洋地黄毒苷（地高辛，digoxin）和去乙酰毛花洋地黄苷 C（西地兰–D，cedilanidid–D）。在干燥与贮藏过程中，原生苷受酶作用而形成一系列次生苷，如洋地黄毒苷，由洋地黄毒苷元与 2 个洋地黄毒糖和葡萄糖缩合而成。

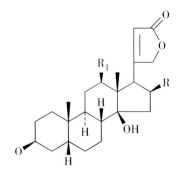

洋地黄毒苷元	R=R₁=H
羟基洋地黄毒苷元	R=OH, R₁=H
异羟基洋地黄毒苷元	R=H, R₁=OH
双羟基洋地黄毒苷元	R=R₁=OH
吉他洛苷元	R=–O–CO–H, R₁=H

【理化鉴别】 粉末加水于水浴中处理后，加 60% 乙醇与醋酸铅试液回流提取，上清液用氯仿提取，氯仿液以 2% 氢氧化钠溶液及水先后洗涤，再以无水硫酸钠脱水，滤液蒸干，氯仿溶解，作为供试品溶液。以洋地黄毒苷、异羟基洋地黄毒苷对照品作对照。分别点于同一硅胶 G 薄层板上，以醋酸乙酯 – 甲醇 – 水（16∶1∶1）展开，喷雾 25% 三氯乙酸乙醇溶剂与 1% 氯胺 T 溶液的混合液（8∶2），105℃烘烤后置紫外光灯（365nm）下检视。供试品色谱在与对照品色谱相应的位置上，显相同颜色的荧光斑点。

【效价测定】 照洋地黄生物检定法测定，每 1g 的效价不得少于 10 洋地黄单位。

【药理作用】 ①本品能兴奋心肌，增加心肌收缩力，作用显著。②能减慢心率，相应延长舒张期，有利于冠状动脉对心肌的供血，并使心排血量增加。③降低心脏传导系统的兴奋性，直接或间接地抑制房室传导系统，但中毒量时会引起房室传导阻滞。④抗病毒作用：强心苷类成分对单纯性疱疹病毒 HSV-1 和 HSV-2 具有显著抑制作用。

【功效】 强心，利尿。主治充血性心力衰竭与阵发性房性心动过速。作为提取强心苷的原料。

玄 参
Scrophulariae Radix

本品为玄参科植物玄参 *Scrophularia ningpoensis* Hemsl. 的干燥根。主产于浙江。冬季茎叶枯萎时采挖。除去根茎、幼芽、须根及泥沙，晒或烘至半干，堆放发汗至内部变黑色，反复数次至干燥。呈类圆柱形，中间略粗或上粗下细，有的微弯曲；表面灰黄色或灰褐色，有不规则纵沟、横长皮孔样突起及稀疏的横裂纹和凹点状须根痕；质坚实，不易折断，断面黑色，微有光泽；气特异似焦糖，味甘，微苦；以水浸泡，水呈墨黑色。主含哈巴苷（harpagide）、哈巴俄苷（harpagoside）、8–（O– 甲基 –p– 香豆酰）– 哈巴苷［8–（O-methyl-p-coumaroyl）-harpagide］等环烯醚萜苷类成分，均为使玄参变黑的成分。目前生药质量评价的主要指标性成分为哈巴苷和哈巴俄苷。性寒，味甘、苦、咸，微寒。凉血滋阴，泻火解毒。

（三十五）列当科 Orobanchaceae

本科约 15 属，150 余种。我国有 9 属，40 种。已知药用 8 属，24 种，主要生药有肉苁蓉等。

寄生草本，花两性，两侧对称，单生于苞片的腋内；萼 4～5 裂；花冠常 5 裂；雄蕊 4 枚，二强雄蕊，第 5 枚退化为假雄蕊或缺；子房上位，柱头大，2～4 浅裂，2 心皮合生，1 室；果为蒴果，藏于萼内，2 瓣裂。

本科植物茎内维管束排列成波浪弯曲的环，髓部呈星状。

本科植物主要含生物碱、苷类等成分。

肉苁蓉
Cistanches Herba

本品为列当科植物肉苁蓉 *Cistanche deserticola* Y.C.Ma. 或管花肉苁蓉 *Cistanche tubulosa*（Schrenk）Wight 的干燥带鳞叶的肉质茎。主产于内蒙古、新疆、陕西、甘肃等地。多于春季苗未出土或刚出土时采挖，除去花序，切段，晒干。通常将鲜品置沙土中半埋半露，较全部暴晒干得快，干后即为甜大芸（淡大芸），质佳。秋季采收者因水分大，不易干燥，故将肥大者投入盐湖中腌 1~3 年（盐大芸），质量较次，药用时须洗去盐分。呈扁圆柱形，稍弯曲。表面棕褐色或灰棕色，密被覆瓦状排列的肉质鳞片，通常鳞片先端已断。体重，质硬，微有柔性，不易折断。断面棕褐色，有淡棕色点状维管束，排列成波状环纹。气微，味甜、微苦。主含肉苁蓉苷（cistanoside）、松果菊苷（echinacoside）、毛蕊花糖苷（verbascoside）等苯乙醇苷类成分。目前生药质量评价的主要指标性成分为松果菊苷和毛蕊花糖苷。性温，味甘、咸。补肾阳，益精血，润肠通便。

（三十六）爵床科 Acanthaceae

本科约 250 属，2500 种。我国引入栽培的有 61 属，170 余种。已知药用 32 属，70 余种，主要生药有穿心莲、爵床等。

草本或灌木。茎节常膨大，单叶对生。花两性，两侧对称，每花下通常具 1 苞片和 2 小苞片；聚伞花序排列圆锥状；花萼 4~5 裂；花冠 4~5 裂，二唇形；雄蕊 4 或 2 枚，4 枚则为二强雄蕊；子房上位，基部常具花盘，2 心皮合生，2 室，中轴胎座。蒴果。

本科植物茎、叶表皮细胞中常含钟乳体。

本科植物化学成分主要有：①酚类和黄酮类：芹菜素（apigenin）、木樨草素（luteolin）及苷类等；②二萜内酯类：穿心莲内酯（andrographolide）、新穿心莲内酯（neo-andrographolide）和去氧穿心莲内酯（deoxyandrographolide）等。

穿心莲
Andrographis Herba

【来源】　爵床科植物穿心莲 Andrographis paniculata （Burm. f.）Nees. 的干燥地上部分。主产于广东、福建等地。秋初茎叶茂盛时采割，晒干。

【植物形态】　一年生草本，茎四方形，节稍膨大。叶对生，卵状披针形至披针形，纸质，叶面光亮，深绿色。圆锥花序顶生或腋生；花淡紫色，二唇形；花萼 5 深裂，外被腺毛；花冠外面有毛，下唇三裂，内面有紫色花斑；雄蕊 2；子房上位，2 室，蒴果长椭圆形至线形；种子多数。花期 5~9 月，果期 7~10 月。

【性状特征】　全体绿色。茎呈方柱形，多分枝，长 50~70cm，节稍膨大；质脆，易折断。单叶对生，叶柄短或近无柄；叶片皱缩、易碎、完整者展开后呈披针形或卵状披针形，长 3~12cm，宽 2~5cm，先端渐尖，基部楔形下延，全缘或波状；上表面绿色，下表面灰绿色，两面光滑。气微，味极苦。（图 12-122）

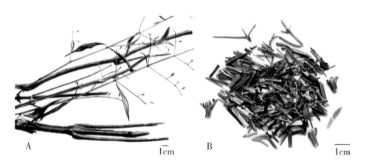

图 12-122　穿心莲生药图

【显微特征】 叶横切面：①表皮为一层薄壁细胞。上表皮细胞类方形或长方形，下表皮细胞较小，上、下表皮均含有圆形、长椭圆形或棒状钟乳体的晶细胞；并有腺鳞，有的可见非腺毛。②栅栏组织为1~2列细胞，贯穿于主脉上方；海绵细胞排列疏松。③主脉维管束外韧型，呈凹槽状，木质部上方薄壁组织内亦有晶细胞。（图12-123）

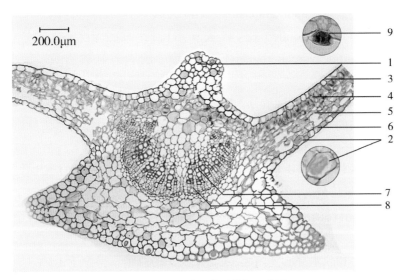

图 12-123　穿心莲叶横切面详图

1. 厚角组织；2. 钟乳体；3. 上表皮；4. 栅栏组织；
5. 海绵组织；6. 下表皮；7. 木质部；8. 韧皮部；9. 腺鳞

粉末：绿色。①上、下表皮均有较大的晶细胞，内含大型螺状钟乳体，直径32~67μm，较大端有脐样点痕，层纹波状。②气孔直轴式，副卫细胞大小悬殊，少数为不定式。③腺鳞头部扁球形，4、6或8细胞，直径27~33μm。④非腺毛圆锥形，1~4细胞，长至160μm，基部直径至40μm，有的具角质线纹。（图12-124）

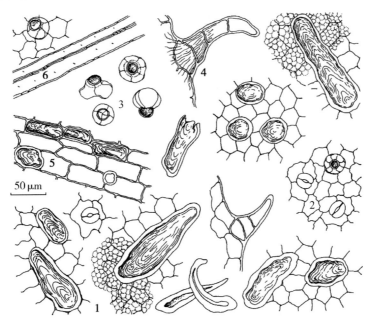

图 12-124　穿心莲粉末图

1. 含钟乳体晶细胞（示上表皮下层的栅栏细胞及下表皮）；2. 气孔；
3. 腺鳞；4. 非腺毛；5. 茎表皮细胞（示含钟乳体）；6. 茎木纤维

【化学成分】 含大量苦味素，为二萜内酯类化合物。主为穿心莲内酯（andrographolide）、脱水穿心莲内酯（dehydroandrographolide）、14-去氧穿心莲内酯（14-deoxyandrographolide）和新穿心莲内酯（neo-andrographolide），尚含高穿心莲内酯（homoandrographolide）、穿心莲酮（andrographon）、穿心莲烷（andrographan）、14-去氧-11-氧穿心莲内酯（14-deoxy-11-oxoandrographolide）及14-去氧-11,12-二去氢穿心莲内酯（14-deoxy-11,12-didehydroandrograp-holide）等。此外，还含有黄酮类、苯丙素类等成分。

穿心莲内酯

目前生药质量评价的主要指标性成分为穿心莲内酯和脱水穿心莲内酯。

【理化鉴别】 粉末的40%甲醇超声提取液作为供试品溶液。以对照药材和穿心莲内酯作对照，照薄层色谱法，用硅胶G板，以三氯甲烷-甲苯-甲醇（8：1：1）为展开剂，10%硫酸乙醇溶液为显色剂，105℃加热至斑点显色清晰，置紫外光灯（365nm）下检视。供试品色谱中，在与对照药材色谱和对照品色谱相应的位置上，显相同颜色的荧光斑点。

【含量测定】 照醇溶性浸出物测定法热浸法测定，本品含醇溶性浸出物含量不得少于8.0%；照高效液相色谱法测定，本品含穿心莲内酯（$C_{20}H_{30}O_5$）、新穿心莲内酯（$C_{20}H_{30}O_8$）、14-去氧穿心莲内酯（$C_{20}H_{30}O_4$）和脱水穿心莲内酯（$C_{20}H_{28}O_4$）的总量不得少于1.5%。

【药理作用】 具广谱抗菌作用；其内酯具解热、抗炎作用；穿心莲提取物有护肝、抗病毒、抗肿瘤、保护心血管、降糖作用。

【功效】 性寒，味苦。清热解毒，凉血，消肿。用于感冒发热，咽喉肿痛，口舌生疮，顿咳劳嗽，泄泻痢疾，热淋涩痛，痈肿疮疡，蛇虫咬伤。

（三十七）茜草科 Rubiaceae

本科约500属，6000多种。我国有75属，477种。重要药用属为茜草属（Rubia）、栀子属（Gardenia）、钩藤属（Uncaria）、巴戟天属（Morinda）等，主要生药有钩藤、巴戟天、茜草、栀子等。

木本或草本，有时为藤本。单叶，对生或轮生，全缘，有托叶，有时托叶呈叶状。花常两性，辐射对称，以聚散花序排成圆锥状或头状，少单生；萼4~5裂；花冠4~6裂，稀多裂；雄蕊与花冠裂片同数而互生，贴生于花冠筒上；子房下位，2心皮2心室。蒴果、浆果或核果。

本科植物有分泌组织；气孔为平轴式；草酸钙结晶类型众多，可用于鉴定属或种，如钩藤属含砂晶，茜草属和鸡矢藤属含针晶，栀子属含簇晶和方晶。

本科植物以含生物碱、环烯醚萜类和蒽醌类为特征性成分。①生物碱：广泛分布，类型多种。金鸡纳属（Cinchona）含喹啉类生物碱，如奎宁（quining）、奎宁丁（quinidine），具抗疟、解热作用；吐根属（Cephaelis）含异喹啉类生物碱，如吐根碱（emetine），具抗阿米巴原虫等作用；钩藤属（Uncaria）含吲哚类生物碱，如钩藤碱（rhynchophyline）、异钩藤碱（isorhynchophyline），具镇静、降血压作用；咖啡属（Coffea）含嘌呤类生物碱，如咖啡碱（coffeine），具中枢兴奋作用。②环烯醚萜类：分布于栀子属（Gardenia）、鸡矢藤属（Paederia）、车叶草属（Aspenrula）等，如栀子苷（geniposide）、车叶草苷（asperuloside）等，多有促进胆汁分泌作用。③蒽醌类：分布于茜草属、巴戟天属等，如茜草素（alizarin）、羟基茜草素（purpurin）等。

栀 子
Gardeniae Fructus

本品为茜草科植物山栀 *Gardenia jasminoides* Ellis 的干燥成熟果实。主产于湖南、湖北、江西、浙江等地。以湖南产量大，浙江产的质量佳。9～11月果实成熟显红黄色时采收，除去果梗及杂质，稍蒸片刻或沸水中略烫后干燥。呈椭圆形或长卵圆形，表面红黄色或棕红色，具翅状纵棱5～8条，两棱间有明显的纵脉1条，顶端有宿萼，具5～8片长形裂片，基部稍尖，有果柄痕。果皮薄而脆，具内表面凸起的假隔膜2～3条，种子多数，气微，味微酸而苦。含多种环烯醚萜苷类成分，主为栀子苷、去羟栀子苷、去乙酰车叶草苷酸甲酯等；另含番红花苷、番红花酸、熊果酸等。目前生药质量评价的主要指标性成分为栀子苷。性寒，味苦。泻火除烦，清热利湿，凉血解毒；外用消肿止痛。

钩 藤
Uncariae Ramulus cum Uncis

【来源】 茜草科植物钩藤 *Uncaria rhynchophylla*（Miq.）Miq. ex Havil.、大叶钩藤 *U. macrophylla* Wall.、毛钩藤 *U. hisuta* Havil.、华钩藤 *U. sinensis*（Oliv.）Havil.、无柄果钩藤 *U. sessilifructus* Roxb. 的干燥带钩茎枝。钩藤主产于广西、广东、湖北、湖南等地；大叶钩藤主产于广西、广东、云南等地；华钩藤主产于广西、贵州、湖南、湖北等地；毛钩藤主产于福建、广东、广西、台湾等地；无柄果钩藤主产于广东、广西、云南等地。秋、冬二季采收，去叶，切段，晒干。

【植物形态】 钩藤 木质藤本，长可以达10m，小枝圆柱形或四棱形，光滑无毛。叶腋处着生钩状向下弯曲的不育花序梗，钩对生或单生，淡褐色至褐色，光滑。单叶对生，叶片卵状披针形或椭圆形，长6～10cm，宽3～6.5cm，上面光滑无毛，下面脉腋处有短毛；托叶一对，2深裂，裂片线形。头状花序；花序梗纤细，长2～2.5cm；花冠黄色。蒴果倒卵状椭圆形，被疏柔毛，具宿萼。花期5～7月，果期10～11月。

大叶钩藤 小枝和叶片均被褐色毛茸。叶片椭圆形或长方椭圆形，长10～16cm，宽6～12cm；托叶2裂，裂片较宽。总花梗被褐色毛茸，头状花序球形，直径4～4.5cm，花冠淡黄色，蒴果纺锤形，有长柄。

毛钩藤 叶椭圆形或卵状披针形，上面无毛，下面被疏长粗毛。头状花序球形，单个腋生或顶生，总花梗被长毛，长3～5cm，中部着生6枚以上苞片；花冠淡黄色或淡红色，密被粗毛。蒴果纺锤形。

华钩藤 叶片椭圆形或长方形，长10～17cm，宽5.5～9.5cm，两面无毛；托叶大，半圆形，全缘。头状花序单生于叶腋或枝顶，花绿白色。蒴果无柄，倒卵状椭圆形，具宿萼；种子具翅。

无柄果钩藤 叶椭圆形至倒椭圆形，上面光滑，下面稍带粉白色；托叶2裂，裂片条形。头状花序腋生或总状花序顶生，总花梗中部或中下部着生4～6枚苞片，花冠白色或淡黄色。蒴果纺锤形。

【性状特征】 茎枝呈圆柱形或类方柱形，长2～3cm，直径0.2～0.5cm。表面红棕色至紫红色者具细纵纹，光滑无毛；黄绿色至灰褐色者有的可见白色点状皮孔，被黄褐色柔毛。多数枝节上对生两个向下弯曲的钩（不育花序梗），或仅一侧有钩，另一侧为突起的疤痕；钩略扁或稍圆，先端细尖，基部较阔；钩基部的枝上可见叶柄脱落后的窝点状痕迹和环状的托叶痕。质坚韧，断面黄棕色，皮部纤维性，髓部黄白色或中空。气微，味淡。（图 12-125）

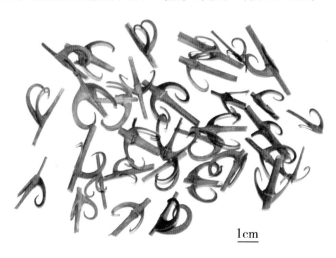

图 12-125　钩藤生药图

【显微特征】　茎横切面：**钩藤**　①表皮细胞外侧角质增厚。②皮层薄壁细胞内含棕色物。③中柱鞘纤维排成断续的环带。④韧皮部纤维单个或成束散在，韧皮射线宽 1 列细胞。⑤木质部导管常数个径向相连。⑥髓部明显，环髓厚壁细胞 1~2 列，具明显的单纹孔。⑦薄壁细胞中含草酸钙砂晶及少数簇晶，并含淀粉粒。（图 12-126）

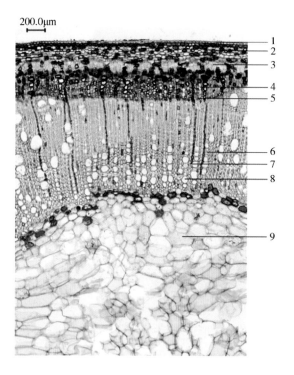

图 12-126　钩藤茎横切面详图

1. 表皮；2. 皮层；3. 中柱鞘纤维；4. 韧皮部；

5. 形成层；6. 木纤维；7. 射线；8. 导管；9. 髓部

大叶钩藤　角质层表面观成条纹状，具单细胞或多细胞非腺毛。皮层细胞有的含色素。木质部两侧向内呈弧状突起。

毛钩藤　角质层表面观呈内凹的方格形。复表皮 2～5 层细胞，单细胞非腺毛钩状弯曲，多细胞非腺毛由 2～15 个细胞组成。薄壁细胞仅含草酸钙砂晶。

华钩藤　角质层表面观呈类长方形突起，复表皮，薄壁细胞仅含草酸钙砂晶。

无柄果钩藤　角质层呈不规则的波状纹理，表皮细胞外壁向外突起，具多数单细胞短角状毛，表面有疣状突起。皮层细胞不含色素，有断续成环的石细胞层。木质部向内呈弧状突起。

粉末：淡红棕色。①皮部薄壁细胞延长，壁稍厚，次生壁自初生壁脱离，呈螺旋状或扭曲。②韧皮纤维甚多，壁极厚，非木化或微木化，孔沟不明显。③韧型纤维大多成束，甚长，壁稍厚，木化，具明显的单斜孔。④导管为螺纹、网纹、梯纹及具缘纹孔。⑤木化薄壁组织碎片众多（木射线、髓及木薄壁细胞），细胞呈类方形、类圆形、不规则形或细长方形，壁稍增厚，具多数椭圆形或圆形单纹孔。⑥表皮细胞棕黄色，类方形、多角形或稍延长，壁稍增厚，细胞内有油滴状物，断面观可见较厚的角质层。⑦纤维管胞少见，大多与韧型纤维成束存在，有具缘纹孔。⑧薄壁细胞中含有草酸钙砂晶。（图 12-127）

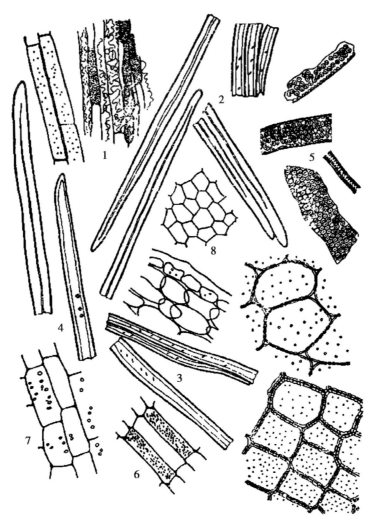

图 12-127　钩藤粉末图

1. 皮部薄壁细胞；2. 韧皮纤维；3. 韧型纤维；4. 纤维管胞；
5. 导管；6. 草酸钙砂晶；7. 木化薄壁细胞；8. 表皮细胞

【化学成分】　含吲哚类生物碱：钩藤碱（thynchopylline）、异钩藤碱（isorhynchophylline）（此二者为降血压的有效成分）、去氢钩藤碱（corynoxeine）、去氢异钩藤碱（isocorynoxeine）、柯南因（corynantheine）等。

钩藤碱

异钩藤碱

目前生药质量评价的主要指标性成分为钩藤碱。

【理化鉴别】

（1）取粉末 1g，加浓氨试液湿润，加氯仿 30mL 振摇提取，滤过，滤液蒸干。残渣加盐酸（1→100）5mL 使溶解，滤过，分三支试管，一管加碘化铋钾试液 1~2 滴，即生成黄色沉淀，一管加碘化汞钾试液 1~2 滴，即生成白色沉淀，一管加硅钨酸试液 1~2 滴，即生成白色沉淀。

（2）取横切片置紫外光灯下观察，外皮呈浓紫褐色，切面呈蓝色。

【含量测定】　照醇溶性浸出物测定法热浸法测定，本品含醇溶性浸出物不得少于 6.0%。

【功效】　性微寒，味甘。息风定惊，清热平肝。用于头痛眩晕，感冒夹惊，惊痫抽搐，妊娠子痫；高血压。

【附注】　钩藤总生物碱含量，因植物的不同部位而异，地下皮部为 0.65%，地上皮部为 0.30%，钩为 0.28%，幼枝及叶为 0.18%，木质部为 0.02%~0.04%。毛钩藤及大叶钩藤总生物碱均在 0.2% 以上。

巴戟天
Morindae Officinalis Radix

本品为茜草科植物巴戟天 *Morindae Officinalis* How 的干燥根。主产于广东、广西、福建等地。全年均可挖，洗净，除去须根，晒至六七成干，轻轻捶扁，晒干。呈扁圆柱形，略弯曲，长短不等。表面灰黄色，粗糙，具纵纹和横裂纹，有的皮部横向断裂而露出木部，形似连珠；质韧，断面皮部厚，紫色或淡紫色，易与木部剥离，木部坚硬，黄棕色或黄白色。气微，味甘、微涩。含蒽醌类化合物、环烯醚萜苷及耐斯糖等。目前生药质量评价的主要指标性成分为耐斯糖。性微温，味甘、辛。补肾壮阳，强筋健骨，祛风湿。

（三十八）忍冬科 Caprifoliaceae

本科约 15 属，约 500 种。我国有 12 属，260 余种。重要药用属为忍冬属（Lonicera）等，主要生药有金银花、忍冬藤、山银花等。

木本。多单叶，对生，通常无托叶。花两性，成聚伞花序或再组成各种花序；萼 4~5 裂；花冠管状，多 5 裂，有时二唇形；雄蕊与花冠裂片同数而互生；子房下位，常 3 室。浆果、核果或蒴果。

本科植物花（忍冬属）含草酸钙簇晶、厚壁非腺毛。

本科植物以含酚性成分和黄酮类成分为特征。如绿原酸（chlorogenic acid）、异绿原酸（isochlorogenic acid）、忍冬苷（lonicein）、忍冬素（loniceraflavone）等。此二类成分均有抗菌消炎作用。此外还含三萜类成分（如熊果酸）、皂苷和氰苷等。

金银花

Lonicerae Japonicae Flos

【来源】 忍冬科植物忍冬 *Lonicera japonica* Thunb. 的干燥花蕾或带初开的花。主产于河南、山东等地。5~6 月采取未开放的花蕾，置通风处阴干或摊成薄层晒干。

【植物形态】 多年生半常绿木质藤本。老枝外表棕褐色，栓皮常呈条状剥离；幼枝绿色，密生短柔毛。叶对生，卵圆形，全缘，嫩叶两面有柔毛，老叶上面无毛。花成对腋生，苞片卵形；花冠初开时白色，后渐变黄色，外被柔毛和腺毛，花冠筒细长，上唇 4 浅裂；雄蕊 5；雌蕊 1，花柱棒状，子房下位。浆果球形，黑色。花期 5~7 月，果期 7~10 月。

【性状特征】 细棒槌状，略弯曲，长 2~3cm，上粗下细，直径 2~3mm。表面黄白色或绿白色，久贮色渐深，密被短柔毛。偶见叶状苞片。花萼绿色，先端 5 裂，裂片有毛，长约 2mm。开放者花冠筒状，先端二唇形；雄蕊 5 个，附于筒壁，黄色；雌蕊 1 个，子房无毛。气清香，味淡、微苦。（图 12-128）

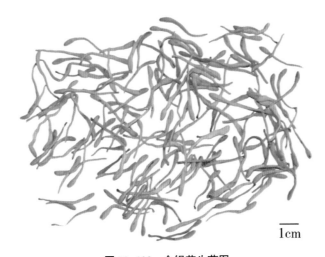

1cm

图 12-128 金银花生药图

【显微特征】 粉末：浅黄色。①腺毛有两种，一种头部呈倒圆锥形，顶端平坦，10~33 个细胞，排成 2~4 层，柄部 2~5 个细胞；另一种头部圆形或略扁圆形，4~20 个细胞，柄部 2~4 个细胞。②非腺毛为单细胞，有两种，一种长而弯曲，壁薄，有微细疣状突起；另一种较短，壁稍厚，具壁疣，有的具单或双螺纹。③花粉粒众多，黄色，球形，直径60~70μm，外壁具细刺状突起，萌发孔3个。④柱头顶端表皮细胞呈绒毛状。⑤薄壁细胞中含细小草酸钙簇晶。（图12-129）

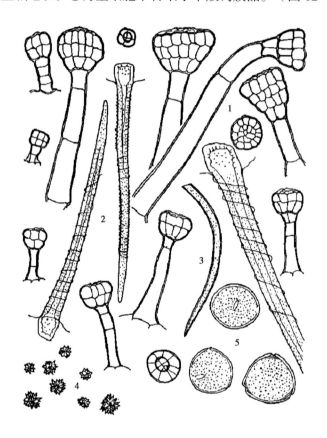

图12-129　金银花粉末图
1.腺毛；2.非腺毛；3.薄壁非腺毛；4.草酸钙簇晶；5.花粉粒

【化学成分】含黄酮类: 木樨素（luteolin）及木樨草素-7-葡萄糖苷。并含绿原酸（chlorogenic acid）、异绿原酸、肌醇（inositol）、环烯醚萜类、三萜皂苷类及挥发油。现已证明金银花的抗菌有效成分以绿原酸和异绿原酸为主。目前生药质量评价的主要指标性成分为绿原酸和木犀草苷。

绿原酸　　　　　　　　木犀草苷

【理化鉴别】　粉末甲醇提取液作为供试品溶液。以绿原酸对照品作对照。照薄层色谱法，在羧甲基纤维素钠为黏合剂的硅胶H薄层板上，以醋酸丁酯-甲酸-水（7∶2.5∶2.5）为展开剂，置紫外灯（365nm）下检视。供试品色谱中，在与对照品相应的位置上，显相同颜色的荧光斑点。

【含量测定】 照高效液相色谱法测定，本品含绿原酸（$C_{16}H_{18}O_9$）不得少于 1.5%；含酚酸类以绿原酸（$C_{16}H_{18}O_9$）、3,5- 二 -O- 咖啡酰奎宁酸（$C_{25}H_{24}O_{12}$）和 4,5- 二 -O- 咖啡酰奎宁酸（$C_{25}H_{24}O_{12}$）的总量计，不得少于 3.8%；含木犀草苷（$C_{21}H_{20}O_{11}$）不得少于 0.05%。

【药理作用】 ①抗病原微生物作用。金银花对金黄色葡萄球菌、溶血性链球菌、肺炎杆菌、脑膜炎双球菌、伤寒杆菌、副伤寒杆菌、大肠杆菌、痢疾杆菌、变形杆菌、结核杆菌、霍乱弧菌等多种致病菌有抑制作用。②抗细菌毒素作用。静注金银花蒸馏液，对绿脓杆菌中毒的家兔及小鼠有治疗作用，能改善其引起的白细胞减少和体温降低。③抗炎作用。能抑制角叉菜胶所引起的大鼠足肿胀，对蛋清引起的足肿胀也有抑制作用。对巴豆油肉芽囊肿的炎性渗出和肉芽组织形成有明显的抑制作用。④利胆、保肝作用。

【功效】 性寒，味甘。清热解毒，疏散风热。用于痈肿疔疮，喉痹，丹毒，热毒血痢，风热感冒，温病发热。

（三十九）桔梗科 Campanulaceae

本科 60～70 属，约 2000 种。我国有 16 种，约 170 种。重要药用属为党参属（Codonopsis）、沙参属（Adenophora）、桔梗属（Platycodon）、半边莲属（Lobelia），主要生药有党参、桔梗、南沙参等。

草本，常具乳汁。花两性；花冠钟状或管状，稀二唇形；雄蕊 5，花药聚合成管状或分离；子房下位或半下位，2～5 心皮合生成 2～5 室，中轴胎座，胚珠多数。蒴果，稀浆果。

本科植物具乳汁管、菊糖。

本科植物普遍含三萜皂苷、多炔类化合物和多糖。①三萜皂苷：如桔梗属含桔梗皂苷（platycodin）；②多炔类化合物：广泛分布于桔梗科各属，如党参属（Codonopsis）、沙参属（Adenophora）、桔梗属（Platycodon）、半边莲属（Lobelia）等；③多糖：如党参多糖。此外，还含倍半萜内酯类化合物及生物碱等，如党参中苍术内酯，半边莲属（Lobelia）含山梗菜碱，党参属含党参碱。

党　参
Codonopsis Radix

【来源】 桔梗科植物党参 Codonopsis pilosula（Franch.）Nannf.、素花党参 C. pilosula Nannf.var.modesta（Nannf.）L.T.Shen 或川党参 C. tangshen Oliv 的干燥根。党参根据产地分为东党、潞党，东党主产于东北各地；潞党主产于山西、河南等地。素花党参又称西党、纹党、晶党，主产甘肃、陕西及四川等地。川党参主产于四川、湖北等地。秋季采挖，除去地上部分及须根，洗净泥土，晒至半干，反复搓揉 3～4 次，晒至七八成干时，捆成小把，晒干。

【植物形态】 党参　为多年生草本，有白色乳汁，根肥大肉质，呈长圆柱形，根头膨大具多数瘤状茎痕；茎缠绕，多分枝，叶片卵形至倒卵形，全缘或微波状，上面绿色，被糙伏毛，下面粉绿色，密被柔毛。花单生；花萼 5 裂，花冠钟状，淡黄绿色，内面有紫斑，先端 5 裂，雄蕊 5；子房半下位，3 室。蒴果圆锥形，种子细小，多数。花期 7～9 月，果期 9～10 月。

素花党参　叶片长成时近于光滑无毛，花萼裂片较小。

川党参　茎叶近无毛，或仅叶片上部边缘疏生长柔毛，茎下部叶基部楔形或圆钝，稀心脏形；花萼仅贴生于子房最下部，子房下位。

【性状特征】 党参 呈长圆柱形，稍弯曲，长10～35cm，直径0.4～2cm。表面黄棕色至灰棕色，根头部有多数疣状突起的茎痕及芽，每个茎痕的顶端呈凹下圆点状，习称"狮子盘头"；根头下有致密的环状横纹，向下渐稀疏，有的达全长的一半，栽培品环状横纹少或无；全体有纵皱纹及散在的横长皮孔，支根断落处常有黑褐色胶状物，俗称"油点"。质稍硬或略带韧性，断面稍平坦，有裂隙或放射状纹理，皮部淡黄白色至淡棕色，木部淡黄色。有特殊香气，味微甜。（图12-130）

素花党参 根稍短，下部较少分枝。表面黄白色至灰白色，根头下致密的环状横纹常达全长的一半以上。断面裂隙较多。

川党参 根下部少分枝。表面灰黄色至黄棕色，有明显不规则的纵沟。顶端有较稀的横纹，大条者亦有"狮子盘头"，但茎痕较少；小条者根头部较小，称"泥鳅头"。质较软而结实，断面裂隙较少。

【显微特征】 根横切面：①木栓细胞数列至10数列，外侧有石细胞，单个或成群。②栓内层窄。③韧皮部宽广，外侧常现裂隙，散有淡黄色乳管群，并常与筛管交互排列。④形成层成环。⑤木质部导管单个散在或数个相聚，成放射状排列。⑥薄壁细胞含菊糖和稀少淀粉粒。（图12-131）

粉末：淡黄色。①石细胞呈方形、长方形或多角形，壁不甚厚，孔沟稀疏。②菊糖，用水合氯醛装片不加热观察，可见菊糖结晶呈扇形，表面具放射状纹理。③有节状乳管碎片甚多，含淡黄色颗粒状物，直径16～24μm。④网纹导管多见。⑤木栓细胞表面观呈类多角形，垂周壁薄，微弯曲。（图12-132）

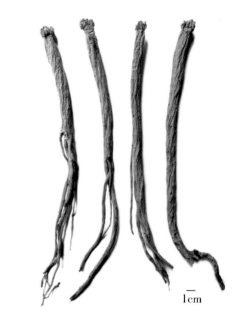

图12-130 党参生药图

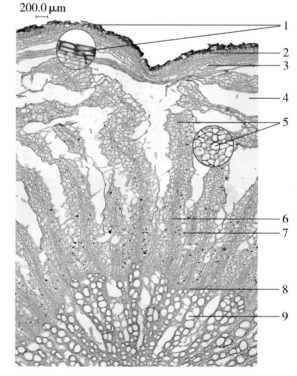

图12-131 党参根横切面详图

1.石细胞；2.木栓层；3.皮层；4.裂隙；5.乳管群；6.韧皮部；7.韧皮射线；8.形成层；9.木质部

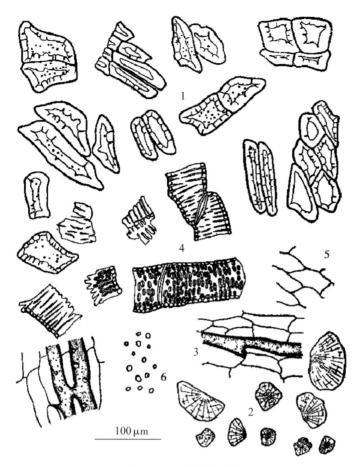

图 12-132 党参粉末图

1. 石细胞；2. 菊糖；3. 乳汁管；4. 导管；5. 木栓细胞；6. 淀粉粒

【化学成分】 ①三萜类：蒲公英萜醇（taraxerol）、蒲公英萜醇乙酸酯、木栓酮（friedelin）等；②植物甾醇类：α-菠菜甾醇（α-spinasterol）、△⁷-豆甾烯醇（△⁷-stigmastenol）、豆甾醇（△⁵,²²-stigmasterol）及它们的 β-D-葡萄糖苷等；③多糖类：杂多糖 Cp-1、Cp-2、Cp-3、Cp-4 及其他多糖；④苷类：党参炔苷（lobetyolin）、丁香苷、党参苷（tangshenoside）Ⅰ；⑤内酯类：苍术内酯（atractylnolide）Ⅲ、党参内酯（codonolactone）等。此外尚含挥发油、含氮化合物、氨基酸等。

目前生药质量评价的主要指标性成分为党参炔苷。

【理化鉴别】

（1）粉末乙醚提取液，置蒸发皿中，挥去乙醚，残渣加醋酐溶解，倾取上清液于干燥试管中，沿管壁加硫酸，两液接触面呈棕色环，上层蓝色立即变为污绿色。

（2）粉末甲醇超声提取液，蒸干，残渣加水溶解，置 D101 型大孔吸附树脂柱中，依次用水、50% 乙醇洗脱，收集洗脱液，浓缩后甲醇溶解作为供试品溶液。以党参炔苷对照品作对照。照薄层色谱法，用高效硅胶 G 薄层板，以正丁醇-冰乙酸-水（7∶1∶0.5）为展开剂，喷以 10% 硫酸乙醇溶液，100℃加热至斑点清晰，分别置日光和紫外光（365nm）下检视，供试品色谱中，在与对照品色谱相应的位置上显相同颜色的荧光斑点。

【含量测定】 照醇溶性浸出物测定法热浸法测定，本品含 45% 乙醇浸出物不得少于 55.0%。

【**药理作用**】　水煎剂和粗提取物有抗缺氧作用，能调节机体各方面的功能，包括肾上腺皮质、心血管系统和免疫功能等。另有抗炎、抗溃疡、抗衰老、抗凝血、抗肿瘤及镇痛、降血压等作用。

【**功效**】　性平，味甘。健脾益肺，养血生津。用于脾肺气虚，食少倦怠，咳嗽虚喘，气血不足，面色萎黄，心悸气短，津伤口渴，内热消渴。

桔　梗
Platycodonis Radix

【**来源**】　桔梗科植物桔梗 *Platycodon grandiflorum*（Jacq.）A.DC. 的干燥根。全国大部分地区均产，以东北、华北产量较大，华东产质量较好。春、秋两季采挖，去净泥土、须根，趁鲜刮去外皮或不去外皮，晒干。

【**植物形态**】　多年生草本，有白色乳汁。主根粗大，长圆锥形。茎直立。叶 3 枚轮生、对生或互生，叶片卵形至披针形，边缘有尖锯齿，下面被白粉。花 1 至数朵，单生茎顶或集成疏总状花序；花萼钟状，裂片 5；花冠宽钟状，蓝紫色，5 浅裂；雄蕊 5，子房下位，花柱 5 裂。蒴果倒卵圆形。花期 7~9 月，果期 8~10 月。

【**性状特征**】　呈圆柱形或长纺锤形，下部渐细，有的有分枝，略扭曲，长 7~20cm，直径 0.7~2cm。表面白色或淡黄白色，不去外皮者表面黄棕色至灰棕色，具有不规则扭曲纵向皱沟，并有横向皮孔样的斑痕及支根痕，上部有横纹。顶端有较短的根茎（"芦头"），其上有数个半月形的茎痕。质脆，易折断，断面可见放射状裂隙，皮部类白色，形成层环棕色，木部淡黄白色。气微，味微甜后苦。（图 12-133）

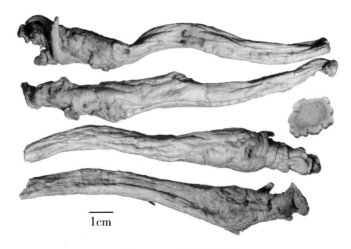

图 12-133　桔梗生药图

【**显微特征**】　根横切面：①木栓细胞有时残存，不去外皮者有木栓层，细胞中含草酸钙小棱晶。②栓内层窄，常见裂隙。③韧皮部宽广，乳管群散在，内含微细颗粒状黄棕色物。④形成层成环。⑤木质部导管单个散在或数个相聚，呈放射状排列。⑥薄壁细胞含菊糖，呈扇形或类圆形的结晶。（图 12-134）

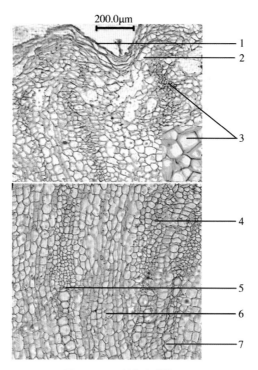

图 12-134　桔梗根横切面图

1. 木栓层；2. 皮层；3. 乳管群；4. 韧皮部；5. 形成层；6. 木射线；7. 木质部

粉末：黄白色。①乳管常互相连接，直径 14～25μm，管中含黄色油滴样颗粒状物。②具梯纹、网纹导管，少为具缘纹孔导管。③菊糖众多，呈扇形或类圆形的结晶。（图 12-135）

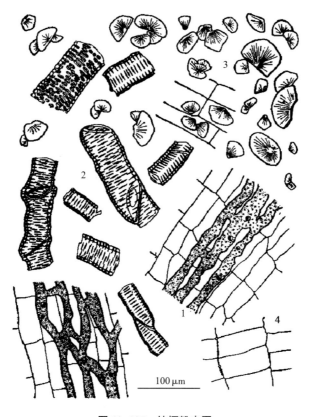

图 12-135　桔梗粉末图

1. 乳汁管；2. 导管；3. 菊糖；4. 木薄壁细胞

【化学成分】 含桔梗皂苷（platycodin）A、C、D$_1$、D$_2$、D$_3$，去芹菜糖基桔梗皂苷（deapio platycodin）D、D$_3$等多种三萜皂苷，完全水解产生桔梗皂苷元（platycodigenin）、远志酸（polygalacic acid）及桔梗酸（platycogenic acid）A、B、C。此外，还有 α–菠菜甾醇、α–菠菜甾醇–β–D–葡萄糖苷及白桦脂醇等植物甾醇类。

目前生药质量评价的主要指标性成分为总皂苷和桔梗皂苷 D。

	R$_1$	R$_2$
桔梗皂苷A	COCH$_3$	H
桔梗皂苷C	H	COCH$_3$
桔梗皂苷D	H	H

【理化鉴别】
（1）取本品，切片，用稀甘油装片，置显微镜下观察，可见扇形或类圆形的菊糖结晶。
（2）粉末加 7% 硫酸乙酸–水（1∶3）混合液，加热回流，放冷，用氯仿振摇提取，合并氯仿液，用水洗涤后，氯仿液用无水硫酸钠脱水，滤液蒸干，甲醇溶解，作为供试品溶液。以桔梗对照药材作对照。照薄层色谱法，用硅胶 G 板，以氯仿–乙醚（2∶1）为展开剂，喷以 10% 硫酸乙醇溶液，在 105℃加热至斑点显色清晰。供试品色谱中，在与对照药材色谱相应的位置上，显相同颜色的斑点。

【含量测定】 照高效液相色谱法测定，本品含桔梗皂苷 D（C$_{57}$H$_{92}$O$_{28}$）不得少于 0.10%。

【药理作用】 ①镇咳与祛痰作用：桔梗皂苷有镇咳与祛痰作用。桔梗煎剂能显著增加呼吸道黏液分泌量，有明显的祛痰作用。②抗炎、溃疡作用：桔梗皂苷尤其是桔梗皂苷 D 和 D$_3$ 为抗炎活性成分，具有较强的抗炎作用。③对中枢神经作用：桔梗皂苷具有镇痛、镇静及解热等中枢抑制作用。④扩张血管、降血压、降血糖、降低胆固醇等作用：桔梗水或酒精提取物可使血糖下降，皂苷能降低肝内胆固醇含量及增加类固醇和没食子酸的分泌，对胆固醇代谢有影响。⑤抗肿瘤及免疫调节作用：桔梗多糖均有抗肿瘤及免疫调节活性。⑥毒性：桔梗皂苷有很强的溶血性，不能注射给药；大剂量服用可引起恶心、呕吐。

【功效】 性平，味苦、辛。宣肺，利咽，祛痰，排脓。用于咳嗽痰多，胸闷不畅，咽痛，音哑，肺痈吐脓。

南沙参
Adenophorae Radix

本品为桔梗科植物轮叶沙参 *Adenophora tetraphylla*（Thunb.）Fisch. 或沙参 A.stricta Miq. 的干燥根。主产于安徽、江苏、浙江、贵州等地。春、秋二季采挖，除去须很，洗后趁鲜刮去粗皮，洗净，干燥。呈圆锥形或圆柱形，略弯曲；表面黄白色或淡棕黄色，凹陷处常有残存粗皮，上部多有深陷横纹，呈断续的环状，下部有纵纹及纵沟；顶端具 1 或 2 个根茎；体轻，质松泡，易折断，断面不平坦，黄白色，多裂隙；气微，味微甘。沙参根含 β－谷甾醇－β－D－吡喃葡萄糖苷（β–sitosterol–O–β–D–glucopyranoside）、二十八碳酸及多糖。轮叶沙参根含沙参苷Ⅰ、Ⅱ、Ⅲ及蒲公英萜酮、饱和脂肪酸、胡萝卜苷等。性微寒，味甘。养阴清肺，益胃生津、化痰、益气。

（四十）菊科 Compositae（Asteraceae）

本科约1000属，25000~30000种。我国有230属，2323种。重要药用属为红花属（Carthamus）、菊属（Chrysanthemum）、苍术属（Atractylodes）、蒿属（Artemisia）等，主要生药有苍术、白术、茵陈、青蒿、菊花、红花、木香等。

本科，稀木本。头状花序，外有由1至数层总苞片所组成的总苞围绕；花萼退化成冠毛状、鳞片状、刺状或缺如；花冠管状、舌状或假舌状；头状花序中的小花有异型或同型；花药结合成聚药雄蕊，连成管状包在花柱外面；子房下位，2心皮1室，1枚胚珠，基底着生，柱头2裂。瘦果。

本科分为2个亚科：管状花亚科（Tubuliflorae）：整个花序全为管状花，或中央为管状花，边缘为舌状花。舌状花亚科（Liguliflorae）：整个花序全为舌状花，植物体具乳汁。

本科植物普遍含菊糖、分泌组织和毛茸。分泌组织以乳汁管、树脂道、分泌腔或分泌细胞存在于不同属，如蒲公英等多具乳汁管；菊属、蒿属等具树脂道；苍术属等具分泌腔；牛蒡属等具分泌细胞。毛茸形态多样，分布也有特点，如丁字形非腺毛常见于菊属、蒿属等，鞋底状腺毛常见于蒿属等。

本科植物化学成分有倍半萜内酯、黄酮类、生物碱、挥发油、香豆素、三萜皂苷等，以挥发油、倍半萜内酯和聚炔类化合物为其突出特点。①挥发油：主存在于管状花亚科，特别是蒿属（Artemisia）、胜红蓟属（Ageratum）、泽兰属（Eupatorium）、蓍属（Achillea）、母菊属（Matricaria）及艾纳香属（Blumea）最富有，如佩兰挥发油有抗病毒作用，艾叶油能祛痰，云木香油有抗菌、降压作用。②倍半萜内酯：分布普遍，常具显著生理活性，如佩兰内酯（euparatin）、斑鸠菊内酯（vernolepin）、地胆草内酯（elephantopin）、蛇鞭菊内酯均有抑制癌细胞作用，青蒿素（arteannuin）有抗疟作用，山道年（santonin）、天名精内酯有驱虫作用。③聚炔类化合物：广泛分布于管状花亚科蒿属、菊属、蓍属、苍术属、木香属、豚草属、鬼针草属等，如茵陈二炔（capillene）、茵陈素、苍术炔等。④黄酮类：各类黄酮几乎在菊科均有分布，常见的有柑橘素、芹菜素、山奈酚、槲皮素及其衍生物等。⑤生物碱：吡咯里西啶型生物碱集中分布于千里光族，如野千里光碱（campestrine）等。⑥香豆素类：如蒿属香豆素（scoparone）有利胆、降压和镇静作用。⑦三萜皂苷：较多分布于管状花亚科泽兰属、向日葵属、水飞蓟属、一枝黄花属、紫菀属、金盏花属等，如紫菀皂苷。此外，尚有多糖、有机酸等成分。

茵　陈
Artemisiae Scopariae Herba

本品为菊科植物滨蒿 *Artemisia scoparia* Waldst.et Kit. 或茵陈蒿 *A.capillaris* Thunb. 的干燥地上部分。主产于陕西、山西、安徽等地。春季采收的幼苗习称"绵茵陈"，秋季采收的带花茎枝称"花茵陈"。绵茵陈多卷曲成团，灰白色或灰绿色，全株密被茸毛，绵软如绒。叶多为一至三回羽状深裂，裂片线形，全缘。气清香，味微苦。花茵陈茎圆柱形，多分枝，表面淡紫色或紫色，有纵条纹，被短柔毛；体轻，质脆，断面类白色。叶密集或多脱落。头状花序卵形，有短梗。瘦果长圆形，黄棕色。气芳香，味微苦。主含蒿属香豆素（scoparone）、茵陈色原酮（capillarisin）、绿原酸、挥发油等。目前生药质量评价的主要指标性成分为绿原酸、滨蒿内酯。性微寒，味苦、辛。清利湿热，利胆退黄。

苍 术
Atractylodis Rhizoma

【来源】 菊科植物茅苍术 *Atractylodes lancea*（Thunb.）DC. 或北苍术 *A.chinensis*（DC.）Koidz. 的干燥根茎。茅苍术主产于江苏，湖北，河南等地；北苍术主产于华北及西北等地。春、秋两季挖取根茎，除去泥沙，晒干，撞去须根。

【植物形态】 茅苍术 多年生草本。根茎圆柱形横走，结节状。叶互生，革质，上部叶一般不分裂，无柄，边缘有刺状锯齿，下部叶多为 3～5 深裂或半裂。头状花序顶生，叶状苞片 1 列，羽状深裂，裂片刺状；花多数，全为管状花，白色或淡紫色；退化雄蕊先端卷曲。瘦果有柔毛，冠毛羽状。花期 8～10 月，果期 9～10 月。

北苍术 叶片较宽，卵形或狭卵形，一般羽状 5 深裂，茎上部叶 3～5 羽状浅裂或不裂。头状花序稍宽；退化雄蕊先端不卷曲。

【性状特征】 茅苍术 呈不规则连珠状或结节状圆柱形，略弯曲，偶有分枝，长 3～10cm，直径 1～2cm。表面灰棕色，有皱纹、横曲纹及残留须根，顶端具茎痕或残留茎基。质坚实，断面黄白色或灰白色，散有多数橙黄色或棕红色油室，习称"朱砂点"，断面暴露稍久可析出白色细针状结晶，习称"起霜"。气香特异，味微甘、辛、苦。（图 12-136）

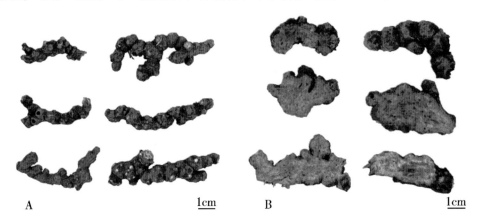

A　　　　　　　　　　1cm　　　B　　　　　　　　　1cm

图 12-136 苍术生药图
A. 药材；B. 饮片

北苍术 呈疙瘩块状或结节状圆柱形，长 4～9cm，直径 1～4cm。表面黑棕色，除去外皮者黄棕色。质较疏松，断面散有黄棕色油室。香气较淡，味辛、苦。

【显微特征】 根茎横切面：茅苍术 ①木栓层有 10～40 层木栓细胞，其间夹有石细胞环带 3～8 条，每环带由 2～3 层石细胞组成。②皮层宽广，散有大型油室。③韧皮部较窄。④形成层成环。⑤木质部内侧有木纤维束，或导管群相间排列，射线和髓部散有油室。⑥薄壁细胞中含有菊糖，并充塞有细小草酸钙针晶。（图 12-137）

北苍术　皮层有纤维束；木质部纤维束较大，与导管群相间排列。

粉末：棕色。①石细胞甚多，单个散在或数个成群，有时与木栓细胞连结，多角形、类圆形或类长方形，直径 20～80μm，壁极厚。②纤维大多成束，长梭形，直径约至 40μm，壁甚厚，木化。③草酸钙针晶细小，不规则地充塞于薄壁细胞中。④网纹导管多见，亦有具缘纹孔导管。⑤菊糖多见，略呈扇形或不规则形，表面呈放射状纹理。（图 12-138）

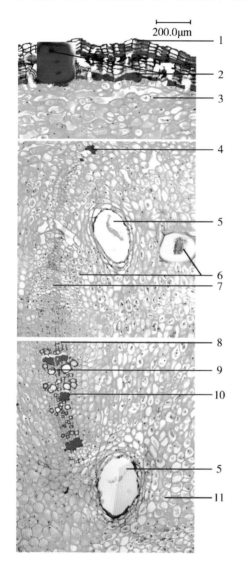

图 12-137　苍术（茅苍术）根茎横切面详图

1. 木栓层；2. 石细胞环层；3. 皮层；4. 中柱鞘纤维；

5. 油室；6. 草酸钙针晶；7. 韧皮部；8. 形成层；

9. 木质部；10. 木纤维；11. 髓部

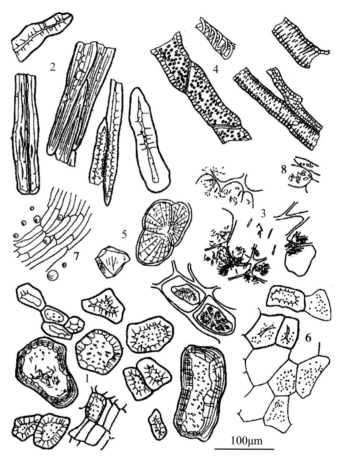

图 12-138　苍术粉末图

1. 石细胞；2. 纤维；3. 草酸钙针晶；4. 导管；

5. 菊糖；6. 木栓细胞；7. 油室碎片；8. 草酸钙方晶

【**化学成分**】　含挥发油。茅苍术挥发油中主成分为苍术素（atractylodin）、茅苍术醇（hinesol）、β-桉叶醇（β-eudesmol）、榄香醇（elemol）、苍术酮（atractylone）等。北苍术挥发油中主成分为苍术素、苍术酮、茅术醇、β-芹油醇（β-selinene）等。此外，含有烯炔及其苷类、三萜和甾体类、芳香苷类化合物等。

β-桉叶醇

苍术素

茅苍术醇

目前生药质量评价的主要指标性成分为苍术素。

【理化鉴别】

（1）粉末乙醚浸渍液挥去乙醚后，加 5% 对二甲氨基苯甲醛的 10% 硫酸溶液，显玫瑰红色，100℃烘烤片刻现绿色。

（2）粉末甲醇超声提取液作为供试品溶液。以苍术对照药材和苍术素对照品作对照。照薄层色谱法，用硅胶 G 板，以石油醚（60～90℃）-丙酮（9：2）为展开剂，喷以 10% 硫酸乙醇溶液，加热至斑点显色清晰。供试品色谱中，在与对照药材色谱和对照品色谱相应的位置上，显相应颜色的斑点。

【含量测定】　照高效液相色谱法测定，本品含苍术素（$C_{13}H_{10}O$）不得少于 0.30%。

【药理作用】　①抗菌抗病毒作用：苍术对结核杆菌、金黄色葡萄球菌、大肠杆菌、枯草杆菌、绿脓杆菌等多种致病真菌及流感病毒、腮腺炎病毒等多种病毒具明显灭菌作用。②降血糖作用：苍术煎剂或醇浸渍均能使血糖下降，同时降低肌糖原和肝糖原，抑制糖原生成。③对消化系统作用：β-桉油醇和茅术醇能明显促进胃肠运动，对胃肠运动机能有双向调节作用。④对中枢神经系统作用：小剂量能镇静，大剂量则对中枢神经系统有抑制作用，终可导致呼吸麻痹而死亡。⑤抗癌作用：苍术挥发油对食管癌细胞具有体外抑制作用，以茅术醇作用最强。⑥对心血管系统作用：苍术对血管紧张素抑制酶有明显的抑制作用，进而起到降血压作用。此外，对心肌缺血及缺血再灌注所致心律失常有改善作用。苍术素具有利胆作用。

【功效】　性温，味辛、苦。燥湿健脾，祛风散寒，明目。用于湿阻中焦，脘腹胀满，泄泻，水肿，脚气痿躄，风湿痹痛，风寒感冒，夜盲，眼目昏涩。

白　术
Atractylodis Macrocephalae Rhizoma

【来源】　菊科植物白术 Atractylodes macrocephala Koidz. 的干燥根茎。主产于浙江、安徽、湖北、湖南等地。霜降前后，挖取 2～3 年生的根茎，除去茎叶及细根，烘干者称烘术，晒干者称生晒术。

【植物形态】　多年生草本，根茎肥厚，略呈拳状。茎直立。叶互生，3 深裂或羽状 5 深裂，顶端裂片最大，椭圆形至卵状披针形，边缘有刺齿，有长柄。茎上部叶狭披针形，不分裂。头状花序单生枝顶，总苞钟状，全为管状花，花冠紫色，先端 5 裂。雄蕊 5；子房下位，表面密被绒毛。

瘦果密生柔毛，冠毛羽状分裂。花期9~10月，果期10~11月。

【性状特征】　呈不规则肥厚团块或拳状团块，长3~13cm，直径1.5~7cm。表面灰黄色或灰棕色，有瘤状突起和断续的纵皱和沟纹，并有须根痕，顶端有残留茎基和芽痕。质坚硬，不易折断，断面不平坦，黄白色至淡棕色，有棕黄色的点状油室散在；烘干者断面角质样，色较深或有裂隙。气清香，味甘、微辛，嚼之略带黏性。（图12-139）

【显微特征】　根茎横切面：①木栓层为数列木栓细胞，其内侧常有断续的石细胞环。②皮层、韧皮部及木射线中有大型油室散在，油室圆形至长圆形，长径180~340μm，短径135~180μm。③形成层环明显。④木质部呈放射状排列，中部和内侧木质部束的附近有较多的纤维束。⑤髓部较大。⑥薄壁细胞中含菊糖及草酸钙针晶。（图12-140）

粉末：淡黄棕色。①草酸钙针晶细小，长10~32μm，不规则地聚集于薄壁细胞中。②纤维黄色，大多成束，长梭形，直径约至40μm，壁甚厚，木化，孔沟明显。③石细胞淡黄色，类圆形、多角形、长方形或少数纺锤形，直径37~64μm，胞腔明显，有不规则孔沟。④导管分子较短小，为网纹及具缘纹孔导管。⑤薄壁细胞含菊糖，表面显放射状纹理。

【化学成分】　含挥发油，油中主成分为苍术酮（atractylon）、白术内酯A、B（butenolide A、B）3-β-乙酰氧基苍术酮（3-β-acetoxyatractylon）、3-β-苍术酮（3-β hydroxyatractylon），尚含苍术醇（artactylol）等。此外，含有多糖、氨基酸、苷类等成分。

【理化鉴别】　粉末正己烷超声提取液作为供试品溶液。以白术对照药材作对照。分别点于同一硅胶G薄层板上，以石油醚(60~90℃)-乙酸乙酯（50：1）为展开剂，喷以5%香草醛硫酸溶液，加热至斑点显色清晰。供试品色谱中，在与对照药材色谱相应的位置上，显相同颜色的斑点，并应显一桃红色主斑点（苍术酮）。

【含量测定】　照醇溶性浸出物测定法热浸法测定，本品含醇溶性浸出物不得少于35.0%。

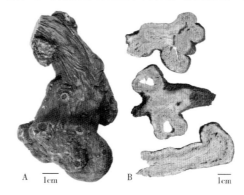

图12-139　白术生药图

A.药材；B.饮片

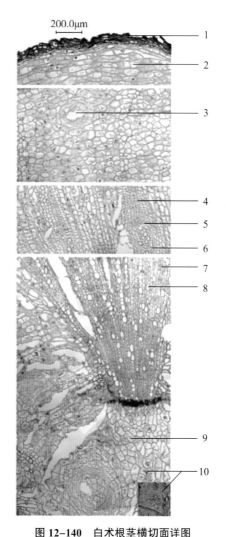

图12-140　白术根茎横切面详图

1.木栓层；2.皮层；3.油室；4.韧皮部；

5.形成层；6.木质部；7.木纤维；

8.导管；9.髓部；10.草酸钙针晶

【**药理作用**】 ①利尿作用：白术水煎剂和流浸膏灌胃或静脉注射均能产生明显而持久的利尿作用，并能促进钠的排出。②抑制癌细胞：白术挥发油对食管癌细胞有体外抑制作用。将药物与 109 食管癌细胞接触 24～48 小时后，白术挥发油、苍术酮、白术内酯 B 均有抑制作用，可使细胞脱落，核固缩，染色质浓缩，细胞无分裂或分裂极少。③抑菌作用：白术水煎剂，体外有抑制絮状表皮癣菌及显形奴卡氏菌作用。④调节胃肠功能及运动：通过介导胆碱能受体，促进胃肠推进运动。

【**功效**】 性温，味甘、苦。益气健脾，燥湿利水，止汗，安胎。用于脾虚食少，腹胀泄泻，痰饮眩晕，水肿，自汗，胎动不安。

木 香
Aucklandiae Radix

【**来源**】 菊科植物木香 *Aucklandia lappa* Decne. 的干燥根。主产于云南，又称云木香。秋、冬两季采挖，除去茎叶、须根及泥土，切段或纵剖为块，晾干或风干，撞去粗皮。

【**植物形态**】 多年生草本。主根粗壮，圆柱形，有特异香气。基生叶大型，具长柄；叶片三角状或长三角形，疏生短刺；基部下延成不规则分裂的翼，叶面被短柔毛；茎生叶较小。头状花序 2～3 个丛生于茎顶，腋生者单一，总苞由 10 余层线状披针形的苞片组成；花全为管状花，暗紫色，花冠 5 裂；雄蕊 5，聚药；子房下位，柱头 2 裂。瘦果线形，有棱，上端着生一轮黄色直立的羽状冠毛。花期 5～9 月，果期 8～10 月。

【**性状特征**】 呈圆柱形或半圆柱形或枯骨形，长 5～10cm，直径 0.5～5cm。表面黄棕色至灰褐色，有时可见网状皱纹。质坚，不易折断，断面灰褐色至暗褐色，周边灰黄色或浅棕黄色，形成层环棕色，有放射状纹理及散在的褐色点状油室。气香特异，味微苦。（图 12-141）

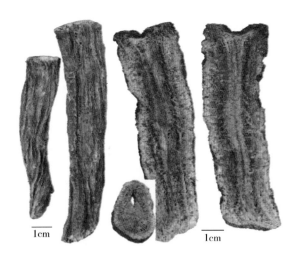

图 12-141　木香生药图

【显微特征】　根横切面：①木栓层由多列木栓细胞组成，皮层狭窄。②韧皮部宽广，射线明显，纤维束散在。③形成层成环。④木质部由导管、木纤维及木薄壁细胞组成。导管单行径排列。⑤根的中心为四原型初生木质部。⑥薄壁组织中有大型油室散在，油室常含有黄色分泌物。⑦薄壁组织中含有菊糖。（图 12-142）

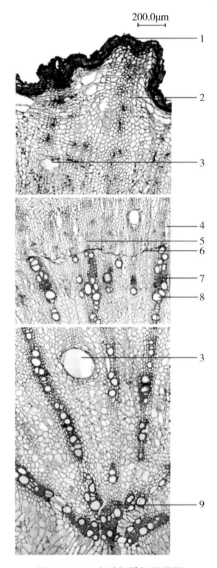

200.0μm

图 12-142　木香根横切面详图
1. 木栓层；2. 皮层；3. 油室；4. 裂隙；5. 韧皮部；
6. 形成层；7. 木纤维；8. 导管；9. 初生木质部

粉末：黄绿色。①菊糖多见，表面显放射状纹理。②木纤维黄色，长梭状，多成束，直径 16～24μm，纹孔口横裂缝状、十字状或人字状。③网纹导管较多，亦有具缘纹孔导管。④油室多破碎，内含黄色或棕色分泌物。（图 12-143）

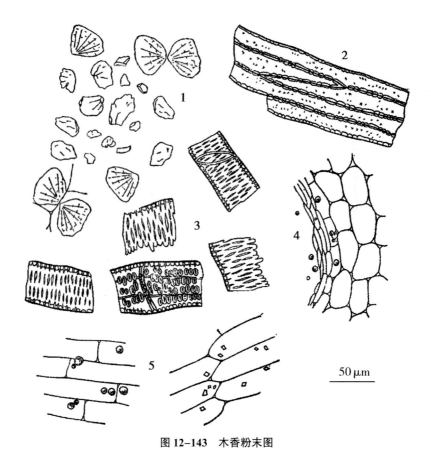

图 12-143　木香粉末图

1. 菊糖；2. 木纤维；3. 导管；4. 油室碎片；5. 薄壁细胞（内含油滴或草酸钙方晶）

【化学成分】　含挥发油，挥发油的主要成分为内酯类、萜类化合物。包括木香内酯（costuslactone）、去氢木香内酯（dehydrocostuslactone）、木香烃内酯（costunolide）、二氢木香内酯（dihydrocostulactone）、α–木香酸（α-costic acid）、α–木香醇（α-costol）等，尚含有 α– 及 β–环木香烯内酯（cyclocostunolide）等。另含木香碱（saussurine）等。

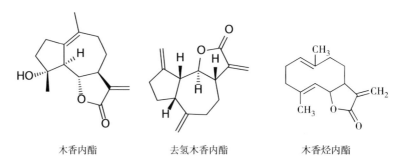

木香内酯　　　　　　　去氢木香内酯　　　　　　木香烃内酯

目前生药质量评价的主要指标性成分为和去氢木香内酯。

【理化鉴别】

（1）取木香挥发油少许于试管中，加入异羟肟酸铁试剂 2～3 滴，呈橙红色反应。

（2）粉末甲醇超声提取液作为供试品溶液。以去氢木香内酯对照品、木香烃内酯对照品作对照。照薄层色谱法，用硅胶 G 板，以环己烷–甲酸乙酯–甲酸（15：5：1）的上层液为展开剂，喷以 1% 香草醛硫酸溶液，加热至斑点显色清晰。供试品色谱中，在与对照品色谱相应的位置上，显相同颜色的斑点。

【含量测定】 照高效液相色谱法测定，本品含木香烃内酯（$C_{15}H_{20}O_2$）和去氢木香内酯（$C_{15}H_{18}O_2$）的总量不得少于 1.5%。

【药理作用】 ①对消化系统作用：本品生物碱能对抗乙酰胆碱与组织胺对离体豚鼠回肠所致的肠痉挛作用；去内酯挥发油及二氢木香内酯对离体小肠运动均有较强的抑制作用；木香烃内酯和去氢木香烃内酯具有较强的利胆作用。丙酮提取物对胃溃疡有抑制作用。②对心血管系统作用：内酯类均能抑制离体心脏的活动，有较强的血管扩张作用；木香浸膏及去内酯挥发油均有降压作用。③抑菌作用：挥发油能抑制链球菌、金黄色及白色葡萄球菌的生长；煎剂对黄癣菌等10种真菌有抑制作用。④松弛平滑肌作用：木香对乙酰胆碱、组胺和氯化钡引起的支气管收缩有对抗作用，能扩张支气管平滑肌。

【功效】 性温，味辛、苦。行气止痛，健脾消食。用于胸胁、胸脘胀痛，泻痢后重，食积不消，不思饮食。煨木香实肠止泻。用于泄泻腹痛。

红 花

Carthami Flos

本品为菊科植物红花 *Carthamus tinctorius* L. 的干燥花。主产于新疆、河南、四川、云南等地。夏季花由黄变红时采摘，阴干或晒干。为不带子房的管状花，表面红黄色或红色。花冠筒细长，先端5裂，裂片狭条形；雄蕊5，花药聚合成筒状，黄白色；柱头长圆柱形，露出于花药筒外，顶端微分叉。质轻，柔软。气微香，味微苦。主含红花苷（carthamidin），红花醌苷（carthamone），新红花苷（neocarthamin），红花素（carthamidin），红花黄色素（safflor yellow）A、B、C，羟基红花黄色素 A 和山奈酚等黄酮类成分，另含木脂素类、多糖、挥发油等成分。目前生药质量评价的主要指标性成分为羟基红花黄色素 A 和山奈酚。性温，味辛。活血通经，散瘀止痛。

菊 花

Chrysanthemi Flos

本品为菊科植物菊 *Chrysanthemum morifolium* Ramat. 的干燥头状花序。主产于安徽、浙江、江苏、河南等地。9～11月花盛开时分批采收，阴干或焙干，或熏、蒸后晒干。按产地和加工方法不同，分为"亳菊""滁菊""贡菊""杭菊""怀菊花"。呈倒圆锥形或圆筒形，有时稍压扁呈扇形，多离散。总苞碟状；总苞片3～4层，卵形或椭圆形，草质，黄绿色或褐绿色，外面被柔毛，边缘膜质。花托半球形，无托片或托毛。外为舌状花数层，雌性，类白色，散生金黄色腺点；管状花多数，两性，位于中央，黄色，顶端5齿裂，为舌状花所隐藏。瘦果不发育，无冠毛。体轻，质柔润，干时松脆。气清香，味甘，微苦。主含绿原酸（chlorogenic acid）、挥发油，油中主为菊花酮（chrysanthenone）等，还含木犀草苷、3,5-O-二咖啡酰基奎宁酸等。目前生药质量评价的主要指标性成分为绿原酸、木犀草苷和3,5-O-二咖啡酰基奎宁酸。性微寒，味甘、苦。散风清热，平肝明目，清热解毒。

青 蒿
Artemisiae Annuae Herba

【来源】 菊科植物黄花蒿 *Artemisia annua* L. 的干燥地上部分。分布于全国各地。秋季花盛开时割取地上部分，除去老茎，阴干。

【植物形态】 一年生草本。全株黄绿色。茎直立，多分枝。茎基部及下部叶在花期枯萎，中部叶卵形，三回羽状深裂，两面被短微毛，上部叶小，常一回羽状细裂。头状花序球形，总苞球形，苞片 2~3 层，无毛，小花均为管状，黄色。雌花较少围于外层，雌蕊 1，柱头 2 裂；内为两性花，花冠长约 1mm，先端分裂，雄蕊 5，聚药。瘦果椭圆形，无毛。花期 7~10 月，果期 9~11 月。

【性状特征】 茎呈圆柱形，上部多分枝，长 30~80cm，直径 0.2~0.6cm。表面黄绿色或棕黄色，具纵棱线。质略硬，易折断，折断面黄白色，中部有髓。叶互生，暗绿色或棕绿色，卷缩易碎，完整者展开后为三回羽状深裂，裂片及小裂片矩圆形或长椭圆形，两面被短毛。气香特异，味微苦。（图 12-144）

【显微特征】 叶表面制片：①上下表皮细胞不规则，垂周壁波状弯曲，脉脊上的表皮细胞为窄长方形。②气孔不定式，微凸于表面，保卫细胞肾形。③腺毛呈椭圆形，常充满黄色挥发油，其两个半圆形分泌细胞的排列方向一般与最终裂片的中脉平行。④表面密布丁字形非腺毛，其壁横向延伸或柄部着生处折成 V 字形，长 240~816μm，柄细胞小，单列，3~8 个细胞。（图 12-145）

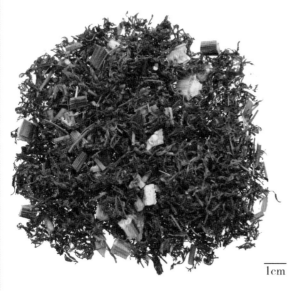

图 12-144 青蒿生药图

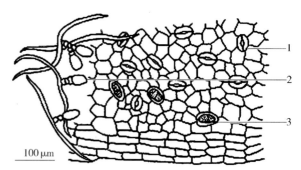

图 12-145 青蒿（叶）表面制片图
1. 气孔；2. 丁字毛；3. 腺毛

【化学成分】 ①倍半萜内酯：主为青蒿素（artemisinin，qinghaosu），青蒿酮（artemisia），青蒿甲素、乙素、丙素、丁素和戊素，青蒿酸（artemisic acid），青蒿内酯（artemisilactone），氢化青蒿素（hydroarteannuin），青蒿醇（artemisinol）等。②挥发油：油中主含莰烯（camphene）、异蒿酮（isoartmisia ketone）、L-樟脑、β-蒎烯、β-丁香烯等。③黄酮类：主为 3,5-二羟基 -6,7,3′，

4′– 四甲氧基黄酮醇（3,5-dihydroxy-6,7,3′,4′-tetramethoxyflavonol）、3,5,3′– 三羟基 –6,7,4′– 三甲氧基黄酮（3,5,3′-trihydroxy-6,7,4′-trimethoxyflavonol）、泽兰黄素（eupatrorin）、鼠李黄素（rhamnetin）等。④香豆精类：主为 6- 甲氧基香豆素、东莨菪内酯（scopoletin）、东莨菪苷（scopolin）、扫帚黄素（scopartin）及 6,8- 二甲基 -7- 羟基香豆素等。

青蒿素　　　　　　　青蒿甲素　　　　　　　青蒿乙素

目前生药质量评价的主要指标性成分为青蒿素。

【理化鉴别】 粉末石油醚加热回流提取液蒸干，残渣加正己烷溶解，用 20% 乙腈液振摇提取，乙腈提取液蒸干，残渣加乙醇溶解作为供试溶液。以青蒿素对照品作对照。分别点于同一硅胶 G 薄层板上，以石油醚（60～90℃）– 乙醚（4∶5）为展开剂，展开，取出，晾干。喷以 2% 香草醛的 10% 硫酸乙醇溶液，在 105℃加热至斑点显色清晰，置紫外灯（365nm）下检视。供试品色谱中，在与对照品色谱相应的位置上显相同颜色的荧光斑点。

【药理作用】 ①抗疟作用：乙醚提取物中性部分及烯醇浸膏具有显著的抗疟作用；青蒿素可明显抑制恶性疟原虫无形体的生长，有直接杀伤的作用。②抗血吸虫作用：青蒿素对血吸成虫有明显杀灭作用；青蒿素及其衍生物对花枝睾吸虫也有较好的杀虫作用。③促进免疫作用：青蒿素可提高淋巴细胞的转化率，促进机体细胞的免疫作用。④抗病原微生物作用：青蒿水煎剂对表皮葡萄球菌、卡他球菌、炭疽杆菌、白喉杆菌有较强的抑制作用，对金黄色葡萄球菌、绿脓杆菌、痢疾杆菌、结核杆菌等也有一定的抑制作用；青蒿挥发油对所有皮肤癣菌有抑制和杀灭作用。⑤对心血管系统作用：青蒿素能减慢心率、抑制心肌收缩、降低冠脉流量。⑥其他作用：青蒿素还能抗肿瘤、抗真菌、抗心律失常、抗系统性红斑狼疮、抗组织纤维化、避孕；青蒿注射液有解热、镇痛作用；挥发油具有镇咳、祛痰、平喘作用。

【功效】 性寒，味苦、辛。清虚热，除骨蒸，解暑热，截疟，退黄。用于湿邪伤阴，夜热早凉，阴虚发热，骨蒸劳热，暑邪发热，疟疾寒热，湿热黄疸。

第二节　单子叶植物纲

一、概述

单子叶植物（Monocotyledons）是植物类生药中品种较多的一个类群。其主要特征：多为草本，少为木本。根通常为须根系，维管束为辐射型。茎中维管束散生，无形成层；木本种类无年轮。叶多具平行脉或弧形脉。花各部位常为 3 基数；花被片通常相似；花粉粒具 1 个萌发孔。种子胚一般只有 1 枚子叶。

二、主要药用科及其代表生药

（一）泽泻科 Alismataceae

本科 11 属，约 100 种。我国有 4 属，20 种。重要药用属为泽泻属（Alisma）、慈菇属（Sagittaria）等，主要生药有泽泻、慈菇等。

水生或沼生草本，具根状茎或球茎。单叶基生，叶柄基部鞘状。花两性或单性，辐射对称，常轮生于花葶上，成总状或圆锥花序；花被片 6，外轮 3 枚萼片状，绿色，宿存；内轮 3 枚花瓣状，易脱落；雄蕊 6 或多数；雌蕊子房上位，心皮多数，轮生或螺旋状排列，分离，1 室；胚珠 1 或数枚，仅 1 枚发育；花柱宿存。聚合瘦果，种子无胚乳。

本科植物块茎的内皮层明显，维管束为周木型，具油室。

本科植物以含三萜类化合物为其化学特征，如泽泻含有的泽泻萜醇（alisol）A、B、C，表泽泻醇（epialisol）等，能抑制血液中胆固醇含量，临床用于治疗高脂血症。还含多糖、挥发油、生物碱等成分。

泽 泻
Alismatis Rhizoma

【来源】 泽泻科植物东方泽泻 *Alisma orientalis*（Sam.）Juzep. 或泽泻 *Alisma plantago-aquatica* Linn. 的干燥块茎。主产于福建、四川等地，多系栽培。冬季采挖，除去茎叶、须根，削去粗皮，洗净，烘干，或装入竹筐中撞去须根及粗皮，晒干。

【植物形态】 东方泽泻为多年生沼生草本。块茎球形。叶丛生，基部鞘状；叶片椭圆形、卵状椭圆形至宽卵形，基部心形、圆形或楔形，全缘，叶脉 5～7 条。花茎由叶丛中生出，花序为大型的轮生状圆锥花序；外轮花被片 3，萼片状，内轮花被片 3，花瓣状，白色；雄蕊 6 枚；心皮多数、轮生。瘦果多数，倒卵形，扁平，花柱宿存。花期 6～8 月，果期 7～9 月。

【性状特征】 块茎呈类圆形、长圆形或倒卵形，长 2～7cm，直径 3～5cm。表面黄白色或淡黄棕色，有不规则的横向环状浅沟纹及多数细小突起的须根痕，底部有的有瘤状芽痕。质坚实，断面黄白色，粉性，有多数细孔。气微，味微苦。（图 12-146）

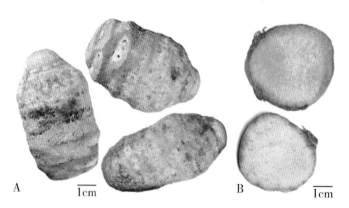

图 12-146　泽泻生药图
A. 药材；B. 饮片

【**显微特征**】 块茎横切面：①外皮常除去，可见残留的皮层通气组织，由薄壁细胞组成，细胞间隙甚大，内侧有1列内皮层细胞，壁增厚，木化，有纹孔。②中柱通气组织中散有周木型维管束和淡黄色油室。③薄壁细胞中充满淀粉粒。（图12-147）

粉末：①淀粉粒甚多，单粒长卵形、类球形或椭圆形，直径3~14μm，脐点人字状、短缝状或三叉状；复粒由2~3分粒组成。②薄壁细胞类圆形，具多数椭圆形纹孔，集成纹孔群。③内皮层细胞垂周壁波状弯曲，较厚，木化，有稀疏细孔沟。④油室大多破碎，完整者类圆形，直径54~110μm，分泌细胞中有时可见油滴。另有螺纹、梯纹、网纹、单纹孔及具缘纹孔导管。纤维少见，壁较厚，木化。

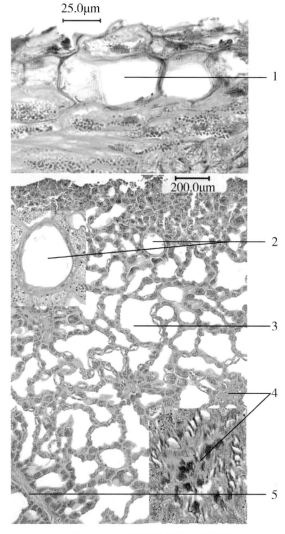

图 12-147 泽泻块茎横切面详图

1. 内皮层；2. 油室；3. 通气组织；

4. 维管束（周木型）；5. 不规则斜向维管束

【**化学成分**】 主含四环三萜酮醇衍生物：泽泻醇 A、B、C（alisol A、B、C）及泽泻醇 A、B、C 的乙酸酯（alisol A monoacetate，alisol B monoacetate，alisol C monoacetate），表泽泻醇 A（epi-alisol A），24- 乙酰泽泻醇 A（24-acetyl alisol A），23- 乙酰泽泻醇 B（23-acetyl alisol B），23- 乙酰泽泻醇 C（23-acetyl alisol C），环氧泽泻烯（alismoxide）等。还含挥发油、多糖等成分。

泽泻醇 A: R=H
泽泻醇 A 乙酸酯: R=COCH₃

泽泻醇 B: R=H
泽泻醇 B 乙酸酯: R=COCH₃

泽泻醇 C

目前生药质量评价的主要指标性成分为 23- 乙酰泽泻醇 B 和 23- 乙酰泽泻醇 C。

【含量测定】　照高效液相色谱法测定，本品含 23- 乙酰泽泻醇 B（$C_{32}H_{50}O_5$）和 23- 乙酰泽泻醇 C（$C_{32}H_{48}O_6$）的总量不得少于 0.10%。

【药理作用】　①利尿作用：大鼠每只以 5g 灌胃给予煎剂，有显著利尿作用；冬季产泽泻的利尿作用强于春季产泽泻。②对心血管系统的作用：急静脉注射泽泻乙醇提取物，血压随即下降，平均最大下降 40%，5～10 分钟后逐渐回升，至 30 分钟血压稳定。泽泻经甲醇、苯和丙酮提取的组分 T 10mg/kg 给药，可使猫和兔的血压下降。泽泻乙醇提取物可使由肾上腺素引起的兔离体动脉收缩有较缓慢的松弛作用；醇提物的水溶性部分能显著增加离体兔心的冠脉流量，对心率无明显影响。对心收缩力有轻度抑制作用。③降血脂与抗动脉粥样硬化作用：泽泻乙醇提取物能显著降低实验性高血脂家兔或大鼠的血清总胆固醇含量；泽泻提取物 4g/d 喂食家兔 3 个月，显著升高实验性高血压家兔血中高密度脂蛋白胆固醇（HDL-ch）含量，并能显著抑制主动脉内膜斑块的形成，但对降低血中低密度脂蛋白胆固醇（LDL-ch）含量不明显。另外，泽泻尚有抗炎、降血糖、抗脂肪肝、减肥作用。

【功效】　性寒，味甘、淡。利水渗湿，泄热，化浊降脂。用于小便不利，水肿胀满，泄泻尿少，痰饮眩晕，热淋涩痛等症。

（二）禾本科 Gramineae（Poaceae）

本科约 700 属，10000 余种，是单子叶植物中的第二大科。我国有 200 余属，1500 余种。重要药用属为薏苡属（Coix）、淡竹叶属（Lophatherum）、刚竹属（Phyllostachys）等，主要生药有薏苡、淡竹叶、白茅根、芦根、天竺黄等。

多为本草，少木本（竹类）。地上茎称秆，节间常中空。单叶互生；叶鞘抱秆，通常一侧开裂。花小，常两性，集成分小穗再排成穗状、总状或圆锥状花序。每小穗有花 1 至数朵，排列于很短的小穗轴上，基部生有 2 颖片（总苞片），小花外包有外稃和内稃（小苞片）；雄蕊通常 3 枚，花丝细长，花药丁字着生；雌蕊子房上位，2～3 心皮合生，1 室，1 胚珠；花柱 2～3，柱头常羽毛状。颖果。种子含丰富的淀粉质胚乳。

本科植物叶表皮细胞平行排列，每纵行为一个长细胞（long cell）和 2 个短细胞（short cell）相间排列；长细胞体型较大，表面观长方形，是表皮的主要组成成分，沿叶片长轴方向的侧壁通常是波纹状的；短细胞体型较小，表面观近似正方形，有的短细胞内含硅质体。气孔分布在长细胞的行列中，保卫细胞呈哑铃形，两侧各有略呈三角形的副卫细胞；叶肉栅栏组织与海绵组织分化不明显。

本科化学成分多样。①生物碱类：有吡唑类、吡啶类、吡咯类、吡咯里西啶类等多种类型，如芦竹碱（gremine）能升压、收缩子宫；大麦芽碱（horocenine）能抗霉菌。在含氮化合物中，比较特殊的是杂氮噁嗪酮（benzoxazolinon）类，常见于薏苡属（Coix）、白茅属（Imperata）、玉蜀黍属（Zea）及黑麦属（Secale）等，如薏苡素（coixol）具解热镇痛、降压作用。②氰苷类：蜀黍苷（dhurrin）等含玉黍属（Panicum）、高粱属（Sorghum）及甜茅属（Glyceria）；氢氰酸还发现于菅属（Themeda）、狗牙根属（Cynodon）及高粱属。③黄酮类：本科普遍分布，常见的有木樨草素、小麦黄素、芹菜素、儿茶酚及其衍生物等，如芹菜素 –6–C– 阿拉伯糖 – 葡萄糖苷含于燕麦属，芹菜素 –6,8–C– 二糖苷含于小麦属（Triticum），大麦黄苷含于大麦属，小麦黄素含于大麦属、甘蔗属。④三萜类：分布于淡竹叶属、燕麦属等，如白茅萜（cylindrin）、芦竹萜（arundoin）、无羁萜（friedelin）等，多有抗炎镇痛作用。还含香豆素、挥发油等成分。本科种子（颖果）含大量糖类、淀粉、蛋白质等营养成分。

薏苡仁
Coicis Semen

本品为禾本科植物薏米 *Coix lacryma-jobi* L.var.ma–yuen（Roman.）Stapf. 的干燥成熟种仁。主产于福建、河北、江苏、辽宁等地。种仁呈宽卵形或长椭圆形，长 4 ~ 8mm，宽 3 ~ 6mm。表面乳白色，光滑，偶有残存的黄褐色种皮；先端钝圆，基部较宽而微凹，有 1 淡棕色点状种脐；背面圆凸；腹面有较宽而深纵沟。质坚实，断面白色，粉性。气微，味微甜。种仁中含薏苡仁酯（coixenolide）、薏苡素（coixol）、薏苡多糖等成分。目前生药质量评价的指标性成分为甘油三油酸酯。薏苡仁酯和薏苡仁油对小鼠艾氏腹水癌、子宫颈癌 –14（U_{14}）、腹水型肝癌（HCA）、S_{180} 腹水癌等均有抑制作用；从薏苡仁中得到的中性多糖（葡聚糖 1 ~ 7）和酸性多糖（CA–1，CA–2）具抗补体作用；薏苡多糖 A、B、C（coixan A，B，C）和薏苡仁油具降血糖作用。此外，薏苡仁尚有解热镇痛、促排卵等作用。性凉，味甘、淡。利水渗湿，健脾止泻，除痹，排脓，解毒散结。

淡竹叶
Lophatheri Herba

本品为禾本科植物淡竹叶 *Lophatherum gracile* Brongn. 的干燥茎叶。主产于长江流域及华南、西南地区。茎圆柱形，中空，有节，淡黄绿色；叶鞘开裂，叶片披针形，有时皱缩卷曲，浅绿色或黄绿色，叶脉平行，具横行小脉，形成长方形网格状，叶下面尤为明显；质轻而柔韧；气微，味淡。含三萜类和甾类物质芦竹素（arundoin）、白茅素（cylindrin）、无羁萜（friedelin）、β – 谷甾醇、豆甾醇、菜油甾醇、蒲公英甾醇等。具解热作用，能增加尿中氯化物的含量，升高血糖；对金黄色葡萄球菌有一定抑制作用。性寒，味甘、淡；清热泻火，除烦止渴，利尿通淋。

（三）莎草科 Cyperaceae

本科近 90 属，4000 余种。我国 31 属，670 种。重要药用属有莎草属（Cyperus）、藨草属（Scirpus）、荸荠属（Heleocharis）等，主要生药有香附、三棱等。

多年生草本。秆多实心，通常三棱形。单叶基生，或茎生，常有封闭的叶鞘。花两性或单性，单生于颖片（苞片）腋内，2 至多花组成小穗，再排成穗状、总状、头状、圆锥状或聚伞花序；花序下常有 1 至数枚总苞片；花被缺如或退化为刚毛状或鳞片状；雄蕊 3 枚，花药底着；雌蕊子房上位，2~3 心皮合生，1 室，1 胚珠；花柱单一，柱头 2~3 裂。小坚果或瘦果。

本科植物根状茎具内皮层，维管束为周木型，含硅质体。

本科植物块茎常含挥发油，油中具多种萜类化合物：如莎草块茎所提挥发油中含香附烯（cyperene）、香附醇（cyperol）、可布酮（kobusone）等。此外，尚含黄酮类、生物碱、强心苷、糖类等。

香　附

Cyperi Rhizoma

本品为莎草科植物莎草 *Cyperus rotundus* L. 的干燥根茎。主产于山东、福建、浙江、湖南等地。根茎多呈纺锤形，有的略弯曲。表面棕褐色或焦黑色（火燎者），具纵脊线，且有 6~10 个略隆起的环节，节上有未除净的棕色毛须及须根断痕；去净毛须者较光滑，环节不明显；质硬，生晒者断面白色，略呈粉性，蒸煮者断面黄棕色或红棕色，角质样，内皮层环明显，中柱色较深，点状维管束散在；气香，味微苦。根茎含挥发油约 1%，油中含多种萜烯类化合物，主为香附烯（cyperene）、β - 香附酮（β -cyperone）、β - 萜烯、对聚伞花素（p-cymene）、广藿香酮（patchoulenone）、香附醇（cyperol）、异香附醇（isocyperol）、香附醇酮（cyperolone）等。目前生药质量评价的主要指标性成分为挥发油。性平，味辛，微苦、微甘。疏肝解郁，理气宽中，调经止痛。

（四）棕榈科 Palmae （Arecaceae）

本科约 207 属，2800 余种。我国有 28 属，100 余种（含常见栽培属、种）。重要药用属为槟榔属（Areca）、棕榈属（Trachycarpus）、黄藤属（Daemonorops）等，主要生药有槟榔、血竭、棕榈等。

乔木或灌木，稀藤本。主干不分枝。叶大型，常绿，叶柄基部常扩大成纤维状叶鞘，常集生于茎顶。肉穗花序大型，常具佛焰苞；花小，两性或单性；花被片 6，2 轮；雄蕊 6，2 轮；子房上位，1 或 3 室，每室 1 胚珠。浆果或核果，外果皮肉质或纤维质。

本科植物多含有硅质体，如槟榔属、棕竹属（Rhapis）、蒲葵属（Livistona）等；叶肉组织多含草酸钙针晶，有时为方晶或砂晶，如槟榔属、棕榈属等。

本科植物主要化学成分为多元酚和鞣质、黄酮，还含甾体皂苷、生物碱等类成分。①多元酚和鞣质类：普遍分布，多为缩合鞣质，如儿茶素、表儿茶素、槟榔鞣质等。②黄酮类：多存在于植物叶中，常见的有木犀草素、皂黄草素、血竭素、血竭红素等。③甾体皂苷类：如薯蓣皂苷、甲基薯蓣皂苷、滇重楼皂苷、滇重楼皂苷Ⅱ等。④生物碱类：如槟榔中含槟榔碱、槟榔次碱等，均以与鞣酸结合形式存在。

槟 榔
Arecae Semen

【来源】 棕榈科植物槟榔 *Areca catechu* L. 的干燥成熟种子。主产于海南。春末至秋初采收成熟果实，水煮后，干燥，除去果皮，取出种子，干燥。

【植物形态】 常绿乔木，主干不分枝。叶羽状全裂，丛生茎顶，长达 2m，光滑无毛。肉穗花序生于叶鞘束下，排成圆锥状，外被大型佛焰苞；花单性，雌雄同株；雄花小，花瓣 3；雌花着生于小穗的基部，子房上位，1 室。坚果卵圆形或长椭圆形，含大型种子 1 枚。每年开花 2 次，花期 3~8 月，冬花不结果，果期 11 月至次年 2 月。

【性状特征】 种子扁球形或圆锥形，高 1.5~3.5cm，基部直径 1.5~3cm。表面淡黄棕色至红棕色，具稍凹下的网状浅沟纹，底部中央有圆形凹陷的珠孔，其旁有 1 明显瘢痕状种脐。质坚硬，不易破碎，断面可见棕色种皮与白色胚乳相间的大理石样花纹。气微，味涩，微苦。（图 12-148）

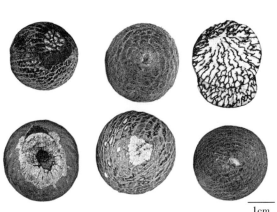

1cm

图 12-148 槟榔生药图

【显微特征】 种子横切面：①种皮组织分内、外层，外层为数列切向延长的扁平石细胞，含红棕色物，石细胞形状、大小不一，常有细胞间隙；内层为数列薄壁细胞，含棕红色物，散有少数维管束。②外胚乳较狭窄，内胚乳细胞白色，多角形，壁厚，纹孔大，略作念珠状，含油滴及糊粉粒。③种皮内层和外胚乳常不规则插入内胚乳中，形成错入组织。（图 12-149）

粉末：红棕色至淡棕色。①种皮石细胞呈纺锤形、多角形或不规则形，直径 24~64μm，壁厚 5~12μm，淡黄棕色，纹孔少数，有的充满红棕色物。②内胚乳碎片众多，细胞形状不规则，壁厚 6~11μm，具大型类圆形壁孔。③外胚乳细胞类长方形、类多角形，孔沟可见，内多充满红棕色至深棕色物。（图 12-150）

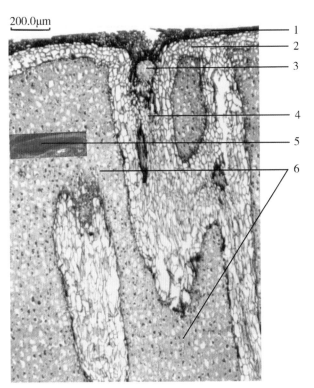

200.0μm

1
2
3
4
5
6

图 12-149 槟榔种子横切面详图

1. 种皮；2. 外胚乳；3. 维管束；

4. 错入组织；5. 种皮石细胞；6. 内胚乳

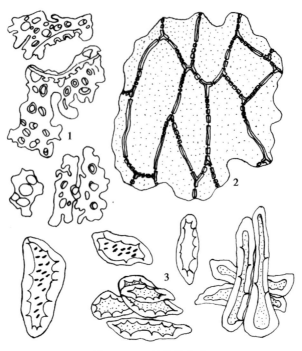

图 12-150　槟榔粉末图

1. 内胚乳碎片；2. 外胚乳；3. 石细胞

【化学成分】　主含生物碱类成分，如槟榔碱（arecoline）、槟榔次碱（arecaidine）、去甲基槟榔碱（guvacoline）、去甲基槟榔次碱（guvacine）、槟榔副碱（arecolidine）、高槟榔碱（homoarecoline）、异去甲基槟榔次碱（isoguvacine）等，均与鞣酸（tannic acid）结合而存在。此外，尚含鞣质、脂肪、槟榔红色素（areca red）、氨基酸、糖类等。

$$\begin{array}{ll} & \text{COOR} \\ & \begin{array}{ll} & R \\ \text{槟榔碱} & CH_3 \\ \text{槟榔次碱} & H \end{array} \\ N \\ | \\ CH_3 \end{array}$$

目前生药质量评价的主要指标性成分为槟榔碱。

【理化鉴别】

（1）取本品粉末少量，水提取，5% 硫酸酸化，滤过，取滤液滴于玻片上，加碘化铋钾试液，即显混浊；放置片刻，显微镜下观察，可见石榴红色的球晶或方晶。

（2）粉末用乙醚 – 碳酸盐缓冲溶液（10 : 1）回流提取，分取用乙醚液挥干，残渣加甲醇溶解，离心后取上清液，作为供试品溶液。以槟榔对照药材和氢溴酸槟榔碱对照品对照。照薄层色谱法，用硅胶 G 板，以环己烷 – 乙酸乙酯 – 浓氨试液（7.5 : 7.5 : 0.2），于氨蒸气预饱和后展开，置碘蒸气熏至斑点清晰。供试品色谱中，在与对照药材和对照品相应的位置上，显相同颜色的斑点。

【含量测定】　按高效液相色谱法测定，含槟榔碱（$C_8H_{13}NO_2$）不得少于 0.20%。

【药理作用】　①驱虫作用：主要有效成分为槟榔碱，能使寄生虫产生松弛性麻痹，发挥驱虫作用，对绦虫、蛔虫、蛲虫、血吸虫等有作用。②对胆碱受体作用：槟榔碱具有兴奋 M 胆碱受体、N 胆碱受体作用，对中枢神经系统也有拟胆碱作用。此外，槟榔还有抑制皮肤真菌、抗流感病毒、抗高血压、抗肿瘤等作用。

【功效】 性温，味苦、辛。杀虫，消积，行气，利水，截疟。用于绦虫病，蛔虫病，姜片虫病，虫积腹痛，积滞泻痢，里急后重，水肿脚气，疟疾。

【附注】 大腹皮（Arecae Pericarpium）为槟榔的干燥果皮。未成熟的果皮，纵剖两瓣，习称"大腹皮"；成熟的果皮，打松，习称"大腹毛"。大腹皮为瓢状椭圆形或长卵形；外果皮深棕色至近黑色，具不规则的纵皱纹及隆起的横纹，顶端有花柱残痕，基部有果柄及残存萼片；中果皮为黄白色至灰黄色的疏松纤维状；内果皮凹陷，黄褐色或深褐色，光滑呈硬壳状；体轻，质硬，可纵向撕裂；气微，味微涩。大腹毛全体松散，纤维黄白色或淡棕色毛状；体轻，质柔韧，易纵向撕裂；气微，味淡。主含儿茶素。性微温，味辛。行气宽中，行水消肿。

血 竭

Draconis Sanguis

【来源】 棕榈科植物麒麟竭 *Daemonorops draco* Bl. 果实渗出的树脂经加工制成。主产于印度尼西亚、马来西亚、印度等地。采集成熟果实，充分晒干，加贝壳同入笼中强力振摇，筛去果实鳞片杂质，用布包起树脂，入热水中使软化成团，取出放冷，即为原装血竭；将原装血竭加入辅料加工，即加工血竭。

【植物形态】 常绿藤本。茎及叶鞘被尖刺。羽状复叶在枝梢互生，叶柄长，基部稍扩大略呈鞘状。肉穗花序；花单性，雌雄异株；雄花淡黄色，花被 6，2 轮，雄蕊 6；雌花具不育雄蕊 6，瓶状雌蕊 1，子房 3 室。果实核果状，红褐色，被黄色鳞片，成熟时鳞片缝中常流出红色树脂。种子 1 枚。

【性状特征】 **原装血竭** 呈扁圆形或不规则块状物，表面铁黑色或暗红色，多粗糙而有光泽。质脆易碎，断面有光泽或粗糙无光泽，黑红色，研成粉末血红色。气微，味淡。

加工血竭 略呈扁圆四方形或长方砖形，直径 6~8cm，厚约为 4cm，重 250~280g。表面暗红色或黑红色，有光泽，常附有因摩擦而产生的红粉。质硬而脆，破碎面红色，粉末砖红色。（图 12-151）

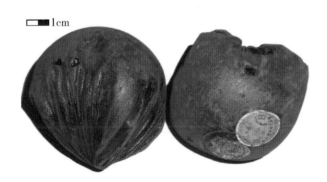

图 12-151 血竭生药图

【化学成分】 主含红色树脂类化合物，如血竭素（dracorhodin）、血竭红素（dracorubin）、去甲血竭素（nordracorhodin）、去甲血竭红素（nordracorubin）、（2S）-5- 甲氧基 -6- 甲基 -7- 黄烷醇、（2S）-5- 甲氧基 -7- 黄烷醇、2, 4- 二羟基 -5- 甲基 -6- 甲氧基查耳酮、2, 4- 二羟基 -6- 甲氧基查耳酮、血竭黄烷 A。此外，还含海松酸、异海松酸、松香酸等。

目前生药质量评价的主要指标性成分为血竭素。

		R
血竭素		CH₃
去甲血竭素		H

		R
血竭红素		CH₃
去甲血竭红素		H

【理化鉴别】

（1）取粉末，置白纸上，用火隔纸烘烤即熔化，但无扩散的油迹，对光照视呈鲜艳的红色。以火燃烧则产生呛鼻的烟气。

（2）粉末乙醚提取的滤液作为供试品溶液。以血竭对照药材和血竭素高氯酸盐对照品作对照。照薄层色谱法，用硅胶 G 板，以三氯甲烷 – 甲醇（19 ∶ 1）展开。供试品色谱中，在与对照药材色谱和对照品色谱相应的位置上，显相同的橙色斑点。

（3）粉末乙醇浸提的滤液加稀盐酸，析出棕黄色沉淀，放置后逐渐凝成棕黑色树脂状物，稀盐酸洗涤后，20% 氢氧化钾溶液研磨，三氯甲烷萃取，作为供试品溶液。以血竭对照药材作对照。照薄层色谱法，用硅胶 G 板，以三氯甲烷 – 甲醇（19 ∶ 1）展开。供试品色谱中，在与对照药材色谱相应的位置上，显相同的橙色斑点。

【含量测定】 照高效液相色谱法测定，本品含血竭素（$C_{17}H_{14}O_3$）不得少于 1.0%。

【药理作用】 ①抗血栓作用：血竭能促进纤维蛋白溶解活性，增加红细胞和血小板的稳定性，加快血流，对血小板的聚集、血栓的形成具有明显抑制作用，具有较好的抗血栓作用。②抗炎作用：对烫伤和二甲苯所致炎症，具有较好的抗炎和促进愈合作用。③抑菌作用：血竭素和血竭红素对金黄色葡萄球菌、包皮垢分枝杆菌和白色念珠菌等均有抑菌作用。此外，血竭还有镇痛、抗心律失常、增加 cAMP 和降低 cGMP 含量等作用。

【功效】 性平，味甘、咸。活血定痛，化瘀止血，生肌敛疮。用于跌打损伤，心腹瘀痛，外伤出血，疮疡不敛。

【附注】 国产血竭为百合科植物剑叶龙血树 Dracaena cochinchinensis（Lour.）S.C.Chen 含脂木材中提取的树脂。主产于云南、广西。在部分地区作血竭使用。呈扁圆形或不规则块状，大小不一；表面紫色，具光泽，局部有红色粉尘黏附。质硬，易碎，断面平滑，有玻璃样光泽，粉末暗砖红色。气无，味淡，口嚼不溶。主含红色树脂。

（五）天南星科 Araceae

本科约 115 属，2000 余种。我国有 35 属，205 余种。已知药用 22 属，106 种。重要药用属为半夏属（Pinellia）、天南星属（Arisaema）、菖蒲属（Acorus）等，主要生药有半夏、天南星、石菖蒲、白附子等。

多年生草本。常具块茎或根状茎。叶常基生，单叶或复叶，基部常具膜质鞘，叶脉网状。肉穗花序，具佛焰苞；花小，单性或两性，单性花常无花被，雄蕊1～6；两性花常具花被4～6；子房上位，1至数室，每室具1至数胚珠。浆果，密集于花序轴上。

本科植物地下茎常有大型黏液细胞，内含草酸钙针晶束，如半夏属、天南星属、芋属（Colocasia）等；有的含有油细胞，如菖蒲属、千年健属（Homalomena）等。块茎或根茎常具周木型或有限外韧型维管束，如半夏属、天南星属、菖蒲属等。

本科植物含有生物碱、挥发油、黄酮、凝集素、甾醇、聚糖等成分。①生物碱类：广泛存在于半夏属、天南星属、菖蒲属，如胆碱、掌叶半夏碱甲～庚等。②挥发油类：分布于菖蒲属、半夏属、千年健属等，如莰烯、柠檬烯、丁香油酚等。③黄酮类：主要分布在半夏属、菖蒲属中，如黄芩素、黄芩苷、高良姜素等。④凝集素类：在半夏属、天南星属中均有发现，如半夏凝集素、掌叶半夏凝集素 A、半夏粗球蛋白 6KDP 等。此外，魔芋属（Amorphophallus）中含有较多聚糖。

半 夏
Pinelliae Rhizoma

【来源】 天南星科植物半夏 Pinellia ternata（Thunb.）Breit. 的干燥块茎。主产于四川、湖北、河南、贵州等地。夏、秋两季采挖，洗净，除去外皮和须根，晒干。

【植物形态】 多年生草本。块茎扁球形。叶基生，异型，1 年生叶为单叶，卵状心形；2～3 年者为三出复叶，近叶柄基部内侧有珠芽。花单性同株，肉穗花序，佛焰苞绿色，雄花生于花序上端，中部不育，雌花生于基部，花序顶端延伸呈鼠尾状附属物，青紫色，伸出佛焰苞外。浆果卵圆形，成熟时红色。花期 5～7 月，果期 8～9 月。

【性状特征】 呈类球形，有的稍偏斜，直径 0.7～1.6cm。表面白色或浅黄色，顶端有凹陷的茎痕，周围密布麻点状根痕；下面钝圆，较光滑。质坚实，断面洁白，富粉性。气微，味辛辣、麻舌而刺喉。（图 12-152）

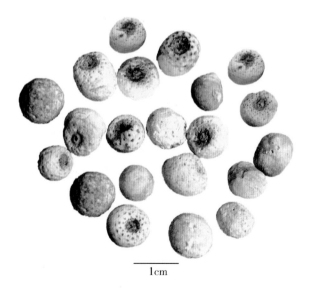

1cm

图 12-152 半夏生药图

【显微特征】 块茎横切面：①表皮多残存，其内侧为 10 余列木栓细胞。②基本薄壁组织中散布多数外韧型及周木型维管束。③黏液细胞随处可见，内含草酸钙针晶束。④薄壁细胞中含淀粉粒，尤以内侧细胞含淀粉粒较多。

粉末：类白色。①淀粉粒众多，单粒类圆形、半圆形或圆多角形，直径 2~20μm，脐点裂缝状、人字状或星状；复粒出 2~6 分粒组成。②草酸钙针晶束存在于椭圆形黏液细胞中，或随处散在，针晶长 20~144μm。③导管主为螺纹，直径 10~24μm，少数为环纹导管。（图 12-153）

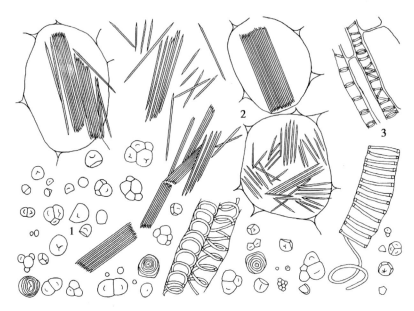

图 12-153　半夏粉末图

1. 淀粉粒；2. 草酸钙针晶；3. 导管

【化学成分】　主要含有机酸、氨基酸及蛋白类化合物。氨基酸有精氨酸、丙氨酸、缬氨酸等多种；蛋白类有半夏蛋白 I（pinelline I）及有胰蛋白酶抑制作用的蛋白质（平均分子量 408 000）。此外，尚含有机酸类，有琥珀酸、尿黑酸（homogentisic acid）、原儿茶醛、凝集素等。

【理化鉴别】

（1）粉末甲醇回流提取，滤过，浓缩，作为供试品溶液。以精氨酸、丙氨酸、缬氨酸及亮氨酸对照品作对照。照薄层色谱法，用硅胶 G 板，以正丁醇 – 冰醋酸 – 水（8：3：1）展开，茚三酮试液显色。供试品色谱中，在与对照品色谱相应的位置上，显相同颜色的斑点。

（2）粉末乙醇回流提取液作为供试品溶液。以半夏对照药材对照。照薄层色谱法，用硅胶 G 板，以石油醚（60~90°C）– 乙酸乙酯 – 丙酮 – 甲酸（30：6：4：0.5）为展开剂，10% 硫酸乙醇溶液显色。供试品色谱中，在与对照药材色谱相应的位置上，显相同颜色的斑点。

【含量测定】　照电位滴定法测定，本品含总酸以琥珀酸（$C_5H_6O_4$）计不得少于 0.25%。

【药理作用】①镇咳祛痰作用：生半夏、制半夏具有明显的镇咳祛痰作用。②镇吐和催吐作用：制半夏具有较好的镇吐作用，减少呕吐次数，可能与抑制呕吐中枢有关。生半夏有催吐作用。③抗癌作用：半夏生物碱、多糖及烯醇和水提取物均有明显抗实验性肿瘤作用。④抗生育作用：半夏蛋白具有明显的抑制孕酮分泌、抗着床、抗早孕作用，具有较好的抗生育作用。此外，还有抗心律失常、抗实验性溃疡、促细胞分裂、降血脂等作用。

【功效】　性温，味辛，有毒。燥湿化痰，降逆止呕，消痞散结。用于湿痰寒痰，咳喘痰多，痰饮眩悸，风痰眩晕，痰厥头痛，呕吐反胃，胸脘痞闷，梅核气；生用外治痈肿痰核。多炮制后应用，即制半夏，按照不同的方法主要有清半夏、姜半夏、法半夏；清半夏多用于燥湿化痰；姜半夏多用于温中化痰，降逆止呕；法半夏多用于燥湿化痰。

天南星

Arisaematis Rhizoma

本品为天南星科植物天南星 *Arisaema erubescens*（Wall.）Schott.、异叶天南星 *Arisaema heterophyllum* Bl. 或东北天南星 *Arisaema amurense* Maxim. 的干燥块茎。天南星和异叶天南星产于全国大部分地区；东北天南星主产于东北、内蒙古、河北等地。秋、冬二季茎叶枯萎时采挖，除去外皮及须根，干燥。呈扁球形；表面类白色或淡棕色，较光滑，顶端有凹陷的茎痕，周围有麻点状根痕，有的块茎周边有小扁球状侧芽。质坚硬，不易破碎，断面不平坦，白色，粉性；气微辛，味麻辣。块茎含多种氨基酸、生物碱、黄酮、凝集素等成分。目前生药质量评价的主要指标性成分为总黄酮。具祛痰、镇痛、镇静、抗惊厥、抗肿瘤、抗心律失常等药理作用。性温，味苦、辛，有毒。散结消肿。

（六）百部科 Stemonaceae

本科共 3 属，约 30 种。我国有 2 属，6 种。重要药用属为百部属（Stemona）和金刚大属（Croomia），主要生药有百部、金刚大等。

多草本，常具肉质块根。单叶，有明显的基出脉和平行致密的横脉。花两性，辐射对称；腋生或贴生于叶片中脉；单倍花，花被片 4；雄蕊 4；子房上位或半下位，1 室，胚珠 2 至多数，基生或顶生胎座。蒴果开裂 2 瓣。

本科植物块根常有根被，百部属常含草酸钙针晶。

本科植物特征性化学成分为百部类生物碱，百部属和金刚大属均含有，如百部碱、百部定碱、百部宁碱、异萼金刚大碱等。

百　部

Stemonae Radix

本品为百部科直立百部 *Stemona sessilifolia*（Miq.）Miq.、蔓生百部 *Stemona japonica*（Bl.）Miq.、对叶百部 *Stemona tuberosa* Lour. 的干燥块根。直立百部和蔓生百部均产于安徽、江苏、浙江、湖北等地；对叶百部主产于湖北、广东、福建、四川等地。春、秋二季采挖，除去须根，洗净，置沸水中略烫或蒸至无白心，晒干。直立百部：呈纺锤形，上端较细长，皱缩弯曲；表面黄白色或淡棕黄色，有不规则深纵沟，间或有横皱纹；质脆，易折断，断面平坦，角质样，淡黄棕色或黄白色，皮部宽广，中柱多扁缩；气微，味甘、苦。蔓生百部：两端稍狭细，表面多不规则皱褶及横皱纹。对叶百部：呈长纺锤形或长条形，较大；表面浅黄棕色至灰棕色，具浅纵皱纹或不规则纵槽；质坚实，断面黄白色至暗棕色，中柱较大，髓部类白色。主含生物碱：百部碱（stemonine）、原百部碱（protostemonine）、次百部碱（stemonidine）等。具有杀虫、镇咳、祛痰、平喘、抗病原微生物等药理作用。性微温，味甘、苦。润肺下气止咳，杀虫灭虱。

（七）百合科 Liliaceae

本科约 230 属，3500 余种。我国有 60 属，约 560 种。重要的药用属为贝母属（Fritillaria）、沿阶草属（Ophiopogon）、知母属（Anemarrhena）、百合属（Lilium）等，主要生药有川贝母、浙贝母、麦冬、知母、黄精、百合等。

多草本。常具鳞茎、根茎或块根。单叶常互生。花常两性，辐射对称；花被片 6，花冠状，2 轮；雄蕊常 6；子房通常上位，3 室，中轴胎座，胚珠多数。蒴果或浆果。

本科植物根的髓部明显，如沿阶草属、天门冬属（Asparagus）等；根茎具散生的有限外韧维管束，如黄精属（Polygonatum）、藜芦属（Veratrum）、万年青属（Rohdea）等；薄壁组织中普遍有含草酸钙针晶束的黏液细胞，如沿阶草属、天门冬属、知母属等；地下部分常含大量淀粉，如贝母属、百合属、重楼属（Paris）等。

本科植物的特征性化学成分是甾体，主要有甾体生物碱、甾体皂苷、甾体强心苷及白屈菜酸等。①甾体生物碱类：主要存在于贝母属、黄精属、藜芦属中，如贝母类生物碱、藜芦胺、介藜芦胺等。②甾体皂苷类：广泛分布于沿阶草属、知母属、黄精属等 39 个属中，如知母皂苷 A–Ⅰ、麦冬皂苷 A、黄精皂苷 A 等。③甾体强心苷类：主要分布于铃兰属（Convallaria）、万年青属、葱属（Allium）中，如铃兰毒苷、万年青苷 A、海葱苷 A 等。④白屈菜酸：广泛存在于葱属、铃兰属等 29 个属中。此外，还含有黄酮、蒽醌等化合物。

<h1 style="text-align:center">川贝母</h1>
Fritillariae Cirrhosae Bulbus

【来源】　百合科植物川贝母 Fritillaria cirrhosa D.Don、暗紫贝母 Fritillaria unibracteata Hsiao et K.C.Hsia、甘肃贝母 Fritillaria przewalskii Maxim.ex Batal.、梭砂贝母 Fritillaria delavayi Franch.、太白贝母 Fritillaria taipaiensis P.Y.Li. 或瓦布贝母 Fritillaria unibracteata Hsiao et K.C.Hsia var.wabuensis（S.Y.Tang et S.C.Yue）Z.D.Liu，S.Wang et S.C.Chen 的干燥鳞茎。按性状不同分别习称"松贝"和"青贝""炉贝"和"栽培品"。夏、秋两季或积雪融化时采挖，除去须根、粗皮及泥沙，晒干或低温干燥。暗紫贝母主产于四川阿坝，为商品松贝主流种。川贝母主产于四川、西藏、云南等地，为商品青贝主流种之一。甘肃贝母主产于甘肃、青海、四川等地，为商品青贝主流种之一。梭砂贝母主产于四川、云南、青海、西藏等地，为商品炉贝主流种。

【植物形态】　**川贝母**　多年生草本，鳞茎球形或宽卵圆形，茎直立。叶常对生，少数在中部兼有散生或轮生，线形或线形披针形，先端常卷曲。单花顶生，钟状，紫色至黄绿色，常有小方格；叶状苞片 3 枚，先端多少弯曲成钩状；蜜腺窝明显凸出；花被片 6；雄蕊 6，柱头 3 裂，裂片长 3 ~ 5mm。

暗紫贝母　叶先端不卷曲，叶状苞片 1，花被深紫色，略有黄褐色小方格，蜜腺窝稍凸或不明显，柱头裂片长 0.5 ~ 1mm。

甘肃贝母　叶先端通常不卷曲。花通常单朵，浅黄色，有黑紫色斑点，叶状苞片 1，蜜腺窝不很明显，柱头裂片长不及 1mm。

梭砂贝母　鳞茎粗大。叶片狭卵形至卵状披针形，先端不卷曲。花浅黄色，具红褐色斑点或小方格，柱头裂片不及 1mm，宿存花被包住蒴果。

【性状特征】　**松贝**　呈类圆锥形或近球形，高 0.3 ~ 0.8cm，直径 0.3 ~ 0.9cm。表面类白色。外层鳞叶 2 瓣，大小悬殊，大瓣紧抱小瓣，未抱部分呈新月形，习称"怀中抱月"；顶部闭合，内有类圆柱形、顶端稍尖的心芽和小鳞叶 1 ~ 2 枚；先端钝圆或稍尖，底部平，微凹入，中心有 1 灰褐色的鳞茎盘，偶有残存须根。质硬而脆，断面白色，富粉性。气微，味微苦。（图 12-154）

青贝　呈类扁球形，高 0.4 ~ 1.4cm，直径 0.4 ~ 1.6cm。外层鳞叶 2 瓣，大小相近，相对抱合，

习称"观音合掌"；顶部开裂，内有心芽和小鳞叶 2~3 枚及细圆柱形的残茎。（图 12-154）

炉贝　呈长圆锥形，高 0.7~2.5cm，直径 0.5~2.5cm。表面类白色或浅棕黄色，有的具棕色斑点，习称"虎皮斑"。外层鳞叶 2 瓣，大小相近，顶部开裂而略尖，习称"马牙嘴"，露出内部细小的鳞叶及心芽；基部稍尖或较钝。（图 12-154）

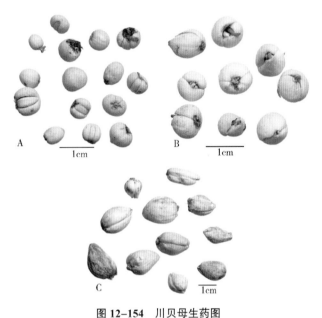

图 12-154　川贝母生药图
A.松贝；B.青贝；C.炉贝

栽培品　呈类扁球形或短圆柱形，高 0.5~2cm，直径 1~2.5cm。表面类白色或浅棕黄色，稍粗糙，有的具浅黄色斑点。外层鳞叶 2 瓣，大小相近，顶部开裂而较平。

【显微特征】　粉末：类白色。①淀粉粒甚多，多为单粒，广卵形、贝壳形、椭圆形、肾形或不规则圆形，有的边缘不平整或略作分枝状，直径 5~64μm，脐点短缝状、点状、人字状或马蹄状，层纹隐约可见。②表皮细胞类长方形，垂周壁微波状弯曲，偶见不定式气孔，圆形或扁圆形。③导管主为螺纹导管。（图 12-155）

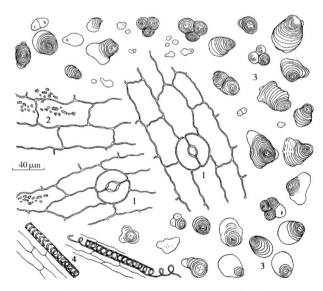

图 12-155　川贝母（暗紫贝母）粉末图
1.表皮细胞及气孔；2.表皮细胞及草酸钙小结晶；3.淀粉粒；4.螺纹导管

【化学成分】 主含甾体生物碱，如西贝素（sipeimine）、川贝碱（fritimine）等。川贝母尚含青贝碱（chinpeimine）、松贝碱（songpeimine）等；暗紫贝母尚含松贝辛（songbeisine）、松贝甲素（songbeinine）、松贝乙素（songbeinone）等；甘肃贝母尚含岷贝碱甲（minpeimine）、岷贝碱乙（minpeiminine）等；梭砂贝母尚含梭砂贝母碱（delavine）、梭砂贝母酮碱（delavinone）、川贝酮碱（chuanbeinone）、炉贝碱（fritiminine）等。

目前生药质量评价的主要指标性成分为总生物碱。

	R₁	R₂	R₃
梭砂贝母酮碱	$-H$	H	CH_3
川贝酮碱	$\beta-H$	H	CH_3
西贝素	$\alpha-H$	OH	CH_3
松贝乙素	$\beta-H$	CH_3	H

【理化鉴别】

（1）取本品粉末，置白瓷盘上，于紫外灯（365nm）下检视，呈亮蓝紫色荧光。

（2）药材粉末浓氨试液浸泡1小时后，用二氯甲烷提取，提取液蒸干，甲醇溶解得供试品溶液。以贝母素乙对照品做对照。照薄层色谱法，用硅胶 G 板，以乙酸乙酯－甲醇－浓氨试液－水（18：2：1：0.1）展开，依次喷以稀碘化铋钾试液和亚硝酸钠乙醇试液显色。供试品色谱中，在与对照品色谱相应的位置上应显相同颜色斑点。

【分子生物学鉴定】 聚合酶链式反应－限制性内切酶长度多态性方法。取本品依次用75%乙醇和灭菌超纯水清洗后，离心，作为供试品溶液，同种方法处理川贝母对照药材作为对照品溶液，用 DNA 快速提取试剂盒提取 DNA；将离心管置于 PCR 仪，取 PCR 反应液，进行酶切反应，无菌超纯水作为空白对照。照琼脂糖凝胶电泳法，电泳结束后，取凝胶片在凝胶成像仪上或紫外透射仪上检视。供试品凝胶电泳图谱中，在与对照药材凝胶电泳图谱相应的位置上，在 100～250bp 应有两条 DNA 条带，空白对照无条带。

【含量测定】 照分光光度法测定，本品含总生物碱以西贝母碱（$C_{27}H_{43}NO_3$）计不得少于0.05%。

【药理作用】

（1）镇咳作用：川贝母生物碱、皂苷、醇取物及流浸膏对实验动物均有显著的镇咳作用，随生物碱剂量增加效应增强。

（2）祛痰作用：川贝母皂苷、生物碱、流浸膏对实验动物均有明显的祛痰作用，增加呼吸道分泌量，且随总苷剂量增加效应增强。

（3）平喘作用：川贝母生物碱和醇提取物可松弛平滑肌、对抗痉挛，发挥平喘作用。此外，川贝母还有降压、抑菌、增高血糖等作用。

【功效】 性微寒，味苦、甘。清热润肺，化痰止咳，散结消痈。用于肺热燥咳，干咳少痰，阴虚劳嗽，咯痰带血，瘰疬，乳痈，肺痈。

<h1 style="text-align:center">浙贝母</h1>
Fritillariae Thunbergii Bulbus

本品为百合科植物浙贝母 *Fritillaria thunbergii* Miq. 的干燥鳞茎。主产于浙江，多系栽培。初夏植株枯萎时采挖，洗净，大小分开，大者除去芯芽，习称"大贝"；小者不去芯芽，习称"珠贝"。分别撞擦，除去外皮，拌以煅过的贝壳粉，吸去擦出的浆汁，干燥；或取鳞茎，大小分开，洗净，除去芯芽，趁鲜切成厚片，洗净，干燥，习称"浙贝片"。大贝为鳞茎外层单瓣肥厚的鳞叶，略呈新月形；外表面类白色至淡黄色，内表面白色或淡棕色，被白色粉末；质硬而脆，易折断，断面白色至黄白色，富粉性；气微，味微苦。珠贝为完整的鳞茎，扁圆形；表面黄棕色至黄褐色，有不规则的皱纹；或表面类白色至淡黄色，较光滑或被有白色粉末。质硬，不易折断，断面淡黄色或类白色，略带角质状或粉性。外层鳞叶 2 瓣，肥厚，略似肾形，互相抱合，内有小鳞叶 2 ~ 3 枚及干缩的残茎。浙贝片为鳞茎外层单瓣鳞叶切成的片，椭圆形或类圆形，外皮黄褐色或灰褐色。略皱缩；或淡黄色，较光滑。切面微鼓起，灰白色；或平坦，粉白色；质脆，易折断，断面粉白色，富粉性。主含甾体生物碱类化合物，如贝母素甲（即贝母碱 peimine 或浙贝甲素 verticine）、贝母素乙（即浙贝乙素 peiminine 或去氢贝母碱 verticinone）、浙贝丙素（zhebeirine）、异浙贝母碱（即异浙贝甲素 isoverticine）等。目前生药质量评价的主要指标性成分为贝母素甲、贝母素乙。具有镇咳、解痉、镇静、镇痛等作用。性寒，味苦。清热化痰止咳，解毒散结消痈。

<h1 style="text-align:center">知　母</h1>
Anemarrhenae Rhizoma

本品为百合科植物知母 *Anemarrhena asphodeloides* Bge. 的干燥根茎。主产于河北省，以易县产的质量最好。春、秋季采挖，除去残基及须根，晒干，习称"毛知母"；鲜时除去外皮晒干者，习称"知母肉"（光知母）。毛知母：呈长条状，微弯曲，略扁，偶有分枝；顶端有浅黄色的茎叶残痕，习称"金包头"；表面黄棕色至棕色，上面有一凹沟，具紧密排列的环状节，节上密生黄棕色的残存叶基，由两侧向根茎上方生长；下面隆起而略皱缩，并有凹陷或突起的点状根痕；质硬，易折断，断面黄白色；气微，味微甜、略苦，嚼之带黏性。知母肉：外皮已除去，表面白色，有扭曲的沟纹，有的可见叶痕、茎痕及根痕。主含甾体皂苷类化合物，如知母皂苷（timosapinin）A– Ⅰ、A– Ⅱ、A– Ⅲ、A– Ⅳ、B– Ⅰ、B– Ⅱ等。目前生药质量评价的主要指标性成分为芒果苷、知母皂苷 B– Ⅱ。知母具有解热、抑菌、降血糖、抑制 Na^+–K^+–ATP 酶活性、调节肾上腺素能和胆碱能神经系统等药理作用。性寒，味苦、甘。清热泻火，滋阴润燥。

<h1 style="text-align:center">麦　冬</h1>
Ophiopogonis Radix

【来源】 为百合科植物麦冬 *Ophiopogon japonicus*（Thunb.）Ker-Gawl. 的干燥块根。主产于浙江、四川等地，多为栽培。夏季采挖，洗净，反复暴晒、堆置，至七八成干，除去须根，干燥。

【植物形态】 多年生草本，地下茎匍匐细长，地上茎直立。须根先端或中部常膨大为肉质小块根。叶丛生，狭线形，具 3 ~ 7 条平行脉。总状花序穗状，花微下垂；花两性，辐射对称；

花被片6，白色或淡紫色；雄蕊6，花丝很短；子房半下位，3室。浆果球形。花期5~8月，果期7~9月。

【**性状特征**】 块根呈纺锤形，两端略尖，长1.5~3cm，直径0.3~0.6cm。表面灰黄色或淡黄色，有细纵纹。质柔韧，断面黄白色，半透明，中柱细小。气微香，味甘、微苦，嚼之发黏。（图12-156）

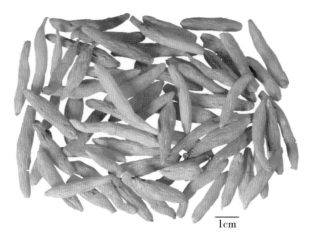

图12-156 麦冬生药图

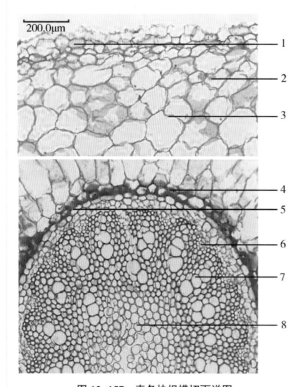

图12-157 麦冬块根横切面详图

1. 根被；2. 草酸钙针晶束；3. 皮层；4. 石细胞；
5. 内皮层；6. 韧皮部；7. 木质部；8. 髓部

【**显微特征**】 块根横切面：①表皮细胞1列，根被为3~5列木化细胞，类方形、类长方形或多角形。②皮层宽广，散有含草酸钙针晶束的黏液细胞；有的针晶直径至10μm；内皮层细胞壁均匀增厚，木化，有通道细胞，外侧为1列石细胞，其内壁及侧壁增厚，纹孔细密。③中柱较小，中柱鞘为1~2列薄壁细胞；韧皮部束16~22个，与木质部束交替排列；木质部由导管、管胞、木纤维和内侧的木化细胞连接成环状。④髓小，薄壁细胞类圆形。（图12-157）

粉末：淡黄棕色。①草酸钙针晶较多，散在或成束存在黏液细胞中，长24~50μm；有的粗大成柱晶。②石细胞类方形或长方形，长至170μm，直径22~64μm，壁厚至16μm，有的一边甚薄，纹孔密，孔沟较粗。③内皮层细胞长方形或长条形，均匀增厚或一边稍薄，木化，纹孔点状，较稀疏，孔沟明显。④木纤维细长，末端倾斜，壁稍厚微木化，纹孔斜裂缝状，多相交成十字形或人字形。管胞为孔纹及网纹孔纹，少有具缘导管。（图12-158）

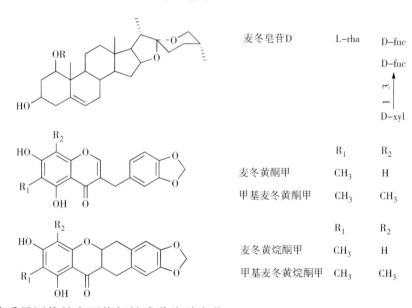

图 12-158　麦冬粉末图

1. 黏液细胞及草酸钙针晶束；2. 石细胞；

3. 内皮层细胞；4. 木纤维；5. 管胞

【化学成分】　主含甾体皂苷和黄酮类化合物。甾体皂苷类：麦冬皂苷 A、B、C、D、B′、C′、D′（ophiopogonin A、B、C、D、B′、C′、D′）等。黄酮类：麦冬黄烷酮甲、乙（ophiopogonanone A、B），甲基麦冬黄烷酮甲、乙（methylophiopogonanone A、B），麦冬黄酮甲、乙（ophiopogonone A、B），甲基麦冬黄酮甲、乙（methylophiopogonone A、B）等。尚含麦冬多糖等。

麦冬皂苷D	L–rha	D–fuc	
		D–fuc	
		↑$\frac{1}{3}$	
		D–xyl	

	R_1	R_2
麦冬黄酮甲	CH_3	H
甲基麦冬黄酮甲	CH_3	CH_3

	R_1	R_2
麦冬黄烷酮甲	CH_3	H
甲基麦冬黄烷酮甲	CH_3	CH_3

目前生药质量评价的主要指标性成分为总皂苷。

【理化鉴别】

（1）本品切片置紫外光灯（365nm）下观察，显浅蓝色荧光。

（2）本品粉末用三氯甲烷 – 甲醇（7∶3）混合溶液超声提取，滤过，滤液蒸干，残渣用三氯甲烷溶解，作为供试品溶液。以麦冬对照药材作对照。照薄层色谱法，用硅胶 GF$_{254}$ 板，以甲苯 – 甲醇 – 冰醋酸（80∶5∶0.1）展开，紫外光灯（254nm）下检视。供试品色谱中，在与对照药材色谱相应的位置上，显相同颜色的斑点。

【含量测定】　照分光光度法测定，本品含总皂苷以鲁斯可皂苷元（$C_{27}H_{42}O_4$）计不得少于0.12%。

【药理作用】　①对心血管系统的作用：增强心功能作用；保护心肌缺血作用。②增强免疫作用。③抗衰老作用。④降血糖作用。此外，麦冬还有耐缺氧、抑菌、抑制胃肠运动等作用。

【功效】　性微寒，味甘、微苦。养阴生津，润肺清心。用于肺燥干咳，阴虚痨嗽，喉痹咽痛，津伤口渴，心烦失眠，内热消渴，肠燥便秘。

黄　精
Polygonati Rhizoma

本品为百合科植物滇黄精 *Polygonatum kingianum* Coll. et Hemsl.、黄精 *Polygonatum sibiricum* Red. 或多花黄精 *Polygonatum cyrtonema* Hua 的干燥根茎。按药材形状不同，习称"大黄精""鸡头黄精""姜形黄精"。滇黄精主产于贵州、广西、云南等地；黄精主产于河北、内蒙古、陕西等地；多花黄精主产于贵州、湖南、云南等地。春、秋二季采挖，除去须根，洗净，置沸水中略烫或蒸至透心，干燥。大黄精：呈肥厚肉质的结节状；表面淡黄色至黄棕色，具环节，有皱纹及须根痕，结节上侧茎痕呈圆盘状，圆盘周围凹入，中部突出；质硬而韧，不易折断，断面角质，淡黄色至黄棕色；气微，味甜，嚼之有黏性。鸡头黄精：呈结节状弯柱形，结节略呈圆锥形，常有分枝；表面黄白色或灰黄色，半透明，有纵皱纹，茎痕圆形。姜形黄精：呈长条结节状，长短不等，常数个块状结节相连；表面灰黄色或黄褐色，粗糙，结节上侧有突出的圆盘状茎痕。主含甾体皂苷、多糖类化合物，如黄精皂苷 A、B（sibiricoside A、B）和黄精多糖 A、B、C 等。目前生药质量评价的主要指标性成分为总多糖。黄精具有免疫增强、抗氧化、降血压、降血脂、降血糖、抗衰老等药理作用。性平，味甘。补气养阴，健脾，润肺，益肾。

（八）薯蓣科 Dioscoreaceae

本科 9 属，约 650 种。我国仅 1 属（薯蓣属），约 49 种。主要生药有山药、穿山龙、绵萆薢、粉萆薢等。

常为多年生缠绕性草质藤本，具根茎或块茎。单叶或掌状复叶，具网状脉，多互生，具长柄。花单性异株或同株，辐射对称；花被片 6，成 2 轮，基部多合生；雄花雄蕊 6，有时 3 枚退化；雌花有时有退化的雄蕊 3~6，子房下位，3 心皮 3 室，每室胚珠 2 枚；花柱 3，分离。蒴果具 3 棱形翅。种子常有翅。

本科薯蓣属多以根茎或块茎入药，含黏液质及草酸钙针晶束，常有根被。

本科植物特征性成分为甾体皂苷：如薯蓣皂苷、纤细薯蓣皂苷、山萆薢皂苷等，都为合成激素类药物的原料。还普遍含淀粉、甾体类、黄酮类及生物碱类成分。

山　药
Dioscoreae Rhizoma

本品为薯蓣科植物薯蓣 *Dioscorea opposite* Thunb. 的干燥根茎。主产于河南、山西、陕西等地，多为栽培。冬季茎叶枯萎后采挖，切去根头，洗净，除去外皮及须根，干燥，即为"毛山药"；

或除去外皮，趁鲜切厚片，干燥，称为"山药片"；也有选择肥大顺直的干燥山药，置清水中，浸泡至无干心，闷透，切齐两端，用木板搓成圆柱状，晒干打光，习称"光山药"。毛山药：略呈圆柱状，弯曲而稍扁；表面黄白色至淡黄色，有纵沟、纵皱纹及须根痕，偶有浅棕色外皮残留；体重，质坚实，不易折断，断面白色，粉性；气微，味淡，微酸，嚼之发黏；山药片为不规则的厚片，皱缩不平，切面白色或黄白色，质坚脆，粉性。气微，味淡、微酸。光山药：呈圆柱形，两端齐平；表面光滑，白色或黄白色。根茎主含薯蓣皂苷元（disogenin），还含甾醇、淀粉、黏液质、多糖、尿囊素、多巴胺（dopamine）、山药碱（batatasine）等成分。具降血糖、调节机体对非特异刺激反应性、增强免疫功能等作用。性甘，味平。补脾养胃，生津益肺，补肾涩精。

穿山龙
Dioscoreae Nipponicae Rhizoma

本品为薯蓣科植物穿龙薯蓣 *Dioscorea nipponica* Makino 的干燥根茎。主产于黑龙江、吉林、辽宁和华北等地。春、秋二季采挖，洗净，除去须根和外皮，晒干。根茎呈类圆柱形，稍弯曲，常有分枝；表面黄白色或棕黄色，有不规则纵沟、刺状残根及偏于一侧突起的茎痕。质坚硬，断面平坦，类白色或黄白色，散有棕色维管束小点。气微，微苦、涩。主含薯蓣皂苷（dioscin）及其苷元，是合成激素类药物的重要原料。目前生药质量评价的主要指标性成分为薯蓣皂苷。性温，味甘、苦。祛风除湿，舒筋通络，活血止痛，止咳平喘。

（九）鸢尾科 Iridaceae

本科约 60 属，800 种。我国有 11 属，约 71 种。重要药用属为射干属（Belamcanda）、番红花属（Crocus）、鸢尾属（Iris）等，主要生药有西红花、射干等。

多年生草本，有根茎、块茎或鳞茎。叶基生，条形、剑形或丝状；基部对折，成 2 列状套叠排列。花两性，辐射或两侧对称，成聚伞或伞房花序；花被片 6，成 2 轮，花瓣状，基部常合生成管；雄蕊 3，子房下位，3 心皮，3 室，中轴胎座，柱头 3 裂，有时呈花瓣状或管状。蒴果。

本科植物常有草酸钙结晶，如射干含柱晶；维管束为周木型或有限外韧型。

本科植物特征性成分为异黄酮类、𠮟酮类和双黄酮类化合物。

西红花
Croci Stigma

【来源】　鸢尾科植物番红花 *Crocus sativus* L. 的干燥柱头。主产于西班牙。我国西藏、新疆、浙江、江苏、上海、北京等地引种成功，但产量不大，主要为进口。10～11 月中旬花期及时采收，晒干或低温烘干。

【植物形态】　多年生草本。地下鳞茎呈扁圆球形，外包黄褐色膜质鳞叶。叶片线形。花顶生，花茎细长。花被片 6，倒卵圆形，淡紫色，花冠筒细长；雄蕊 3，花药基部箭形；雌蕊 1，子房下位，花柱细长，橙红色，柱头 3，伸出花被筒外后下垂，深红色。蒴果椭圆形。花期 11 月，果期 12 月。

【性状特征】　呈线性，三分枝，长约 3cm，暗红色，上部较宽而略扁平，顶端边缘显不整齐的齿状，内侧有一短裂隙，下端有时残留一小段黄色花柱。体轻，质柔软，无油润光泽，干燥后质脆易断。气特异，微有刺激性，味微苦。（图 12-159）

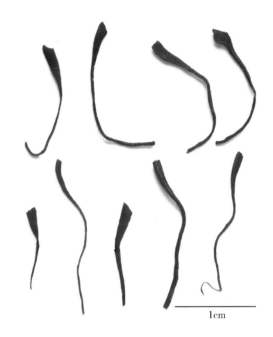

图 12-159 西红花生药图

【显微特征】 粉末：橙红色。①表皮细胞表面观长条形，壁薄，微弯曲，有的外壁凸出呈乳头状或绒毛状，表面隐约可见纤细纹理。②柱头顶端表皮细胞绒毛状，直径 26～56μm，表面有稀疏纹理。③草酸钙结晶聚集于薄壁细胞中，呈颗粒状、圆簇状、棱形或类方形，直径 2～14μm。④导管主为螺纹。⑤花粉粒较少，圆球形，红黄色，外壁近于光滑，表面微有稀疏的细小刺状雕纹。（图 12-160）

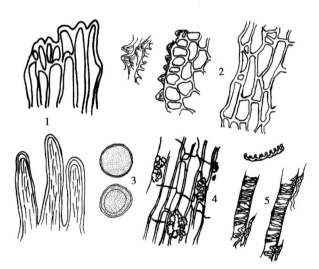

图 12-160 西红花粉末图

1.柱头顶端表皮细胞绒毛状；2.表皮细胞；3.花粉粒；4.草酸钙结晶；5.导管及导管碎片

【化学成分】 含胡萝卜素类化合物约2%，其中主为西红花苷-Ⅰ、Ⅱ、Ⅲ、Ⅳ（crocin-Ⅰ、Ⅱ、Ⅲ、Ⅳ）；西红花二甲酯（trans-，cis-crocetin dimethyl ester）；α-，β-胡萝卜素（α-，β-carotene）；α-西红花酸（α-crocetin）；玉米黄质（zeaxanthin）；西红花苦苷（picrocrocin）。尚含挥发油0.4%～1.3%，油中主成分西红花醛（safanal），为西红花苦苷的分解产物，次为桉脑、蒎烯等。

α-西红花酸　　　　　R=R$_1$=H

西红花苷-Ⅰ　　　　　R=R$_1$=龙胆=糖基

西红花苷-Ⅱ　　　　　R=龙胆二糖基，R$_1$=D-葡萄糖基

西红花苷-Ⅲ　　　　　R=龙胆二糖基，R$_1$=H

西红花苷-Ⅳ　　　　　R=D-葡萄糖基，R$_1$=CH$_3$

西红花苦苷　　　　（R＝葡萄糖）西红花醛

目前生药质量评价的主要指标性成分为西红花苷-Ⅰ和西红花苷-Ⅱ。

【理化鉴别】

（1）取本品浸入水中，可见橙黄色成直线下降，并逐渐扩散，水被染成黄色，无沉淀。柱头膨大呈喇叭状，有短缝；在短时间内，用针拨之不破碎。

（2）取本品粉末少量，置白瓷板上，加硫酸1滴，则出现蓝色，渐变为紫色，后变为红褐色或棕色。

（3）粉末甲醇超声处理，取上清液作为供试品溶液。以西红花对照药材作对照。照薄层色谱法用硅胶G板，以乙酸乙酯-甲醇-水（100∶16.5∶13.5）为展开剂，展开，取出，晾干，分别置日光下及紫外光灯（365nm）下检视。供试品色谱中，在与对照药材色谱相应的位置上显相同颜色的斑点或荧光斑点（避光操作）。

【含量测定】 照高效液相色谱法测定，本品含西红花苷-Ⅰ（C$_{44}$H$_{64}$O$_{24}$）和西红花苷-Ⅱ（C$_{38}$H$_{54}$O$_{19}$）的总量不得少于10.0%；含苦番红花素（C$_{16}$H$_{26}$O$_7$）不得少于5.0%。

【药理作用】 ①对血液系统的作用：热水提取物具有显著的抗血凝作用。能延长血浆凝血酶原时间及活化部分凝血活酶时间，抑制ADP和胶原诱导的血小板聚集，加速尿激酶及纤维蛋白溶酶的纤溶作用。②对子宫的作用：有兴奋作用。可引起子宫节律性收缩，提高子宫的紧张性与兴奋性，大剂量时可出现痉挛性收缩，已孕子宫更为敏感。③抗肿瘤作用。

【功效】 味甘，性平，归心、肝经。活血化瘀，凉血解毒，解郁安神。用于经闭癥瘕，产后瘀阻，温病发斑，忧郁痞闷，惊悸发狂。孕妇慎用。

【附注】 本品分为进口和国产两个商品规格，价格昂贵。曾发现伪品或掺伪品：若以其他植物花丝、花冠狭条或纸条染色后充伪，可以在显微镜下检识；若掺有合成染料及色素，则水溶液呈橙黄色或红色，而非黄色；若以淀粉或糊精掺伪，可用碘试液检识；若为增加重量掺杂不挥发性盐类，则灰分增高。国产西红花与进口基本相同，一般不带花柱，色泽较暗，质地不如进口品柔软。

（十）姜科 Zingiberaceae

本科约49属，1500种。我国有19属，150余种，重要药用属为姜属（Zingiber）、砂仁属（Amomum）、姜黄属（Curcuma）、山姜属（Alpinia）等，主要生药有砂仁、莪术、豆蔻、草果、

益智仁、干姜等。

多年生草本，常有芳香或辛辣味的块根或根茎。单叶基生或茎生，2行排列，多具叶鞘和叶舌。花两性，稀单性，两侧对称，单生或生于有苞片的穗状、总状、圆锥花序上，每苞片具花1至数朵，花被片6枚，2轮，外轮萼状，常合生成管，一侧开裂，内轮花冠状；退化雄蕊2或4枚，外轮2枚称侧生退化雄蕊，内轮2枚，常联合成显著而美丽的唇瓣，能育雄蕊1，花丝具槽；雌蕊子房下位，3心皮，3室，中轴胎座，少侧膜胎座（1室）；花柱细长被能育雄蕊花丝的槽包住。蒴果。种子具假种皮。

本科植物含油细胞。根状茎常具明显的内皮层；块根常具根被。

本科植物化学成分主为挥发油、黄酮类及黄色素。①挥发油：主含单萜与倍半萜类如桉脑、蒎烯（pinene）、姜烯（zingiberene）、姜醇（zingiberol）、α–龙脑、α–樟脑、莪术醇（curcumol）等，如莪术含莪术呋喃酮（curzerenone），姜含姜酮（zingerone），温莪术含莪术醇、1–α–温莪术烯（1–α–curcumene）等。②黄酮类及黄色素：黄酮类广布于砂仁属、山姜属等，如高良姜含高良姜素（galangin），草豆蔻含豆蔻素（cardamonin）及山姜素（alpinetin）等；黄色素普遍存在于姜黄属植物中，如姜黄和莪术根茎含姜黄素（curcumin）、去甲氧基姜黄素等，可作食用染料及化学指示剂。

砂 仁
Amomi Fructus

【来源】 姜科植物阳春砂 *Amomum villosum* Lour.、绿壳砂 *Amomum villosum* Lour.var. *xanthioides* T.L Wu et Senjen 或海南砂 *Amomum longiligulare* T.L.Wu 的干燥成熟果实。阳春砂主产于广东、广西、云南、四川、福建等地，以广东阳春为道地产地，故名"阳春砂"。绿壳砂主产于云南、广东、广西等地。海南砂主产于海南、广西等地。7、8月果实颜色由红紫色变为红褐色时采收，低温烘干或晒干。

【植物形态】 阳春砂 多年生常绿草本。根状茎圆柱形，横走，节上具潜伏芽，地上茎直立，无分枝，叶长圆形或披针形，无柄，全缘，羽状平行脉；叶鞘抱茎，叶舌短小；花茎由根茎抽出，穗状花序成疏松的球形，具花7~13朵；花萼筒状，先端3浅裂，花冠管细长，先端3裂，花白色；雄蕊2~3枚退化，1枚具2药室，雌蕊花柱细长，先端嵌生2药室之中，柱头漏斗状，高于花药；子房下位，球形，有细毛。蒴果椭圆形，成熟时棕红色，有肉刺。种子多数，芳香。花期3~6月，果实期6~9月。

绿壳砂 叶线状披针形，两面无毛；叶舌长4mm，多绿色；花茎上被绢毛，花药顶上的附属物呈半月形，两侧为耳状，蒴果坚硬，长圆形或球状三角形，具软刺，成熟时绿色。

海南砂 叶线状披针形，两面无毛；叶舌披针形，棕黄色，膜质，无毛；蒴果卵圆形，较长，被片状、分枝状短软刺。

【性状特征】 阳春砂、绿壳砂 果实卵圆形或椭圆形，具不明显三棱，长1.5~2.0cm，直径1.0~1.5cm。表面棕褐色，密生刺状突起，顶端有花被残基，基部常有果梗。果皮薄而软。种子集结成团，具三钝棱，中有白色隔膜，将种子团分成3瓣，每瓣有种子5~26粒。种子为不规则多面体；表面棕红色或暗褐色，有细皱纹，外被淡棕色膜质假种皮；质硬，胚乳灰白色。气芳香而浓烈，味辛凉、微苦。（图12-161）

海南砂　呈长椭圆形或卵圆形，有明显的三棱，长1.5~2.0cm，直径0.8~1.2cm。表面被片状、分枝的软刺，基部具果梗痕。果皮厚而硬。种子团较小，每瓣有种子3~24粒。气味稍淡。

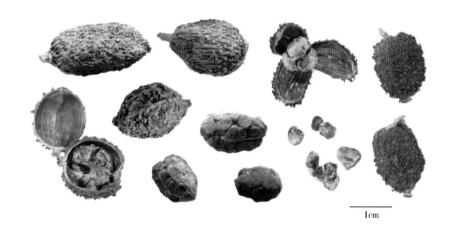

1cm

图 12-161　砂仁药材

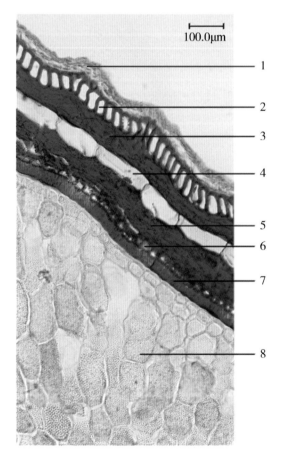

100.0μm

—1

—2

—3

—4

—5

—6

—7

—8

图 12-162　砂仁种子横切面详图

1.假种皮；2.表皮；3.下皮；4.油细胞层；

5.色素层；6.硅质块；7.内种皮；8.外胚乳

【显微特征】　阳春砂种子横切面：假种皮有时残存。种皮表皮细胞1列，径向延长，壁稍厚；下皮细胞1列，含棕色或红棕色物。油细胞层为1列油细胞，含黄色油滴。色素层为数列棕色细胞，细胞多角形，排列不规则。内种皮为1列栅状厚壁细胞，黄棕色，内壁及侧壁极厚，细胞小，内含硅质块。外胚乳细胞含淀粉粒，并有少数细小草酸钙方晶。内胚乳细胞含细小糊粉粒及脂肪油滴。（图12-162）

阳春砂粉末：灰棕色。①内种皮厚壁细胞红棕色或黄棕色，表面观多角形，壁厚，非木化，胞腔内含硅质块；断面观为1列栅状细胞，内壁及侧壁极厚，胞腔偏外侧，内含硅质块。②种皮表皮细胞淡黄色，表面观长条形，常与下皮细胞上下层垂直排列。③下皮细胞含棕色或红棕色物，色素层细胞界限不清，含红棕色或深棕色物。④油细胞无色，壁薄，偶见油滴散在。⑤外胚乳细胞类长方形或不规则形，充满细小淀粉粒集结成的淀粉团，有的包埋有细小草酸钙方晶。内胚乳细胞含细小糊粉粒及脂肪油滴。（图12-163）

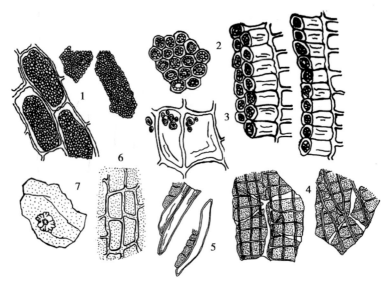

图 12-163　砂仁粉末图

1. 外胚乳细胞及淀粉粒；2. 内种皮细胞（断面观、表面观）；3. 油细胞及油滴；

4. 下皮细胞；5. 种皮表皮细胞；6. 色素层细胞；7. 假种皮及草酸钙结晶

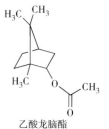

乙酸龙脑酯

【化学成分】　种子含挥发油 2%~4%，油中主含乙酸龙脑酯（bornyl acetate），另含樟脑（camphor）、樟烯、柠檬烯（limonene）、α-蒎烯（α-pinene）、β-蒎烯（β-pinene）、苦橙油醇（nerolidol）及桉油精、芳樟醇、α-胡椒烯、愈创木醇（guaiaol）等，另含黄酮类成分，如槲皮苷（quercitrin）、异槲皮苷（isoquercitrin）等。此外，尚含有甾醇、多糖和无机物。

目前生药质量评价的主要指标性成分为挥发油及乙酸龙脑酯。

【理化鉴别】　挥发油乙醇溶液作为供试品溶液，以乙酸龙脑酯对照品作对照，照薄层色谱法，用硅胶 G 板，以环己烷-乙酸乙酯（22∶1）为展开剂，喷以 5% 香草醛硫酸液，加热显色。供试品色谱中，在与对照品色谱相应的位置上，显相同的紫红色斑点。

【含量测定】　照挥发油测定法测定，阳春砂、绿壳砂种子团含挥发油不得少于 3.0%（mL/g），海南砂种子团含挥发油不得少于 1.0%（mL/g）；照高效液相色谱法测定，本品含乙酸龙脑酯（$C_{12}H_{20}O_2$）不得少于 0.90%。

【药理作用】　①对胃肠道的影响：能促进胃排空和肠道运动，增进胃肠运输功能，影响胃肠细胞生物电活性。②抗溃疡作用。③抗血小板聚集作用：砂仁对 ADP 诱导的血小板聚集有明显的抑制作用，剂量与作用时间成正比。④镇痛、消炎、止泻和抑菌作用。砂仁还有显著的抗氧化和降血糖作用。

【功效】　味辛，性温，归脾、胃、肾经。化湿开胃，温脾止泻，理气安胎，用于湿浊中阻，脾胃虚寒等症状。

豆　蔻

Amomi Fructus Rotundus

本品为姜科植物白豆蔻 *Amomum kravanh* Pierre ex Cagnep. 或爪哇白豆蔻 *Amomum compactum* Soland ex Maton 的干燥成熟果实。按产地不同分为"原豆蔻"和"印尼白蔻"。白豆蔻多从柬埔寨、泰国、越南、缅甸等国进口，我国海南、云南南部、广东和广西等地有少量栽培，爪哇白豆蔻多从印度尼西亚进口，我国海南和云南南部亦有栽培。8月上旬采收未完全成熟果实，干燥后除去顶端的花萼及基部的果柄，晒干。果实呈类球形，表面黄白色至淡黄棕色，具3条较深的纵向槽纹，基部有凹陷的果梗痕，两端均有浅棕色绒毛。果皮体轻，质脆，易纵向裂为3室，每室含种子约10粒。种子呈不规则多面形，背面略隆起，表面暗棕色或灰棕色，外被白色膜状假种皮，气芳香，味辛凉。印尼白蔻较小，有的表面微显紫棕色，种子瘦瘪，气味较弱。含挥发油，油中主成分为桉油精（cineole）、β－蒎烯（β－pinene）、α－松油醇、d－龙脑等。目前生药质量评价的主要指标性成分为挥发油及桉油精。味辛，性温。化湿行气，温中止吐，开胃消食。

草　果
Tsaoko Fructus

本品为姜科植物草果 *Amomum tsao-ko* Crevost et Lemaire 的干燥成熟果实。主产于云南、广东、广西、贵州等地。果实呈长椭圆形，具三钝棱。表面灰棕色至红棕色，具纵沟及棱线，顶端有圆形突起的柱基，基部有果梗或果梗痕。果皮质坚韧，易纵向撕裂。剥去外皮，中间有黄棕色隔膜，将种子团分成3瓣，每瓣含种子8~11粒。种子呈圆锥状多面体；表面红棕色，外被灰白色膜质假种皮，种脊为一条纵沟，尖端有凹陷的种脐；质硬，胚乳灰白色。有特异香气，味辛，微苦。含挥发油，油中含蒎烯（pinene）、橙花醛（neral）、牻牛儿醛（geranial）、牻牛儿醇（geraniol）、桉油精等。味辛，性温。燥湿温中，截疟除疾。

莪　术
Curcumae Rhizoma

【来源】　姜科植物蓬莪术 *Curcuma phaeocaulis* Val.、广西莪术 *Curcuma kwangsiensis* S.G.Lee. et C.F.Liang 或温郁金 *Curcuma wenyujin* Y.H.Chen et C.Ling 的干燥根茎。蓬莪术主产于四川、福建、广东、广西等地，习称"文术"或"川莪术"；广西莪术主产于广西，习称"桂莪术"；温郁金主产于浙江温州，习称"温莪术"。冬末春初茎叶枯萎后采挖，洗净，蒸或煮至透心，晒干或烘干，撞去须根及杂质。

【植物形态】　蓬莪术　多年生草本。主根茎卵圆形，侧根茎指状，内面黄绿色，或有时灰蓝色，须根末端膨大成肉质纺锤形，内面黄绿或近白色。叶片椭圆状矩圆形，中脉两侧有宽的紫色晕，穗状花序，上部苞片长椭圆形，紫红色至粉红色，中、下部苞片近圆形，淡绿色至白色；花萼白色，花冠淡黄色，裂片3枚，矩圆形，侧生退化雄蕊比唇瓣小，唇瓣黄色，近倒卵形，顶端微缺。蒴果卵状三角形，光滑。种子长圆形，具假种皮。花期3~6月。

广西莪术　根茎断面白色或微黄色。叶两面被糙状毛。穗状花序从叶鞘中抽出。花期7月。

温郁金　根茎断面外侧近白色，中心微黄色。叶片背面无毛。花冠白色。花期5月。

【性状特征】　蓬莪术　呈卵圆形、长圆形、长纺锤形或圆锥形，顶端多钝尖，基部钝圆，长2~8cm，直径1.5~4cm。表面灰黄色至灰棕色，上部环节突起，有圆形微凹的须根痕或残留的须根，有的两侧各有1列下陷的芽痕和类圆形的侧生根茎痕，有的可见刀削痕。体重，质坚实，断面灰褐色至蓝褐色，蜡样，常附有灰棕色粉末，皮部与中柱易分离，内皮层环纹棕褐色。气微

香，味微苦而辛。（图 12-164）

广西莪术　环节稍突起，断面黄棕色至棕色，常附有淡黄色粉末，内皮层环纹黄白色。

温莪术　断面黄棕色至棕褐色，常附有淡黄色至黄棕色粉末。气香或微香。

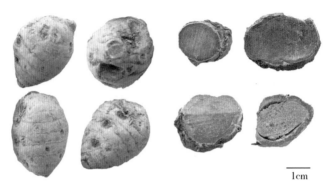

图 12-164　莪术生药图

【**显微特征**】　根茎横切面：①木栓层细胞数列，或已除去。②皮层散有叶迹维管束；内皮层明显。③中柱较宽，维管束外韧型，散在，沿中柱鞘部位的维管束较小，排列紧密。④薄壁细胞充满糊化的淀粉粒团块，薄壁组织中有含金黄色油状物的细胞散在。（图 12-165）

【**化学成分**】　主含挥发油 1.5%~2.0%，由多种倍半萜衍生物和桉油精组成，其中樟脑约 17.7%，1,8- 桉油精约 7.5%，并有姜烯（zingiberene）、莪术醇（curcumol）、吉马酮（germacrone）、芳姜酮（arzingiberone）、莪术双酮（curdione）、龙脑、樟烯、蒎烯等。其中，蓬莪术尚含莪术酮（curzerenone）、莪术烯醇（curcumenol）、莪术二醇（curumadiol）等成分，并以莪术酮含量最高；温莪术尚含有异呋喃吉马烯（iso-furanogermacrene）、吉马烯、樟脑、异樟脑，α-、β-、δ- 榄烯（elemene）等成分，并以吉马酮含量最高；广西莪术尚含有乌药薁（linderazulene）、异莪术烯醇（iso-curcumenol）及甾醇类成分。

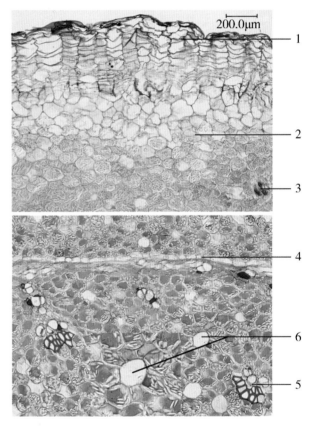

图 12-165　莪术根茎横切面详图

1. 木栓层；2. 皮层；3. 叶迹维管束；

4. 内皮层；5. 维管束；6. 油细胞

目前生药质量评价的主要指标性成分为挥发油。

【**理化鉴别**】　粉末石油醚（30~60℃）超声提取液挥干，加无水乙醇溶解。作供试品溶液。以吉马酮对照品作对照照薄层色谱法，用硅胶 G 板，以石油醚 – 丙酮 – 乙酸乙酯（94：5：1）为展开剂，喷以 1% 香草醛硫酸溶液，105℃加热至斑点显色，供试品色谱与对照品色谱在相应的位置显斑点。

【含量测定】　照醇溶性浸出物热浸法测定，含稀乙醇浸出物不得少于7.0%；照挥发油测定法测定，本品含挥发油不得少于1.5%（mL/g）。

【药理作用】　①抗肿瘤作用：温郁金注射液对小鼠肉瘤180（S_{180}）有抑制作用，但对小鼠艾氏腹水癌（ECA）无效，温郁金挥发油对小鼠ECA、小鼠S_{180}及小鼠网织细胞肉瘤（ARS）三种腹水型瘤及小鼠肉瘤S_{37}与小鼠肉瘤S_{180}两种实体瘤均有明显效果；β-榄香烯对ECA及ARS有稳定作用，对大鼠吉田肉瘤腹水型（YAS）和小鼠肉瘤S_{180}两种实体瘤亦有一定抑制作用。②升高白细胞作用：莪术挥发油和莪术醇可明显对抗小鼠注射环磷酰胺引起的白细胞减少，促进白细胞升高，在化疗或放疗前预先注射莪术挥发油，对白细胞有保护效果。③对心血管系统的影响：莪术挥发油对血栓形成的某些阶段有影响，可对抗由ADP和肾上腺素诱导的血小板凝聚时间的延长；莪术水提取液也可显著抑制ADP诱导的血小板聚集，并能显著降低血液黏度，以及缩短红细胞的电泳时间。水煎剂及醇制剂也可增加狗股动脉血流量。④抗炎作用：莪术挥发油对小鼠醋酸腹膜炎有抑制作用；对大鼠棉球肉芽肿增生有抑制作用；对巴豆油引起的小鼠耳部炎症有抑制作用。此外，还有抗早孕、保肝、抗菌和抗病毒的作用。

【功效】　性温，味辛、苦。行气破血，消积止痛。用于治疗癥瘕痞块、闭经、胸痹心痛、食积胀痛。

【附注】　郁金（Curcumae Radix）为姜科植物温郁金 *Curcuma wenyujin* Y.H.Chen et C.Ling、姜黄 *Curcuma longa* L、广西莪术 *Curcuma kwangsiensis* S.G Lee et C.F.Liang 或蓬莪术 *Curcuma phaeocaulis* Val. 等的块根。前两者分别习称"温郁金"和"黄丝郁金"，其余按照性状不同习称"桂郁金"和"绿丝郁金"。植物根的末端均膨大，易混淆应用。郁金块根含挥发油约6.1%，主要成分为莰烯（camphene）、樟脑（d-camphor）、姜黄烯（α-1-curcumene）和（β-1-curcumene）、姜黄酮（Turmerone）等。性寒，味辛、苦。行气化瘀、清心解郁、利胆退黄。

益　智

Alpiniae Oxyphyllae Fructus

本品为姜科植物益智 *Alpinia oxyphylla* Miq. 的干燥成熟果实。主产于广东、海南、广西、福建及浙江等地。夏、秋间果实由绿变红时采收，晒干或低温干燥。果实呈椭圆形，两端略尖，表面棕色或灰棕色，有纵向凹凸不平的突起棱线13~20条，顶端有花被残基，基部常残存果柄。果皮薄而稍韧，与种子紧贴，种子集结成团，中有隔膜将种子团分为3瓣，每瓣6~11粒。种子呈不规则的扁圆形，略有钝棱，表面灰褐色或灰黄色，外被淡棕色膜质假种皮；质硬，胚乳白色。具特异的香气，味辛，微苦。主含挥发油，油中主要成分为桉油精、姜烯（zingiberene）、姜醇（zingibero）等。性温，味辛。温脾止泻，摄唾涎，暖肾，固精缩尿。

（十一）兰科 Orcludaceae

本科约700属，20000多种。我国有171属，1247种。重要药用属为天麻属（Gastrodia）、石斛属（Dendrobiun）、白及属（Bletilla）等，主要生药有天麻、石斛、白及等。

草本。具根状茎或块茎。单叶多互生，稀对生或轮生。花两性，两侧对称。花被片6，花瓣状，2轮，外轮3片称萼片，内轮侧生的2片称花瓣，中间的1片称唇瓣，常特化成各种形状，由于子房的扭转而居下方；雄蕊与花柱合生成合蕊柱，与唇瓣对生，能育雄蕊1枚，生于合蕊柱顶端，花粉粒粘结成花粉块；雌蕊子房下位，3 心皮，1 室，侧膜胎座；胚珠细小，数目极多。蒴果，种子极多，微小粉状，胚小而未分化。

本科植物具黏液细胞，内含草酸钙针晶束；维管束为周韧型或有限外韧型。

本科化学成分主要有：倍半萜类生物碱，如石斛碱（dendrobine）、毒豆碱（laburnine）等；酚苷类，如天麻苷（gastrodin）、香荚兰苷（vanilloside）等。还含有吲哚苷（indican）、黄酮类、香豆素类、甾醇类和芳香类成分。

天 麻
Gastrodiae Rhizoma

【来源】 兰科植物天麻 *Gastrodia elata* Bl. 的干燥块茎。主产于四川、云南、贵州等地。立冬后年内采挖者称"冬麻"，次年清明前采挖者称"春麻"，挖出根茎后立即洗净，蒸透，敞开低温烘干或晒干。

【植物形态】 多年生共生植物，块茎横生，椭圆形或卵圆形，肉质。有均匀的环节，节上有膜质鳞叶，茎单一，直立，叶鳞片状，膜质。总状花序顶生，苞片膜质，披针形；花淡黄绿色或橙红色，萼片与花瓣合生成壶状，口部偏斜，顶端 5 裂，唇瓣白色，先端 3 裂；合蕊柱长 5~6mm，子房下位，倒卵形，子房柄扭转，柱头 3 裂。蒴果长圆形或倒卵形。种子多而极细小，呈粉末状。花期 6~7 月，果期 7~8 月。

生于腐殖质较多而湿润的林下，向阳灌木丛及草坡亦有，现多为栽培。天麻需与白蘑科真菌蜜环菌和紫萁小菇共生，才能使种子萌发形成原球茎并生长成为健康的天麻块茎。紫萁小菇为种子萌发提供营养，蜜环菌为圆球茎长成天麻块茎提供营养。

【性状特征】 呈椭圆形或长条形，稍扁，皱缩而略弯曲，长 3~15cm，宽 1.5~6cm，厚 0.5~2cm。表面黄白色至黄棕色，有纵皱纹及由潜伏芽排列而成的横环纹多轮，有时可见棕褐色菌索，顶端有红棕色至深棕色鹦嘴状的芽（冬麻）或残留茎基（春麻）；另一端有圆脐形疤痕。质坚硬，不易折断，断面较平坦，黄白色至淡棕色，角质样。气微，味甘。（图 12-166）

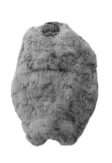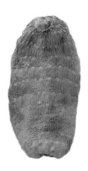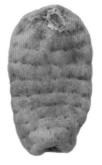

1cm

图 12-166 天麻生药图

【显微特征】 块茎横切面：①表皮有残留，下皮由 2~3 列切向延长的栓化细胞组成。②皮层为 10 数列多角形细胞，有的含草酸钙针晶束，较老块茎皮层与下皮相接处有 2~3 层椭圆形木化厚壁细胞，纹孔明显。③中柱大，周韧型维管束散在。④薄壁细胞中含多糖类团块状物，遇碘液显暗棕色，有的薄壁细胞内含草酸钙针晶束。（图 12-167）

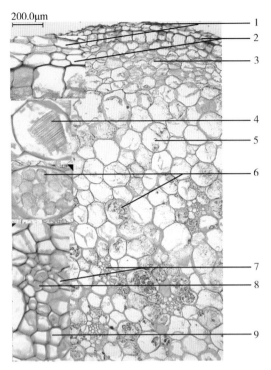

图 12-167　天麻块茎横切面详图

1. 表皮；2. 下皮；3. 皮层；4. 草酸钙针晶束；5. 中柱基本组织；

6. 多糖类块状物；7. 维管束；8. 韧皮部；9. 木质部

　　粉末：黄白色至黄棕色。①厚壁细胞椭圆形或类多角形，直径 70~180μm，壁厚 3~8μm，木化，纹孔明显。②草酸钙针晶成束或散在，长 25~75（93）μm。③导管为环纹、螺纹或网纹导管，直径 8~30μm。④含糊化多糖类物的薄壁细胞较大，无色或微灰棕色，有的隐约可见长卵形、长椭圆形或类圆形颗粒，遇碘液显棕色或淡棕紫色。（图 12-168）

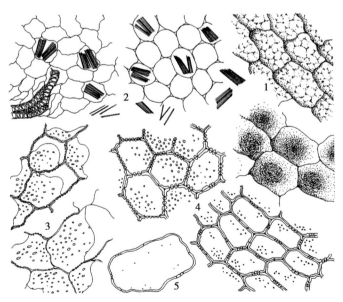

图 12-168　天麻粉末图

1. 薄壁细胞（示含糊化多糖类物）；2. 薄壁细胞（示含草酸钙针晶）；

3. 薄壁细胞（示纹孔）；4. 木化厚壁细胞；5. 单个厚壁细胞

【化学成分】 ①酚类化合物及其苷类：目前分离得到 40 多种酚类化合物，如天麻素（天麻苷，gastrodin）及其苷元（对羟基苯甲醇）、天麻醚苷（gastrodeoside）、派立辛（parishin）、香草醇（vanilly alcohol）、对羟基苯甲醛等；②有机酸及其酯类，如棕榈酸、柠檬酸、丁香酸、原儿茶酸等；③甾体及其苷类，如胡萝卜苷、豆甾醇等；④多糖：葡聚糖、匀多糖、杂多糖（GE-Ⅰ、Ⅱ、Ⅲ）、肿根糖 A 等。此外，尚含呋喃醛类、腺苷、氨基酸、多肽等成分。

天麻苷　　　　　　　　　　　　　　天麻醚苷

目前生药质量评价的主要指标性成分为天麻素和对羟基苯甲醇。

【理化鉴别】

（1）取本品粉末 1g，加水 10mL，浸渍 4 小时，随时振摇，滤过。滤液加碘试液 2~4 滴，显紫红色至酒红色。

（2）粉末甲醇超声提液作为供试品溶液。以天麻对照药材及天麻素对照品作对照。照薄层色谱法，用硅胶 G 板，以二氯甲烷 - 乙酸乙酯 - 甲醇 - 水（2：4：2.5：1）为展开剂，喷以对羟基苯甲醇溶液，在 120℃加热至斑点显色。供试品色谱中，在与对照药材及对照品色谱相应的位置上，显相同颜色的斑点。

【含量测定】 照高效液相色谱法测定，含天麻素（$C_{13}H_{18}O_7$）和对羟基苯甲醇（$C_7H_8O_2$）的总量不得少于 0.25%。

【药理作用】 ①天麻浸膏小鼠腹腔注射对戊四氮所致小鼠惊厥有抗惊厥作用。天麻苷腹腔注射，可减轻马桑内酯诱发的癫痫发作程度。②天麻注射液静脉注射，可使麻醉兔血压下降，心率减慢，心输出量增加，总外周阻力降低，心肌耗氧量降低。③天麻注射液对小鼠非特异性免疫和特异性免疫中的细胞免疫和体液免疫均有增强作用。④天麻有非常明显的镇痛、抗炎作用。⑤天麻素可协同戊巴比妥钠，显著增加小鼠心肌的营养性血流量，缓解其自主活动，明显增强其抗缺氧能力。此外天麻在抗焦虑、神经保护、修复记忆损伤等方面有较好疗效。对神经衰弱患者，有效率达 80% 以上。

【功效】 味甘，性平。息风止痉，平抑肝阴，祛风通络。用于头痛眩晕，肢体麻木，小儿惊风，癫痫抽搐，破伤风。

石　斛
Dendrobii Caulis

本品为兰科植物金钗石斛 *Dendrobium nobile* Lindl.、霍山石斛 *Dendrobium huoshanense* C. Z. Tang et S.J.Cheng、鼓槌石斛 *Dendrobium chrysotoxum* Lindl. 或流苏石斛 *Dendrobium fimbriatum* Hook. 的栽培品及其同属植物近似种的新鲜或干燥茎。主产于广西、广东、贵州、云南、四川、安徽等地。全年均可采收，以春末夏初和秋季采收为好。鲜用者除去根和泥沙，干用者采后去净根、叶，用开水略烫，再边搓边烘晒，至叶鞘搓净，干燥。鲜石斛：呈圆柱形或扁圆柱形；表面黄绿色，光滑或有纵纹，节明显，色较深，节上有膜质叶鞘；肉质多汁，易折断；气微，味微苦而回甜，嚼之有黏性。金钗石斛：呈扁圆柱形；表面金黄色或黄中带绿色，有深纵沟；质硬而脆；断面较平坦；气微，味苦。霍山石斛：呈直条状或不规则弯曲形，较细短，表面淡黄绿色至黄绿色，有细纵纹，节明显；质硬而脆，易折断，断面平坦略呈角质状；气微，味淡，嚼之有黏性。鼓槌石斛：呈粗纺锤形，具 3~7 节；表面光滑，金黄色，有明显凸起的棱；质轻而松脆，断面海绵状；气微，味淡，嚼之有黏性。流苏石斛等：呈长圆柱形，节明显；表面黄色至暗黄色，有深纵槽；质疏松，断面平坦或呈纤维性；味淡或微苦，嚼之有黏性。金钗石斛含四氢吡咯类生物碱，主为石斛碱（dendrobine）、石斛次碱（nobilonine）。目前金钗石斛、霍山石斛和鼓槌石斛的生药质量评价的主要指标性成分分别为石斛碱、多糖及毛兰素。石斛碱有升高血糖、降血压，降低心肌收缩力及抑制呼吸等作用。性微寒，味甘。益胃生津，滋阴清热。

第十三章

动物类生药

扫一扫，查阅本章数字资源，含PPT、音视频、图片等

第一节 概 述

动物类生药在中国的应用有着悠久的历史，早在 4000 多年前，甲骨文中就记载了麝、牛、犀、蛇等 40 余种动物药，以及蜜蜂、鹿茸、麝香、阿胶、蕲蛇等的药用。《神农本草经》载有动物药 65 种，《新修本草》载有 128 种，《本草纲目》载有 461 种，《本草纲目拾遗》载有 160 种，历代本草共记载动物药 600 余种。《中国药典》（2020 年版）收载动物药 51 种。

现代研究表明，动物类生药大都具有显著的生理活性。如斑蝥中的斑蝥素（cantharidin），能抑制癌细胞蛋白质的合成，刺激骨髓白细胞的产生，可用于治疗肝癌和膀胱癌的治疗；水蛭中的水蛭素（hirudin）为凝血酶特效抑制剂，有很强的抗凝血作用；蝮蛇毒中的抗栓酶（alylysantinfarctase）、蚯蚓中的溶纤酶（fibrinolytic enzyme）、人尿中提制的尿激酶（urokinase）等具有抗凝血作用，用于治疗脑血管疾病和静脉血栓、弥漫性血管内凝血；蟾酥中的脂蟾毒配基有升压、强心、兴奋呼吸作用，已用于呼吸、循环衰竭和失血性低血压休克等；鹿茸中的多胺类化合物是刺激核酸和蛋白质合成的有效成分；昆虫类动物变态激素蜕皮素和甲壳类动物变态激素蜕皮甾酮有促进蛋白质合成、降血脂、抑制血糖升高等作用；鱼油中的二十碳五烯酸、二十二碳六烯酸具有增强免疫、改变血液参数及血小板膜和脉管壁性能，已用于心血管疾病和糖尿病的防治。刺参中的刺参黏多糖，具有抗凝血、抗肿瘤、抗氧化作用；海参皂苷类等具显著的抗肿瘤和抗真菌活性；乌贼墨主成分黑色素蛋白中的黑色素为吲哚 –5,6– 醌与 2– 羧基 – 吲哚 –5,6– 醌（4：1）的共聚物，有止血作用。

由于不少珍稀动物药具有十分显著而独特的临床疗效，用量逐年上升，导致药源紧缺。保护濒危药用动物资源已引起人们高度重视，近年来，我国加强了对濒危珍稀动物类生药的野生资源保护，变野生为家养，积极寻找代用品。现在以人工养殖成为商品动物药材重要来源的有 30 种左右，如人工养麝的活体取香代替天然麝香，养熊人工引流胆汁代替杀熊取胆，鹿的驯化及鹿茸的生产，人工培育珍珠，以及蛤蚧、金钱白花蛇、蕲蛇、全蝎、蜈蚣等的养殖等。代用品研究成绩显著，如对大小灵猫香、麝鼠香、人工麝香的研究代替天然麝香；对塞隆骨的研究代替虎骨；对水牛角粉和水牛角浸膏的研究替代犀角的使用等，既保护了野生动物资源，又获得了贵重的商品药材。成功地进行了人工培植牛黄、人工牛黄及体外培育牛黄的生产，为珍稀贵重药材的生产拓展了新方法和思路。对动物药的化学成分进行了人工合成研究，如麝香中的麝香酮，斑蝥素的半合成品羟基斑蝥胺功效类似而毒性较小。利用现代生物技术，如细胞工程、基因工程技术生产有效成分，如水蛭素基因工程、羚羊角蛋白质基因工程等，为减轻对自然资源的依赖和破坏，获得有效成分含量高的生药开辟了新途径。

第二节　动物的分类

一、动物分类的基本单位及等级

动物分类系统的等级和植物界一样，也分为界、门、纲、目、科、属、种。原有等级之前加上总（super-）、亚（sub-）以补充等级之间的区分，如亚门、亚纲、亚目、亚科、亚属等。总科、科、亚科等级的名称都有标准的词尾。科是 -dae、总科是 -oidea、亚科是 -inae，这些词尾是加在模式属的学名字干之后。

动物的分类主要是根据动物细胞的分化、胚层的形成、体腔的有无、对称的形式、体节的划分、骨骼的性质、附肢的特点及器官系统的发生、发展等基本特征而划分为若干类群。

目前国内外学者对与动物界分门的数目及各门动物在进化系统上的位置意见尚未统一，所以动物界的分门还未完全一致，有的分为 19 门，有的分为 28 门，还有的分为 33 门。本教材按 19 门分类法。动物界的 19 门包括：①原生动物门（Protozoa）；②多孔动物门（Porifera），又称海绵动物门（Spongia）；③腔肠动物门（Coelenterata）；④栉水母门（Ctenophora）；⑤扁形动物门（Platyhelminthes）；⑥纽形动物门（Nemertinea）；⑦线形动物门（Nemathelminthes）；⑧棘头动物门（Acanthocephala）；⑨环节动物门（Annelida）；⑩软体动物门（Mollusca）；⑪节肢动物门（Arthropoda）；⑫苔藓动物门（Bryozoa）；⑬腕足动物门（Brachiopoda）；⑭帚虫动物门（Phoronida）；⑮毛颚动物门（Chaetognatha）；⑯棘皮动物门（Echinodermata）；⑰须腕动物门（Pogonophora）；⑱半索动物门（Hemichordata）；⑲脊索动物门（Chordata）。以上各门除脊索动物门外都没有脊索（或脊椎），统称无脊索动物或无脊椎动物。可供药用的动物多隶属于多孔动物门、腔肠动物门、环节动物门、软体动物门、节肢动物门、棘皮动物门和脊索动物门。可供药用的动物多分属于以下几个门，它们由低等到高等依次为：

1. 腔肠动物门，药用动物如海蜇、珊瑚等。

2. 环节动物门，药用动物如水蛭、蚯蚓等。

3. 软体动物门，药用动物如牡蛎、石决明、乌贼等。

4. 节肢动物门，药用动物如南方大斑蝥、东亚钳蝎、蜈蚣、地鳖等。

（1）甲壳纲（Crustacea）如蟹等。

（2）蛛形纲（Arachnida）如钳蝎、蜘蛛等。

（3）多足纲（Myriapoda）如少棘巨蜈蚣等。

（4）昆虫纲（Insecta）如家蚕等。

5. 棘皮动物门，药用动物如海参、海胆等。

6. 脊索动物门，药用动物如梅花鹿、林麝、牛、黑熊等。

二、动物的学名

动物的学名是根据国际命名法规，采用林奈的双名法，由属名和"种加词"组成，其后附命名人姓氏。属名和命名人姓氏的第一个字母大写。这些规则与植物学名相同。如林麝 *Moschus berezovskii* Flerov 等。但是，动物学名与植物学名也有不同之处：

1. 动物在种以下分类等级只有亚种（subspecies），在表示亚种的名称时不加"Subsp."，而是"亚种加词"写在"种加词"之后，也不写该种命名人姓氏，只写亚种命名人姓氏。如中华

大蟾蜍 *Bufo bufo gargarizans* Cantor，该学名第一个词 Bufo 为属名，第二个词 bufo 为"种加词"，第三个词 gargarizans 为"亚种加词"，Cantor 为亚种命名人姓氏。

2. 动物学名重新组合时，在原命名人姓氏外加括号，而重新组合的人名一般不写出，如鳖原学名为 *Trionyx sinensis* Wiegmann，学名重新组合后为 *Amyda sinensis*（Wiegmann）。

3. 动物如为亚属，则亚属名放在属名和"种加词"之间，并且外加括号，亚属名第一个字母大写。如乌龟 *Chinemys*（*Geoclemys*）*reevesii*（Gray），第一个词为属名，第二个词为亚属名，第三个词为"种加词"，最后为原学名命名人姓氏，外加括号表示该学名是重新组合的。

4. 动物命名一般不用变种、变型。

三、动物类生药的分类

古代动物药的分类是根据动物的不同类别或药用部位，动物的习性或药材特征来进行分类的，如《唐本草》将动物药分为人、兽、禽、虫、鱼五部；《本草纲目》将动物药由低等动物到高等动物，从无脊椎动物到脊椎动物，分为虫、鳞、介、禽、兽、人六部，每部之中又再进一步细分，这种分类方法和排列次序，已具有初步的进化论思想。

现代动物药的分类方法较多。有的根据药用动物在自然界的分类地位，按动物类中药在各门中的分布情况，由低等动物到高等动物进行分类；有的按药用部位进行分类；有的按所含化学成分进行分类；有的按药理作用或功效进行分类等。

按药用部位将常用动物药分成以下几类：

1. 动物的干燥全体　如水蛭、全蝎、蜈蚣、斑蝥、土鳖虫等。

2. 除去内脏的动物体　如蛤蚧、金钱白花蛇、蕲蛇等。

3. 动物体的某一部分　①角类：鹿茸、鹿角、羚羊角等；②鳞、甲类：穿山甲、龟甲、鳖甲等；③骨类：豹骨、狗骨、猴骨等；④贝壳类：石决明、牡蛎、珍珠母、海螵蛸、蛤壳、瓦楞子等；⑤脏器类：哈蟆油、鸡内金、紫河车、鹿鞭、海狗肾、桑螵蛸、水獭肝、刺猬皮等。

4. 动物的生理产物　①分泌物：熊胆粉、麝香、蟾酥、虫白蜡、蜂蜡等；②排泄物：五灵脂、蚕砂、夜明砂等；③其他生理产物：蝉蜕、蛇蜕、蜂蜜、蜂房等。

5. 动物的病理产物　如珍珠、牛黄、僵蚕等。

6. 动物体某一部分的加工品　如阿胶、鹿角胶、鹿角霜、龟甲胶、血余炭、水牛角浓缩粉等。

第三节　动物类生药的活性成分

一、氨基酸、多肽、蛋白质类

1. 氨基酸　氨基酸在生物体内以肽键结合，构成结构和功能不同的蛋白质，是维持生命的基本物质。作为药用的氨基酸已有 100 多种，其中包括组成蛋白质的 20 余种氨基酸。天然氨基酸为无色结晶，易溶于水，可溶于醇，不溶于有机溶剂。只有胱氨酸和酪氨酸难溶于水。所有氨基酸均溶于酸、碱溶液。除甘氨酸外，均有旋光性。

动物生药普遍含有各种不同的氨基酸，有的氨基酸有直接医疗作用，如牛黄中的牛磺酸（taurine），具有刺激胆汁分泌和降低眼压的作用；地龙的解热作用与其游离氨基酸含量成正比；紫河车的氨基酸提取物对白细胞减少症有效果。

2. 多肽　由 2~20 个氨基酸组成，一般可溶于水，在热水中不凝固，也不被硫酸铵沉淀。与氨基酸相似，可与茚三酮、吲哚醌试剂显色。因结构中具有两个相邻的肽键，可产生双缩脲反应。动物多肽多具有明显的生物活性。从人尿液中提取的尿激酶（urokinase）可直接激活纤溶酶，因而具有很强的溶解纤维蛋白酶的作用。蜂毒有消炎止痛作用，可用于治疗风湿性关节炎，其抗炎的主成分为 MCD- 多肽及蜂毒明肽（apamin），其抗炎作用比同剂量的氢化可的松高 100 倍。水蛭素（hirudin）是水蛭唾液腺中的一种多肽类物质，有极强的抑制凝血酶活性，是一种高效抗凝血剂和抗血栓剂。动物骨如豹骨、狗骨、鸡骨、鲸骨等，传统用于治疗骨质增生、风湿及类风湿关节炎。现代科学研究证明，有效成分为多肽类。麝香的水溶性肽类药理研究表明具有显著的抗炎作用。海洋生物海绵、海鞘中的环肽类化合物具有抗病毒、抗肿瘤作用。

3. 蛋白质　由 20 个以上的氨基酸通过肽键结合而成的大分子化合物。蛋白质的化学性质与氨基酸类似，大多数蛋白质可溶于水，其水溶液中加入乙醇、硫酸铵或氯化钠的浓溶液可使蛋白质析出，此性质是可逆的。蛋白质水溶液加热煮沸或加入强酸、强碱时产生不可逆的沉淀反应，可与重金属盐类如汞、铜、银等作用生成沉淀。用生物碱试剂（如磷钼酸、苦味酸、鞣质等）也可沉淀蛋白质。从猪心中提取的细胞色素 C（cytochrome C）为一种络合蛋白质，是以铁卟啉为辅基的细胞呼吸基酶，对因组织缺氧引起的一系列症状有改善作用。蛇毒中提制的精制蝮蛇抗栓酶注射剂属于蛋白质酶类，用于脑血栓及血栓闭塞性脉管炎。蝎毒毒性仅次于蛇毒，其主要成分是神经毒素，其次是细胞毒素，具有很强的溶血活性。蜘蛛毒主含蛋白毒素和酶，主要治疗关节痛和神经痛。蜂毒具有抗炎、抗辐射、抗癌、抗凝血等多种作用。多种动物的糖蛋白如鲍鱼、牡蛎、枪乌贼等有较强抗菌抗病毒作用。人尿中的糖蛋白能治疗白血病，促进骨髓内的细胞增殖。

二、生物碱类毒素

此类成分归为非肽含氮化合物更为确切，在动物中分布广泛，多数具有类似生物碱的性质，分子中多数具有复杂的氮环结构，较为重要且常见的成分有：

1. 胍类衍生物　胍可看作是脲分子中的氧被亚氨基取代而成的化合物，又称为亚氨基脲，胍分子中除去一个氢原子后的基团叫胍基。石房蛤毒素（saxitoxin，STX）是从海洋贝类大石房蛤中分得的毒性生物碱，结构中含有一对胍基，是一种神经毒素，小鼠皮内注射的 LD50 为 10μg/kg，毒性为番木鳖碱的 50 倍，氢化钾的 1000 倍。河豚毒素（tetrodotoxin）是从海洋河豚类的卵巢及肝脏中提取的具有强烈毒性的生物碱类化合物，也属于此类化合物。其又是选择性的钠离子通道阻断剂，有极强的镇痛和局麻作用，其局麻作用的强度是可卡因的 16000 倍，现已作为药理研究的工具药使用。

胍

胍基

河豚毒素　　石房蛤毒素

2. 环外含氮类　沙海葵毒素（palytoxin，PTX）是从腔肠动物毒沙海葵中分离的毒性极强的化合物，是迄今发现的非蛋白毒素中毒性最强的酰胺类化合物。具有抗癌、溶血等多种生物活性，同时具有非常强的心血管收缩作用。存在于动物脑、肝、肾、心脏与神经组织中的胆碱，水生动物肌肉中的甜菜碱类等均属于此类化合物。

3. 吲哚类　从蟾蜍皮肤分泌腺中分离出的活性碱，主要为5-羟色胺及其衍生物。蟾蜍色胺（bufotenine）为基本骨架，有O-甲基蟾蜍色胺、脱氢蟾蜍色胺、蟾蜍色胺内盐、蟾蜍绿啶等。这些成分对肠管、血管等平滑肌有收缩作用，可引起血压上升，呼吸兴奋。

4. 吡咯衍生物　此类化合物分子中存在共轭体系，具有特殊的吸光能力，能够呈现各种颜色。如脊椎动物的血红蛋白，胆汁中的胆红素及氧化产物胆绿素等，具有促进红细胞生成、解热、抗病毒、抗癌及抗衰老等作用。有报道胆红素在清除自由基及超氧离子上起着重要作用。

三、甾体类和萜类

甾类成分几乎存在于所有生物体中，具有生物活性的甾体类化合物主要有激素类、蟾毒类、胆汁酸、蜕皮素及海洋甾体类等。

1. 激素类　甾体激素广泛存在于生物体中，是一类重要的内因性生理活性物质。按生理作用可分为糖皮质甾类激素、盐皮质甾类激素、雄激素、雌激素、孕激素等5种类型。它们是机体生长发育、代谢和生殖不可缺少的物质。如鹿茸中的雌酮（oestrone）、麝香中雄甾酮（androsterone）、紫河车中的孕甾酮（progesterone）及昆虫类动物变态激素如蜕皮素（ecdysone）和甲壳类动物变态激素如蜕皮甾酮（ecdysterone）等。

2. 蟾毒配基类　主要存在于蟾蜍的耳后腺与皮肤腺分泌物中，是一类结构类似强心甾类而有毒的化合物，具有强心作用，主要表现在增强心肌收缩力，增加心搏输出量，减慢心率等。此外还有抗菌消炎、抗肿瘤、利尿等作用。

3. 胆汁酸　胆汁是脊椎动物特有的从肝脏分泌出来的分泌液。胆汁酸是胆甾醇与甘氨酸或牛磺酸的结合物，是胆汁的主要成分。胆汁的生理功能，主要是胆甾醇的作用。胆汁酸能促进脂肪酸、胆固醇、脂溶性维生素、胡萝卜素及Ca^{2+}等吸收，有利胆作用，对神经系统有镇静、镇痛及解痉作用。迄今已发现的胆甾醇已有100多种，其中最重要的有胆酸（cholic acid）、去氧胆酸（deoxycholic acid）、鹅去氧胆酸（chenodeoxycholic acid）、熊去氧胆酸（ursodesoxycholic acid）、猪去氧胆酸（hyodeoxycholic acid）等。

胆酸　　　　　　　去氧胆酸　　　　　　　猪去氧胆酸

4. 蜕皮激素　蜕皮激素在昆虫及甲壳类动物中分布较广泛，分布的种类和数量因动物的种属而异。具有促进人体蛋白质合成，降血脂和抑制血糖升高等作用。如昆虫类动物变态激素如蜕皮素（ecdysone）和甲壳类动物变态激素如蜕皮甾酮（ecdysterone）等。

5. 海洋甾体类 从海绵动物、腔肠动物、扁形动物、环节动物、节肢动物、棘皮动物等分离出来的甾体化合物，主要为具有不同支链的甾醇和多羟基甾醇。有的具有重要生理活性，如异岩藻甾醇（isofucosterol）具有抗菌、抗癌活性。虾夷扇贝甾醇具有降低血液胆甾醇的作用。

6. 萜类 动物中萜类成分较多，尤其从海洋无脊椎动物中分离出的萜类更多，陆地动物也在陆续发现一些活性物质。从海洋无脊椎动物中分离出 1000 余种的萜类化合物，它们中的许多化合物具有生物活性。如从海绵动物（*Luffaiella variabilis*）中分得的二倍半萜内酯（manoalide）具有抗癌作用。

四、多不饱和脂肪酸类

许多植物中含有大量的不饱和脂肪酸，但主要为单烯酸（以油酸为主）及双烯酸（以亚油酸为主）等。多不饱和脂肪酸如亚麻油酸、花生四烯酸、二十碳五烯酸、二十二碳六烯酸等，主要存在于鱼油中。某些多不饱和脂肪酸因其在体内不能合成，必须从食物中摄取，因此是人体营养必需的脂肪酸（EFA）。海产鱼油中的亚油酸为最重要的 EFA，在体内可代谢转变为花生四烯酸，具有合成磷脂等重要生物功能；EFA 同时具有抑制血小板聚集、减少血栓形成、降血脂及抗动脉粥样硬化、增强免疫、改变血液参数等作用。

五、多糖类

甲壳质亦称壳多糖和几丁质，部分水解脱乙酰基得到脱乙酰甲壳质。甲壳质在自然界分布很广，广泛存在于植物、菌类细胞壁、甲壳纲动物及昆虫中，如虾蟹外壳、乌贼骨架及昆虫翅膀等。尤其在节肢动物、蛛形类、甲壳类、昆虫类动物中几乎都含有，其表皮中甲壳质占 $25\% \sim 50\%$（干燥品）。甲壳质一般与蛋白质、碳酸钙、磷酸钙等紧密结合成络合体，共同形成表皮及生物体的支撑组织。4- 硫酸软骨素是最早发现的一种酸性黏多糖，具有降低血脂、抗动脉粥样硬化和抗粥样斑块形成的作用，同时具有抗凝血作用。6- 硫酸软骨素广泛分布于各种结缔组织中。从刺参中提得的酸性黏多糖是一种抗菌谱较广的物质，对移植性肿瘤 S_{180}、S_{37}、Lio–1 及 MA–737 乳腺癌等有较显著的抑制作用。

第四节 动物类生药主要品种

水 蛭
Hirudo

本品为水蛭科动物蚂蟥 *Whitmania pigra* Whitman、水蛭 *Hirudo nipponica* Whitman 或柳叶蚂蟥 *W.acranulata* Whitman 的干燥体。蚂蟥及水蛭产于全国各地；柳叶蚂蟥产于河北、安徽、江苏、福建等省。夏、秋二季捕捉，用沸水烫死，晒干或低温干燥。蚂蟥呈扁平纺锤形。背部稍隆起，腹面平坦，体前端稍尖，后端钝圆，全体具多个环节，长 $4 \sim 10cm$，宽 $0.5 \sim 2cm$。前吸盘不显著，后吸盘较大。背部黑棕色，水浸后，可见众多黑色斑点排列成纵线 5 条。体两侧及腹面均呈棕黄色。质脆，易折断，断面胶质样。气微腥。味苦。水蛭扁长圆形，腹面稍高，体多弯曲扭转，长 $2 \sim 5cm$，宽 $0.2 \sim 0.3cm$。全体黑棕色亦由多数环节构成。折断面不平坦，无光泽。柳叶蚂蟥体狭长而扁，背腹两面均呈黑棕色，长 $5 \sim 12cm$，宽 $0.1 \sim 0.5cm$。水蛭主要含蛋白质、肝素（heparin）、抗凝血酶（antithrombin），新鲜水蛭唾液中含有一种抗凝血物质水蛭素（hirudin），水蛭素属于多肽，易溶于水，在干燥药材中已被破坏。水蛭素具有抗血栓形成和抗凝作用、溶栓作用和抗血小板作用。另外水蛭还含有人体必需常量元素钠、钾、钙、镁等28种微量元素。性平，味咸、苦。有小毒。破血通经，逐瘀消癥。

珍　珠
Margarita

本品为软体动物门珍珠贝科动物马氏珍珠贝 *Pteria martensii*（Dunker）、蚌科动物三角帆蚌 *Hyriopsis cumingii*（Lea）或褶纹冠蚌 *Cristaria plicata*（Leach）等双壳类动物受刺激而形成的珍珠。主产于广西合浦、广东廉江、海南及台湾。本品呈类球形、卵圆形、长圆形或棒形，表面类白色、浅粉红色、浅黄绿色或浅蓝色，半透明，平滑或微有凹凸，具特有的彩色光泽。质地坚硬，破碎面可见层纹。无臭，味淡。显微镜下可见粗细两种类型的同心环层纹，称为"珍珠结构环"。粗层纹明显，连续成环；细层纹多数不明显，中心部多实心。珍珠中含多种无机元素，主要为碳酸钙。另外含有硅、钠、镁等化合物；尚含有多种氨基酸及牛磺酸等成分。性寒，味甘、咸。安神定惊，明目消翳，解毒生肌，润肤祛斑。

全　蝎
Scorpio

【来源】　钳蝎科动物东亚钳蝎 *Buthus martensii* Karsch 的干燥体。主产于河南、山东等地，以山东产量最大。春末至秋初捕捉，放入清水或淡盐水中呛死，后入沸水或沸盐水中煮至全身僵硬、背面有沟时捞出，置通风处阴干。

【性状特征】　本品头胸部与前腹部呈扁平长椭圆形，后腹部呈尾状，皱缩弯曲。完整者体长约6cm。头胸部呈绿褐色，前面有1对短小的螯肢及1对较长大的钳状脚须，形似蟹螯，背面有梯形背甲，腹面有足4对，均为7节，末端各具2爪钩；前腹部由7节组成，第7节色深，背甲上有5条隆脊线。背面绿褐色，后腹部棕黄色，6节，节上均有纵沟，末节有锐钩状毒刺，毒刺下方无距。气微腥，味咸。（图13-1）

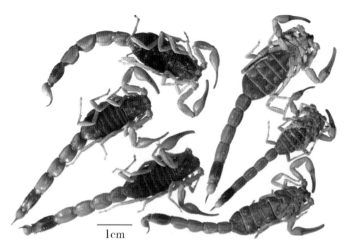

1cm

图13-1　全蝎生药图

【显微特征】 粉末：黄棕色或淡棕色。①体壁（几丁质外骨骼）碎片棕黄色或黄绿色，有光泽；外表皮表面观呈多角形网格样纹理，多排列整齐，表面密布细小颗粒可见毛窝、细小圆孔口及瘤状突起，毛窝突出于外表皮，圆形或类圆形，直径 18～45μm，刚毛常于基部断离或脱落；断面观内外表皮有纵贯、长短不一的微细孔道。未角化外表皮表面观可见大小不一、排列不规则的圆形凸起，呈花纹样，并显颗粒性。②横纹肌纤维较多，侧面观边缘较平整或微呈波状，明带较宽，中有一暗线，暗带有致密的短纵纹理。③刚毛红棕色，多碎断，先端锐尖或钝圆，基部稍窄，体部中段直径 8～40μm，具纵直纹理，髓腔细窄，腔壁较平直。脂肪油滴多，无色或淡黄色。（图 13-2）

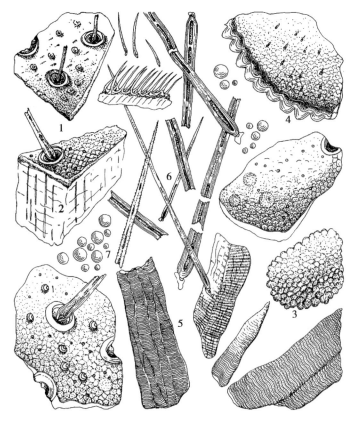

图 13-2 全蝎粉末图

1.体壁碎片外表皮表面观；2.体壁碎片断面观；3.体壁碎片未骨化外表皮；

4.体壁碎片环节部分；5.横纹肌纤维；6.刚毛；7.脂肪油滴

【化学成分】 主含蝎毒（katsutoxin），系一种类似蛇毒神经毒的蛋白质，蝎毒中含多种蝎毒素，包括昆虫类神经毒素，甲壳类神经毒素，哺乳动物神经毒素，抗癫痫活性的多肽（AEP），镇痛活性多肽如蝎毒素（scorpiontoxin）Ⅲ，透明质酸酶（hyaluronidase）。全蝎水解液含多种有机酸。此外，全蝎中还含氨基酸和二十多种无机元素等。

【理化鉴别】 粉末甲醇提取液作为供试品溶液。以赖氨酸等为对照品，按薄层色谱法，用硅胶 G 板，以正丁醇－乙醇－冰醋酸－水（4：1：1：2）为展开剂，以 0.5% 茚三酮丙酮溶液显色，烘烤至出现紫色斑点。供试品色谱中，在与对照品色谱相应的位置上，显相同颜色的斑点。

【药理作用】 ①对中枢神经系统的作用：A.抗惊厥作用：对咖啡因引起的惊厥有明显的抑制作用；B.抗癫痫作用：可延长头孢菌素引起的癫痫潜伏期，减轻发作程度，缩短持续时间；C.镇痛作用：对各类疼痛均有很强的镇痛作用。②对心血管系统的作用：可使心肌收缩力明显增强，同时引起心率减慢。③抗肿瘤作用：对肿瘤具有预防和治疗的双重作用。

　　【功效】　性平，味辛；有毒。息风镇痉，通络止痛，攻毒散结。用于肝风内动、痉挛抽搐、小儿惊风、中风口㖞、半身不遂、破伤风、风湿顽痹、偏正头痛、疮疡、瘰疬。

斑　蝥
Mylabris

　　本品为芫青科昆虫南方大斑蝥 *Mylabris phalerata* Pallas 或黄黑小斑蝥 *Mylabris cichorii* Linnaeus 的干燥体。主产于河南、安徽、江苏、广西、云南等地。夏、秋季捕捉，闷死或烫死，晒干。南方大斑蝥呈长圆形，长 1.5～2.5cm，宽 0.5～1cm。头及口器向下垂，有较大的复眼及触角各 1 对，触角多已脱落。背部具革质鞘翅 1 对，黑色，有 3 条黄色或棕黄色的横纹；鞘翅下面有棕褐色薄膜状透明内翅 2 片。胸腹部乌黑色，胸部有步足 3 对。有特殊臭气，刺激性强，不宜口尝。黄黑小斑蝥，体形较小，长 1～1.5cm。主含斑蝥素，为目前生药质量评价的指标性成分。斑蝥素是抗癌有效成分，对原发性肝癌、病毒性肝炎、鼻炎、气管炎等均有显著效果。斑蝥素具强臭及发泡性。性热，味辛；有大毒。破血逐瘀，散结消癥，攻毒蚀疮。

僵　蚕
Bombyx Batryticatus

　　本品为蚕蛾科昆虫家蚕 *Bombyx mori* Linnaeus. 4～5 龄的幼虫感染（或人工接种）白僵菌 *Beauveria bassiana*（Bals.）Vaillant. 而致死的干燥体。主产于江苏、浙江、四川、广东等地。多于春、秋季生产，将感染白僵菌病死的蚕干燥。本品呈圆柱形，多弯曲皱缩，长 2～5cm，直径 0.5～0.7cm。表面灰黄色，被有白色粉霜状的气生菌丝和分生孢子。头部较圆，足 8 对，体节明显，尾部略呈二歧状分支。质硬脆，易折断，断面平坦，外层白色，显粉性，中间亮棕色或亮黑色，习称"胶口镜面"，内有丝腺环 4 个，呈亮圈状。气微腥，味微咸。主要含蛋白质、氨基酸、环缩醇酸肽类及白僵菌素（beauvericin）等。性平，味咸、辛。息风止痉，祛风止痛，化痰散结。

蟾　酥
Bufonis Venenum

　　本品为蟾蜍科动物中华大蟾蜍 *Bufo bufo gargarizans* Cantor 或黑眶蟾蜍 *Bufo melanostictus* Schneider 的干燥分泌物。全国各地皆产，主产于河北、山东、江苏、浙江等地。夏、秋季捕捉蟾蜍，洗净，用镊子夹压耳后腺或皮肤腺，挤出白色浆液并收集于陶瓷或玻璃器皿中（忌用铁器，以免变黑），取纯浆放入圆模型中晒干或低温干燥，称为"团蟾酥"；如将鲜浆均匀涂于玻璃板上晒干或低温干燥，称为"片蟾酥"。呈扁圆形团块状或薄片状。棕褐色，薄片状者对光透视为红棕色。团块状者质坚，不易折断，断面棕褐色，角质状微有光泽；薄片状者质脆，易碎，断面红棕色，半透明。药材断面沾水，即呈乳白色隆起；粉末少许于锡箔纸上加热，即熔成油状。气微腥，味初甜而后有持久的麻辣感，粉末嗅之作嚏。浓硫酸装片观察，显橙黄色或橙红色碎块，四周逐渐缩小而呈透明的类圆形小块，表面显龟裂状纹理，久置逐渐溶解消失。主含华蟾酥毒基

（cinobufagin）、脂蟾毒配基（resibufogenin）等 20 余种蟾毒配基类化合物；另外有吲哚类生物碱及甾醇类、肾上腺素及多种氨基酸。目前生药质量评价的指标性成分为蟾毒灵、华蟾酥毒基和脂蟾毒配基。蟾毒配基类和蟾蜍毒素类化合物均有强心作用。性温，味辛；有毒。解毒，止痛，开窍醒神。

<h2 style="text-align:center">哈蟆油
Ranae Oviductus</h2>

【来源】　蛙科动物中国林蛙 *Rana temporaria chensinensis* David 雌蛙的干燥输卵管。主产于黑龙江、吉林、辽宁等地。9～10 月捕捉后，以霜降期捕捉最好，选肥大雌蛙，用麻绳从口部穿过，挂于露天风干，用热水（70℃）浸烫 1～2 分钟，立即捞起，放入麻袋中闷一夜，次日剖开腹腔，将输卵管轻轻取出，去净卵子、内脏，置通风处阴干。

【性状特征】　呈不规则块状，弯曲而重叠，长 1.5～2cm，厚 1.5～5mm。表面黄白色，具脂肪样光泽，偶带灰白色薄膜状干皮，手摸有滑腻感。用温水浸泡体积可膨胀 10～15 倍。膨胀时输卵管破裂，24 小时后呈白色棉絮状。气腥，味微甘，嚼之有黏滑感。（图 13-3）

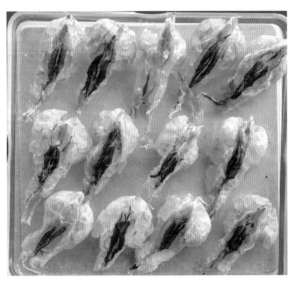

图 13-3　哈蟆油生药图

【化学成分】　主要含有蛋白质、脂肪，另含雌酮（estrone）、17β-雌二醇（17β-estradiol）、17β-羟甾醇脱氢酶（17β-hydroxy steroid dehydrogenase）、胆固醇、维生素 A、维生素 B、维生素 D、维生素 E 和磷脂类。此外，尚含氨基酸 43.56%，并含钾、钙、钠、镁、铁、锰、硒、磷等无机元素。

【理化鉴别】　按膨胀度测定法测定，本品膨胀度不得低于 55。

【药理作用】　①抗疲劳、抗应激作用：哈蟆油石油醚提取物具有提高耐力，耐缺氧能力。②抗衰老作用：可明显增强机体抗脂质过氧化损伤，调节免疫的抗衰老生物作用。③免疫增强作用：能提高吞噬细胞的吞噬功能，增加 T 淋巴细胞数量，具有增强机体免疫力的作用。④镇咳、祛痰作用：可显著延长 SO_2 及浓氨水所致小鼠咳嗽的潜伏期，减少咳嗽次数，增加痰液的排出量。⑤调节血脂作用：口服能显著降低血清 TC、TG 的含量，提高 HDL-C 的含量，具有调节血脂的功能。

【功效】 性平，味甘、咸。补肾益精，养阴润肺。用于病后体弱，神疲乏力，心悸失眠，盗汗，痨嗽咯血。

龟 甲
Testudinis Carapax et Plastrum

本品为龟科动物乌龟 *Chinemys reevesii*（Gray）的干燥背甲及腹甲。主产于安徽、浙江、湖北、湖南等地。全年均可捕捉，以秋、冬两季为多，捕捉后杀死，或用沸水烫死，剥取背甲及腹甲，除去残肉，晒干。背甲及腹甲由甲桥相连，背甲稍长于腹甲，与腹甲常分离。背甲呈长椭圆形拱状。外表面棕褐色或黑褐色。腹甲呈板片状，近长方椭圆形；外表面淡红棕色或棕褐色，内表面黄白色至灰白色，"血板"不脱皮，有的略带血迹和残肉，"烫板"色稍深，呈锯齿状衔接；前端钝圆或平截，后端三角形缺刻，两侧残存呈翼状向斜上方弯曲的甲桥。质坚硬。气微腥，味微咸。滋阴潜阳，益肾强骨，养血补心，固经止崩。

蛤 蚧
Gecko

【来源】 壁虎科动物蛤蚧 *Gekko gecko* Linnaeus 的干燥体。主产于广西。进口品产于越南、泰国、柬埔寨、印度尼西亚。全年均可捕捉，除去内脏，拭净，用竹片撑开，使全体扁平顺直，低温干燥。将两只合成 1 对，扎好。

【动物形态】 体长 30cm 左右，体长与尾长略相等或尾略长。头宽大，略呈三角形，吻端圆凸；耳孔椭圆形，约为眼睑一半；上唇鳞左右各 12～14，第 1 枚入鼻孔。眼大，突出；口中有许多小齿。通身被覆细小粒鳞，其间杂以较大疣鳞，缀成纵行；腹面鳞片较大，略呈六角形，四肢指、趾膨大，成扁平状，其下方具单列皮肤褶裂，除第 1 指趾外，均具小爪，指间及趾间仅有蹼迹。雄性有肛前窝 20 余个，尾基部较粗，肛后囊孔明显。躯干及四肢背面砖灰色，密布橘黄色及蓝灰色斑点；尾部有深浅相间的环纹，腹面白色而有粉红色斑。

【性状特征】 呈扁片状，头颈部及躯干部长 9～18cm，头颈部约占三分之一，腹背部宽 6～11cm，尾长 6～12cm。头略呈扁三角状，两眼多凹陷成窟窿，口内有细齿，生于颚的边缘，无异型大齿。吻部半圆形，吻鳞不切鼻孔，与鼻鳞相连，上鼻鳞左右各 1 片，中间被额鳞隔开，上唇鳞 12～14 对，下唇鳞（包括颏鳞）21 片。腹背部呈椭圆形，腹薄。背部呈灰黑色或银灰色，有黄白色、灰绿色或橙红色斑点散在或密集成不显著的斑纹，脊椎骨及两侧肋骨突起。四足均具 5 趾，除前足第 1 趾外，均有爪；趾间具蹼迹，足趾底有吸盘。尾细而坚实，微显骨节，与背部颜色相同，有 6～7 个明显的银灰色环带，有的再生尾较原生尾短，且银灰色环带不明显。全身密被圆形或多角形微有光泽的细鳞，散有疣鳞，腹部鳞片方形，镶嵌排列。气腥，味微咸。（图 13-4）

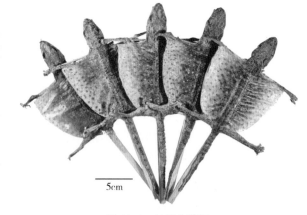

5cm

图 13-4 蛤蚧生药图

【显微特征】 粉末：淡黄色或淡灰黄色。①鳞片近无色或淡灰绿色，表面可见半圆形、类圆形或长圆形隆起略作覆瓦状排列，直径 9~32μm，布有极细小的粒状物，有的鳞片基部边缘处可见圆形孔洞，直径 25~45μm。②皮肤碎片淡黄色或黄色，表面观细胞界限不清楚，布有棕色或棕黑色色素颗粒，常聚集成星芒状。③横纹肌纤维较多，近无色，淡黄色、黄绿色或淡棕色，多碎裂。侧面观有细密横纹，明暗相间，横纹呈平行的波峰状，也有较平直或微波状，有的纹理不清晰；横断面常呈三角形、类圆形、类方形。④骨碎片近无色或淡黄色，呈不规则形碎块，表面有细小裂缝状或针孔状孔隙，骨陷窝呈裂缝状、长条状、类长圆形，多为同方向排列，边缘骨小管隐约可见。（图 13-5）

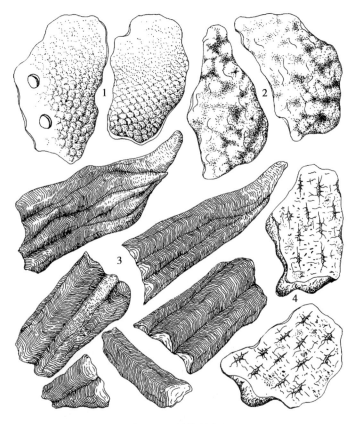

图 13-5 蛤蚧粉末图

1.鳞片碎片；2.皮肤碎片；3.横纹肌纤维；4.骨碎片

【化学成分】 主要含有肌肽（carnoside）、胆碱（choline）、肉毒碱（carnitine）、鸟嘌呤（guanine）、蛋白质（protein）、肽（peptide）、胆甾醇（cholesterol）等，另外含有甘氨酸、脯氨酸、谷氨酸等 18 种氨基酸；钙、磷、锌等 18 种元素及多种磷脂、脂肪酸。

【理化鉴别】 粉末 70% 乙醇提取液为供试品溶液，以蛤蚧对照药材作对照，照薄层色谱法，用硅胶 G 板，以正丁醇 – 冰醋酸 – 水（3：1：1）为展开剂，茚三酮试液显色。供试品色谱中，在与对照药材色谱相应的位置上，显相同颜色的斑点。

【含量测定】 按醇溶性浸出物测定法冷浸法测定，用稀乙醇作溶剂，不得少于 8.0%。

【药理作用】 ①性激素样作用：蛤蚧醇提物同时具有雌激素和雄激素样作用。②平喘作用：蛤蚧可降低 IgE 水平，双向调节 Th1/Th2，改善气道炎性反应，具有平喘作用。③免疫增强作用：蛤蚧醇提物可加强豚鼠白细胞的运动力、吞噬细胞的吞噬功能，增加小鼠脾重，增强溶菌酶活性，提高抗体效价，对抗免疫抑制等。④抗肿瘤作用：蛤蚧和蛤蚧肽能增加淋巴细胞数量，提高 NK

细胞和巨噬细胞活性，抑制 HepG-2 细胞，具有抗肿瘤作用。⑤抗衰老作用：蛤蚧醇提物可延长果蝇平均寿命，提高耐寒力，延长小鼠缺氧存活时间，具有抗衰老作用。此外，还有抗炎、抗应激、抗骨质疏松、保肝等作用。

【功效】　性平，味咸。补肺益肾，纳气定喘，助阳益精。用于肺肾不足，虚喘气促，劳嗽咯血，阳痿，遗精。

金钱白花蛇
Bungarus Parvus

【来源】　眼镜蛇科动物银环蛇 *Bungarus multicinctus* Blyth 的幼蛇干燥体。主产于广东、广西等地。夏、秋二季捕捉，剖开蛇腹，除去内脏，擦净血迹，用乙醇浸泡处理后，盘成圆形，用竹签固定，干燥。

【动物形态】　头稍大于颈，眼小。鼻鳞 2 片，鼻孔椭圆形。无颊鳞，上下唇鳞 7 片，眼前鳞片 1 片，眼后鳞片 2 片，后颞鳞 2 片。体鳞光滑，全身共 15 列，背部中央的 1 行鳞片特别大，呈六角形。腹鳞 200～218 片，肛鳞 1 片。尾下鳞单行，40～51 片。尾细长而尖。体黑色，每隔 3 鳞或 3 鳞半有宽约 1～2 鳞的白色横环纹，体部有横环纹 35～45 个，尾部有 9～16 个。腹部白色，略有灰黑色小斑点。

【性状特征】　呈圆盘状。盘径 3～6cm，蛇体直径约 2～4mm。头盘在中间，尾细，常纳于口内，口腔内上颌骨前端有毒沟牙 1 对，鼻间鳞 2 片，无颊鳞，上下唇鳞通常各为 7 片。背部黑色或灰黑色，有白色环纹 45～58 个，黑白相间，白环纹在背部宽 1～2 行鳞片，向腹面渐增宽，黑环纹宽 3～5 行鳞片，背正中有明显突起脊棱 1 条，脊鳞扩大呈六角形，背鳞细密，通身 15 行，尾下鳞单行。气微腥，味微咸。（图 13-6）

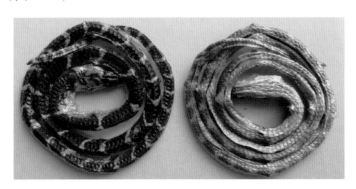

图 13-6　金钱白花蛇生药图

【显微特征】　背鳞片外表面黄白色，具众多细密纵直条纹，条纹间距 1.1～1.7μm，沿鳞片基部至先端方向径向排列。背鳞横切面内、外表皮均较平直，真皮不向外方突出，色素较少。

【化学成分】　蛇体含蛋白质、脂肪、鸟嘌呤核苷（guanosine）。头部蛇毒中含多种酶如三磷酸腺苷酶、磷脂酶等，另含 α-环蛇毒素（α-bungarotoxin）、β-环蛇毒素、γ-环蛇毒素（为强烈的神经性毒）及神经生长因子（nerve growth factor）等。

【基因鉴别】　聚合酶链式反应法。用提取缓冲液制备供试品溶液，金钱白花蛇对照药材同法制成对照药材模板 DNA 溶液，5'GAAATTTCGGCTCTATGCTTATAACCTGTCTTT3' 和 5'GGAATCTTATCGATATCTGAATTAGTA3' 为鉴别引物，进行 PCR。供试品凝胶电泳图谱中，在与对照药材凝胶电泳图谱相应的位置上，在500~750bp之间应有单一DNA条带，空白对照无条带。

【含量测定】 按醇溶性浸出物测定法热浸法测定，用稀乙醇作溶剂，不得少于15.0%。

【药理作用】 ①神经肌肉阻断作用：毒液中所含 α–环蛇毒素（α–bungatotoxin）或乙酸 α–环蛇毒素，在体外对大鼠离体隔神经膈肌有完全阻断作用。②神经节阻断作用：可降低细胞培养中的睫状神经节神经细胞对乙酰胆碱（Ach）的感受性。③呼吸酶抑制作用：在小鼠心脏匀浆中，银环蛇毒液可极强抑制琥珀酸氧化酶和琥珀酸细胞色素 C 还原酶，具有呼吸酶抑制作用。此外，还有呼吸中枢抑制、心脏毒性等作用。

【功效】 性温，味甘、咸；有毒。祛风，通络，止痉。用于风湿顽痹，麻木拘挛，中风口眼㖞斜，半身不遂，抽搐痉挛，破伤风，麻风，疥癣。

熊胆粉
Ursi Fellis Pulvis

本品为熊科动物黑熊 *Selenarctos thibetanus* G.Cuvier 经胆囊手术引流胆汁而得到的干燥品。主产于黑龙江、四川、吉林、云南、陕西等地。将引流所得胆汁经二次过滤或减压过滤、低温离心方式除去熊胆汁中的异物，自然干燥、低温干燥或冷冻干燥。呈不规则碎片或粉末状，亦可见呈颗粒者。黄色至深棕色，间有黄绿色或黑褐色，半透明或微透明，有玻璃样光泽。质脆，易吸潮。气清香微腥，味极苦微回甜，有清凉感。主要成分为胆汁酸，包括牛磺熊去氧胆酸（tauro ursodesoxycholic acid）、牛磺鹅去氧胆酸（tauro chenodeoxycholic acid）及少量牛磺胆酸（tauro cholic acid）、牛磺去氧胆酸（tauro deoxycholic acid）等，具有利胆、解痉、镇静、镇咳、抗惊厥、抗炎、免疫抑制等作用。性寒，味苦。清热，平肝，明目。用于热病惊痫、小儿惊风、目赤、咽喉肿痛、痈肿疔疮、痔疮肿痛及黄疸、胆囊炎。

阿 胶
Asini Corii Colla

本品为马科动物驴 *Equus asinus* L. 的干燥皮或鲜皮经煎煮、浓缩制成的固体胶。主产于山东东阿及浙江等地。本品呈长方形块、方形块或丁状。棕色至黑褐色，有光泽。质硬而脆，断面光亮，碎片对光透视呈棕色半透明状。气微，味微甘。主要含有多种氨基酸，钾、钠、钙、镁、铁等 20 种金属元素。目前生药质量评价的主要指标性成分为 L–羟脯氨酸、甘氨酸、丙氨酸和 L–脯氨酸。性平，味甘。补血滋阴，润燥止血。

麝 香
Moschus

【来源】 鹿科动物林麝 *Moschus berezovskii* Flerov、马麝 *M. sifanicus* Przewalski 或原麝 *M. moschiferus* Linnaeus 成熟雄体香囊中的干燥分泌物。主产于四川、西藏及云南等地。目前已进行人工饲养繁殖。野生麝多在冬季至次年春季猎取，捕获后，立即割取香囊，阴干，习称"毛壳麝香"；除去囊壳，取囊中分泌物，习称"麝香仁"。人工饲养麝可直接从活体香囊中挖取麝香仁，阴干或用干燥器密闭干燥。每年可根据麝香成熟的情况，取香 1~2 次。

【动物形态】　林麝　林麝体长约 75cm，体重约 10kg。毛角较深，深褐色或灰褐色，成体身上一般无显著肉桂黄或土黄点状斑纹。耳背色多为褐色或黑褐色；耳缘、耳端多为黑褐色或棕褐色，耳内白色，眼的下部有两条白色或黄白色毛带延伸至颈和胸部。成年雄麝有 1 对上犬齿外露，称为獠牙，腹下有 1 个能分泌麝香的腺体囊，开口于生殖孔相近的前面。雌麝无腺囊和獠牙。尾短小，掩藏于臀毛中。

马麝　体形似林麝而稍大，身长 85～90cm，肩高 50～60cm，吻长，成体全身沙黄褐色，颈部有栗色斑块。栖息于高原林缘，主要分布于青藏高原。

原麝　体形似林麝而稍大，身长约 85cm，肩高 50～60cm，吻短，成体全身暗深棕色，背部有 6 列肉桂黄色斑点，栖息于高山针叶林及针阔混交林中，分布于东北大、小兴安岭，长白山及河北。

【性状特征】　毛壳麝香　扁圆形或类椭圆形的囊状体，直径 3～7cm，厚 2～4cm。开口面，皮革质，棕褐色，密生白色或灰棕色短毛，从两侧围绕中心排列，中间有 1 小囊孔，直径 2～3mm。另一面为棕褐色略带紫的皮膜，微皱缩，偶显肌肉纤维。质松有弹性，剖开后可见中层皮膜呈棕褐色或灰褐色，半透明，内层皮膜呈棕色，内含颗粒状、粉末状的麝香仁和少量细毛及脱落的内层皮膜（习称"银皮"）。（图 13-7）

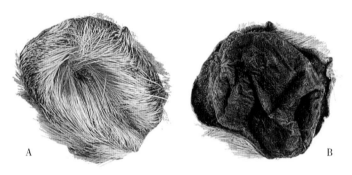

图 13-7　麝香（毛壳麝香）生药图

A. 正面观；B. 反面观

麝香仁　野生者质柔，油润，疏松；其中颗粒状者习称"当门子"，呈不规则圆球形或颗粒状，表面多呈紫黑色，油润光亮，微有麻纹，断面深棕色或黄棕色；粉末者多呈棕褐色或黄棕色，并有少量脱落的内层皮膜和细毛。饲养者呈颗粒状、短条状或不规则的团块；表面不平，紫黑色或深棕色，显油性，微有光泽，并有少量毛和脱落的内层皮膜。气香浓烈而特异，味微辣、微苦带咸。（图 13-8）

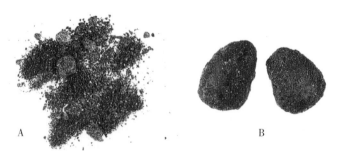

图 13-8　麝香（麝香仁）生药图

A. 麝香仁；B. 当门子

【显微特征】　粉末：棕褐色或黄棕色。①淡黄色或淡棕色团块，由不定形颗粒状物集成，半透明或透明。②团块中包埋或散在有结晶体，多为方形、柱形、八面体或不规则形。③可见圆形油滴，偶见毛及脱落的内层皮膜组织，无色或淡黄色，半透明，有纵皱纹。（图13-9）

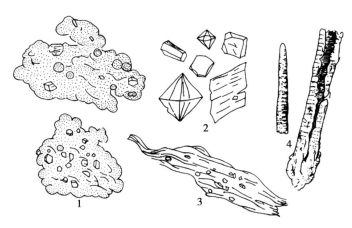

图 13-9　麝香粉末图

1. 分泌物团块；2. 晶体；3. 表皮组织碎片；4. 麝毛

【化学成分】　主含麝香酮（muscone）、麝香吡啶（muscopyridine）、羟基麝香吡啶（hydroxymuscopyridine）A、B 等大分子环酮。另含 5α-雄甾烷-3，17-二酮（5α-androstane-3，17-dione）等 10 余种雄甾烷衍生物、肽类、氨基酸、胆甾醇（cholesterol）及胆甾醇酯等。

目前生药质量评价的指标性成分为麝香酮。

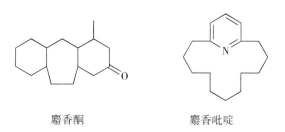

麝香酮　　　　　　　　　麝香吡啶

【理化鉴别】

（1）取毛壳麝香用特制槽针从囊孔插入，转动槽针，提取麝香仁，立即观察，槽内的麝香仁应有逐渐膨胀高出槽面的现象，习称"冒槽"。麝香仁油润，颗粒疏松，无锐角，香气浓烈，不应有纤维等异物或异常气味。

（2）取粉末少量，置手掌中，加水湿润，用手搓之能成团，再用手指轻揉即散，不应粘手、染手、顶指或结块。

（3）取麝香仁少量撒于炽热的坩埚中灼烧，初则迸裂，随即熔化膨胀，起泡似珠，香气浓烈四溢，应无毛、肉焦臭，无火焰或火星出现。灰化后，残渣呈白色或灰白色。

（4）取细粉，加五氯化锑共研，香气消失，再加氨水少许共研，香气恢复。

【含量测定】　照气相色谱法测定，本品含麝香酮（$C_{16}H_{30}O$）不得少于 2.0%。

【药理作用】　①对中枢神经系统的作用：天然麝香、天然麝香酮和合成麝香酮均能缩短戊巴比妥钠引起的睡眠时间，但大剂量则使睡眠时间延长；对中枢可增强对缺氧的耐受力，具有神经胶质成熟因子样作用。②对心血管系统的作用：麝香酮有强心作用。③抗炎作用：多肽类成分是麝香抗炎作用的活性成分。④子宫兴奋作用：可促使子宫收缩力逐渐增强，节律增快，对妊娠后期的子宫作用更为明显。此外，麝香还具有雄激素样作用、抗菌、抗溃疡等作用。

【功效】　性温，味辛。开窍醒神，活血通经，消肿止痛。用于热病神昏、中风痰厥、气郁暴厥、中恶昏迷、经闭、癥瘕、难产死胎、胸痹心痛、心腹暴痛、痈肿瘰疬、咽喉肿痛、跌扑伤痛、痹痛麻木。

【附注】　人工麝香是我国珍稀动物药材研究的重大突破，作为天然麝香的替代品已于2004年开始正式生产应用。主含合成麝香酮（dl–muscone）、多肽蛋白质类成分及多种激素类成分，主要药理作用与天然麝香基本相同，物理性状相似，临床疗效确切，可与天然麝香等同配方使用。但是不含麝香吡啶。

鹿　茸
Cervi Cornu Pantotrichum

【来源】　鹿科动物梅花鹿 Cervus nippon Temminck 或马鹿 C.elaphus Linnaeus 雄鹿未骨化密生茸毛的幼角。前者习称"花鹿茸"，后者习称"马鹿茸"。花鹿茸主产于吉林、辽宁、黑龙江、河北、江苏、四川等地，马鹿茸主产于黑龙江、吉林、内蒙古、新疆、青海、云南、四川、甘肃等地，东北产者习称"东马鹿茸"，西北产者习称"西马鹿茸"。现均有人工饲养。以3～6年所生的茸最佳。分锯茸和砍茸两种方法。锯茸：一般从三龄鹿开始锯茸，二杠茸每年可采收2次，第1次在清明后，既脱盘后45～50天（头茬茸），锯后50～60天（立秋前后）采第二次（二茬茸）。三岔茸只采1次，约在7月下旬。将锯下的茸用吸血器或用手挤去一部分血液，锯口处用线绷紧，固定于"炸茸"架上，置沸水中反复烫炸3～4次（锯口朝上露出水面），每次15～20秒钟，使其排出剩余血液，至锯口处冒白沫。反复操作至茸内积血排尽，然后晾干或烘干。砍茸：将鹿头砍下，再将茸连脑盖骨锯下，刮净残肉，绷紧脑皮，进行烫炸，晾干。此法仅用于老鹿、病鹿。近年来，多加工成"带血茸"，即将锯下的鹿茸，用烧红的烙铁烫封锯口，使茸血不流出，再用微波或红外干燥。

【动物形态】　梅花鹿　体长约1.5m，体重100kg左右。眶下腺明显，耳大直立，颈细长。四肢细长，前2趾有蹄。臀部有明显的白色臀斑，尾短。雄鹿有分叉的角，长全时有4～5叉，眉叉斜向前伸，第二枝与眉叉较远，主干末端再分两小枝。梅花鹿冬毛厚密，白色斑点不明显。鼻面及颊部毛短，毛尖沙黄色。从头顶起沿脊椎到尾部有一深棕色的背线。白色臀斑有深棕色边缘。腹毛淡棕，鼠蹊部白色。四肢上侧同体色，内侧色稍淡。夏毛薄，无绒毛，红棕色，白斑显著，在脊背两旁及体侧下缘排列成纵行，有黑色的背中线。腹面白色，尾背面黑色，四肢色较体色为浅。

马鹿　体形较大，体长2m，体重超过200kg。肩高约1.3m，背平直肩部与臀部高度相等。鼻端裸露，耳大呈圆锥形。颈长约占体长1/3，颈下被毛较长。四肢长，两侧蹄较长，能触及地面。尾短，雄性有角，眉叉向前伸，几与主干成直角，主枝稍向后略向内弯，角面除尖端外均较粗糙，角基有一小圈瘤状突。冬毛灰褐色。嘴、下颌深棕色，颊棕色，额部棕黑色。耳外黄褐、耳内白色。颈部与身体背面稍带黄褐色，有一黑棕色的背线。四肢外侧棕色，内侧较浅。臀部有黄赭色斑。夏毛较短，没有绒毛，呈赤褐色。

【性状特征】　花鹿茸　呈圆柱状分枝，具1个分枝者习称"二杠"，主枝习称"大挺"，长17～20cm，锯口直径4～5cm，离锯口约1cm处分出侧枝，习称"门庄"，长9～15cm，直径较大挺略细。外皮红棕色或棕色，多光润，表面密被红黄色或棕黄色细茸毛，上端较密，下端较疏；分岔间具1条灰黑色筋脉，皮茸紧贴。锯口黄白色，外围无骨质，中部密布细孔。具2个分枝者，习称"三岔"，大挺长 23～33cm，直径较二杠细，略呈弓形，微扁，枝端略尖，下部多有纵棱筋及突起小疙瘩；皮红黄色，茸毛较稀而粗。体轻。气微腥，味微咸。二茬茸与头茬茸相似，但主枝长而不圆或下粗上细，下部有纵棱筋，皮灰黄色，茸毛较粗糙，锯口外围多已骨化，体较重，无腥气。砍茸亦分二杠或三岔等规格，二茸相距约 7cm，脑骨前端平齐，后端有 1 对弧形的骨，习称"虎牙"；脑骨白色，外附脑皮，脑皮上密生茸毛。

马鹿茸 较花鹿茸粗大，分枝较多，侧枝 1 个者习称"单门"，2 个者习称"莲花"，3 个者习称"三岔"，4 个者习称"四岔"或更多。东马鹿茸单门大挺长 25～27cm，直径约 3cm。外皮灰黑色，茸毛青灰色或灰黄色，下部有纵棱。锯口面外皮较厚，灰黑色。中部密生细孔。质嫩。"莲花"大挺长达 33cm，下部有棱筋。锯口面蜂窝状孔较大。"三岔"皮色较深，质较老。"四岔"茸毛稀粗，大挺下部具棱筋及疙瘩，分枝顶端多无毛，习称"捻头"。西马鹿茸大挺多不圆，顶端圆扁不一，长 30～100cm。表面多棱，多抽缩干瘪，分枝较长且弯曲，茸毛粗而长，灰色或黑灰色，锯口色较深，常见骨质。气腥臭，味咸。（图 13-10）

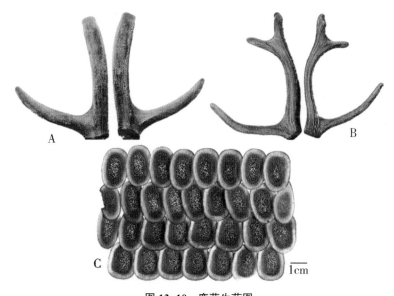

图 13-10 鹿茸生药图
A. 二杠；B. 三叉；C. 饮片

【**显微特征**】 粉末：淡黄棕色或黄棕色。①表皮角质层细胞淡黄色至黄棕色，表面颗粒状，凹凸不平。②毛茸多碎断，表面由薄而透明的扁平细胞（鳞片）做覆瓦状排列的毛小皮所包围，呈短刺状突起，隐约可见细纵直纹；皮质有棕色或灰棕色色素；毛根常与毛囊相连，基部膨大做撕裂状。③骨碎片呈不规则形，淡黄色或淡灰色，表面有细密的纵向纹理及点状孔隙；骨陷窝较多，类圆形或类棱形，边缘凹凸不平。④未骨化骨组织近无色，边缘不整齐，具多数不规则的块状突起物，其间隐约可见条纹。⑤角化棱形细胞多散在，呈类长圆形，略扁，侧面观棱形，无色或淡黄色，具折光性。

【**化学成分**】 含神经酰胺（ceramide）约 1.25%，溶血磷脂酰胆碱（lysophosphatidyl choline，LPC）、次黄嘌呤（hypoxanthine）、尿嘧啶（uracil）等磷脂类物质，精脒（spermidine）、精胺（spermine）及腐胺（putrescine）等多胺类物质，PGE2 等多种前列腺素、甘氨酸等 15 种氨基酸，同时还含有胶原、肽类和多种微量元素等。

【理化鉴别】　本品粉末乙醇超声提取液作为供试品溶液。以鹿茸对照药材和甘氨酸对照品为对照，按薄层色谱法，用硅胶 G 板，以正丁醇 – 冰醋酸 – 水（3：1：1）为展开剂，喷以 2% 茚三酮丙酮溶液，在 105℃烘至斑点显色清晰。供试品色谱在与对照药材和对照品色谱相应的位置上，应显相同颜色的主斑点。

【药理作用】　①抗衰老作用：鹿茸水提物有显著抗衰老作用。②对免疫功能的影响：鹿茸多糖（PAPS）有促进和调节机体体液免疫功能作用，并增强机体吞噬细胞的吞噬功能。③对性功能的影响：鹿茸酊可促进前列腺和贮精囊的生长，鹿茸可提高血浆中睾酮含量。

【功效】　性温，味甘、咸。壮肾阳，益精血，强筋骨，调冲任，托疮毒。用于肾阳不足、精血亏虚、阳痿滑精、宫冷不孕、羸瘦、神疲、畏寒、眩晕、耳鸣耳聋、腰脊冷痛、筋骨痿软、崩漏带下、阴疽不敛。

牛 黄
Bovis Calculus

【来源】　牛科动物牛 *Bos taurus domesticus* Gmelin 干燥的胆结石。习称"天然牛黄"。主产于华北、东北、西北、西南等地，分别称京牛黄、东牛黄、西牛黄。宰牛时注意检查胆囊、胆管及肝管，如有结石，立即取出，除净附着的薄膜，用灯心草或棉花等包上，放阴凉处，至半干时用线扎好，以防裂开，阴干。胆囊结石习称"蛋黄"或"胆黄"，肝管及胆管结石习称"管黄"。

【性状特征】　**蛋黄**　多呈类球形、卵形、三角形或四方形，直径 0.6～3（～4.5）cm。表面黄红色至棕黄色，有的表面挂有一层黑色光亮的薄膜，习称"乌金衣"，有的粗糙，具疣状突起，或具龟裂纹。体轻，质酥脆，易分层剥落。断面金黄色，可见细密的同心层纹，有时可见夹有白心。气清香，味苦而后微甜，有清凉感，嚼之易碎，不粘牙。取本品粉末少量，清水调和后涂抹在指甲上，指甲立即被染成黄色，经久不退，习称"挂甲"。（图 13-11）

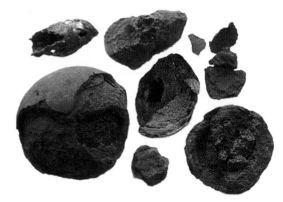

图 13-11　牛黄（蛋黄）生药图

　　管黄　呈管状，长约 3cm，直径 1～1.5cm。表面不平或有横曲纹，红棕色或棕褐色，有裂纹及小突起。质酥脆，断面有较少的层纹，有的中空，色较深。

【显微特征】　水合氯醛装片不加热，可见不规则团块，由多数黄棕色或棕红色小颗粒集成，遇水合氯醛液色素迅速溶解，并显鲜明金黄色，久置后变绿色。

【化学成分】　主含胆色素（72%～76%），以胆红素（bilirubin，10%～57%）为主，以及胆红素钙、胆红素酯等结合型胆红素、胆绿素。胆汁酸类（7%～14.3%），包括胆酸（cholic acid）（0.7%～8.43%）、去氧胆酸（deoxycholic acid）（0.45%）、鹅去氧胆酸、胆石酸及牛磺胆酸等。2 种酸性肽类成分，平滑肌收缩物质 SMC–S 和 SMC–F。另外含胆固醇（2.5%～4.8%）、卵磷脂（0.17%～0.2%）、黏蛋白、类胡萝卜素、牛磺酸及丙氨酸等多种氨基酸。以及 Ca、Zn、Cu、Fe、K、Mg、Na 等 24 种无机元素。

胆红素

目前生药质量评价的主要指标性成分为胆酸和胆红素。

【理化鉴别】

（1）取粉末 0.2g，加盐酸 1mL，再加乙醚 20mL 振摇提取，放置，分取乙醚液，滤过，置分液漏斗中，加氢氧化钡饱和溶液 20mL，振摇，即发生黄色沉淀。分离除去水层及沉淀，醚层用氢氧化钡饱和溶液洗涤 2 次，每次 10mL。分取醚层，滤过，蒸干，残渣加氯仿 1mL 使溶解，加醋酐 1mL 与硫酸 2 滴，振摇，放置 10min，即显绿色。

（2）取粉末 0.1g，加 60% 醋酸 4mL，研磨，滤过，取滤液 1mL，加新制的 1% 糖醛（新蒸馏至近无色）溶液 1mL 与硫酸溶液（取硫酸 50mL，加水 65mL，混合）10mL，置 70℃水浴中加热 10min，即显蓝紫色。

（3）粉末三氯甲烷提取液作为供试品溶液。以胆酸、去氧胆酸对照品作对品。照薄层色谱法，用 G 板，以异辛烷 – 醋酸乙酯 – 冰醋酸（15：7：5）为展开剂，喷以 10% 硫酸乙醇溶液，在 105℃烘约 5min，置紫外光灯（365nm）下观察。供试品色谱中，在与对照品色谱相应的位置上，显相同颜色的荧光斑点。

【含量测定】　照薄层扫描法测定，本品含胆酸（$C_{24}H_{40}O_5$）不得少于 4.0%；照高效液相色谱法测定，本品含胆红素（$C_{33}H_{36}N_4O_6$）不得少于 25.0%。

【药理作用】　①对中枢神经系统的作用：A. 镇静作用：牛磺酸具有中枢抑制作用，牛黄对某些药物引起的中枢神经兴奋症状有拮抗作用；B. 抗惊厥作用：牛磺酸有显著的抗惊厥作用。②解热作用：牛黄对某些药物引起的发热有解热作用，对正常体温无降低作用。③对心血管系统的作用：牛磺酸具有改善心肌功能作用，可显著对抗异丙肾上腺素注射后诱发的心肌缺血和损伤，同时具抗心律失常，降血压，降低血胆固醇，增加高密度脂蛋白，防止动脉粥样硬化等作用。④利胆保肝作用：牛磺酸有促进肝细胞康复和预防脂肪肝的作用，脱氧胆酸及胆酸具有利胆作用。⑤抗炎、抗病毒、抗菌、抗肿瘤、镇咳祛痰作用。

【功效】　性凉，味甘。清心，豁痰，开窍，凉肝，息风，解毒。用于热病神昏、中风痰迷、惊痫抽搐、癫痫发狂、咽喉肿痛、口舌生疮、痈肿疔疮。

【附注】　**人工牛黄（Bovis Calculus Artifactus）**　由牛胆粉、胆酸、猪去养胆酸、牛磺酸、胆红素、胆固醇、微量元素等加工而成。药材多呈粉末状，浅棕黄色或金黄色。质轻，疏松。入口无清凉感。有明显的解热、抗惊厥、祛痰和抑菌作用。

培植牛黄　在牛的活体胆囊内培植的胆结石。药材呈不规则的块片或粉末，棕黄色或黄褐色。质较疏松。间有灰白色疏松状物和乌黑硬块。气微腥，味微苦而后甘，有清凉感。培植牛黄与天然牛黄碎片相似，但断面不具同心层纹。其主要成分、药理作用和功能主治与天然牛黄接近。

羚羊角
Saigae Tataricae Cornu

【来源】 牛科动物赛加羚羊 *Saiga tatarica* Linnaeus 的角。主产于俄罗斯，我国新疆西北部亦产少量。猎取后锯取其角，晒干。

【动物形态】 身体大小与黄羊相似，长 1～1.4m。头型较特别，耳郭短小，眼眶突出。鼻端大，鼻中间具槽，鼻孔呈明显的筒状，整个鼻子呈肿胀状鼓起，故谓高鼻羚羊。雄羊具角 1 对，不分叉，角自基部长出后几乎竖直向上，至生长到整个角的 1/3 高度时，二角略向外斜，接着又往上，往里靠近再又微微向外，最后二角相向略往内弯。角尖端平滑，而下半段具环棱。角呈半透明状，内蜡色。整个体色呈灰黄色，但体侧较灰白。冬季时毛色显得更淡。

【性状特征】 呈长圆锥形，略呈弓形弯曲，长 15～33cm，基部直径 3～4cm。表面类白色或黄白色，基部稍呈青灰色，嫩者角尖多为黑棕色。嫩枝对光透视有"血丝"或紫黑色斑纹，光润如玉，无裂纹，老枝则有细纵裂纹。除尖端部分外，有 10～16 个隆起环脊，间距约 2cm，用手握之，四指正好嵌入凹处，习称"合把"。角基部锯口类圆形，内有坚硬质重的角柱，习称"骨塞"，长占全角的 1/2～1/3，角柱表面有突起的纵棱与其外面角鞘内的凹沟紧密嵌合，横断面其结合部呈锯齿状。全角呈半透明，对光透视，上半段中央有一条隐约可辨的细孔道直通角尖，习称"通天眼"。质坚硬。气微，味淡。（图 13-12）

【显微特征】 横切面：①可见组织构造微呈波浪状起伏。角顶部波浪状起伏最明显，在峰部常有束存在，束多呈三角形；角中部稍呈波浪状，束多呈双凸透镜形；角基部波浪形不明显，束呈椭圆形至类圆形。②髓腔的大小不一，长径 10～50～（80）μm，以角基部的髓腔最大。③束的皮层细胞扁梭形，3～5 层。束间距离较宽广，充满着近等径的多边形、长菱形或狭长形的基本角质细胞。皮层细胞或基本角质细胞均为无色透明，不含或仅含少量细小浅灰色色素颗粒，细胞中央常见一个折光性强的圆粒或线状物。

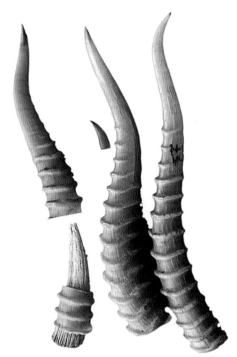

图 13-12　羚羊角生药图

纵切面：①髓呈长管状，内有类球形髓细胞，疏松或阶梯状排列。②皮层细胞 3～5 层，细长的窄梭形，覆瓦状紧密围于髓周围。③束间的基本角质细胞呈长菱形。

粉末：灰白色。①横断面碎片可见双凸透镜形、椭圆形、类圆形或类三角形髓腔，其周围有 3～5 层同心性排列的窄梭形皮层细胞，外侧为菱形、长方形或多角形基本角质细胞；这 2 种细胞均不含或仅少含灰色色素颗粒，细胞中央常有 1 个发亮的圆粒或线状物。②纵断面碎片可见髓腔呈长管形，基本角质细胞为长梭形。（图 13-13）

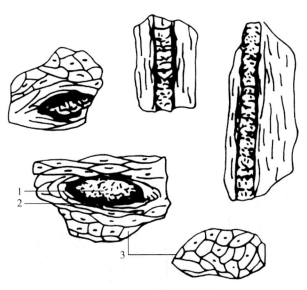

图 13-13 羚羊角粉末图
1. 髓；2. 皮层组织；3. 角质组织

【化学成分】 主含角蛋白（keratin）、磷酸钙、不溶性无机盐、赖氨酸（lysine）、丝氨酸（serine）、谷氨酸（glutamic acid）、苯丙氨酸（phenylalanine）、亮氨酸（leucine）、天冬氨酸（aspartic acid）、酪氨酸（tyrosine）等 17 种氨基酸，并含五种磷脂类成分，即卵磷脂（lecithine）、脑磷脂（cephalin）、神经鞘磷脂（sphingomyelin）、磷脂酰丝氨酸（phosphatidylserine）、磷脂酰肌醇（phosphatidylinositol）等成分。

【药理作用】 ①镇静、抗惊厥作用：可显著延长睡眠时间，降低咖啡因引起的惊厥率、增加其恢复率。②解热作用：羚羊角具有明显的解热作用。③对循环系统的作用：小剂量可使心脏收缩加强，中等剂量可致心传导阻滞，大剂量则引起心率减慢、振幅减小，最后心跳停止。

【功效】 性寒，味咸。平肝息风，清肝明目，散血解毒。用于肝风内动、惊痫抽搐、妊娠子痫、高热痉厥、癫痫发狂、头痛眩晕、目赤翳障、温毒发斑、痈肿疮毒。

扫一扫，查阅本章数字资源，含PPT、音视频、图片等

第十四章

矿物类生药

第一节　概　述

一、矿物类生药的历史和发展

矿物类生药是指可供药用的天然矿物（如朱砂、自然铜、寒水石）、矿物加工品（如芒硝、轻粉）及动物或动物骨骼的化石（如龙骨、石燕）。矿物类生药与植物类生药、动物类生药一样，有着悠久的历史。历代本草均有记载，《神农本草经》中收载玉石类药物46种，《名医别录》增加矿物类药32种，并将"玉石"类药单独立卷，放在首位，《新修本草》中收载矿物药87种，《本草纲目》中收载有161种。较常用的矿物类药材有50余种，数量较植物、动物类药少，但在临床上有多方面的医疗作用，其中含镁、钾、钠等成分的矿物药作为泻下、利尿药物；用含铜、锰、铁、钙、磷等成分的矿物药作为滋养性和兴奋性强壮药；用硫、砷、汞化合物治疗梅毒及疥癣；用以石膏为主药的"白虎汤"治疗急性传染病等。

二、矿物类生药的性质

矿物是由地质作用形成的天然单体（元素）或化合物。除少数是自然元素外，绝大多数是化合物。大部分是固体，少数是液体和气体。每一种固体矿物都具有一定的物理和化学性质，这些性质取决于各自的结晶结构和化学成分。人们常利用不同的性质，来认识和鉴别不同种类的矿物。

1. 结晶形状　自然界的绝大部分矿物是由晶体（crstal）组成。凡是组成物质的质点呈规律性排列者为晶体，反之为非晶体。晶体矿物都具有固定的结晶形状，且在同一温度时，同一物质晶体三维空间的晶面夹角都是相同的。所以，通过观察矿物的结晶形状及利用X射线衍射手段，可以准确地鉴别不同的结晶形矿物。

2. 结晶习性　多数固体矿物为结晶体，其形状各不相同。其中有些为含水矿物。水在矿物中存在的形式直接影响到矿物的性质。按其存在形式，矿物中的水可分为两大类：一是不加入晶格的吸附水或自由水；二是加入晶格组成的，包括以水分子（H_2O）形式存在的结晶水，如石膏$CaSO_4 \cdot 2H_2O$，和以H^+、OH^-等离子形式存在的结晶水，如滑石$Mg_3[(Si_4O_{10})(OH)_2]$。各种含水的固体矿物的失水温度，因水的存在形式不同而不同，这种性质可以用来鉴别矿物类生药。

3. 透明度　矿物透光能力的大小称为透明度。按矿物磨至0.03mm标准厚度时比较其透明度，可以分为三类：

透明矿物　能通过绝大部分光线，隔着它可以清晰地透视另一物体，如无色水晶、云母等。

半透明矿物　能通过一部分光线，隔着它不能看清另一物体，如辰砂、雄黄等。

不透明矿物　光线几乎完全不能通过，如赭石等。

在显微鉴定时，通常透明矿物利用投射偏光显微镜鉴定，不透明矿物利用反射偏光显微镜鉴定。

4. 颜色　矿物的颜色是指矿物对光线中不同波长的光波均匀吸收或选择吸收所表现出的性质。一般分为三类：

本色　矿物的成分和内部构造所决定的颜色（矿物中含有色离子），如辰砂的朱红色。

外色　由混入的有色物质污染等原因形成的颜色，与矿物本身的成分和构造无关。外色的深浅，与带色杂质的量及其分散程度有关，如大青盐、紫石英等。

假色　某些矿物有时候可见变彩现象，这是由于投射光受晶体内部裂缝面、解理面及表面氧化膜的反射所引起光波干涉作用而产生的颜色，如云母等。

条痕是指矿物在白色毛瓷板上划过后所留下的粉末痕迹，粉末的颜色称为条痕色。条痕色比矿物表面的颜色更为固定，具有重要的鉴定意义。有的条痕色与矿物本身颜色相同，例如朱砂；有的则不同，如生药自然铜本身为铜黄色而其条痕色则为黑色；磁石和赭石两者表面均为灰黑色，不易区别，但磁石条痕为黑色，赭石条痕为樱桃红色，很容易区分。

5. 光泽　矿物的光泽是指矿物表面对于投射光的反射能力，反射能力的强弱就是光泽的强度。矿物的光泽由强至弱分为金属光泽（如自然铜）、半金属光泽（如磁石）、金刚光泽（如朱砂）、玻璃光泽（如硼砂）。如果矿物的断口和集合体表面不平滑，并有细微的裂缝、小孔等，使一部分反射光发生散射或相互干扰，则可形成一些特殊的光泽，主要有：油脂光泽（硫黄）、珍珠光泽（云母）、绢丝光泽（石膏）、土状光泽（高岭石）。

6. 硬度　硬度是指矿物抵抗外来机械作用（如刻划、压力、研磨）的能力。不同矿物有不同的硬度。通常采用摩氏硬度计来确定矿物的相对硬度。摩氏硬度计是由十种不同的矿物组成，按其硬度由小到大分为 10 级，居前的矿物可以被后面的矿物刻划，但等级是不均衡的，不成倍数和比例的关系，只是比较矿物硬度相对高低的一种方法。十种矿物的绝对硬度（kg/mm^2）等级见表 14-1。

表 14-1　十种矿物的绝对硬度等级表

等级（级）	1	2	3	4	5	6	7	8	9	10
绝对硬度（kg/mm^2）	2.4	36	109	189	536	759	1120	1427	2060	10060
矿物	滑石	石膏	方解石	氟石	磷灰石	正长石	石英	黄玉	刚玉	金刚石

鉴定硬度时，可取样品矿石和上述标准矿石相刻划，使样品受损的最低硬度等级为该矿物的硬度。在实际工作中经常是用四级法来代替摩氏硬度计的十级。指甲（约为2.5）、铜钥匙（约为3）、小刀（约为5.5）、石英或钢锉（约为7），用它们与矿物相互刻划，粗略求得矿物硬度。

精密测定矿物的硬度，可用测硬仪和显微硬度计等。测定硬度时，必须在矿物单体和新解理面上进行。

7. 比重　系指矿物与4℃时同体积水的重量比，是鉴定矿物的重要物理常数。

8. 矿物的力学性质　矿物受压轧、锤击、弯曲或拉引等力的作用所呈现的力学性质，主要有以下四种：

脆性　是指矿物容易被击破或压碎的性质，如自然铜、方解石等。

延展性　是指矿物能被压成薄片或抽成细丝的性质，如金丝、金箔等。

弹性　是指矿物受到外力能弯曲而不断裂，外力解除后，又恢复原状的性质，如云母片。

挠性　是指矿物受到外力能弯曲而不断裂，外力解除后，不能恢复原状的性质，如金精石。

9. 磁性　指矿物可以被磁铁或电磁铁吸引或其本身能够吸引物体的性质，有极少数矿物具有显著的磁性，如磁石等。矿物的磁性与本身化学成分中含有 Fe、Co、Ni、Mn、Cr 等磁性元素有关。

10. 解理、断口　矿物受力后沿一定结晶方向裂开成光滑平面的性质称为解理，所裂成的平面称为解理面。解理是结晶物质特有的性质，其形成和晶体构造的类型无关，因此是矿物鉴定的重要特征之一。如云母、方解石可完全解理，而石英没有解理。矿物受力后不是沿一定结晶方向断裂，断裂面是不规则和不平整的，这种断裂面称为断口。断口面的形态有：平坦状（如高岭石）、贝壳状（如胆矾）、参差状（青礞石）和锯齿状（如铜）。

11. 吸湿性　有些矿物具有吸水的能力，它可以黏吸舌头，称吸湿性，如龙骨、龙齿等。

12. 气味　有些矿物具特殊的气味，尤其是矿物受锤击、加热或湿润时较为明显，如胆矾具涩味，大青盐具咸味，雄黄灼烧有酸臭气味。

三、矿物类生药的鉴定

矿物类生药的鉴定，一般依据矿物的性质进行鉴定，常采用以下方法：

1. 性状鉴定　根据矿物的一般性质进行鉴定，除外形、颜色、质地、气味等检查外，还应注意其硬度、条痕、透明度、解理、断口、磁性及比重的检查。

2. 显微鉴定　对外形无明显特征的或细小颗粒状的矿物药的鉴定和研究，特别是粉末状的矿物生药可借助显微镜，观察其性状、透明度和颜色等，如朱砂的粉末。在矿物药的研究中，常使用透射偏光显微镜研究透明的非金属矿物的晶形、解理和化学性质，如折射率、双折射率等；用反射偏光显微镜对不透明与半透明的矿物进行物理、化学性质的检测。

3. 理化鉴定　利用物理和化学方法，对矿物药所含的主要化学成分进行定性和定量分析，能鉴定矿物类生药品质的优劣。对外形和粉末无明显特征的生药和剧毒的矿物类生药，如玄明粉、信石等进行理化分析尤为重要。

4. 含量测定　矿物药某些成分，仍多采用经典的化学分析方法，如采用酸碱滴定法测定朱砂中硫化汞的含量。

随着现代科学技术的迅速发展，国内外对矿物药的鉴定采用了很多新技术。如用 X 射线衍射法分析龙骨的成分；用 X 射线衍射、差热分析和 X 射线荧光分析滑石的成分；用原子发射光谱分析测定龙骨中的元素。

在矿物药的理化鉴定中，还常用极谱分析、火焰光度法、物相分析、等离子体光谱分析、核磁共振、红外光谱等，这些先进分析技术的应用，不仅使矿物药的成分及含量快速、准确地被测定，而且对含有的其他微量元素，特别是有害元素也能进行检测，对保证用药安全和有效是十分重要的。

四、矿物类生药的分类

矿物学上对矿物的分类，通常是根据其所含主要成分阴离子的种类进行分类，主要有硫化物类（雄黄、朱砂）、氧化物类（磁石、赭石）、卤化物类（轻粉）、硫酸盐类（石膏、芒硝）和碳酸盐类（炉甘石）等。

从药学的观点来看，通常是依据其阳离子的种类进行分类，因为阳离子通常对药效起重要的作用，认为以此分类对矿物药的研究和应用有诸多方便。现按阳离子的种类将常见的矿物药分类如下：

1. **汞化合物类** 朱砂、轻粉、红粉等。
2. **铁化合物类** 自然铜、赭石、磁石等。
3. **铅化合物类** 密陀僧、铅丹等。
4. **铜化合物类** 胆矾、铜绿等。
5. **铝化合物类** 白矾、赤石脂等。
6. **砷化合物类** 雄黄、雌黄、信石等。
7. **矽化合物类** 白石英、浮石、青礞石等。
8. **镁化合物类** 滑石等。
9. **钙化合物类** 石膏、寒水石、龙骨等。
10. **钠化合物类** 芒硝、硼砂、大青盐等。
11. **其他类** 炉甘石、硫黄、硝石等。

第二节 矿物类生药主要品种

朱 砂
Cinnabaris

【来源】硫化物类矿物辰砂族辰砂。主产于湖南、贵州、四川、广西等省区，亦有人工合成品。采挖后，选取纯净者用磁石吸尽含铁的杂质，再用水淘去泥沙和杂石。根据形状不同，常分为镜面砂、豆瓣砂和朱宝砂。

【性状特征】呈颗粒状、块片状或粉末状。鲜红色或暗红色，条痕红色至褐红色，具光泽。体重，质脆，片状者易破碎，粉末状者有闪烁的光泽。气微，味淡。其中呈细小块片状或颗粒状，色红明亮，有闪烁的光泽，触之而不染手者，习称"朱宝砂"；呈斜方形或长条形板片状，大小、厚薄不一，边缘不齐，色红而鲜艳，光亮如镜面而微透明，质较脆，易破碎者，习称"镜面砂"；呈粒状，方圆形或多角形，暗红色或灰褐色，质重而坚，不易碎者，习称"豆瓣砂"。（图 14-1）

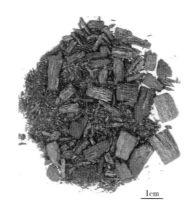

1cm

图 14-1 朱砂生药图

【显微特征】　反射偏光镜下，反射色为蓝灰色，内反射为鲜红色，偏光性显著，偏光色常被内反射掩盖，反射率27%（伏黄）。透射偏光镜下为红色，透明，平行消光，干涉色鲜红色，一轴晶，正光性。折射率：No = 2.913，Ne = 3.272；双折射率较高，Ne–No = 0.359。

【化学成分】　主含硫化汞（HgS），尚含少量锌、锑、铁、镁、磷、硅、铝、镉等元素。目前生药质量评价的指标性成分为硫化汞。

【理化鉴别】

（1）本品粉末用盐酸湿润后，在光洁的铜片上摩擦，铜片表面显银白色光泽，加热烘烤后，银白色消失。

（2）取本品粉末 2g，加盐酸 – 硝酸（3：1）的混合溶液 2mL 使溶解，蒸干，加水 2mL 使之溶解，滤过，滤液显汞盐及硫酸盐的鉴别反应。

（3）将本品粉末加少许铁粉混合后，置潘菲氏管中，于酒精喷灯上加热，则管壁有汞珠或汞镜生成。

【含量测定】　按滴定法测定。本品含硫化汞（HgS）不得少于 96.0%。

【药理作用】　①镇静、催眠和抗惊厥作用。可减少失眠的觉醒时间，延长慢波睡眠。②抗心律失常作用。可明显对抗氯仿 – 肾上腺素和草乌注射液所致心律失常。③朱砂外用能扼杀皮肤细菌及寄生虫。此外，朱砂可抑制生育，雌鼠口服后受孕率明显降低。

【功效】　性微寒，味甘，有毒。清心镇惊，安神解毒。主要用于心悸易惊、失眠多梦、癫痫发狂、小儿惊风、视物昏花、口疮喉痹、疮疡肿毒等。用量 0.1 ~ 0.5g，多入丸散服，外用适量。本品有毒，不宜大量久服，可能造成汞中毒。入药只宜生用，忌火煅。

【附注】　朱砂的合成方法：取适量汞置反应罐内，加入 1.3 ~ 1.4 倍量（重量比）硝酸（比重 1.4），任其自然反应，至无汞后，加一倍量水稀释，在搅拌时逐渐加入按汞量计算 1.21 倍量的含结晶水硫化钠（化学纯）或 0.7 ~ 0.8 倍量硫化钠水溶液至完全生成黑色硫化汞，反应结束时，溶液控制在 pH 值 9 以下。黑色硫化汞用倾泻法反复洗涤 3 ~ 4 次，布袋过滤，滤液烘干，加入 4% 量的升华硫，混匀后，加热升华，即得紫红色的块状朱砂。

<h1 style="text-align:center">石　膏</h1>
Gypsum Fibrosum

【来源】　硫酸盐类矿物硬石膏族石膏。主产于湖北、安徽、甘肃、四川等省，以湖北应城及安徽凤阳产者最著名。一般于冬季采挖，采挖后，去净泥沙及杂石。

【性状特征】　为纤维状集合体，呈长块状、板块状或不规则块状。白色、灰白色或淡黄色；条痕白色；有的半透明；上下两面较平坦，无纹理及光泽；纵面通常呈纵向纤维状纹理，易纵向断裂，断面具绢丝样光泽。体重，质软。气微，味淡。（图 14–2）

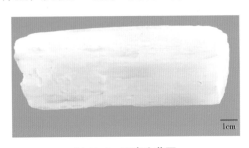

图 14–2　石膏生药图

【显微特征】 粉末：白色。普通显微镜下：呈不规则块状或近方形，白色半透明，边缘不规则，多层重叠，表面光滑或可见斜纹。透射偏光镜下：薄片无色透明，晶形柱状或纤维状，低负突起，糙面不显著，一组解理明显。干涉色为Ⅰ级灰白色至黄白色；多为斜消光［平行（010）面上］，有时为平行消光［垂直（010）面上］。锥光镜下二轴晶，正光性。光轴角 $2v = 58°$。折射率：$Np = 1.521$，$Nm = 1.523$，$Ng = 1.530$；双折射率：$Ng–Np = 0.0090$。

【化学成分】 主含含水硫酸钙（$CaSO_4 \cdot 2H_2O$）。尚含微量铁、锰、钴、镍等元素。

目前生药质量评价的指标性成分为含水硫酸钙。

【理化鉴别】

（1）取本品一小块约 2g，置具有小孔软木塞的试管内，灼烧，管壁有水生成，小块变为不透明体。

（2）取本品粉末约 0.2g，加稀盐酸 10mL，加热使溶解，溶液显钙盐与硫酸盐的鉴别反应。

（3）取本品粉末适量，溴化钾压片法制备供试品，照红外分光光度法试验，供试品的红外吸收图谱应与二水硫酸钙对照品（$CaSO_4 \cdot 2H_2O$）具有相同的特征吸收峰。

【含量测定】 按滴定法测定，本品含含水硫酸钙（$CaSO_4 \cdot 2H_2O$）不得少于 95.0%。

【药理作用】 ①解热镇静作用：生石膏对人工发热动物有一定的降温作用。②增强免疫功能：在体外培养试验中能明显增强兔肺泡巨噬细胞的吞噬能力。③石膏煎剂有降低乙型肝炎病毒脱氧核糖核酸（HBV DNA）含量的作用。④止渴作用：当动物禁水、注射内毒素、给利尿剂、喂食盐及用辐射热等方法造成其"口渴"状态时，石膏能减少动物的饮水量，减轻其"口渴"状态。

【功效】 性大寒，味甘、辛。清热泻火，除烦止渴。用于外感热病，高热烦渴，肺热咳喘，胃火亢盛，头痛，牙痛。

【附注】 煅石膏为石膏的炮制品，含硫酸钙（$CaSO_4$）不得少于 92%。本品甘、辛、涩，寒。能收湿、生肌、敛疮、止血。外治溃疡不敛，湿疹瘙痒，水火烫伤，外伤出血。

雄 黄
Realgar

本品为硫化物类雄黄族雄黄的矿石。在低温热液矿脉中多见，常与雌黄共生，也与辉锑矿、辰砂共生。主产于湖南、湖北、贵州、云南等地。全年均可采挖，除去杂质石块、泥土。药材为块状或粒状集合体，呈不规则块状。深红色或橙红色，条痕淡橘红色，晶面有金刚石样光泽。质脆，易碎，断面具树脂样光泽。微有特异臭气，味淡。主含二硫化二砷（As_2S_2），为目前生药质量评价的指标性成分。性温，味辛，有毒。燥湿祛痰，解毒杀虫，截疟。

赭 石
Haematitum

【来源】 氧化物类矿物刚玉族赤铁矿的矿石。主产于山西、河北、山东、湖南等省，全年可采，采挖后选取表面有乳头状突起的矿石，除去泥土、杂石，砸碎碾成细末或火煅醋淬用。

【性状特征】 本品多呈不规则扁平状，大小不一。全体棕红色或铁青色，条痕呈樱红色或红棕色，有的有金属光泽；表面一面有圆形乳头状突起，习称"钉头"，另一面与突起相对应处有同样大小的凹窝。体重、质硬，砸碎面显层叠状，每层均依"钉头"而呈波浪状弯曲，用手抚摩，则有红棕色粉末粘手。气微，味淡。（图 14-3）

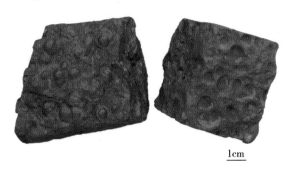

1cm

图 14-3　赭石生药图

【显微特征】　反射偏光镜下，反射色呈钢灰色至铁黑色，金属光泽；在透射偏光镜下，极薄的薄片或边缘可透光，显血红色或橙红色，具微弱多色性；No 为浅褐红色，Ne 为浅黄红色，一轴晶，负光性；折射率：No = 2.988，Ne = 2.759；双折射率 No-Ne = 0.229。

【化学成分】　主含三氧化二铁（Fe_2O_3），其次为硅酸、铝化物、硫酸钙，尚含有少量硅、铝、钛、镁、锰、钙、铅、锌、银等元素。

【理化鉴别】　取本品粉末约 0.1g，置试管中，加盐酸 2mL，振摇，放置 10min，取上清液 2 滴，加硫氰酸铵试液 2 滴，溶液即显血红色；另取上清液 2 滴，加亚铁氰化钾试液 1~2 滴，即发生蓝色沉淀；再加 25% 氢氧化钾试液 5~6 滴，沉淀变成棕色。

【含量测定】　按滴定法测定，本品含铁（Fe）不得少于 45.0%。

【药理作用】　①能促进红细胞及血红蛋白的新生。②对戊巴比妥钠有协同作用，能缩短小鼠入睡潜伏期，提高小鼠入睡百分率。③能缩短动物出血时间和凝血时间。此外，还具有抗惊厥及抗炎作用。

【功效】　性寒、味苦。平肝潜阳、重镇降逆、凉血止血。用于眩晕耳鸣，呕吐，噫气呃逆，喘息，吐血，衄血，崩漏下血。

龙　骨
Os Draconis

本品为古代哺乳动物如三趾马、犀类、鹿类、牛类等的骨骼化石或象类门齿的化石。前者习称"龙骨"，后者习称"五花龙骨"。主产于山西、内蒙古、陕西、甘肃等省区。全年可采，挖出后，除去泥土和杂质，将骨与齿分开。龙骨呈骨骼状或已破碎呈不规则块状，表面白色、灰白色或浅棕色，多平滑，有的具纹理或裂隙，或具棕色条纹和斑点。质硬，不易破碎。断面不平坦，色白，有的中空，摸之细腻如粉质，关节处有蜂窝状小孔。吸湿性强。气微，无味。五花龙骨呈不规则块状，偶见圆柱状。全体呈淡灰白色或淡黄色，夹有灰蓝色及红棕色深浅粗细不同的花纹。表面平滑或略有光泽，时有小裂隙。质硬，较酥脆，易片状剥落，吸湿性强，易风化破碎。气微，无味。主含碳酸钙（$CaCO_3$）和磷酸钙 $[Ca_3(PO_4)_2]$。性平，味甘、涩。镇静安神，收敛涩精。

硫　黄
Sulfur

本品为自然元素类矿物硫族自然硫或用含硫矿物经加工制得。主产于山西、河南、山东、湖北等省。全年可采挖，在矿石中呈泥状，将挖取的硫黄矿石放入罐内，加热熔化，除去杂质，倒入模型内，冷却后，打成碎块。呈不规则块状、粗颗粒状或粉末状，黄色或略呈绿黄色，表面不平坦或粗糙，常有多数小孔。体轻，质脆，断面有的呈蜂窝状，纵断面可见细柱状或针状晶体，具金刚光泽。具有特异臭气，可升华。主含硫。性温，味酸，有毒。解毒杀虫疗疮。

信石（砒霜）
Arsenicum Sublimatum

本品为氧化物类矿物砷华矿石或由雄黄、毒砂、雌黄加工制造而成。主产于江西、湖南、广东等地。商品规格分为红信石和白信石两种，药用以红信石为主。红信石呈不规则块状，大小不一，淡黄色、淡红色或红、黄相间，略透明或不透明，具玻璃样光泽或无光泽。质脆易砸碎，断面凹凸不平或成层状纤维结构，稍加热有蒜臭气或硫黄臭气。白信石无色或白色，有的透明，具玻璃、绢丝光泽或无光泽。主含三氧化二砷（As_2O_3）。性大热，味辛；有大毒。蚀疮去腐，平喘化痰，截疟。

砒霜系信石升华精制的三氧化二砷（As_2O_3）。白色粉末状，体重，无臭，无味，毒性更剧。

附 录

一、常用生药的薄层色谱法应用表

生药	样品溶液	标准溶液	薄层板	展开剂	检测方法
大黄	粉末 0.1g+ 甲醇 20mL 冷浸液 10μL	大黄酸 1mg+ 甲醇 1mL	硅胶 G	石油醚（30~60℃）- 乙酸乙酯 - 甲酸（15：5：1）	紫外检测（365nm）→橙黄色荧光
人参	粉末 2.0g+ 甲醇 20mL 温浸液	人参皂苷 Rb$_1$、Re、Rf、Rg$_1$ 各 2mg+ 甲醇 1mL	硅胶 G	三氯甲烷 - 乙酸乙酯 - 甲醇 - 水（15：40：22：10）	稀硫酸喷雾后，105℃加热 5分钟→红紫色
竹节参	粉末 0.5g+ 甲醇 10mL 冷浸液	齐墩果酸、人参二醇、人参三醇各 2mg+ 甲醇 1mL	硅胶 G	环己烷 - 二氯甲烷 - 乙酸乙酯 - 冰醋酸（20：5：8：0.5）	稀硫酸喷雾后 105℃加热 5分钟→红紫色
黄芩	粉末 2.0g+ 甲醇 10mL 温浸液	黄芩苷 1mg、黄芩素 0.5mg、汉黄芩素 0.5mg+ 甲醇 1mL	聚酰胺薄膜	甲苯 - 乙酸乙酯 - 甲醇 - 甲（10：3：1：2）	氯化铁（Ⅲ）六水合物的甲醇溶液（1→100）喷雾→暗绿色
黄芪	粉末 3g+ 甲醇 20mL 回流液 5μL	黄芪甲苷 1mg+ 甲醇 1mL	硅胶 G	三氯甲烷 - 甲醇 - 水（13：7：2）	硫酸乙醇溶液（1→10）105℃加热 5min→褐色斑点；紫外检测（365nm）→橙黄色荧光
黄连	粉末 0.5g+ 甲醇 20mL 超声提取液	盐酸小檗碱 1mg+ 甲醇 1mL	硅胶 G	环己烷 - 乙酸乙酯 - 异丙醇 - 甲醇 - 水 - 三乙胺（3：3.5：1：1.5：0.5：1）	紫外检测（365nm）→黄色~黄绿色
葛根	粉末 2.0g+ 甲醇 10mL 冷浸液	葛根素 1mg+ 甲醇 1mL	硅胶 G	乙酸乙酯 - 甲酸 - 冰醋酸 -（15：1：1：2）	紫外检测（365nm）→青白色
甘草	粉末 2.0g+ 乙醇（95%）水（7：3）10mL 温浸液	甘草酸单铵盐 1mg + 乙醇（95%）水（7：3）1mL	硅胶 G	乙酸乙酯 - 甲酸 - 冰醋酸 -（15：1：1：2）	10% 的硫酸乙醇溶液喷雾 105℃加热，紫外灯（365nm）检视
柴胡	粉末 0.5g+ 甲醇超声提取液	柴胡皂苷 a、d 各 1mg+ 甲醇 1mL	硅胶 G	乙酸乙酯 - 乙醇 - 水（8：2：1）	2% 对二甲氨基苯甲醛的 40% 硫酸溶液喷雾，60℃加热，紫外光灯（365nm）下检视

续表

生药	样品溶液	标准溶液	薄层板	展开剂	检测方法
白芍	粉末 0.5g+ 甲醇 10mL 冷浸液	芍药苷 1mg+ 甲醇 1mL	硅胶 G	三氯甲烷 – 乙酸乙酯 – 甲醇 – 甲酸（40：5：10：0.2）	5% 香草醛硫酸溶液喷雾，加热至斑点显色清晰
龙胆	粉末 0.5g+ 甲醇 10mL 回流提取液	龙胆苦苷 1mg+ 甲醇 1mL	硅胶 GF$_{254}$	乙酸乙酯 – 甲醇 – 水（10：2：1）	紫外检测（254nm）→暗紫色
山豆根	粉末 0.5g+ 三氯甲烷 25mL+ 浓氨水 0.5mL 冷浸液 5μL	苦参碱、氧化苦参碱各 1mg+ 三氯甲烷 1mL	硅胶 G	三氯甲烷 – 甲醇 – 浓氨试液（4：1：0.1）	碘化铋钾及 50% 亚硝酸钠的 70% 乙醇溶液→棕色斑点
白术	粉末 0.5g+ 正己烷 5mL 超声提取液	苍术呋喃烃	硅胶 G	正己烷 – 丙酮（7：1）	对二甲基苯甲醛喷雾→100℃加热 5min→Rf0.3~0.6，绿~灰绿色
延胡索	粉末 1.0g+ 乙醇（85%）5mL 超声提取液	延胡索乙素 0.5mg+ 甲醇 1mL	1% 氢氧化钠溶液制备的硅胶 G	甲苯 – 丙酮（9：2）	碘缸中约 3 分钟后取出，挥尽板上吸附的碘后，置紫外光灯（365nm）下检视
肉桂	粉末 0.5g+ 甲醇 10mL 冷浸液	桂皮醛 1mg+ 甲醇 1mL	硅胶 G	石油醚（60~90℃）– 乙酸乙酯（17：3）	喷以二硝基苯肼乙醇试液至斑点显黄色
紫草	粉末 0.5g+ 石油醚（60~90℃）25mL 超声	紫草对照药材同法制得	硅胶 G	环己烷 – 甲苯 – 乙酸乙酯 – 甲酸（5：5：0.5：0.1）	可见光下检视显紫红色斑点，再喷以 10% 氢氧化钾甲醇溶液，斑点变为蓝色
川贝母	粉末 10g+ 浓氨试液 + 二氯甲烷超声提取液	贝母素乙 1mg+ 甲醇 1mL	硅胶 G	乙酸乙酯 – 甲醇 – 浓氨试液 – 水（18：2：1：0.1）	喷以稀碘化铋钾试液和亚硝酸钠乙醇试液，可见光下检视
生姜	粉末 1g+ 乙酸乙酯超声提取液	6- 姜辣素 0.5mg+ 甲醇 1mL	硅胶 G	石油醚（60~90℃）– 三氯甲烷 – 乙酸乙酯（2：1：1）	以香草醛硫酸试液，在 105℃加热至斑点显色清晰
麻黄	粉末 10g+ 浓氨试液 + 三氯甲烷回流提取液	盐酸麻黄碱 1mg+ 甲醇 1mL	硅胶 G	三氯甲烷 – 甲醇 – 浓氨试液（20：5：0.5）	0
广藿香	挥发油 0.5mL+ 乙酸乙酯 5mL	百秋李醇 2mg+ 乙酸乙酯 1mL	硅胶 G	石油醚（30~60℃）– 乙酸乙酯 – 冰醋酸（95：5：0.2）	喷以 5% 三氯化铁乙醇溶液，加热至紫蓝色斑点
茵陈蒿	粉末 0.4g+ 甲醇超声提取液	滨蒿内酯 0.4mg+ 甲醇 1mL	硅胶 G	石油醚（60~90℃）– 乙酸乙酯 – 丙酮（6：3：0.5）	紫外检测（365nm）→Rf0.5，青色
厚朴	粉末 1.0g+ 甲醇 10mL 冷浸液	厚朴酚 1mg+ 甲醇 1mL	硅胶 G	甲苯 – 甲醇（17：1）	喷以 1% 香草醛硫酸溶液，在 100℃加热至斑点显色清晰
秦皮	粉末 1g+ 甲醇 10mL 回流液 2μL	秦皮甲素、秦皮乙素、秦皮素各 2mg+ 甲醇 1mL	硅胶 G 或硅胶 GF$_{254}$	三氯甲烷 – 甲醇 – 甲酸（6：1：0.5）	硅胶 GF$_{254}$ 板置紫外光灯（254nm）下检视；硅胶 G 板置紫外光灯（365nm）下检视。硅胶 GF$_{254}$ 板喷以三氯化铁试液 – 铁氰化钾试液（1：1）的混合溶液，斑点变为蓝色

续表

生药	样品溶液	标准溶液	薄层板	展开剂	检测方法
牡丹皮	粉末 1g+ 乙醚提取，丙酮溶解	丹皮酚 2mg+ 丙酮 1mL	硅胶 G	环己烷 – 乙酸乙酯 – 冰醋酸（4：1：0.1）	喷以 2% 香草醛硫酸乙醇溶液（1→10），在 105℃加热至斑点显色清晰
黄柏	粉末 0.2g+1% 醋酸甲醇 60℃超声提取	盐酸黄柏碱 0.5mg+ 甲醇 1mL	硅胶 G	三氯甲烷 – 甲醇 – 水（30：15：4）的下层溶液	喷以稀碘化铋钾试液，可见光下检视
番泻叶	粉末 2.0g+ 四氢呋喃：水（7：3）40mL 冷浸液酸性组分	番泻苷 A 1mg+ 丙酮 1mL	硅胶	正丁醇 – 乙酸乙酯 – 水 – 乙酸（100）（40：40：30：1）	紫外检测（365nm）→红色荧光
山茱萸	粉末 0.5g+ 甲醇超声提取	莫诺苷、马钱苷各 2mg+ 甲醇 1mL	硅胶 G	三氯甲烷 – 甲醇（3：1）	喷以 10% 硫酸乙醇溶液，105℃加热，紫外光灯（365nm）下检视
山栀子	粉末 1.0g+ 甲醇 20mL 温浸液	栀子苷 1mg+ 甲醇 1mL	硅胶	乙酸乙酯 – 甲醇（3：1）	4- 甲硫基苯甲醛·硫酸试液喷雾后，105℃加热 10 分钟→暗紫色
槟榔	粉末 1g+ 乙醚 50mL+ 碳酸盐缓冲液 5mL	氢溴酸槟榔碱 1.5mg+ 甲醇 1mL	硅胶	环己烷 – 乙酸乙酯 – 浓氨溶液（7.5：7.5：0.2）	碘蒸汽熏至斑点清晰
马钱子	粉末 0.5g+ 三氯甲烷 – 乙醇（10：1）混合溶液 5mL+ 浓氨试液 0.5mL 提取液	士的宁、马钱子碱 2mg+ 三氯甲烷 1mL	硅胶 G	甲苯 – 丙酮 – 乙醇 – 浓氨试液（4：5：0.6：0.4）	喷以稀碘化铋钾试液，可见光下检视
小茴香	粉末 2g+ 乙醚 20mL 超声提取液	茴香醛 1μL+ 甲醇 1mL	硅胶 G	石油醚（60~90℃）– 乙酸乙酯（17：2.5）	喷以二硝基苯肼试液，显橙红色斑点
山楂	粉末 1g，加乙酸乙酯 4mL，超声提取液	熊果酸 1mg+ 甲醇 1mL	硅胶 G	甲苯 – 乙酸乙酯 – 甲酸（20：4：0.5）	喷以硫酸乙醇溶液（3→10），80℃加热显紫红色斑点；置紫外光灯（365nm）下检视，显橙黄色荧光斑点
陈皮	粉末 0.3g+ 甲醇 10mL 加热回流提取液	橙皮苷 + 甲醇制成饱和溶液	0.5% 氢氧化钠溶液制备的硅胶 G	乙酸乙酯 – 甲醇 – 水（100：17：13），展至约 3cm，再用甲苯 – 乙酸乙酯 – 甲醇 – 水（20：10：1：1）的上层溶液	喷以三氯化铝试液，置紫外光灯（365nm）下检视
枳实	粉末 0.5g+ 甲醇 10mL 超声提取液	辛弗林 0.5mg+ 甲醇 1mL	硅胶 G	正丁醇 – 冰醋酸 – 水（4：1：5）的上层溶液	喷以 0.5% 茚三酮乙醇溶液，105℃加热至斑点显色清晰
车前子	粗粉 1g+ 甲醇 10mL 超声提取液	京尼平苷酸、毛蕊花糖苷各 1mg+ 甲醇 1mL	硅胶 GF254	乙酸乙酯 – 甲醇 – 甲酸 – 水（18：2：1.5：1）	喷以 0.5% 香草醛硫酸溶液，105℃加热至斑点显色清晰
苦杏仁	粉末 2g+ 二氯甲烷回流提取，弃去二氯甲烷液，药渣 + 甲醇 30mL 回流提取	苦杏仁苷 2mg+ 甲醇 1mL	硅胶 G	三氯甲烷 – 乙酸乙酯 – 甲醇 – 水（15：40：22：10）5~10℃放置 12 小时的下层溶液	用 0.8% 磷钼酸的 15% 硫酸乙醇溶液浸板，105℃加热至斑点显色清晰

续表

生药	样品溶液	标准溶液	薄层板	展开剂	检测方法
桃仁	粗粉 2g+ 石油醚（60~90℃）回流提取，弃去石油醚，药渣＋甲醇 30mL 回流提取	苦杏仁苷 2mg+ 甲醇 1mL	硅胶 G	三氯甲烷 – 乙酸乙酯 – 甲醇 – 水（15：40：22：10）5~10℃ 放置 12 小时的下层溶液	喷以磷钼酸硫酸溶液（磷钼酸 2g，加水 20mL 使溶解，再缓缓加入硫酸 30mL，混匀），105℃ 加热至斑点显色清晰
五味子	粉末 1g+ 三氯甲烷 20mL 加热回流提取	五味子甲素 1mg+ 三氯甲烷 1mL	硅胶 GF$_{254}$	石油醚（30~60℃）– 甲酸乙酯 – 甲酸（15：5：1）的上层溶液	紫外光灯（254nm）下检视
罂粟壳	粉末 2.0g+ 甲醇 20mL 回流液 4μL	盐酸吗啡、磷酸可待因及罂粟碱 1mg+ 甲醇 1mL	2% 氢氧化钠制备的硅胶 G	甲苯 – 丙酮 – 乙醇 – 浓氨水（20：20：3：1）	紫外检测（365nm）→蓝白色荧光（盐酸吗啡）；碘化铋钾及亚硝酸钠 70% 乙醇溶液→棕色斑点（磷酸可待因及罂粟碱）
芦荟	粉末 0.5g+ 甲醇 20mL 加热提取	芦荟苷 5mg+ 甲醇 1mL	硅胶 G	乙酸乙酯 – 甲醇 – 水（100：17：13）	喷以 10% 氢氧化钾甲醇溶液，置紫外光灯（365nm）下检视

1）在用标准溶液的试验中，应在检测溶液的数个斑点中能确认 1 个与标准溶液斑点。
2）展距：通常约 10cm。

二、常用生药一般定性鉴别实验法一览表

1. 紫外吸收光谱

生药	检测溶液	最大吸收波长	检测物质
远志	远志粉末水冷浸液（0.5g＋30mL）1mL＋水 50mL	317nm	4– 甲氧基桂皮酸 3,4– 二甲氧基桂皮酸
蟾酥	粉末三氯甲烷温浸液（0.1g＋5mL）1mL 蒸干固体残留物＋25mL	300nm	蟾毒配基
牡丹皮	粉末正己烷冷浸液（2.0g＋10mL）1mL 溶媒挥去，残留物＋乙醇（95%）50mL	228nm 274nm 313nm	丹皮酚

2. 荧光

生药	检测溶液	判定	检测物质
芦荟	粉末水温浸液（0.5g＋50mL）放冷＋硅藻土 0.5g 滤过	滤液 5mL＋四硼酸钠＋水合物 0.2g 加温溶解，加水 30mL，逐滴加入，振荡混合→溶液呈绿色荧光	芦荟苷
白芷	粉末乙醇（95%）冷浸液（0.2g＋5mL）	UV（365nm）照射→溶液呈青色~青紫色荧光	呋喃香豆素；比克白芷素

3. 比色

生药	检测溶液	判定	检测物质
山栀子	粉末（1.0g＋水 100mL，60~70℃，30min）温浸冷却后过滤	滤液 1.0mL＋水 9mL，溶液的颜色与对照液 K$_2$Cr$_2$O$_7$（2.0mg＋水 10mL）的黄色相近	番红花素

4. 毛细管色谱法分析

生药	检测溶液	判定	检测物质
红花	稀乙醇温浸液（0.2g＋10mL）冷却后过滤，取滤液 3mL	将以吸附检测溶液的滤纸垂直地放入已装入 3mL 滤液的玻璃容器中，1h 后拿出→上部大部分淡黄色，下部淡红色	红花黄素；红花苷

5. 升华和干馏

5.1 微量升华

生药	升华物名称	升华物的性状
决明子	蒽醌类	黄色针状结晶，滴加 KOH 试液 1 滴→赤色
龙胆草	龙胆叫酮	淡黄色结晶，不溶于水和乙醇（95%），可溶于氢氧化钾试液

5.2 试管内升华

生药	试料	升华物名称	升华物的性状
安息香	粗粉	结晶状	桂皮酸，苯甲酸
紫草	粉末 0.5g	红褐色油滴	乙酰紫草素

6. 水试

6.1 起泡性

生药	操作	判定
远志，桔梗，牛膝，柴胡，远志根，知母，木通	粉末 0.5g＋水 10mL 激烈震荡混匀，煮沸 1h 冷却后操作	产生持续性微细泡沫

6.2 混悬液

生药	操作	判定
小麦淀粉，大米淀粉	淀粉 1.0g＋水 50mL 煮沸后放冷	生成混浊中性的混悬液

6.3 膨胀

生药	操作	判定
黄柏	粉末加水搅拌混合	液体变为凝胶状
车前子	种子 1.0g＋热水 2mL，放置 10min	种皮膨起渗出黏液

6.4 酶水解

生药	操作	判定	对象
芥子	粉末加水	1 小时后产生刺激性气味	异硫氰酸对羟基苄酯＋重硫酸芥子碱＋葡萄糖

7. 碱处理

生药	检测溶液·操作	判定	检测物质
紫草	乙醇（95%）冷浸液（0.5g＋1mL）＋氢氧化钠试液1滴＋稀盐酸1~2滴	→溶液呈红色 →溶液呈青紫色 →溶液再成红色	紫草素
番泻叶	1）乙醚冷浸液（粉末0.5g＋10mL）＋氨试液5mL 2）水冷浸液［1）的残留物＋10mL］＋氨试液5mL	→水层呈橙色 →水层呈橙色	游离型蒽醌番泻苷

8. 酸处理

8.1 盐酸

生药	检测溶液·操作及判定	检测物质
牡蛎	粗粉1.0g＋稀盐酸10mL，加热→液体带状淡红色，有混浊，透明薄片状悬浮物。产生的气体通入到Ca(OH)$_2$试液→生成白色沉淀	二氧化碳
木香	乙醇（95%）温浸液（粉末0.5g＋10mL）1mL＋HCl 0.5mL 震荡混匀→溶液呈紫色	去氢木香内酯
龙骨	粉末0.5g＋稀HCl 10mL→液体稍微呈淡褐色，混浊，对产生的气体同"牡蛎"项检出	二氧化碳

8.2 硫酸

生药	检测溶液·操作及判定	检测物质
安息香	乙醚冷浸液（粉末0.5g＋10mL）1mL＋H$_2$SO$_4$ 2~3滴→深红褐色~深红紫色（粗劣品暗褐色~黑褐色）	
藏红花	生药滴加H$_2$SO$_4$→暗青色，经紫色慢慢变成红褐色	藏红花素 藏红花酸
紫苏	挥发油和二甲苯的混合液0.3mL＋无水乙酸1mL＋H$_2$SO$_4$ 1滴→红紫~暗红紫色	紫苏醛等烯萜类
薄荷	挥发油和二甲苯的混合液1mL＋H$_2$SO$_4$ 2mL→界面深红色~红褐色	薄荷醇等的烯萜类

8.3 硝酸，磷酸，混合酸

生药	检测溶液·操作及判定	检测物质
芦荟	水温浸液2mL＋HNO$_3$ 2mL振荡混匀→黄褐色，慢慢变绿色，加热红变红褐色	芦荟的特异反应
桂皮	挥发油4滴＋HNO$_3$ 4滴振荡混匀→5℃以下白色~淡黄色结晶	桂皮醛的硝酸加合物 C_6H_5–CH＝CH–CH(OH)·ONO$_2$

9. 盐酸镁粉反应

生药	检测溶液	液体的呈色	检测物质
枳实、陈皮	甲醇温浸液 （0.5g＋10mL）5mL＋Mg 0.1g＋HCl 1mL	红紫色	橙皮苷 新橙皮苷
连翘	甲醇温浸液 （粉末1.0g＋10mL）5mL＋Mg 0.1g＋HCl 1mL	淡红色~黄红色	芦丁

续表

生药	检测溶液	液体的呈色	检测物质
鱼腥草	乙酸乙酯温提取液（2.0g＋20mL）蒸发干燥，残留物＋水10mL，加热冷却后过滤，滤液以乙酸乙酯20mL萃取，取萃取液15mL蒸发干燥，残留物＋甲醇5mL＋Mg 0.1g＋HCl 1mL	淡红色～红色	槲皮素 异槲皮素

10. 香草醛－盐酸试液

生药	检测溶液·操作及判定	检测物质
白术	乙醇（95%）温浸液（0.5g＋5mL）2mL＋试液0.5mL→溶液红色～红紫色，呈色具持续性	苍术酮
苍术（纯度试验）	乙醇（95%）温浸液（0.5g＋5mL）2mL＋试液0.5mL→液体1分钟以内不呈红色～红紫色	

11. liebermann–Burchard 反应，Salkowski 反应

生药	检测溶液	液体的呈色	检测物质
桔梗	无水乙醇温浸液（0.2g＋2mL）1mL＋H_2SO_4 0.5mL，分层	界面红～红褐色上层青绿色～绿色	皂苷 植物甾醇
红参	同上	界面红褐色	皂苷
山药	同上	界面红褐色～紫褐色	皂苷
知母	（0.5g＋2mL）＋H_2SO_4 1mL，分层	界面红褐色	皂苷
远志	无水乙酸冷浸液（0.5g＋2mL）＋H_2SO_4 1mL，分层	界面初红褐色，后变暗绿色	皂苷
连翘	（0.2g＋2mL）浸液1mL＋H_2SO_4 0.5mL，分层	界面红紫色	三萜
猪苓	丙酮温浸液（0.5g＋5mL）蒸发干燥得残留物＋无水乙酸5滴＋H_2SO_4 1滴	红紫色，直至暗绿色	麦角甾醇
茯苓	丙酮温浸液（1.0g＋5mL）蒸发干燥得残留物＋醋酸0.5mL＋H_2SO_4 1滴	淡红色，直至暗绿色	三萜 麦角甾醇
桑白皮	正己烷温浸液（1.0g＋20mL）蒸发干燥得残留物＋$CHCl_3$ 10mL，取0.5mL＋醋酸0.5mL振荡混匀，H_2SO_4 0.5mL，分层	界面红褐色	三萜
茅根	正己烷冷浸液（1.0g＋20mL）蒸发干燥得残留物＋$CHCl_3$ 5mL，取0.5mL＋醋酸0.5mL振荡混匀，H_2SO_4 0.5mL，分层	界面红褐色，上层青绿色～青紫色	三萜 植物甾醇
牛黄	除去石油醚溶解物（0.1g＋10mL）后的残留物0.01g＋醋酸3mL，振荡混匀后，取无水乙酸0.5mL＋H_2SO_4 2滴混合	溶液黄红色～深红色，后变暗红紫色～暗红褐色	胆汁酸
熊胆	除去石油醚溶解物（0.3g＋50mL）的残留物20mg＋HCl 0.5mL＋醋酸2mL＋$CHCl_3$ 2mL，振荡混匀过滤，滤液加H_2SO_4 0.5mL，分层	界面红色，次带红褐色，上层带状红色，振荡混悬放置，带状红褐色	胆汁酸 熊去氧胆酸
蟾酥	$CHCl_3$ 温浸液（A项的溶液）1mL加H_2SO_4 1mL，分层	界面鲜黄色，后红色，$CHCl_3$ 层淡红色	甾醇

12. Keller-Kiliani 反应

生药	检测溶液·操作及判定	检测物质
洋地黄叶	稀乙醇（7→10）温浸液（1.0g + 10mL）5mL +水 10mL +醋酸铅试液 0.5mL，过滤，滤液的 $CHCl_3$ 可溶部分蒸发干燥得残留物+ $FeCl_3·6H_2O$ 的乙酸（100）溶液（1→1000），1mL 振荡混匀后，加 H_2SO_4 1mL，分层→界面红褐色环，界面附近的上层慢慢变暗绿色，放置后变暗色	二去氧糖

13. 三氯化铁试液

生药	检测溶液·操作及判定	检测物质
黄芩	乙醚温浸液（0.5g + 20mL）蒸干残留物+乙醇（95%）10mL，取 3mL +稀试液→溶液灰绿色，后变紫褐色	黄芩素
芍药	乙醇（95%）冷浸液（0.5g + 30mL）3mL +试液 1 滴振荡混匀→溶液青紫色～青绿色，后变暗青紫色～暗绿色	丹宁
知母	水冷浸液（0.5g + 10mL）2mL +试液 1 滴，→黑绿色沉淀	丹宁
丁香	挥发油和二甲苯的混合液 0.1mL +乙醇（95%）2mL +试液 1～2 滴→溶液绿色～青色	丁香酚
丁香油	油 2 滴+乙醇（95%）4mL +试液 1～2 滴→溶液绿色	丁香酚

14. 铅盐·钡盐·钙盐

生药	检测溶液·操作及判定	检测物质
牛黄	$CHCl_3$ 溶出物（0.01g + HCl 1mL + 10mL）黄褐色+ $Ba(OH)_2$ 试液 5mL 振荡混匀→黄褐色沉淀	胆红素
丁香油	油 5 滴+ $Ca(OH)_2$ 试液 10mL，强烈振荡混匀→绵状沉淀，溶液呈白色～淡黄色	丁香酚
蜂蜜（纯度试验）	水溶液（1g + 2mL）过滤+ $BaCl_2$ 试液→溶液颜色不变	硫酸盐的混杂

15. 无水三氯化锑呈色反应（Carr-Price）反应

生药	检测溶液·操作及判定	检测物质
西洋参	粉末 0.5g，加乙醇 5mL，冷浸，浸液 0.5mL 蒸干，残渣加 $SbCl_3$ 试液 3mL，再蒸干，呈紫色	皂苷

16. 碘试液（滴加到试料中）

生药	试料	判定	检测物质
山药	切面	暗青色	糊状淀粉液
人参	切面	暗青色	淀粉
茯苓	断面、粉末	深红褐色	多糖
薏苡仁	横断面	暗红褐色（内乳） 暗灰色（胚胎）	淀粉
	粉末	单粒或复粒（直径 10～15μm） →红褐色小球形→青紫色	内胚乳中的淀粉 油细胞中的淀粉

续表

生药	试料	判定	检测物质
牛黄（纯度试验）	水温溶液（5mg＋2mL）＋2～3滴	溶液不呈青紫色	淀粉
蜂蜜（纯度试验）	水温溶液（2g＋10mL）1mL＋1滴	溶液呈青色、绿色或不呈红褐色	淀粉杂质

17. 菲林试液

生药	检测溶液·操作及判定	检测物质
车前子	稀盐酸煮沸（1.0g＋10mL）滤液用NaOH试液中和，取3mL＋试液1mL，加热→红色沉淀	黏液质→还原糖

18. 2,4-二硝基苯肼·乙醇试液

生药	检测溶液·操作及判定	检测物质
荆芥穗	水冷浸液（粉末2.0g＋20mL），蒸馏，蒸馏液3mL＋试液2～3滴→逐渐产生红色沉淀	（＋）-薄荷酮 （－）-胡薄荷酮

19. 埃利希反应（Ehrlich反应）

生药	检测溶液·操作及判定	检测物质
蟾酥	取本品粉末0.1g，加甲醇5mL，浸泡1小时，滤过，滤液加对二甲氨基苯甲醛固体少量，滴加硫酸数滴，显蓝紫色	蟾酥毒基

20. 明胶试液

生药	检测溶液·操作及判定	检测物质
阿仙药	水温浸液（粉末0.2g＋10mL），放冷＋试液2～3滴→溶液白浊或白色沉淀	原儿茶酸

21. 生物碱的测定

生药	检测溶液·操作及判定	检测物质
延胡索	稀乙酸温浸液（粉末0.5g＋10mL）5mL＋重铬酸钾试液2滴→渐渐出现黄色沉淀	延胡索甲素，原阿片碱
黄柏	乙醚冷浸（粉末0.5g＋10mL）残留物加10mL 95%乙醇冷浸液2～3滴＋HCl＋H_2O_2试液1～2滴振荡混匀→溶液呈红紫色	小檗碱
黄连	水冷浸液（黄连粉末0.5g＋10mL）2～3滴＋HCl＋H_2O_2→溶液呈红紫色	小檗碱
苦参	稀乙酸温浸液［苦参粉末0.5g＋10mL］5mL＋重铬酸钾试液2滴→渐渐出现黄色沉淀	苦参碱
吴茱萸	甲醇温浸液（吴茱萸粉末1.0g＋20mL），蒸发干燥得残留物＋稀乙酸3mL，加热，冷却后过滤，滤液1滴滴加在滤纸上，重铬酸钾试液喷雾→黄红色 滤液0.2mL＋稀乙酸0.8mL＋对二甲氨基苯甲醛试液2mL分层，加热→界面紫褐色	吴茱萸碱 吴茱萸次碱
防己	水冷浸液（防己粉末3.0g＋30mL）2mL＋H_2SO_4 1mL，Cl_2试液分层→界面，淡红色～红色	巴马汀

续表

生药	检测溶液·操作及判定	检测物质
槟榔	NaOH 碱性乙醚冷浸液［槟榔粉末 0.5g ＋ NaOH 试液 1mL ＋乙醚 5mL］＋ HCl（1→100）3 滴，乙醚蒸干残留物点于滤纸上，风干，重铬酸钾试液喷雾→黄红色	槟榔碱 槟榔次碱
广防己	稀乙酸温浸液（粉末 0.5g ＋ 10mL）5mL ＋重铬酸钾试液 2 滴→渐渐产生黄色沉淀	青藤碱
马钱子	NH_4OH 碱性 $CHCl_3$ 冷浸液（马钱子粉末 3.0g ＋ NH_4OH 试液 3mL ＋ $CHCl_3$ 20mL），$CHCl_3$ 蒸干得残留物＋ H_2SO_4（1→10）5mL，加热，冷却后过滤，滤液 1mL ＋ HNO_3 2mL →溶液红色；滤液残渣＋ $K_2Cr_2O_7$ 试液 1mL，放置 1 小时→黄红色沉淀，沉淀用水洗后＋水 1mL，加热溶解＋ H_2SO_4 5 滴分层→硫酸层紫色变成红色~红褐色	马钱子碱，士的宁

22. 其他有机物检出

生药	检测溶液·操作及判定	检测物质
阿胶	1）阿胶水溶液（1→100）5mL 滴加铬化氢（Ⅵ）试液→生成沉淀 2）阿胶水溶液（1→5000）5mL 滴加酸试液→溶液变混浊	氨基酸
牡蛎	粉末 1.0g 煅烧→特异气味，变成黑褐色，继续煅烧变白色	有机物

23. 无机离子检出

生药	检测溶液·操作	判定	检测物质
石膏	粉末 0.2g，加稀盐酸 10mL，加热使溶解	Ca 盐的定性反应阳性 硫酸盐的定性反应阳性	钙盐 硫酸盐
牡蛎	稀盐酸溶液（粉末 1.0g ＋ 10mL 稀 HCl，加热溶解，过滤）加 NH_4OH 试液中和	Ca 盐的定性反应阳性	钙盐
龙骨	稀盐酸溶液（龙骨粉末 0.5g ＋ 10mL 稀 HCl，过滤）以下同牡蛎操作	钙盐	

三、常用生药及其成分定量方法总括表

1. 重量，容量测定或比色

生药	检测物质	规定值	提取溶媒·定量法（检出波长等）
牛黄	胆红素	≥ 25%	粉末约 10mg 加入 10% 草酸溶液 10mL，转溶于水饱和二氯甲烷，干燥重量测定
藏红花	藏红花酸	试料 > 标准品	热水提取·与标准液在 438nm 处吸光度比较
丁香	总丁香酚	>80.0vol%	与氢氧化钠反应·析出油分测定

2. 液相色谱法（HPLC）

生药	检测物质	规定值	提取溶媒·定量法（检出波长等）
延胡索	延胡索乙素	≥ 0.050%	浓氨试液·甲醇提取·HPLC（UV280nm）
黄芩	黄芩苷	≥ 9.0%	70% 乙醇提取·HPLC（UV280nm）

续表

生药	检测物质	规定值	提取溶媒·定量法（检出波长等）
黄柏	小檗碱和黄柏碱	≥ 3.0%；≥ 0.34%	乙腈 –0.1% 磷酸提取·小檗碱（UV265nm）·黄柏碱（UV284nm）
黄连	小檗碱	≥ 5.5%	甲醇·稀盐酸提取·HPLC（UV345nm）
甘草	甘草苷和甘草酸	≥ 0.50%；≥ 2.0%	70% 乙醇提取·HPLC（UV237nm）
厚朴	厚朴酚和和厚朴酚	≥ 2.0%	甲醇提取·HPLC（UV294nm）
芍药	芍药苷	≥ 1.6%	稀乙醇提取·HPLC（UV230nm）
番泻叶	总番泻苷（番泻苷 A 和番泻苷 B）	≥ 1.1%	0.1% 碳酸氢钠溶液提取·HPLC（UV340nm）
大黄	总蒽醌和游离蒽醌	≥ 1.5%；≥ 0.2%	甲醇提取·HPLC（UV254nm）
牡丹皮	丹皮酚	≥ 1.2%	甲醇提取·HPLC（UV274nm）
牡丹皮末		> 0.7%	甲醇提取·HPLC（UV274nm）
马钱子	士的宁和马钱子碱	1.20% ～ 2.20%；≥ 0.80%	氢氧化钠试液·三氯甲烷提取·HPLC（UV260nm）
马钱子颗粒		6.15% ～ 6.81%	氨性乙醚提取·HPLC（UV210nm）
马钱子散		0.61% ～ 0.68%	氨性乙醚提取·HPLC（UV210nm）
马钱子酊		0.097% ～ 0.116w/v%	氨性乙醚提取·HPLC（UV210nm）
麻黄	盐酸麻黄碱和盐酸伪麻黄碱	≥ 0.80%	1.44% 磷酸溶液提取·HPLC（UV210nm）
莨菪颗粒	莨菪碱和东莨菪碱	0.90% ～ 1.09%	氨性乙醚提取·HPLC（UV210nm）
莨菪散		0.085% ～ 0.110%	氨性乙醚提取·HPLC（UV210nm）
莨菪根		> 0.29%	氨性乙醚提取·HPLC（UV210nm）

3. 气相色谱法（GC）

生药	检测物质	规定值	提取溶媒·定量法（检出波长等）
薄荷	薄荷脑	≥ 0.2%	无水乙醇提取，GC，氢火焰离子化检出
桉树油	桉树脑	> 70.0%	溶于正己烷中，GC，内准比较
丁香	丁香酚	> 11.0%	正己烷提取液，GC，外准比较
香薷	麝香草酚，香荆芥酚	> 0.16%	乙醇（100%）超声提取液，GC，外准比较
高良姜	桉油精	> 0.15%	正己烷提取液，GC，外准比较

4. 生物活性测定法

生药	检测物质	规定值	提取溶媒·定量法（检出波长等）
洋地黄	（生物活性）	8 ～ 15DI/g（*1）	稀乙醇原液 / 生理盐水·鸽子心脏停止活性
洋地黄（末）	（生物活性）	8 ～ 13DI/g	稀乙醇原液 / 生理盐水·鸽子心脏停止活性

*1 DI 洋地黄单位

生药名索引

（按汉语拼音顺序排列）

生药拉丁名索引

全国中医药行业高等教育"十四五"规划教材

全国高等中医药院校规划教材（第十一版）

教材目录

注：凡标☆号者为"核心示范教材"。

（一）中医学类专业

序号	书　名	主　编		主编所在单位	
1	中国医学史	郭宏伟	徐江雁	黑龙江中医药大学	河南中医药大学
2	医古文	王育林	李亚军	北京中医药大学	陕西中医药大学
3	大学语文	黄作阵		北京中医药大学	
4	中医基础理论☆	郑洪新	杨　柱	辽宁中医药大学	贵州中医药大学
5	中医诊断学☆	李灿东	方朝义	福建中医药大学	河北中医药大学
6	中药学☆	钟赣生	杨柏灿	北京中医药大学	上海中医药大学
7	方剂学☆	李　冀	左铮云	黑龙江中医药大学	江西中医药大学
8	内经选读☆	翟双庆	黎敬波	北京中医药大学	广州中医药大学
9	伤寒论选读☆	王庆国	周春祥	北京中医药大学	南京中医药大学
10	金匮要略☆	范永升	姜德友	浙江中医药大学	黑龙江中医药大学
11	温病学☆	谷晓红	马　健	北京中医药大学	南京中医药大学
12	中医内科学☆	吴勉华	石　岩	南京中医药大学	辽宁中医药大学
13	中医外科学☆	陈红风		上海中医药大学	
14	中医妇科学☆	冯晓玲	张婷婷	黑龙江中医药大学	上海中医药大学
15	中医儿科学☆	赵　霞	李新民	南京中医药大学	天津中医药大学
16	中医骨伤科学☆	黄桂成	王拥军	南京中医药大学	上海中医药大学
17	中医眼科学	彭清华		湖南中医药大学	
18	中医耳鼻咽喉科学	刘　蓬		广州中医药大学	
19	中医急诊学☆	刘清泉	方邦江	首都医科大学	上海中医药大学
20	中医各家学说☆	尚　力	戴　铭	上海中医药大学	广西中医药大学
21	针灸学☆	梁繁荣	王　华	成都中医药大学	湖北中医药大学
22	推拿学☆	房　敏	王金贵	上海中医药大学	天津中医药大学
23	中医养生学	马烈光	章德林	成都中医药大学	江西中医药大学
24	中医药膳学	谢梦洲	朱天民	湖南中医药大学	成都中医药大学
25	中医食疗学	施洪飞	方　泓	南京中医药大学	上海中医药大学
26	中医气功学	章文春	魏玉龙	江西中医药大学	北京中医药大学
27	细胞生物学	赵宗江	高碧珍	北京中医药大学	福建中医药大学

序号	书名	主编		主编所在单位	
28	人体解剖学	邵水金		上海中医药大学	
29	组织学与胚胎学	周忠光	汪涛	黑龙江中医药大学	天津中医药大学
30	生物化学	唐炳华		北京中医药大学	
31	生理学	赵铁建	朱大诚	广西中医药大学	江西中医药大学
32	病理学	刘春英	高维娟	辽宁中医药大学	河北中医药大学
33	免疫学基础与病原生物学	袁嘉丽	刘永琦	云南中医药大学	甘肃中医药大学
34	预防医学	史周华		山东中医药大学	
35	药理学	张硕峰	方晓艳	北京中医药大学	河南中医药大学
36	诊断学	詹华奎		成都中医药大学	
37	医学影像学	侯键	许茂盛	成都中医药大学	浙江中医药大学
38	内科学	潘涛	戴爱国	南京中医药大学	湖南中医药大学
39	外科学	谢建兴		广州中医药大学	
40	中西医文献检索	林丹红	孙玲	福建中医药大学	湖北中医药大学
41	中医疫病学	张伯礼	吕文亮	天津中医药大学	湖北中医药大学
42	中医文化学	张其成	臧守虎	北京中医药大学	山东中医药大学
43	中医文献学	陈仁寿	宋咏梅	南京中医药大学	山东中医药大学
44	医学伦理学	崔瑞兰	赵丽	山东中医药大学	北京中医药大学
45	医学生物学	詹秀琴	许勇	南京中医药大学	成都中医药大学
46	中医全科医学概论	郭栋	严小军	山东中医药大学	江西中医药大学
47	卫生统计学	魏高文	徐刚	湖南中医药大学	江西中医药大学
48	中医老年病学	王飞	张学智	成都中医药大学	北京大学医学部
49	医学遗传学	赵丕文	卫爱武	北京中医药大学	河南中医药大学
50	针刀医学	郭长青		北京中医药大学	
51	腧穴解剖学	邵水金		上海中医药大学	
52	神经解剖学	孙红梅	申国明	北京中医药大学	安徽中医药大学
53	医学免疫学	高永翔	刘永琦	成都中医药大学	甘肃中医药大学
54	神经定位诊断学	王东岩		黑龙江中医药大学	
55	中医运气学	苏颖		长春中医药大学	
56	实验动物学	苗明三	王春田	河南中医药大学	辽宁中医药大学
57	中医医案学	姜德友	方祝元	黑龙江中医药大学	南京中医药大学
58	分子生物学	唐炳华	郑晓珂	北京中医药大学	河南中医药大学

（二）针灸推拿学专业

序号	书名	主编		主编所在单位	
59	局部解剖学	姜国华	李义凯	黑龙江中医药大学	南方医科大学
60	经络腧穴学☆	沈雪勇	刘存志	上海中医药大学	北京中医药大学
61	刺法灸法学☆	王富春	岳增辉	长春中医药大学	湖南中医药大学
62	针灸治疗学☆	高树中	冀来喜	山东中医药大学	山西中医药大学
63	各家针灸学说	高希言	王威	河南中医药大学	辽宁中医药大学
64	针灸医籍选读	常小荣	张建斌	湖南中医药大学	南京中医药大学
65	实验针灸学	郭义		天津中医药大学	

序号	书 名	主 编		主编所在单位	
66	推拿手法学☆	周运峰		河南中医药大学	
67	推拿功法学☆	吕立江		浙江中医药大学	
68	推拿治疗学☆	井夫杰	杨永刚	山东中医药大学	长春中医药大学
69	小儿推拿学	刘明军	邰先桃	长春中医药大学	云南中医药大学

（三）中西医临床医学专业

序号	书 名	主 编		主编所在单位	
70	中外医学史	王振国	徐建云	山东中医药大学	南京中医药大学
71	中西医结合内科学	陈志强	杨文明	河北中医药大学	安徽中医药大学
72	中西医结合外科学	何清湖		湖南中医药大学	
73	中西医结合妇产科学	杜惠兰		河北中医药大学	
74	中西医结合儿科学	王雪峰	郑 健	辽宁中医药大学	福建中医药大学
75	中西医结合骨伤科学	詹红生	刘 军	上海中医药大学	广州中医药大学
76	中西医结合眼科学	段俊国	毕宏生	成都中医药大学	山东中医药大学
77	中西医结合耳鼻咽喉科学	张勤修	陈文勇	成都中医药大学	广州中医药大学
78	中西医结合口腔科学	谭 劲		湖南中医药大学	
79	中药学	周祯祥	吴庆光	湖北中医药大学	广州中医药大学
80	中医基础理论	战丽彬	章文春	辽宁中医药大学	江西中医药大学
81	针灸推拿学	梁繁荣	刘明军	成都中医药大学	长春中医药大学
82	方剂学	李 冀	季旭明	黑龙江中医药大学	浙江中医药大学
83	医学心理学	李光英	张 斌	长春中医药大学	湖南中医药大学
84	中西医结合皮肤性病学	李 斌	陈达灿	上海中医药大学	广州中医药大学
85	诊断学	詹华奎	刘 潜	成都中医药大学	江西中医药大学
86	系统解剖学	武煜明	李新华	云南中医药大学	湖南中医药大学
87	生物化学	施 红	贾连群	福建中医药大学	辽宁中医药大学
88	中西医结合急救医学	方邦江	刘清泉	上海中医药大学	首都医科大学
89	中西医结合肛肠病学	何永恒		湖南中医药大学	
90	生理学	朱大诚	徐 颖	江西中医药大学	上海中医药大学
91	病理学	刘春英	姜希娟	辽宁中医药大学	天津中医药大学
92	中西医结合肿瘤学	程海波	贾立群	南京中医药大学	北京中医药大学
93	中西医结合传染病学	李素云	孙克伟	河南中医药大学	湖南中医药大学

（四）中药学类专业

序号	书 名	主 编		主编所在单位	
94	中医学基础	陈 晶	程海波	黑龙江中医药大学	南京中医药大学
95	高等数学	李秀昌	邵建华	长春中医药大学	上海中医药大学
96	中医药统计学	何 雁		江西中医药大学	
97	物理学	章新友	侯俊玲	江西中医药大学	北京中医药大学
98	无机化学	杨怀霞	吴培云	河南中医药大学	安徽中医药大学
99	有机化学	林 辉		广州中医药大学	
100	分析化学（上）（化学分析）	张 凌		江西中医药大学	

| --- | --- | --- | --- | --- | --- |
101	分析化学（下）（仪器分析）	王淑美		广东药科大学	
102	物理化学	刘　雄	王颖莉	甘肃中医药大学	山西中医药大学
103	临床中药学☆	周祯祥	唐德才	湖北中医药大学	南京中医药大学
104	方剂学	贾　波	许二平	成都中医药大学	河南中医药大学
105	中药药剂学☆	杨　明		江西中医药大学	
106	中药鉴定学☆	康廷国	闫永红	辽宁中医药大学	北京中医药大学
107	中药药理学☆	彭　成		成都中医药大学	
108	中药拉丁语	李　峰	马　琳	山东中医药大学	天津中医药大学
109	药用植物学☆	刘春生	谷　巍	北京中医药大学	南京中医药大学
110	中药炮制学☆	钟凌云		江西中医药大学	
111	中药分析学☆	梁生旺	张　彤	广东药科大学	上海中医药大学
112	中药化学☆	匡海学	冯卫生	黑龙江中医药大学	河南中医药大学
113	中药制药工程原理与设备	周长征		山东中医药大学	
114	药事管理学☆	刘红宁		江西中医药大学	
115	本草典籍选读	彭代银	陈仁寿	安徽中医药大学	南京中医药大学
116	中药制药分离工程	朱卫丰		江西中医药大学	
117	中药制药设备与车间设计	李　正		天津中医药大学	
118	药用植物栽培学	张永清		山东中医药大学	
119	中药资源学	马云桐		成都中医药大学	
120	中药产品与开发	孟宪生		辽宁中医药大学	
121	中药加工与炮制学	王秋红		广东药科大学	
122	人体形态学	武煜明	游言文	云南中医药大学	河南中医药大学
123	生理学基础	于远望		陕西中医药大学	
124	病理学基础	王　谦		北京中医药大学	
125	解剖生理学	李新华	于远望	湖南中医药大学	陕西中医药大学
126	微生物学与免疫学	袁嘉丽	刘永琦	云南中医药大学	甘肃中医药大学
127	线性代数	李秀昌		长春中医药大学	
128	中药新药研发学	张永萍	王利胜	贵州中医药大学	广州中医药大学
129	中药安全与合理应用导论	张　冰		北京中医药大学	
130	中药商品学	闫永红	蒋桂华	北京中医药大学	成都中医药大学

（五）药学类专业

序号	书　名	主　编		主编所在单位	
131	药用高分子材料学	刘　文		贵州医科大学	
132	中成药学	张金莲	陈　军	江西中医药大学	南京中医药大学
133	制药工艺学	王　沛	赵　鹏	长春中医药大学	陕西中医药大学
134	生物药剂学与药物动力学	龚慕辛	贺福元	首都医科大学	湖南中医药大学
135	生药学	王喜军	陈随清	黑龙江中医药大学	河南中医药大学
136	药学文献检索	章新友	黄必胜	江西中医药大学	湖北中医药大学
137	天然药物化学	邱　峰	廖尚高	天津中医药大学	贵州医科大学
138	药物合成反应	李念光	方　方	南京中医药大学	安徽中医药大学

序号	书　名	主　编		主编所在单位	
139	分子生药学	刘春生	袁　媛	北京中医药大学	中国中医科学院
140	药用辅料学	王世宇	关志宇	成都中医药大学	江西中医药大学
141	物理药剂学	吴　清		北京中医药大学	
142	药剂学	李范珠	冯年平	浙江中医药大学	上海中医药大学
143	药物分析	俞　捷	姚卫峰	云南中医药大学	南京中医药大学

（六）护理学专业

序号	书　名	主　编		主编所在单位	
144	中医护理学基础	徐桂华	胡　慧	南京中医药大学	湖北中医药大学
145	护理学导论	穆　欣	马小琴	黑龙江中医药大学	浙江中医药大学
146	护理学基础	杨巧菊		河南中医药大学	
147	护理专业英语	刘红霞	刘　娅	北京中医药大学	湖北中医药大学
148	护理美学	余雨枫		成都中医药大学	
149	健康评估	阚丽君	张玉芳	黑龙江中医药大学	山东中医药大学
150	护理心理学	郝玉芳		北京中医药大学	
151	护理伦理学	崔瑞兰		山东中医药大学	
152	内科护理学	陈　燕	孙志岭	湖南中医药大学	南京中医药大学
153	外科护理学	陆静波	蔡恩丽	上海中医药大学	云南中医药大学
154	妇产科护理学	冯　进	王丽芹	湖南中医药大学	黑龙江中医药大学
155	儿科护理学	肖洪玲	陈偶英	安徽中医药大学	湖南中医药大学
156	五官科护理学	喻京生		湖南中医药大学	
157	老年护理学	王　燕	高　静	天津中医药大学	成都中医药大学
158	急救护理学	吕　静	卢根娣	长春中医药大学	上海中医药大学
159	康复护理学	陈锦秀	汤继芹	福建中医药大学	山东中医药大学
160	社区护理学	沈翠珍	王诗源	浙江中医药大学	山东中医药大学
161	中医临床护理学	裘秀月	刘建军	浙江中医药大学	江西中医药大学
162	护理管理学	全小明	柏亚妹	广州中医药大学	南京中医药大学
163	医学营养学	聂　宏	李艳玲	黑龙江中医药大学	天津中医药大学
164	安宁疗护	邸淑珍	陆静波	河北中医药大学	上海中医药大学
165	护理健康教育	王　芳		成都中医药大学	
166	护理教育学	聂　宏	杨巧菊	黑龙江中医药大学	河南中医药大学

（七）公共课

序号	书　名	主　编		主编所在单位	
167	中医学概论	储全根	胡志希	安徽中医药大学	湖南中医药大学
168	传统体育	吴志坤	邵玉萍	上海中医药大学	湖北中医药大学
169	科研思路与方法	刘　涛	商洪才	南京中医药大学	北京中医药大学
170	大学生职业发展规划	石作荣	李　玮	山东中医药大学	北京中医药大学
171	大学计算机基础教程	叶　青		江西中医药大学	
172	大学生就业指导	曹世奎	张光霁	长春中医药大学	浙江中医药大学

序号	书 名	主 编		主编所在单位	
173	医患沟通技能	王自润	殷 越	大同大学	黑龙江中医药大学
174	基础医学概论	刘黎青	朱大诚	山东中医药大学	江西中医药大学
175	国学经典导读	胡 真	王明强	湖北中医药大学	南京中医药大学
176	临床医学概论	潘 涛	付 滨	南京中医药大学	天津中医药大学
177	Visual Basic 程序设计教程	闫朝升	曹 慧	黑龙江中医药大学	山东中医药大学
178	SPSS 统计分析教程	刘仁权		北京中医药大学	
179	医学图形图像处理	章新友	孟昭鹏	江西中医药大学	天津中医药大学
180	医药数据库系统原理与应用	杜建强	胡孔法	江西中医药大学	南京中医药大学
181	医药数据管理与可视化分析	马星光		北京中医药大学	
182	中医药统计学与软件应用	史周华	何 雁	山东中医药大学	江西中医药大学

（八）中医骨伤科学专业

序号	书 名	主 编		主编所在单位	
183	中医骨伤科学基础	李 楠	李 刚	福建中医药大学	山东中医药大学
184	骨伤解剖学	侯德才	姜国华	辽宁中医药大学	黑龙江中医药大学
185	骨伤影像学	栾金红	郭会利	黑龙江中医药大学	河南中医药大学洛阳平乐正骨学院
186	中医正骨学	冷向阳	马 勇	长春中医药大学	南京中医药大学
187	中医筋伤学	周红海	于 栋	广西中医药大学	北京中医药大学
188	中医骨病学	徐展望	郑福增	山东中医药大学	河南中医药大学
189	创伤急救学	毕荣修	李无阴	山东中医药大学	河南中医药大学洛阳平乐正骨学院
190	骨伤手术学	童培建	曾意荣	浙江中医药大学	广州中医药大学

（九）中医养生学专业

序号	书 名	主 编		主编所在单位	
191	中医养生文献学	蒋力生	王 平	江西中医药大学	湖北中医药大学
192	中医治未病学概论	陈涤平		南京中医药大学	
193	中医饮食养生学	方 泓		上海中医药大学	
194	中医养生方法技术学	顾一煌	王金贵	南京中医药大学	天津中医药大学
195	中医养生学导论	马烈光	樊 旭	成都中医药大学	辽宁中医药大学
196	中医运动养生学	章文春	邬建卫	江西中医药大学	成都中医药大学

（十）管理学类专业

序号	书 名	主 编		主编所在单位	
197	卫生法学	田 侃	冯秀云	南京中医药大学	山东中医药大学
198	社会医学	王素珍	杨 义	江西中医药大学	成都中医药大学
199	管理学基础	徐爱军		南京中医药大学	
200	卫生经济学	陈永成	欧阳静	江西中医药大学	陕西中医药大学
201	医院管理学	王志伟	翟理祥	北京中医药大学	广东药科大学
202	医药人力资源管理	曹世奎		长春中医药大学	
203	公共关系学	关晓光		黑龙江中医药大学	

序号	书 名	主 编		主编所在单位	
204	卫生管理学	乔学斌	王长青	南京中医药大学	南京医科大学
205	管理心理学	刘鲁蓉	曾 智	成都中医药大学	南京中医药大学
206	医药商品学	徐 晶		辽宁中医药大学	

（十一）康复医学类专业

序号	书 名	主 编		主编所在单位	
207	中医康复学	王瑞辉	冯晓东	陕西中医药大学	河南中医药大学
208	康复评定学	张 泓	陶 静	湖南中医药大学	福建中医药大学
209	临床康复学	朱路文	公维军	黑龙江中医药大学	首都医科大学
210	康复医学导论	唐 强	严兴科	黑龙江中医药大学	甘肃中医药大学
211	言语治疗学	汤继芹		山东中医药大学	
212	康复医学	张 宏	苏友新	上海中医药大学	福建中医药大学
213	运动医学	潘华山	王 艳	广东潮州卫生健康职业学院	黑龙江中医药大学
214	作业治疗学	胡 军	艾 坤	上海中医药大学	湖南中医药大学
215	物理治疗学	金荣疆	王 磊	成都中医药大学	南京中医药大学